くすりの地図帳
The Atlas of Medication

伊賀立二・小瀧 一・澤田康文／監修

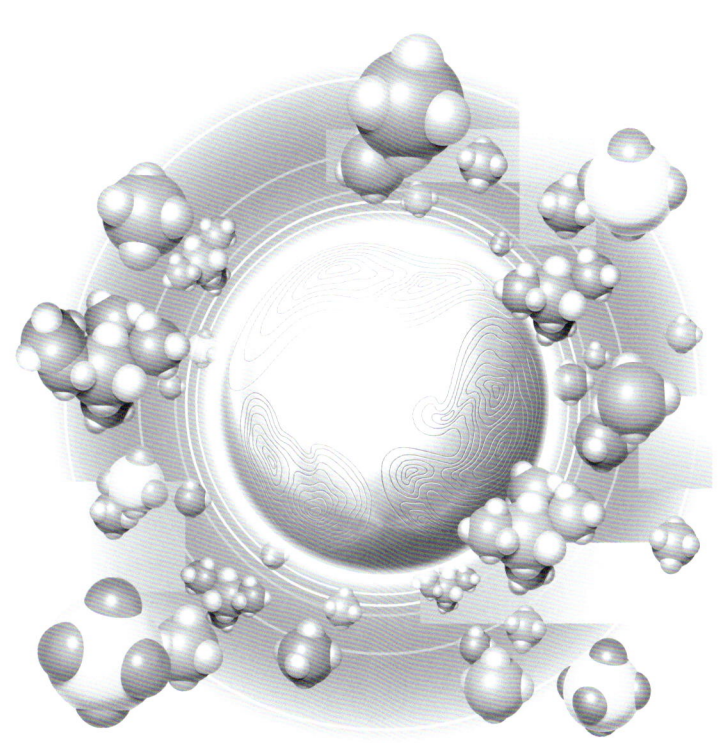

講談社

監修／解説者一覧

監修

伊賀　立二	—	東京大学名誉教授
小瀧　　一	—	医療教育研究所 理事長
澤田　康文	—	東京大学大学院薬学系研究科 客員教授

解説

青山　隆夫	—	東京理科大学薬学部 名誉教授
大谷　壽一	—	慶應義塾大学薬学部 教授
上塚　路子	—	元東京大学医学部附属病院薬剤部
小瀧　　一	—	医療教育研究所 理事長
澤田　康文	—	東京大学大学院薬学系研究科 客員教授
杉山恵理花	—	昭和大学薬学部
高柳　理早	—	順天堂大学薬学部 先任准教授
中島　克佳	—	元東京大学医学部附属病院薬剤部 副薬剤部長
西原カズヨ	—	元日本通運健康保険組合東京病院薬局 薬局長
野川　聖子	—	元東京大学医学部附属病院薬剤部
濱田　　潤	—	元千葉県済生会習志野病院薬剤部 薬剤部長
保土田雅子	—	元東京大学医科学研究所附属病院薬剤部
山田　治美	—	元国際医療福祉大学薬学部 教授
山田　安彦	—	順天堂大学薬学部 教授
山本康次郎	—	群馬大学大学院医学系研究科 教授

メディカルイラスト作成指導

松谷　章司	—	元NTT東日本関東病院病理診断部 部長

監修のことば

　近年，薬の正しい使用(服用)，患者本位の医療が志向されており，薬による治療は社会的にも強い関心が高まっています．日本において使用されている薬は，1万2000品目を超えるといわれます．薬によって受ける利益は計り知れないものがある反面，それによっておこるさまざまな副作用の危険性もふくんでおり，こうむる不利益も少なくありません．薬には効き目が似たものや，同じ成分をふくむ薬でも錠剤，カプセル剤，坐剤など多くの種類の剤形があるものもあり，また使い方がとても複雑なものもたくさんあります．薬の副作用を最小限におさえて，効果を最大に発揮させるためには，自分が使用する薬を正しく理解して，正しく使うことがたいせつです．そして，きめ細かい心のこもった医療を実現させるために，自分の使用している薬について，疑問に思ったことを積極的に医師や薬剤師に聞くことがぜひ必要です．

　また，最近は，テーラーメイド医療(遺伝子情報により個人の体質を解析し，それに対応した医薬品や治療法を選択する方法)，ドラッグデリバリーシステム(薬物を必要かつ十分量，目的とする臓器・組織に正確に送達させるしくみ)などといった最先端の医学・生命科学にもとづく薬物治療が脚光を浴びており，国レベルでも推進されています．そして，これら最新の薬物治療の実現を目指す新薬が続々と開発・発売されています．このような中で，薬を使用する私たちは，薬に無関心というわけにはいきません．

　本書は，総論では，薬の基本(薬理学や薬物動態学)と薬の動き(体内動態)や働き(薬理作用)を変化させる条件について，各論では，よくみられる病気の症状や病態，それらに用いられる治療薬の種類や特徴，主要治療薬の働く場所(作用部位)やその働き・効くしくみ(作用機序)，注意すべき副作用などについて，できるかぎり平易に解説しています．薬がからだの中でどのように動き，どの場所でどのようなしくみで効き目を発揮するのか，なぜ副作用が現れるのかを理解するには，からだの構造や機能(生理的しくみ)，病気の状態を知ることが欠かせません．本書では，それらを示すカラーイラスト・写真・チャートなど視覚的要素を多く用いて，薬の体内動態・薬理作用・作用部位・作用機序を，からだの構造や機能，病気の状態と密接に関連づけて総合的に理解できるように重点図解しています．薬を使用するのは自分自身であることを十分に認識し，薬の使用についての問題点をよく把握したうえで薬を使用していただきたいと思います．その際，本書を活用していただければ幸いです．

　本書の編集・制作が長期にわたったにもかかわらず，根気よく解説を担当してくださった先生方，メディカルイラストの作成指導にあたられた松谷章司先生の熱意に心より感謝申し上げます．また，貴重な写真・図版をご提供くださった先生方や諸機関に厚く御礼申し上げます．あわせて，本書のデザインやイラスト・図版の作成を担当された方々や，学術図書出版部スタッフ一同の地道な作業の積み重ねに深甚な敬意を表します．

2007年11月

監修者一同

目 次

監修のことば —————————————————————————— 3
本書の利用にあたって ———————————————————————— 6

1 くすりの体内での動き

くすりの形と投与場所	高柳　理早，山田　安彦	*8〜11*
くすりの吸収	小瀧　一	*12〜15*
くすりの循環・分布	澤田　康文	*16〜17*
くすりの脳への分布	澤田　康文	*18〜19*
くすりの代謝	山田　治美	*20〜21*
くすりの排泄	小瀧　一	*22〜25*

2 くすりの動きや働きを変化させる条件

くすりの相互作用	山本康次郎	*28〜29*
食事とくすり	高柳　理早，山田　安彦	*30〜31*
喫煙（たばこ）とくすり	西原カズヨ	*32〜33*
飲酒（アルコール）とくすり	西原カズヨ	*34〜35*
妊娠とくすり	保土田雅子	*36〜37*
こどもとくすり	山本康次郎	*38〜39*
高齢者とくすり	山田　安彦	*40〜41*
肝臓病・腎臓病とくすり	澤田　康文	*42〜43*
くすりの副作用	大谷　壽一	*44〜47*

3 治療薬の働きと効くしくみ

〔精神・神経系用薬〕

不眠症のくすり	澤田　康文	*50〜51*
ナルコレプシーのくすり	小瀧　一	*52〜53*
うつ病のくすり	小瀧　一	*54〜55*
統合失調症のくすり	保土田雅子	*56〜57*
てんかん・けいれんのくすり	西原カズヨ	*58〜59*
パーキンソン病のくすり	小瀧　一	*60〜61*
筋肉の緊張をゆるめるくすり	山本康次郎	*62〜63*

〔感覚器系用薬〕

眼の病気のくすり	高柳　理早，山田　安彦	*64〜65*
耳と鼻の病気のくすり	西原カズヨ	*66〜67*

〔循環器・血液系用薬〕

心不全のくすり，狭心症のくすり	上塚　路子	*68〜69*
不整脈のくすり	杉山恵理花	*70〜71*
高血圧症のくすり	濱田　潤	*72〜73*

尿の出をよくするくすり ──────────────── 高柳　理早，山田　安彦　*74～75*
　　　出血をおさえるくすり，血栓を防ぐくすり ──────── 野川　聖子　*76～77*
　　〔呼吸器系用薬〕
　　　かぜのくすり ─────────────────────── 濱田　　潤　*78～79*
　　　せきをしずめるくすり，たんを除くくすり ─────── 濱田　　潤　*80～81*
　　　気管支喘息のくすり ──────────────────── 上塚　路子　*82～83*
　　〔消化器系用薬〕
　　　胃の働きをよくするくすり ──────── 高柳　理早，山田　安彦　*84～85*
　　　胃潰瘍・十二指腸潰瘍のくすり ─────────── 山本康次郎　*86～87*
　　　便秘のくすり ──────────── 高柳　理早，山田　安彦　*88～89*
　　　慢性肝炎のくすり，胆石症のくすり ─────────── 杉山恵理花　*90～91*
　　〔痔疾用薬，坐薬〕
　　　痔のくすり，坐薬一覧 ───────────────── 青山　隆夫　*92～93*
　　〔泌尿器・生殖器系用薬〕
　　　前立腺肥大症のくすり ──────────────── 山田　安彦　*94～95*
　　　子宮に働くくすり，子宮の病気のくすり ──────── 西原カズヨ　*96～97*
　　〔代謝・内分泌系用薬〕
　　　脂質異常症のくすり ──────────────────── 澤田　康文　*98～99*
　　　糖尿病のくすり ───────────────────── 野川　聖子　*100～101*
　　　痛風のくすり ────────────────────── 保土田雅子　*102～103*
　　　関節リウマチのくすり ──────────────── 保土田雅子　*104～105*
　　　甲状腺の病気のくすり ──────────────── 西原カズヨ　*106～107*
　　〔炎症・アレルギー治療薬〕
　　　副腎皮質ホルモンのくすり ─────────────── 保土田雅子　*108～109*
　　　炎症性の病気のくすり ──────────────── 野川　聖子　*110～111*
　　　かゆみ止めのくすり ─────────────────── 小瀧　　一　*112～113*
　　〔感染症治療薬〕
　　　細菌感染症のくすり ──────────────────── 野川　聖子　*114～115*
　　　ウイルス感染症と真菌感染症のくすり ─────── 野川　聖子　*116～117*
　　　消毒のくすり ────────────────────── 青山　隆夫　*118～119*
　　〔ホルモン薬，ビタミン薬〕
　　　女性ホルモンと男性ホルモンのくすり ─────── 山田　治美　*120～121*
　　　ビタミンのくすり ─────────────────── 杉山恵理花　*122～123*

治療薬一覧 ──────────────────────────── 中島　克佳　*125～152*

主要治療薬一覧
　　表❶催眠・鎮静薬— *126*　　表❷眼科用薬— *127*　　表❸耳鼻科用薬— *129*　　表❹血圧降下薬— *130*
　　表❺ステロイド剤(副腎皮質ホルモン製剤)— *133*　　表❻非ステロイド性抗炎症薬— *135*　　表❼抗菌薬(抗生物質・合成抗菌薬)— *137*
抗がん薬一覧 ── *139～144*
漢方薬一覧 ── *145～152*

　　　さくいん／薬剤(医薬品)名さくいん ──────────────────────── *153～162*
　　　　　用語さくいん ──────────────────────────────── *163～167*
　　写真・図版提供，出典，参考文献 ─────────────────────────── *168～169*

本書の利用にあたって

●〈薬〉と〈剤〉について

一般に，くすり（薬，薬物）といえば，〈薬剤〉や〈医薬品〉と同義に解釈されている．くすりは，ヒトのからだ（生体）に影響をおよぼし，病気の治療や予防あるいは診断に用いられる化学物質である．本書では「薬物それ自体は，味，量，保存性などに問題が多く，そのままの形でヒトに用いることは少ない．ヒトに投与しやすいように，薬物の多くはいろいろな形，すなわち剤形に製剤化されており，ヒトへの投与に適した剤形に製剤化された薬物を総称して，薬剤あるいは医薬品と呼んでいる」（本文，8ページより）とあるように，文脈上，ヒトのからだに影響をおよぼす化学物質の意味合いの強い場合（本書の1章，2章）は，主として〈くすり〉あるいは〈薬物〉を用い，ヒトへの投与に適した剤形に製剤化された治療薬を意味する場合（本書の3章）は，主として〈薬剤〉ないしは〈医薬品〉を用いている．

ちなみに，薬事法の第二条では医薬品を，
一　日本薬局方に収められている物
二　人又は動物の疾病の診断，治療又は予防に使用されることが目的とされている物であつて，機械器具，歯科材料，医療用品及び衛生用品（以下「機械器具等」という．）でないもの（医薬部外品を除く．）
三　人又は動物の身体の構造又は機能に影響を及ぼすことが目的とされている物であつて，機械器具等でないもの（医薬部外品及び化粧品を除く．）
と定義している．

なお，薬効分類名では主として○○○薬を用い，○○○剤としたものもある（右の段の用途分類・薬効分類の表を参照）．

●本書で取り上げている薬剤（ないしは医薬品）について

病院や診療所などの医療機関において医師が患者に対して処方する〈医療用医薬品〉である．原則として保険適用内の医薬品（保険適用薬）であり，社会保険診療において使用できる医薬品の種類および価格（点数）を収録した《薬価基準》に収載された医薬品である．

ただし，例外として「かぜのくすり」の項目では市販薬（患者自身が直接薬局・薬店で購入できる一般用医薬品で，市販薬，大衆薬，OTC薬などとも呼ばれる）も取り上げている．

●薬剤（ないしは医薬品）の名称について

治療薬などの薬剤例を示す場合は，薬効の本質成分名ともいえる〈一般名〉と，製薬企業（製造販売会社）の製品・販売名である日本名の基本名を〈商品名〉として併記した．
　例　ファモチジン（ガスター®）　前者が一般名，（　）が商品名
一般名の表記は，第十五改正日本薬局方の「日本名改正方針」（薬効の本質成分が一般名の最初に書き表されること）にしたがった．
　例　〈塩酸ベラパミル〉は〈ベラパミル塩酸塩〉と表記

ただし，旧来の表記（日本名別名）のままとしたものもある．なお，本文および図中には，前記の例では本質成分を化学修飾している〔塩酸塩〕をはずして，ベラパミルと表記している場合もある．

●商品名の表記について

本書では一般名と商品名を区別するために，商品名の右肩に®を付した．®マークはあくまで一般名と区別するためのものであり，必ずしも添付文書情報や登録商標を正しく反映しているものではないことに留意されたい．ただし，一般名と商品名が同一名の場合は®を付していない．

商品名は，おもな商品名として先発医薬品（新薬）を中心に取り上げている．しかし，医薬品によっては後発医薬品，いわゆるジェネリック医薬品（125ページを参照）を取り上げている場合もある．

医療機関で直接投与される注射薬の場合は原則として商品名は割愛し，（　）に注射剤と注記した．ただし，糖尿病用薬のインスリン製剤やそのほかの製剤などで，注射薬でも必要に応じて商品名を収載したものがある．

●用途分類および薬効分類について

本書で取り上げている薬剤（ないしは医薬品）の用途や薬効（作用）による分類は，「日本標準商品分類」，財団法人日本医薬情報センターの「薬剤分類名検索」などに準拠しながら，以下のように分類している．ただし，これらの分類名はあくまで，本書の使用目的による分類名であり，実際はそれぞれの使用目的によって種々の用途・薬効（作用）分類名が用いられている．

用途分類	薬効（作用）分類
精神・神経系用薬	催眠・鎮静薬，精神刺激薬，抗うつ薬，抗精神病薬，抗てんかん薬，パーキンソン病治療薬，筋弛緩薬
感覚器系用薬	眼科用薬，耳鼻科用薬
循環器・血液系用薬	強心薬，抗狭心症薬，抗不整脈薬，血圧降下薬，利尿薬，止血薬，抗血栓薬
呼吸器系用薬	総合感冒薬，解熱鎮痛薬，抗インフルエンザウイルス薬，鎮咳薬，去痰薬，気管支拡張・喘息治療薬
消化器系用薬	健胃消化薬，胃腸機能調整薬，抗潰瘍薬，下剤，肝臓疾患用薬，利胆薬，痔疾用薬，坐薬
泌尿器・生殖器系用薬	前立腺肥大・排尿障害治療薬，子宮収縮薬，子宮弛緩薬，ホルモン療法薬
代謝・内分泌系用薬	脂質異常症用薬，糖尿病用薬，抗痛風薬，リウマチ治療薬，抗甲状腺薬，甲状腺ホルモン剤
炎症・アレルギー治療薬	ステロイド剤（副腎皮質ホルモン製剤），非ステロイド性抗炎症薬，抗アレルギー薬，抗ヒスタミン薬
感染症治療薬	抗菌薬（抗生物質・合成抗菌薬），抗ウイルス薬，抗真菌薬，消毒薬
ホルモン薬，ビタミン薬	性ホルモン剤，ビタミン薬

1 くすりの体内での動き

形と投与場所
吸収
循環・分布
脳への分布
代謝
排泄

薬物体内動態——剤形と投与部位

くすりの形と投与場所

●薬物と薬剤，剤形のちがい

薬物それ自体は，味，量，保存性などに問題が多く，そのままの形でヒトに用いることは少ない．ヒトに投与しやすいように，薬物の多くはいろいろな形，すなわち剤形に製剤化されており，ヒトへの投与に適した剤形に製剤化された薬物を総称して，薬剤あるいは医薬品と呼んでいる．

製剤化にあたっては，薬物の物理化学的性質（粒子径，溶解度，吸湿性，結合性，解離性，安定性など），剤形からの薬物の吸収性（崩壊・溶解，放出）など，多方面からの研究がなされている．

現在の日本薬局方[1]に定義されている製剤の剤形は29種類あるが，実際の医療の場ではさらに多くの種類の剤形が，医師の処方と薬剤師の調剤にもとづいて広く用いられている．それら（医療用医薬品）の剤形は，おもに全身作用を目的とする内用薬・注射薬の剤形と，おもに投与部位（薬物の投与場所）に直接働く局所作用を目的とする外用薬の剤形に大別される[2]．

●内用薬のおもな剤形

内服（経口）により消化管（おもに小腸）から粘膜下の毛細血管（13ページの図2）に吸収させることを目的とした剤形は種類が多い．なかでも錠剤とカプセル剤（図1-①）が多用されている．

【錠剤とカプセル剤】 錠剤には，製剤そのままを一定の形に成型した裸錠，水溶性皮膜をほどこしたフィルムコーティング錠，白糖で皮膜をほどこした糖衣錠などがある．皮膜をほどこすことによって，味や臭いがなくなり，飲みやすくなっている．また，胃で溶かさずに小腸で溶解させて薬物を放出させる腸溶錠，水分摂取制限が必要な場合などに口腔内で唾液の浸潤により崩壊させてから飲み込む口腔内崩壊錠などがある．錠剤にはこのほか，内服によらず口腔（舌下）粘膜から急速に吸収させる舌下錠などもある．

カプセル剤は液状，粉末，顆粒状の製剤をゼラチンなどでできているカプセルに充填したものであり，軟・硬カプセルがある．

【散剤】 粉末状の散剤（こなぐすり），細かいつぶ状の細粒，細粒より大きいつぶ状の顆粒，ドライシロップがある（図1-②）．

【内用液剤】 白糖の溶液または白糖あるいは甘味剤をふくむ溶液，あるいは懸濁液[3]であるシロップ剤，甘味および芳香のあるエタノールを含有する澄明なエリキシル剤などがある（図1-③）．

●注射薬と製剤の特殊性

注射薬は皮膚を通して体内に直接注入する溶液・懸濁液などの無菌的製剤である．内用薬や外用薬の投与と異なり，粘膜や皮膚などの組織防御がまったくないため，製剤化にあたっては，不溶性異物の混入，病原体の汚染，臓器・組織への障害性のないことなど，きびしい基準が設けられている．

注射の種類（方法）には，皮下，筋肉（内），静脈（内），動脈（内）の各注射がある（図2）．

[1]現在は「第十五改正日本薬局方」．繁用される重要な医薬品の性状や品質の適正を定めた規格書であり，法的拘束力をもつ．[2]外用薬の中にも吸入剤や経皮吸収貼付剤などの全身作用を目的とした剤形が少なくない（10ページの図3-②，③参照）．[3]固体の薬物を微粒子として水または油に均等分散させた液剤．

1 内用薬のおもな剤形

口腔の構造

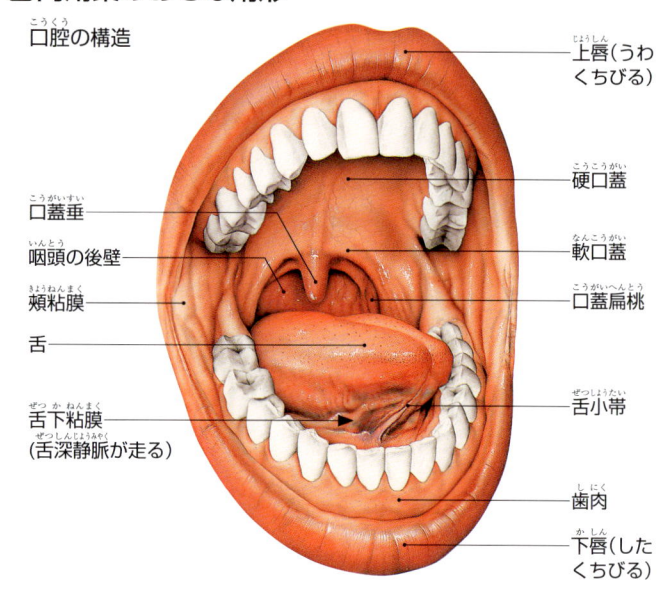

上唇（うわくちびる）
硬口蓋
口蓋垂
軟口蓋
咽頭の後壁
口蓋扁桃
頬粘膜
舌
舌小帯
舌下粘膜（舌深静脈が走る）
歯肉
下唇（したくちびる）

①錠剤とカプセル剤

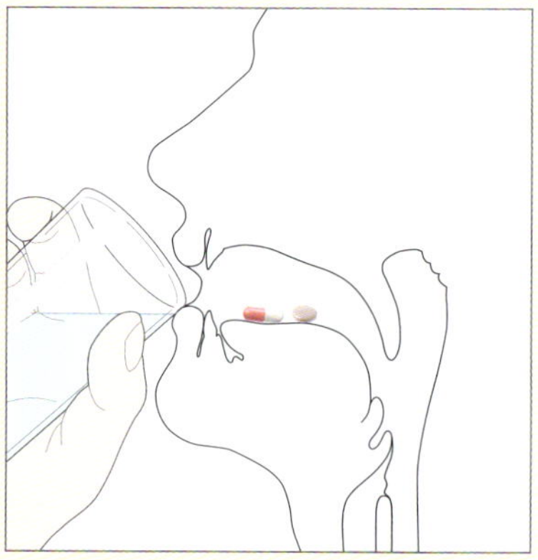

裸錠の例（❶）
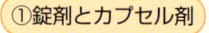

フィルムコーティング錠の例（❷）

糖衣錠の例（❸）
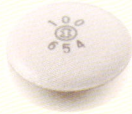

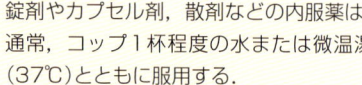
錠剤やカプセル剤，散剤などの内服薬は，通常，コップ1杯程度の水または微温湯（37℃）とともに服用する．

腸溶錠の例（❹）
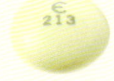

硬カプセルの例（❻）

軟カプセルの例（❺）

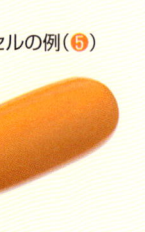
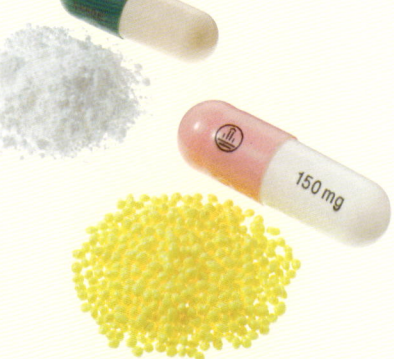

写真❶はアレルギー治療薬のポララミン®錠2mg．❷は抗菌薬のフロモックス®錠100mg．❸はカルシウム拮抗薬のワソラン®錠40mg．❹は抗血栓薬のバイアスピリン®錠（腸溶錠）100mg．❺はカルシウム拮抗薬のアダラート®カプセル10mg，中身は液状．❻の左上は消化性潰瘍治療薬のセルベックス®カプセル50mg，中身は細粒．右下は抗狭心症薬のペルサンチン-L®カプセル150mg，中身は顆粒

口腔内崩壊錠の例（❼） 舌下錠の例（❽）

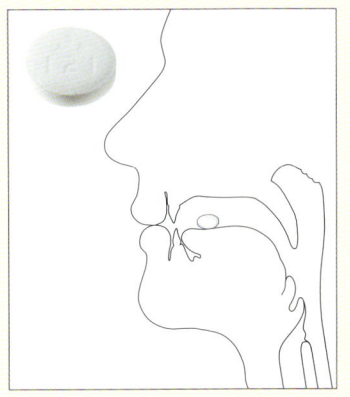
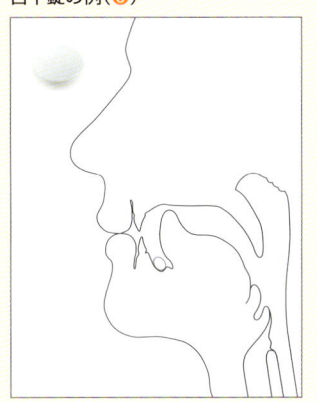

舌の上にのせ唾液を浸潤させ、舌で軽くつぶして崩壊後、唾液のみで服用が可能である．

薬物成分は肝臓を経由せず直接心臓へ移行（内服では胃や小腸で分解して作用が低下する）．

❼は消化性潰瘍治療薬のガスター®D錠20mg

❽は抗狭心症薬のニトロペン®舌下錠0.3mg

②散剤

散剤（こなぐすり）の例（❶） ドライシロップの例（❹）

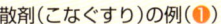

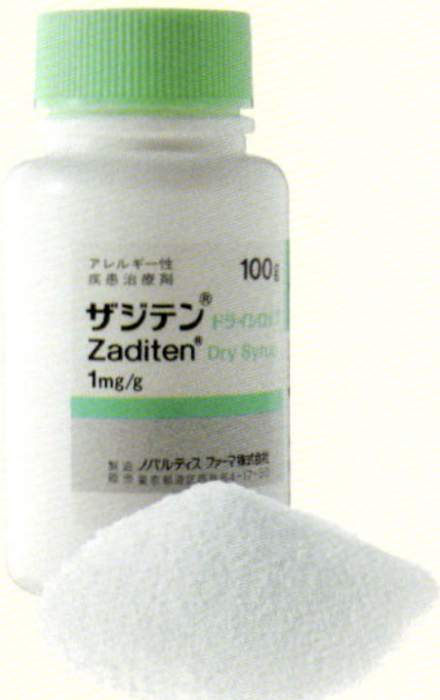

細粒の例（❷） 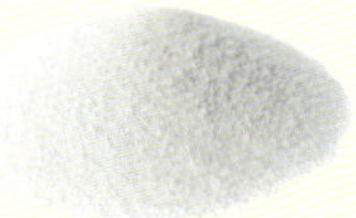 顆粒の例（❸）

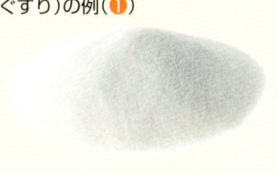
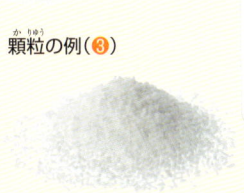

写真❶は整腸薬のエントモール®散（1g/包）．❷は消化性潰瘍治療薬のアルサルミン®細粒（1g/包）．❸は解熱・鎮痛・抗炎症薬の非ピリン系の配合剤であるPL顆粒®（1g/包）．❹はアレルギー治療薬のザジテン®ドライシロップ100g，用時溶解

③内用液剤

シロップ剤の例（❶） エリキシル剤の例（❷）

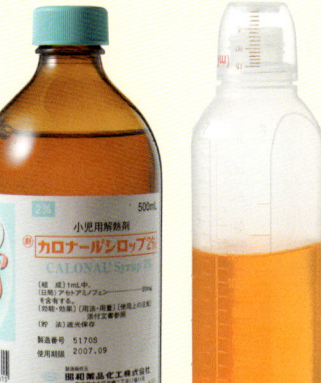
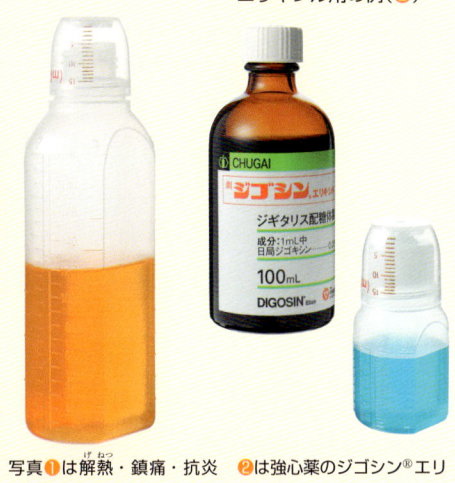

写真❶は解熱・鎮痛・抗炎症薬のカロナール®シロップ ❷は強心薬のジゴシン®エリキシル

❷注射薬の剤形と注射の種類（方法）

注射薬の剤形には，液剤（溶液，懸濁液，乳濁液）と，凍結乾燥または粉末状の薬物を用時溶解あるいは懸濁して使用するものなどがある．

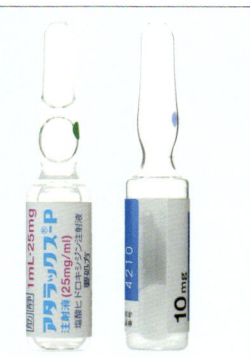

写真左はアンプル（溶液）：抗不安薬のアタラックス®-P注射液（静注・点滴静注，筋注），右はアンプル（凍結乾燥）：ステロイド剤の水溶性プレドニン®注射用（静注・点滴静注，筋注など）

①皮内注射　　　　②皮下注射

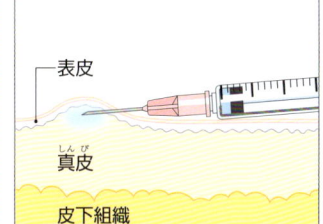
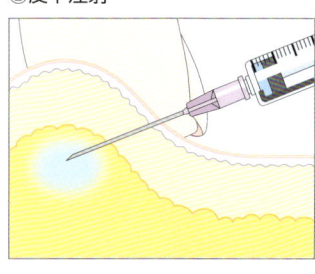

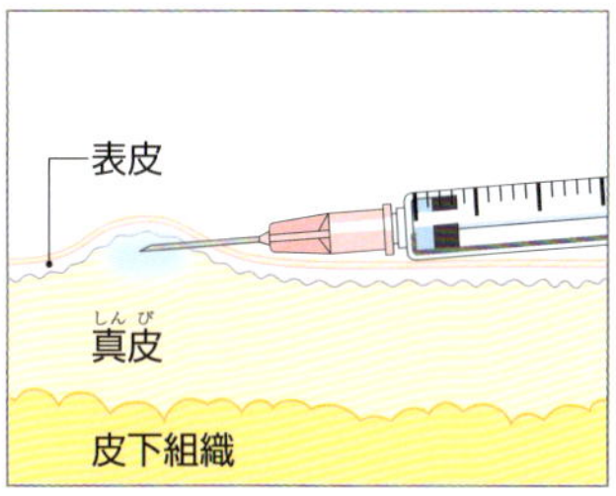

おもに病気やアレルギーの抗原の診断反応（皮内反応）に対して用いられる．注射部位は前腕内側の皮膚が多い．注射の中では吸収がもっとも遅い．

少量（1.5〜5mL）の薬液を非経口的に投与する場合などに用いる．筋注や静注より吸収は遅い．

③筋肉（内）注射—筋注

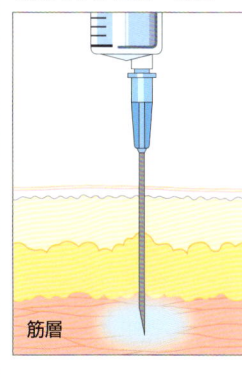
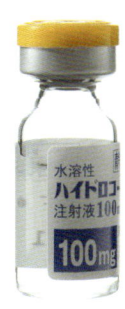

刺激があって皮下に注射できない薬液や少量の薬液の投与に用いる．注射部位は殿部，大腿部，上腕部が多い．

写真はバイアル（溶液）：ステロイド剤の水溶性ハイドロコートン®注射液（静注・点滴静注）

④静脈（内）注射—静注　　⑤点滴静注（点滴注入）

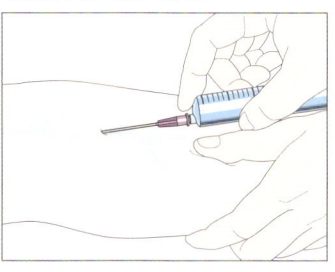
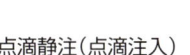
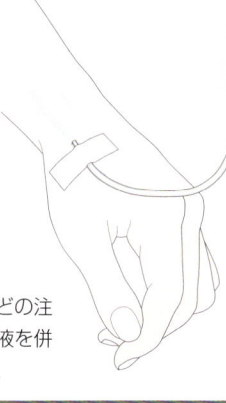

即効性を期待する場合や，内服では有効な吸収量を期待できない薬物の投与に用いる．注射部位は肘静脈が多い．

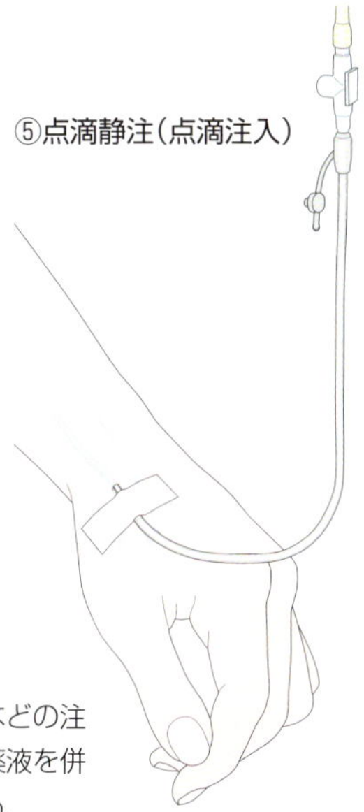

薬物や電解質，栄養素，血液などの注射液量が大きい場合，複数の薬液を併用投与したい場合などに用いる．

❸ 外用薬のおもな剤形

①口腔用剤—錠剤，含嗽剤

トローチ錠の例

含嗽剤（うがいぐすり）の例

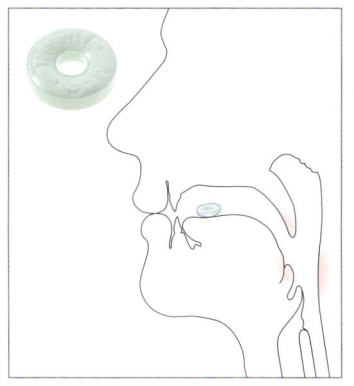
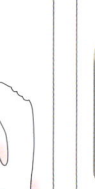
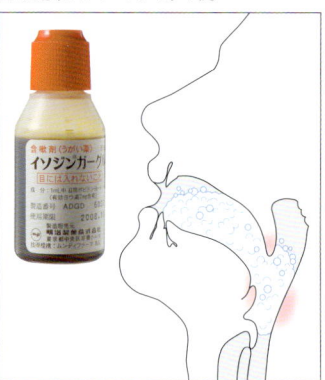

炎症部位の薬物濃度を長く維持できるように，唾液により徐々に溶かす．

写真は消毒薬のSPトローチ明治®0.25mg

通常，薬液を水または微温湯（37℃）に適量を溶解・希釈して用いる．

写真は消毒薬のイソジン®ガーグル

②吸入剤—ドライパウダータイプの例

経気道的に薬物を投与する．気管支末端（呼吸細気管支）に達した薬物はおもに肺胞から血液中に吸収される．

写真はパルミコート100タービュヘイラー®．このステロイド剤のブデソニドの製剤は喘息発作をおこさないようにする薬物である

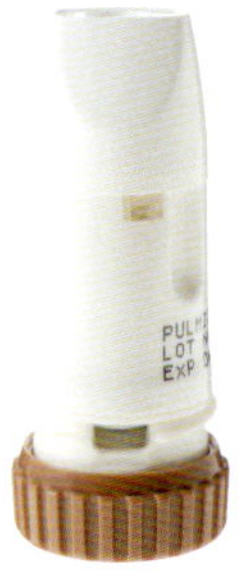

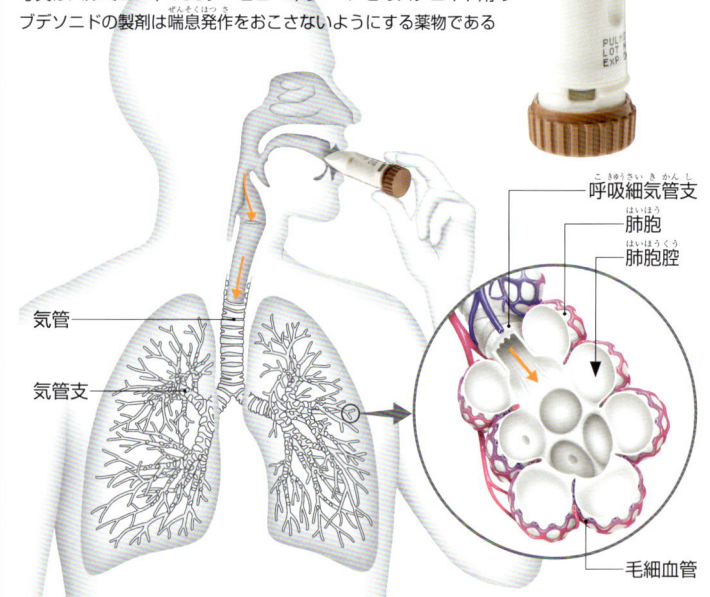

③外皮用剤—貼付剤，軟膏剤，外用液剤，噴霧剤

貼付剤

パップ剤の例（❶）　　経皮吸収貼付剤の例（❷）

経皮吸収テープ剤の例（❸）

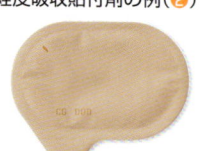

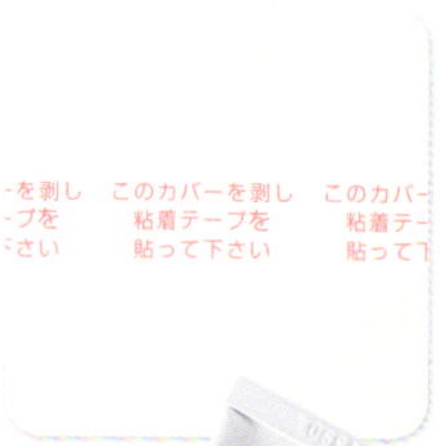

写真❶は消炎鎮痛薬のMS冷シップ「タイホウ」®．❷は抗狭心症薬のニトロダーム®TTS®．❸は抗狭心症薬のフランドルテープ®S

軟膏剤　軟膏の例（❶）　クリームの例（❷）　ゲルの例（❸）

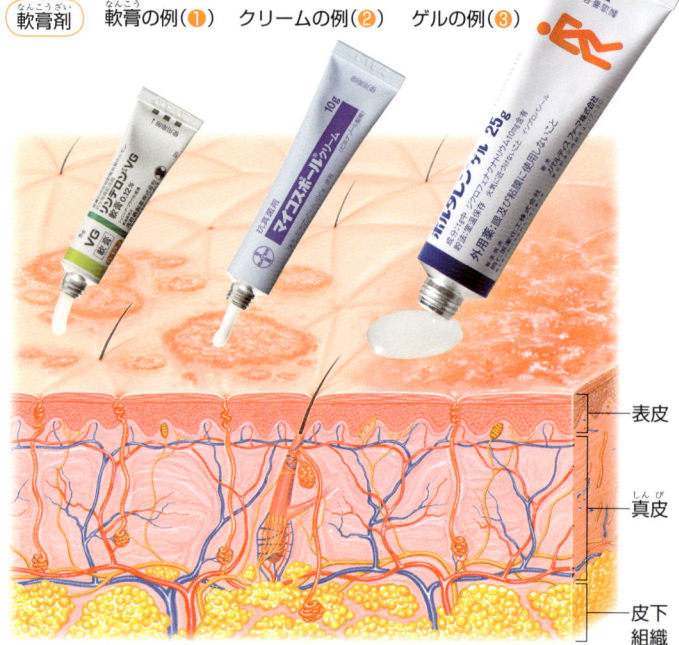

写真❶はステロイド剤・抗生物質配合剤のリンデロン®-VG軟膏．❷は抗真菌薬のマイコスポール®クリーム．❸は非ステロイド性抗炎症薬のボルタレン®ゲル．ゲルはゾルの粒子（コロイド粒子）が凝集したもので，ゲルが固化するとゼリーと呼ばれる

●外用薬のおもな剤形

【口腔用剤】 口腔内の洗浄・殺菌，咽頭・扁桃炎症の消炎，口内炎・舌炎，口臭などの予防や治療を目的とする薬物（抗菌薬，抗真菌薬，消毒薬など）の製剤の剤形には，錠剤（トローチ錠や口腔内粘膜付着剤の貼付錠），含嗽剤などがある（図❸-①）．

【吸入剤】 おもに気管支拡張・喘息治療薬（82頁を参照）の製剤の剤形には，ハンドネブライザー❶などを用いて一定量の液剤を気道内に噴霧・吸入するエアゾール❷や，一定量の散剤（ドライパウダー）を噴霧・吸入する剤形（図❸-②）などがある．吸入剤の目的は，気道内加湿，たんの排出を容易にする，気管支けいれんの寛解などにより気道の換気の改善をはかる，気管支の炎症などをおさえることにある．

【外皮用剤】 皮膚局所に作用させる薬物（抗菌薬，ステロイド剤，非ステロイド性抗炎症薬など）の製剤の剤形は種類が多い（図❸-③）．パップ剤は，粉末状の薬物と精油成分，局所刺激作用のある薬物などをふくむ泥状の貼付剤である．おもに湿布として局所の打撲，捻挫，関節痛，筋肉痛などに用いる．軟膏剤はワセリン❸などを基剤として適度な粘稠度で半固形状にしたものであり，外用液剤のローション剤は水性の液中に薬物を溶解または微細均等に分散したものである．いずれも皮膚に直接塗布する．皮膚局所ではなく，経皮吸収（15頁の図❼参照）により全身に作用させる薬物（おもに抗狭心症薬）の製剤の剤形には，経皮吸収貼付剤や

外用液剤

ローション剤の例

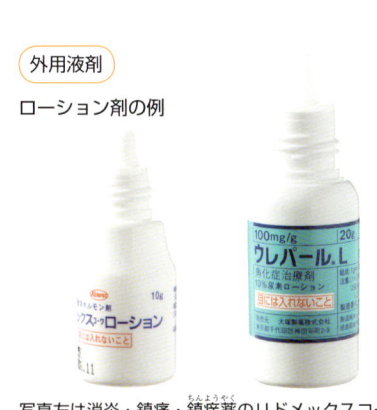

写真左は消炎・鎮痛・鎮痒薬のリドメックスコーワ®ローション，右は魚鱗癬などの角化症治療薬のウレパール®Lローション

噴霧剤

エアゾールの例

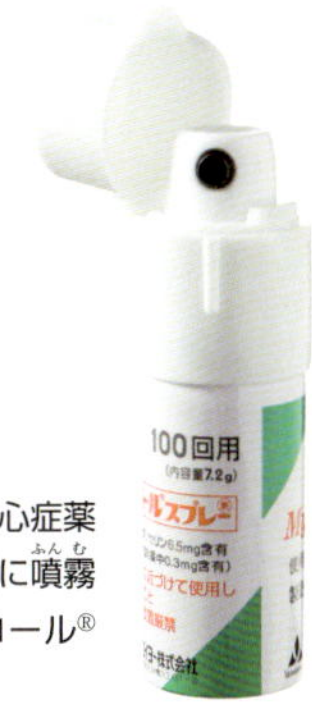

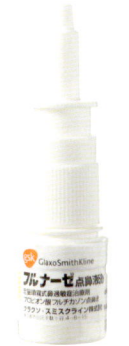

写真は抗狭心症薬で舌の裏側に噴霧するミオコール®スプレー

⑥点鼻剤―点鼻液の例

前鼻孔より薬液を鼻腔内に噴霧あるいは滴下する．軟膏，パウダースプレー，エアゾールなどの剤形もある．

写真はアレルギー性鼻炎治療薬のフルナーゼ®点鼻液50

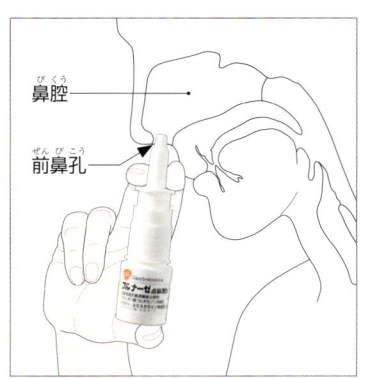

点鼻液の使用法は67ページの図5を参照

④点眼剤―点眼液と眼軟膏の例

点眼液は結膜嚢に適量を滴下，眼軟膏は結膜嚢や眼瞼縁に適量を塗布する．

写真左は抗菌薬のクラビット®点眼液，右はビタミンB₂製剤のフラビタン®眼軟膏

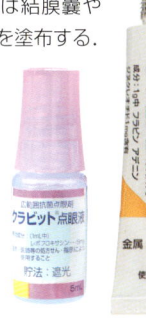

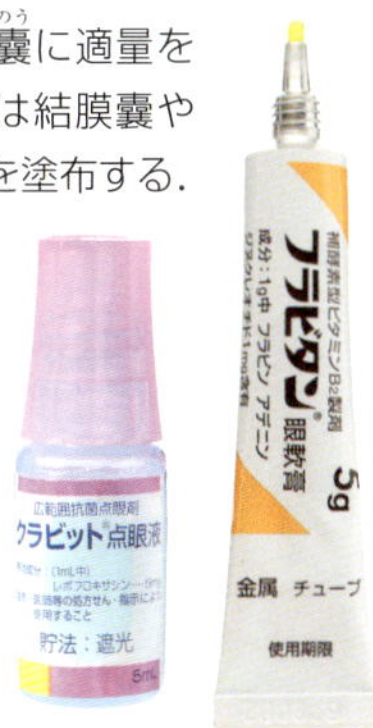

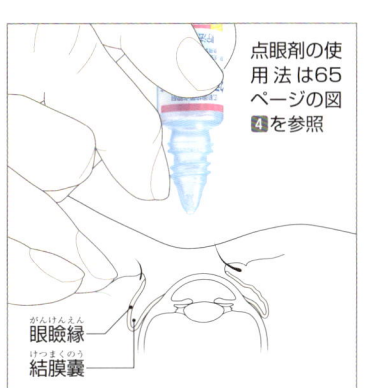

点眼剤の使用法は65ページの図4を参照

⑤点耳剤―点耳液の例

点耳に際しては体温に近い状態で使用する．薬液の温度が低いとめまいをおこすことがある．

写真は抗菌薬のタリビッド®耳科用液

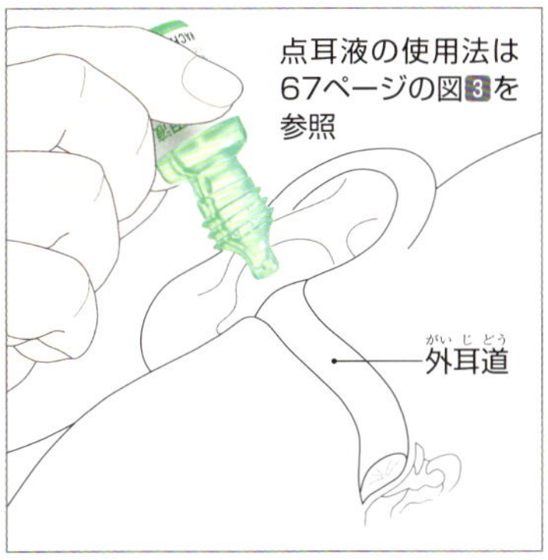

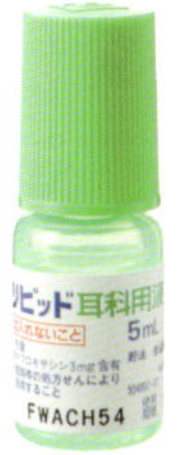

点耳液の使用法は67ページの図3を参照

⑦坐剤

肛門用坐剤の例

基剤型坐剤は紡錘形または円錐形がほとんどである．室温が高いと軟化しやすいので冷暗所に保管する．

写真は痔疾用薬のボラギノール®N坐剤

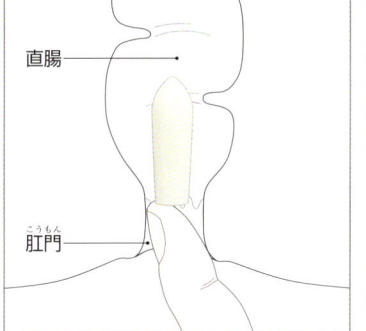

腟用坐剤（腟錠）の例

腟錠は局所の殺菌・消炎などの効果を期待して用いる発泡性の錠剤である．

写真は抗菌薬のクロマイ®腟錠

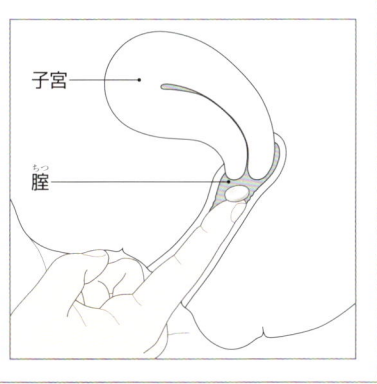

経皮吸収テープ剤，口腔粘膜から薬物を吸収させる噴霧剤（エアゾール）がある．

【点眼剤】 眼局所に作用させる眼科用薬（64ページを参照）の製剤の剤形である（図3-④）．点眼液と眼軟膏がある．眼軟膏はワセリンやプラスチベース®[4]を基剤にした眼専用の軟膏である．

【点耳剤と点鼻剤】 耳鼻科用薬（66ページを参照）の製剤の剤形である．外耳道に投与する点耳剤（図3-⑤）は，抗菌薬やステロイド剤含有のものが多く，おもに細菌感染性の中耳炎・外耳炎などに用いる．鼻腔内に投与する点鼻剤（図3-⑥）は，局所の血管収縮薬や抗ヒスタミン薬，抗アレルギー薬含有のものが多く，副鼻腔炎やアレルギー性鼻炎にともなう鼻づまり（鼻閉）などに用いる．

【坐剤】 肛門（直腸）や腟に投与する薬物（坐薬，92ページを参照）の製剤の剤形には，固形の基剤型坐剤と，軟膏（肛門内注入用軟膏），カプセル（レクタルカプセル），注腸液などがある．基剤型坐剤は薬物をカカオ脂[5]などの基剤に均等に混和して一定の形状に成型したものであり（図3-⑦），レクタルカプセルは液状の薬物が入った軟カプセルで肛門に挿入する．　　　（高柳 理早，山田 安彦）

[1]携帯用の小型ネブライザー．ネブライザーは一種の霧吹きである．使用法については83ページの図3を参照．[2]エアロゾルとも呼ばれる．塵埃などの固体粒子や霧などの液体粒子が空気中に浮かんでいる間の浮遊粒子状の物質．[3]石油の成分から分離された非結晶性の半固形物質．[4]重質流動パラフィンに平均分子量2100のポリエチレン5%をゲル化させたもので，ペトロレータム-ポリエチレン-オイントメント-ベースの商品名．[5]カカオ脂はカカオ豆から得られる脂肪（カカオバター）．

薬物体内動態——吸収

くすりの吸収

❶内服薬のおもな吸収部位—小腸の構造

小腸のおもな働きは，タンパク質，糖質，脂質などの栄養物質の消化・吸収と，腸液の分泌（1日約2.5ℓ）である．内服薬の多くは栄養物質と同様，おもに小腸から吸収されるが，小腸につづく大腸でもごく一部が吸収される．

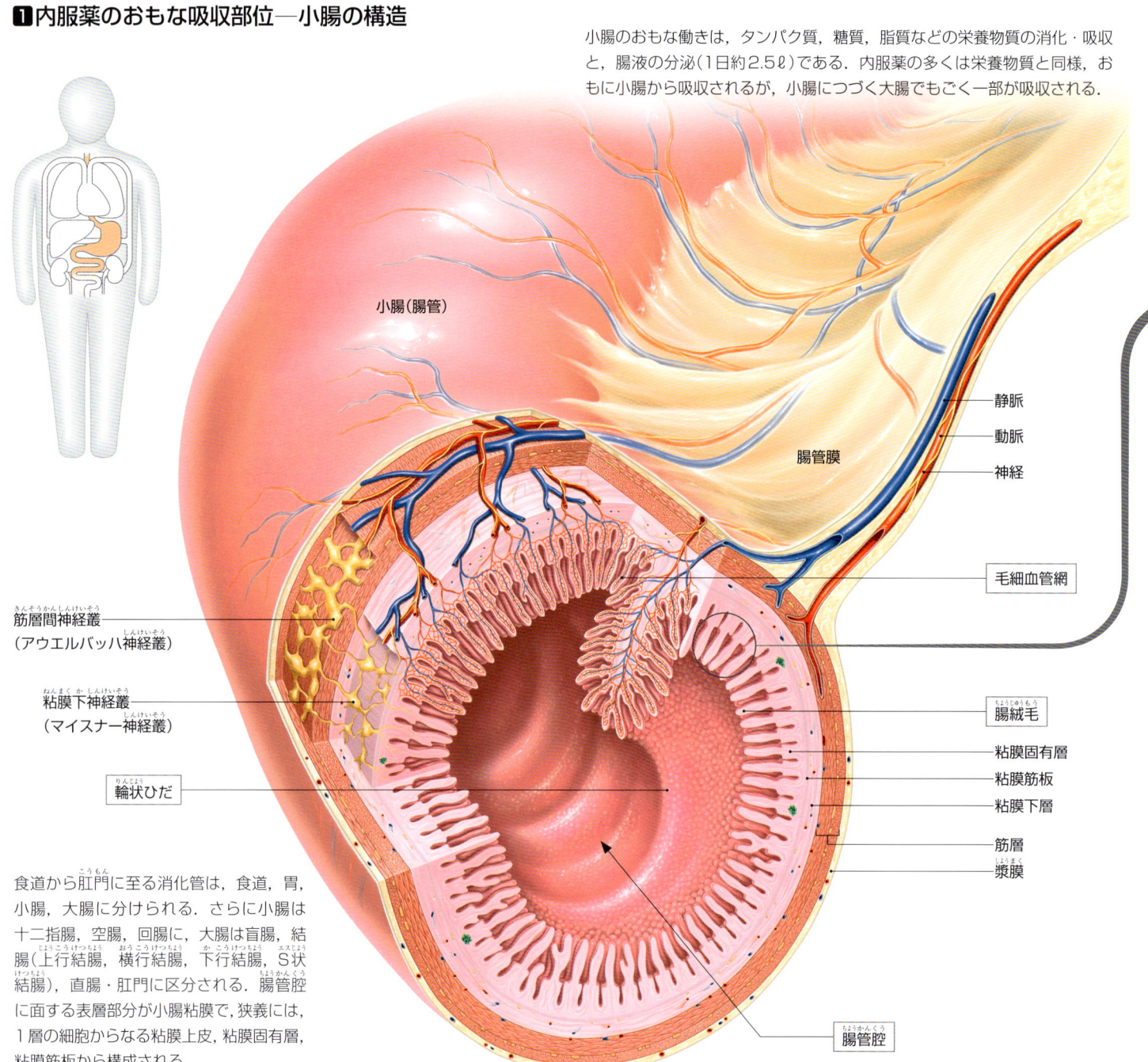

食道から肛門に至る消化管は，食道，胃，小腸，大腸に分けられる．さらに小腸は十二指腸，空腸，回腸に，大腸は盲腸，結腸（上行結腸，横行結腸，下行結腸，S状結腸），直腸・肛門に区分される．腸管腔に面する表層部分が小腸粘膜で，狭義には，1層の細胞からなる粘膜上皮，粘膜固有層，粘膜筋板から構成される．

●くすりはどこから吸収されるのか

一般に，薬物がその働き（作用）を発揮するには，投与部位（投薬場所）から作用部位❶（薬物が働く場所）にまで到達しなければならない．そのためには投与部位から循環血液中に吸収される必要がある．たとえば静脈（内）注射では，薬液は静脈血に直接投与されるが，使用頻度のもっとも高い錠剤などの内服薬は経口投与により，消化管（粘膜）から血液中に吸収される．そのほか，剤形や投与部位によって口腔（粘膜），鼻腔（粘膜），肺（肺胞），直腸（粘膜），皮膚（15㌻の図❼参照）などからも血液中に吸収される．

●内服薬はおもに小腸から吸収される

消化管の中でもおもな吸収部位は小腸（図❶）である．服用した薬物はまず食道を通過して胃に入り，多くは胃で製剤が崩壊ないしは溶解して，主成分である薬物分子が放出される❷．解熱鎮痛薬のアスピリンのような弱酸性の薬物では胃からの吸収が期待できるが，胃の粘膜面積は小腸よりずっと小さく，また放出された薬物分子は食物などの胃内容物とともに胃から小腸へ排出されるので，吸収という面では胃の役割はそれほど大きくない．小腸内面（腸管腔）は多数のひだが輪状に走り，輪状ひだの表面には絨毛（腸絨毛，図❷）と呼ばれる小突起が密生している．小腸粘膜の総表面積は，ヒトではおよそテニスコート1面分に相当するといわれ，薬物分子を吸収するのに非常に都合がよい．粘膜上皮である上皮細胞を透過した薬物分子は，腸絨毛の内部の粘膜固有層に分

❷吸収に適した小腸粘膜の構造としくみ

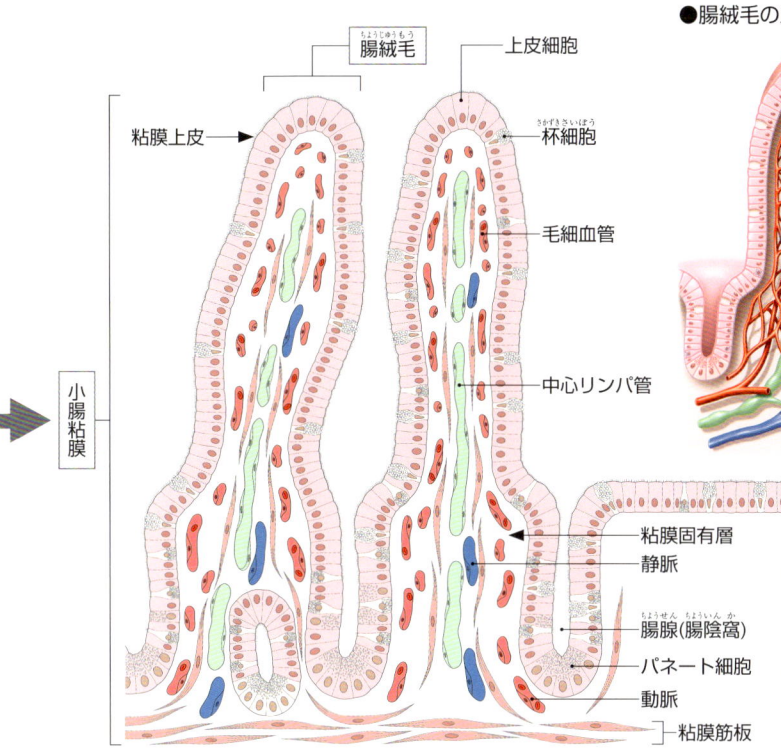

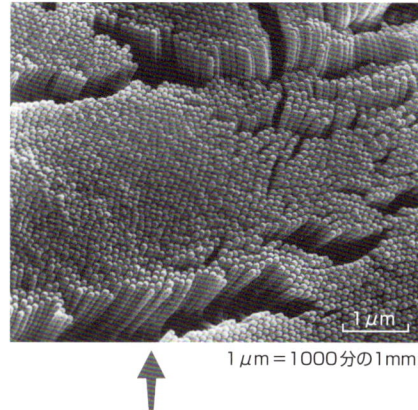

●腸絨毛の立体構造

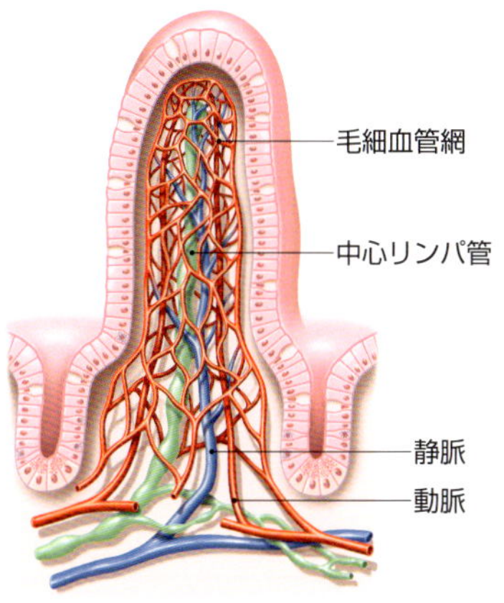

微絨毛の拡大写真—電子顕微鏡像

$1\mu m = 1000$分の1mm

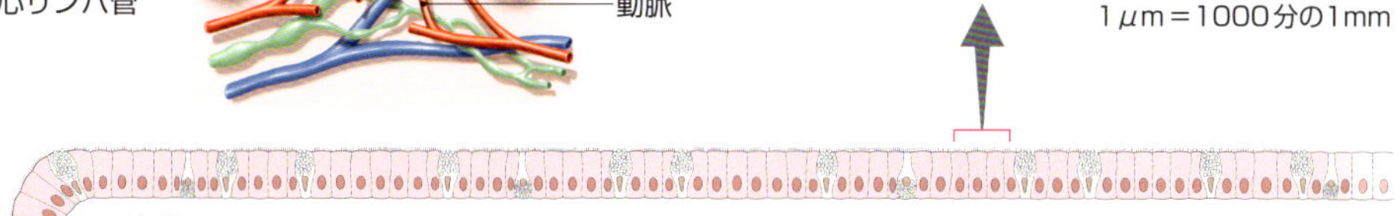

腸絨毛は長さ0.5〜1.5mm，分布密度は1mm²あたり10〜40本といわれる．1層の細胞(多数の上皮細胞と散在する杯細胞)と，毛細血管網などが分布する粘膜固有層からなっている．腸管腔に面する上皮細胞の頭頂部は小皮縁あるいは刷子縁といい，微絨毛と呼ばれる細長い細胞質突起(直径約0.1μm，長さ約1μm)が1個の細胞あたり約1000本密生している．これによって吸収面積が拡大されることになり，その総表面積はおよそ200m²に達する．

❸胃内の移動と小腸からの吸収に影響をおよぼす要因

1 胃内容排出時間に影響をおよぼす因子

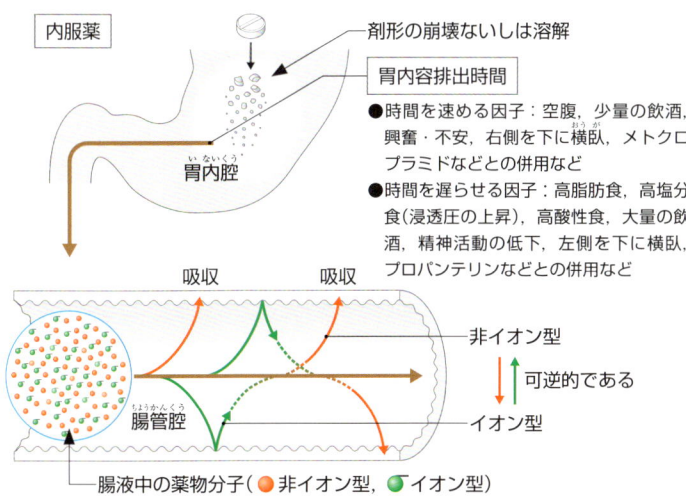

●時間を速める因子：空腹，少量の飲酒，興奮・不安，右側を下に横臥，メトクロプラミドなどとの併用など
●時間を遅らせる因子：高脂肪食，高塩分食(浸透圧の上昇)，高酸性食，大量の飲酒，精神活動の低下，左側を下に横臥，プロパンテリンなどとの併用など

イオン型の薬物分子は吸収されない．

2 併用薬による吸収への影響—薬物血中濃度の推移

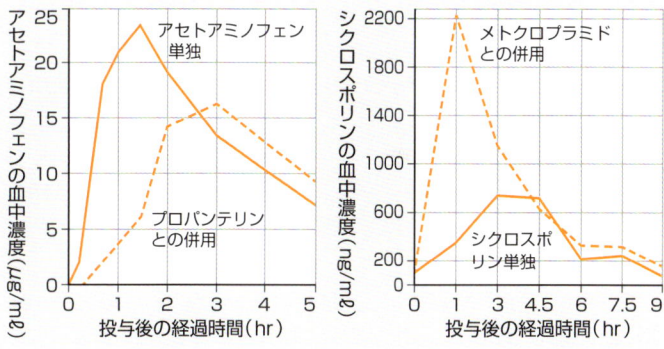

非ピリン系解熱鎮痛薬のアセトアミノフェン(ピリナジン®，カロナール®)の場合，プロパンテリンとの併用では排出時間が遅れ，吸収量が減少，すなわち薬物血中濃度が低下している．一方，免疫抑制薬のシクロスポリン(サンディミュン®，ネオーラル®)の場合，メトクロプラミドとの併用では排出時間が速まり，吸収量が増加して薬物血中濃度が過度に上昇している．

布する毛細血管に移行する(14㌻の図❹-①参照)．

●吸収に影響をおよぼす要因

薬物分子が消化管内を移動しておもに小腸から吸収される過程では，種々の要因(因子)の影響を受ける(図❸)．薬物分子をふくむ胃内容物が小腸へ移動する時間(速度)は胃内容排出時間と呼ばれる(図❸-①)．排出時間は胃の蠕動運動や食事の有無・内容などによって変化し，飲み合わせの薬物(併用薬)にも影響される(図❸-②)．この排出時間は，小腸へ排出される薬物分子の速さと量に関連しているので，薬物分子が小腸粘膜から血液中に吸収され，肝臓を通過して全身へ循環する速さと量(生体内利用率＝バイオアベイラビリティ)を決めるうえで，重要な因子となっている．

併用薬の例では，たとえば消化性潰瘍治療薬のプロパンテリン[3]のような消化管の運動を弱める薬物の場合，併用薬の吸収がおさえられ(図❸-②の左のアセトアミノフェンの例)，薬理効果が低下することがある．逆に，胃腸機能調整薬のメトクロプラミド(プリンペラン®)は消化管の運動を強めて排出時間を速めるので，併用薬の吸収量が増加して(図❸-②の右のシクロスポリンの例)，作用が強く出すぎる結果，副作用が現れることもある．

[1]全身作用を目的とする薬物の場合，剤形や投与部位のいかんにかかわらず，作用部位は通常，薬理効果を期待する特定の臓器・組織(標的臓器，標的器官などとも呼ばれる)をふくむ全身の臓器・組織(の細胞)である．[2]小腸に排出されてから剤形が溶解して主成分が放出される製剤(腸溶錠)もある．[3]プロパンテリン臭化物(プロ・バンサイン®)．

くすりの吸収—13

4 上皮細胞を透過して毛細血管(血液中)へ

1 上皮細胞透過の経路

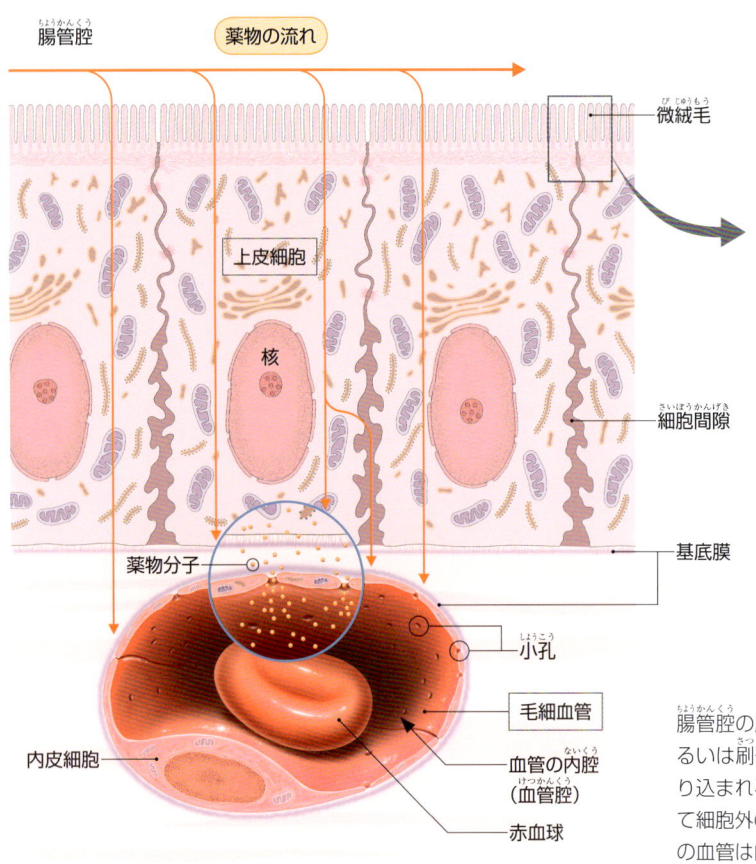

2 微絨毛の拡大図—吸収の最前線

▲写真は微絨毛の先端部の電子顕微鏡像．指状突起の表面には糖鎖あるいは糖衣と呼ばれる酸性粘液多糖の層が付着しており，栄養物質などの消化・吸収に役立っている．

腸管腔の腸液中の薬物分子は，上皮細胞表面に指状に突出する微絨毛の膜(小皮縁あるいは刷子縁と呼ばれる細胞膜)から，物質透過のしくみ(図5)によって細胞内に取り込まれる．細胞内でごく一部は代謝・分解されるが，大部分は細胞内を拡散移動して細胞外の細胞間隙や組織間隙へ排出され，近くに分布する毛細血管に移行する．この血管は内皮細胞に小さい無数の穴(小孔)のある有窓型の毛細血管で，栄養物質などの吸収に適している．血液中に吸収された薬物はまず肝臓に移行・分布する(16㌻の〈くすりの循環・分布〉を参照)．

●くすりはどのように小腸粘膜を透過するのか

腸管腔を移動する薬物が，小腸粘膜下に分布する毛細血管(図4-1)に移行して血液中に吸収されるには，まず小腸粘膜の上皮である上皮細胞を透過する必要がある．薬物分子が上皮細胞の細胞膜(脂質二重層，図5-1)を透過するしくみは，栄養物質の吸収における膜輸送と呼ばれる物質透過のしくみと同様，受動輸送と能動輸送に分けられる．

【受動輸送】 細胞膜をへだてて腸管腔と細胞内の両側に薬物分子の濃度差(化学的濃度勾配)があるとき，その濃度差によって薬物分子が高濃度側から低濃度側に拡散する膜輸送のしくみ(図5-2-①)を受動輸送という．受動輸送は脂質二重層が薬物分子に対して透過的であるかぎり，自然に生じる物理現象である．

内服薬の多くは弱酸性物質または弱アルカリ性物質であり，胃液・腸液・血液などの体液中では，体液の液性(pH＝水素イオン濃度)と薬物の解離性❶によって，イオン型(解離型)と非イオン型(非解離型)の二つの型で存在している(13㌻の図3-1参照)．このうちイオン型は一般に脂質に溶けにくいので，脂質二重層からなる細胞膜を透過しにくい．他方，非イオン型は脂質に溶けやすく，リン脂質の疎水性部分を透過しやすいので，細胞膜をへだててその両側に濃度差があると，細胞膜を拡散移動して細胞内に取り込まれ，また同じしくみによって細胞外へ排出される．

【能動輸送】 薬物の化学的構造の性質上，薬物分子がトランスポーターと呼ばれる輸送担体(運び屋)を介して膜輸送される場合があり，これを能動輸送という．薬物分子は濃度差にさからって低濃度側から高濃度側に移動する．能動輸送には生体内で生成されるアデノシン三リン酸(ATP)などのエネルギー物質を消費して薬物分子を直接輸送する過程(一次性能動輸送，図5-2-②)と，エネルギー物質を間接的に利用して輸送する過程(二次性能動輸送)がある．

このような膜輸送のしくみでは，腸管腔の薬物分子の濃度が高くなってくると，膜を透過する速さが一定の値に近づく飽和現象がみられる(図5-3)．これは，輸送担体の数が限られていて，薬物分子を一度に運ぶ量が制限されるためにおこるものである．

●上皮細胞透過を制限するP糖タンパク質

近年，小腸粘膜の上皮細胞の細胞膜にP糖タンパク質と呼ばれる輸送担体が存在することがわかってきた．このタンパク質(酵素)は，フェロジピン❷など一部の薬物の上皮細胞透過を部分的に制限しているのではないかと考えられている(図6)．（小瀧　一）

❶薬物分子が正(＋)または負(－)の電荷を帯びたより小さい粒子(荷電粒子＝イオン)に分解する性質で，それらは元の薬物分子との間に平衡関係にあるか，分解が可逆的である．解離性の程度(解離度または解離定数)は薬物ごとに異なる．❷高血圧治療に用いられるカルシウム拮抗薬．おもな商品名はスプレンジール®，ムノバール®．

5 細胞膜の構造とくすりの細胞膜透過のしくみ

1 細胞膜の基本構造

2 膜輸送のしくみ—受動輸送と能動輸送

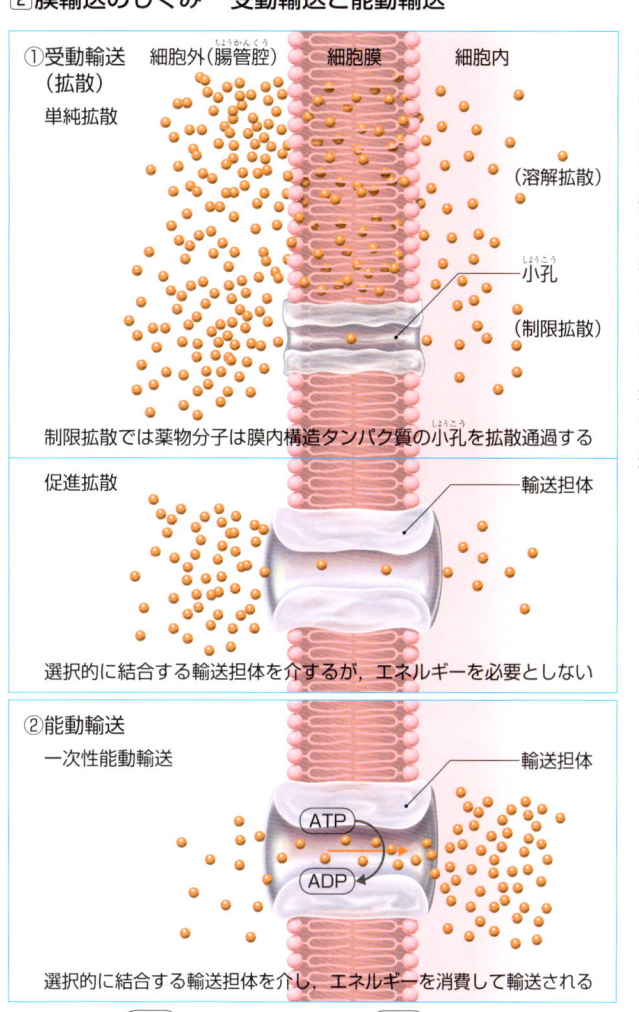

上皮細胞における薬物分子の細胞膜透過のしくみは，作用部位である全身の細胞に分布する際の細胞膜や細胞内小器官膜透過のしくみ（生体膜透過の形式）をも意味する．物質の膜輸送のしくみには①や②のほかに，膜動輸送（小胞性輸送）などのしくみもある．細胞膜が変形しながら物質を包み込んで細胞内に取り込み（エンドサイトーシス），そのまま細胞内を移動して細胞外へ放出（エキソサイトーシス）するしくみ（飲作用）である．薬物の場合，脳内への分布（18㌻を参照）を除いて，飲作用による膜輸送はほとんど問題になる量ではないと考えられている．

小腸粘膜の上皮細胞のみならず，全身の臓器・組織を構成している細胞の細胞膜は，リン脂質と炭化水素鎖の2重の組み合わせからなっており，脂質二重層内には膜内粒子と呼ばれるタンパク質分子が埋め込まれている．膜内粒子は膜内構造タンパク質で，必要に応じて各種受容体や輸送担体，イオンチャネル，イオンポンプなどの役割をもち，栄養物質，電解質，薬物，ホルモンなど物質の細胞内取り込みと細胞外排出に働く．

3 能動輸送にみられる飽和現象

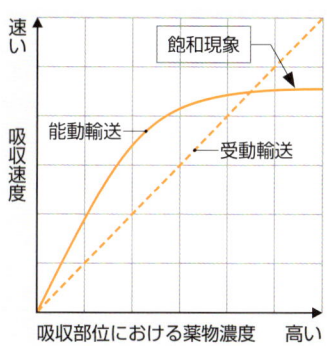

● 薬物分子　ATP：アデノシン三リン酸　ADP：アデノシン二リン酸

6 P糖タンパク質の働き

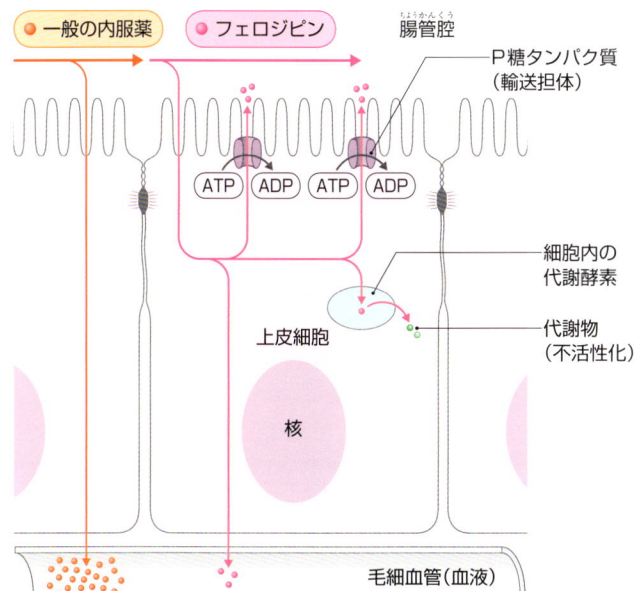

P糖タンパク質の基質（酵素が作用する物質）となるフェロジピンの場合，いったん上皮細胞内に取り込まれても，細胞膜上のP糖タンパク質が輸送担体として働くため，細胞内のフェロジピンは能動輸送により細胞外（腸管腔）に排出される．そのうえ，一部は細胞内で代謝・分解されて薬理活性を失うので，血液中に吸収される量は限定される．

7 皮膚からの吸収—経皮吸収

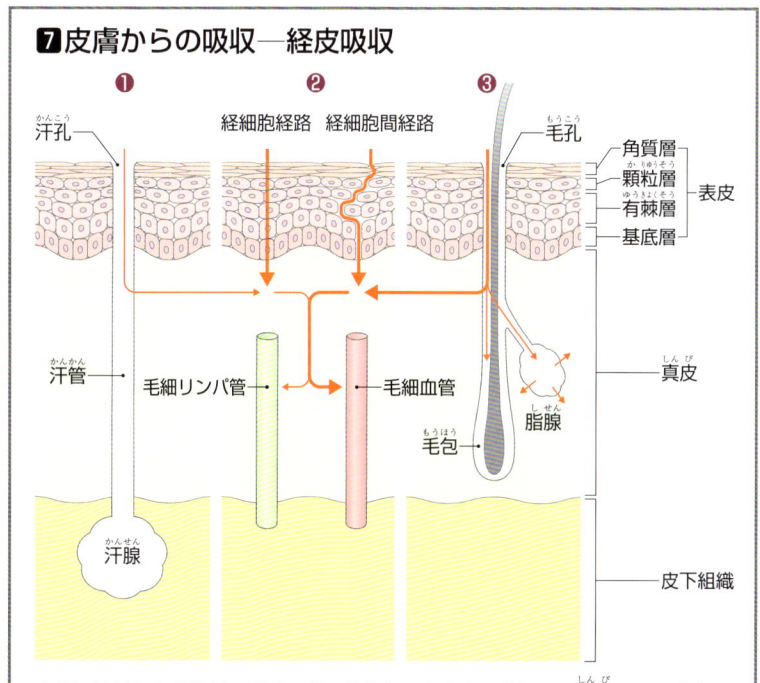

皮膚に接触した薬物は，程度の差こそあれ，皮膚内に移行して真皮以下に分布する毛細血管や毛細リンパ管に移行し，そこに吸収される．経皮吸収の経路（→）は，表皮の各細胞層（あるいは細胞間隙）を透過する経表皮経路（❷）と，汗孔や毛孔から真皮に達する経付属器官経路（❶，❸）に大別される．

くすりの循環・分布

薬物体内動態——分布

●吸収されたくすりはどこへ行くか

体内に吸収された薬物は血液循環(図❶)に入り、全身へ循環・分布する。おもな分布場所は、時間経過の順に、循環血液中、組織間隙(間質)、臓器・組織の細胞である(図❷)。一部の臓器・組織には関門❶が存在し、透過条件をみたす薬物のみが分布できる。現在のところ、一部の診断薬を除き、特定の臓器・組織(標的臓器)にのみ集中分布する治療薬は開発されていない。

●内服薬と注射薬の循環・分布のちがい

内服薬の多くは胃で剤形が崩壊ないしは溶解して主成分である薬物が溶け出す。放出された薬物分子は胃から小腸に排出され、小腸粘膜から血液中に吸収され(14ページの図❹-①参照)、消化器系臓器から肝臓に至る静脈系である門脈に集められてまず肝臓に分布する。この際、脂溶性(油/水分配率)の高い薬物ほど肝細胞内に分布しやすいが、薬物によってはそこで代謝・分解されて薬理活性を失ったり、または胆汁とともに十二指腸へ排出(胆汁中排泄、24ページを参照)される。内服による薬物の肝臓への分布と肝代謝・排泄は肝初回通過効果(単に初回通過効果とも)❷と呼ばれる。

しかし、大部分の薬物やその代謝物は再び血液循環に乗って、作用部位(薬物の働く場所)をふくむ全身の臓器・組織に移行し、臓器・組織の細胞内に分布する。

一方、注射薬は、静脈(内)注射の場合、血液(静脈血)中に直接投与されるので、すみやかに全身へ循環・分布する。さらに、肝初回通過効果を受けないこと、薬物血中濃度(図❷の━━)が急激に治療域に達することなどから、内服薬(図❷の━━)にくらべて効果の発現には即効性がみられる❸。

分布後、くすりはどうなるか

血液中では、薬物の多くはアルブミンなどの血漿タンパクと結合して循環する。作用部位(標的臓器の細胞)に到達すると、非結合型の薬物分子のみが毛細血管の内皮細胞や標的細胞の細胞膜を透過できる(図❸、細胞膜透過のしくみは15ページの図❺参照)。標的細胞における薬物のおもな作用点を図❹に示す。いずれかの作用点で薬理作用を発揮したあと、薬物の大部分は血液循環にもどる。

多くの薬物は化学物質であり、生体にとってあくまで異物(毒物)である。このため、体内に残留すると中毒症状(副作用)が現れやすくなる。循環・分布の過程で、薬物は一定時間内に体内から消失していく❹。そのおもな消失ルート(消失経路)は、前記の肝代謝・胆汁中排泄の経路と、腎臓で血液が濾過され尿が生成される経路(尿中排泄、22ページを参照)である。　(澤田 康文)

---

❶おもな関門として、血液脳関門・血液脳脊髄液関門(18ページを参照)、胎盤関門(36ページを参照)が知られている。❷初回通過効果の割合が高い薬物はそれだけ作用部位への移行・分布量が減ることになり、期待する効果が得られないことになる。その場合は内服薬にかえて注射薬や坐薬投与などの投与法が選択されることになる。❸逆に内服薬にくらべて体内消失が速く、薬理効果の持続時間は短い。❹吸収量の半分がなくなるまでの時間($t_{1/2}$)を薬物の生物学的半減期、あるいは消失半減期といい、単に半減期とも呼ばれる。通常、代謝・排泄速度の速い薬物は半減期は短く、体内残留性の高い薬物ほど半減期は長い。

❶くすりを全身へ運ぶ血液循環

血液循環は、〈心臓→全身の臓器・組織→心臓〉の大循環(または体循環)と、〈心臓→肺→心臓〉の小循環(または肺循環)に分けられる。

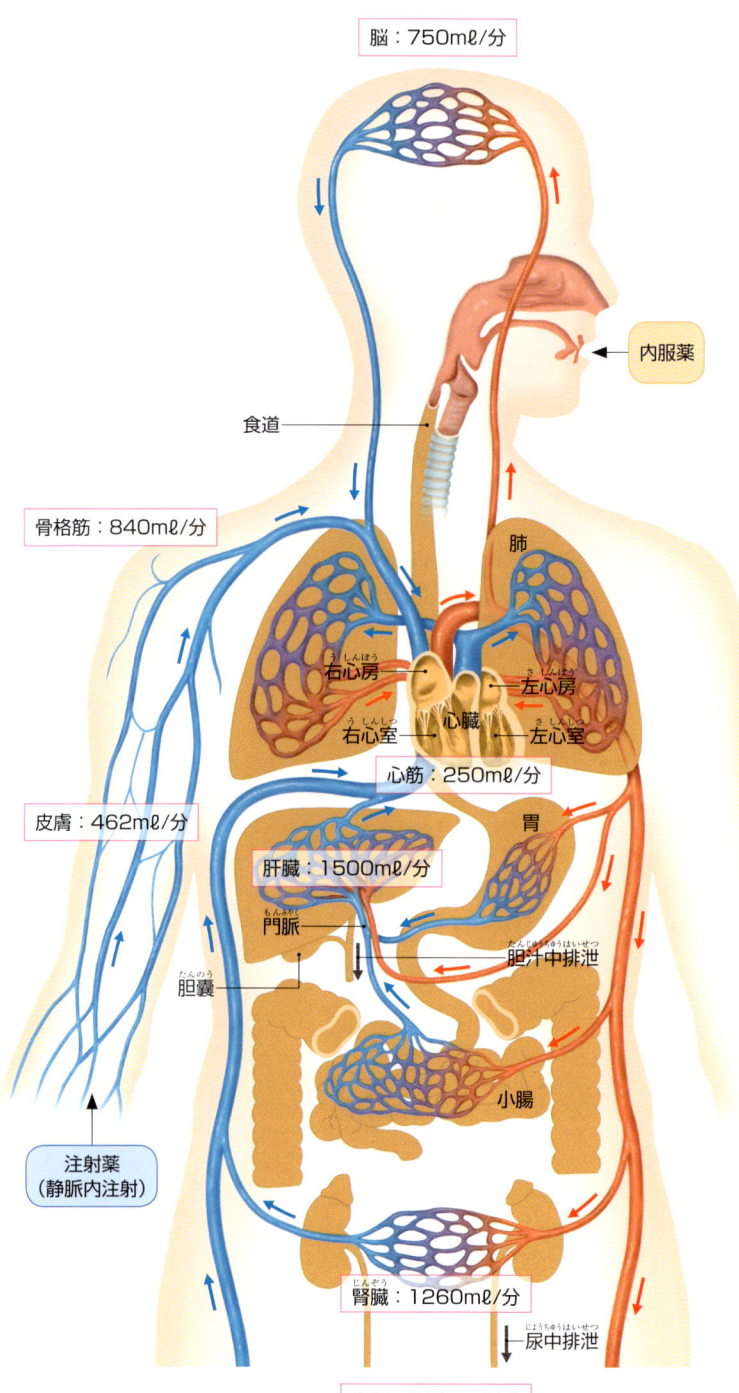

□は臓器血流量(体重63kgの成人で90mmHgの平均血圧の状態)

全身から心臓の右心房にもどってきた静脈血(━▶)は、右心室から左右の肺に循環し、酸素を豊富にもった動脈血(━▶)となって心臓の左心房にかえり、左心室から全身へ送り出される。全身の臓器・組織の細胞に酸素や栄養物質を供給したあと、細胞内代謝で生成された老廃物や代謝産物を受け取り、静脈血として心臓にもどる。薬物は剤形や投与部位のいかんにかかわらず、体内に吸収され血液中に移行すれば、この血液循環に入り、作用部位(標的臓器の細胞)に運ばれる。血流速度は大動脈で秒速40〜50cm、毛細血管で秒速0.07cmといわれる。

❷注射薬はいっきに，内服薬は徐々に全身へ分布

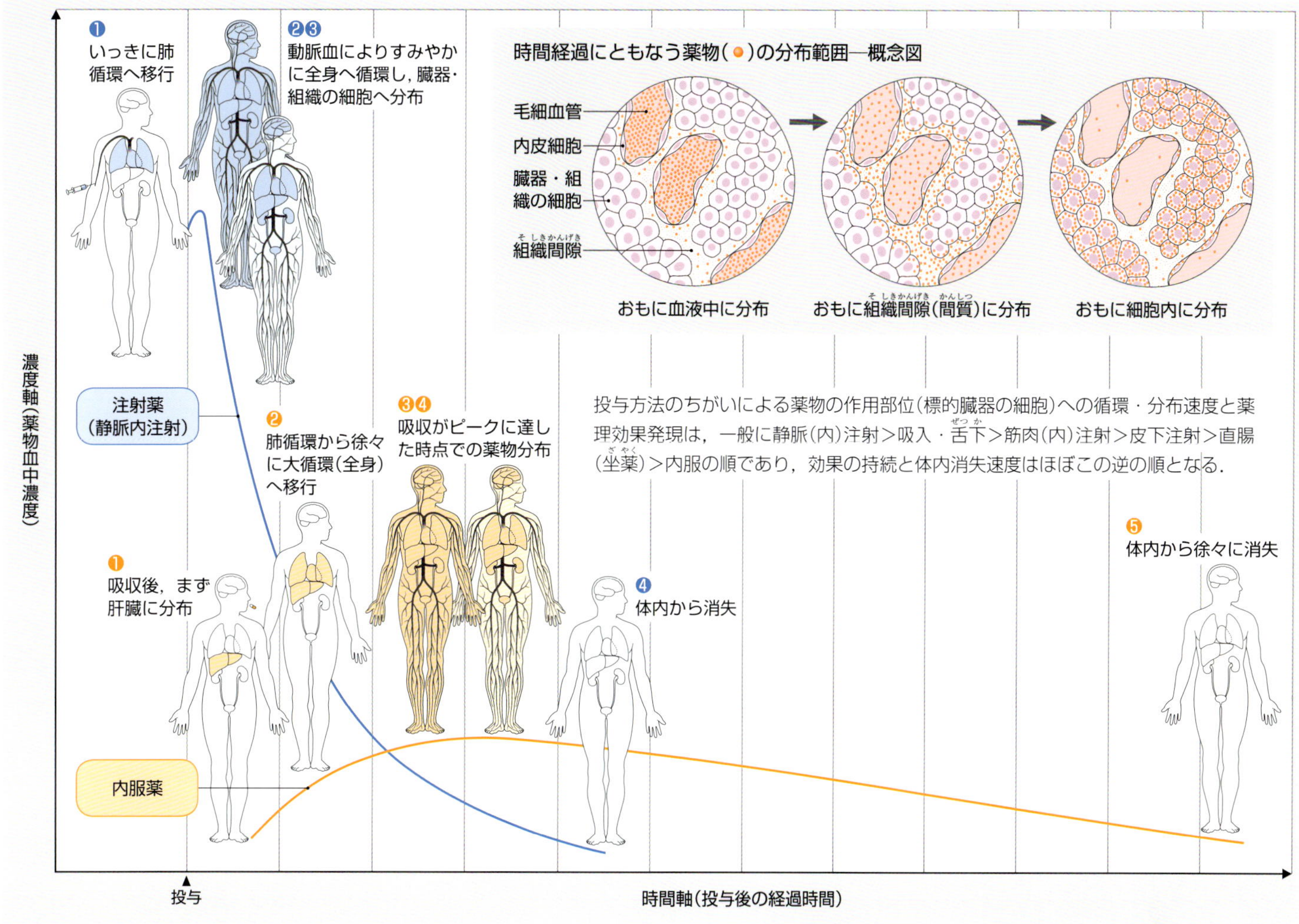

❸全身の臓器・組織の細胞への循環・分布

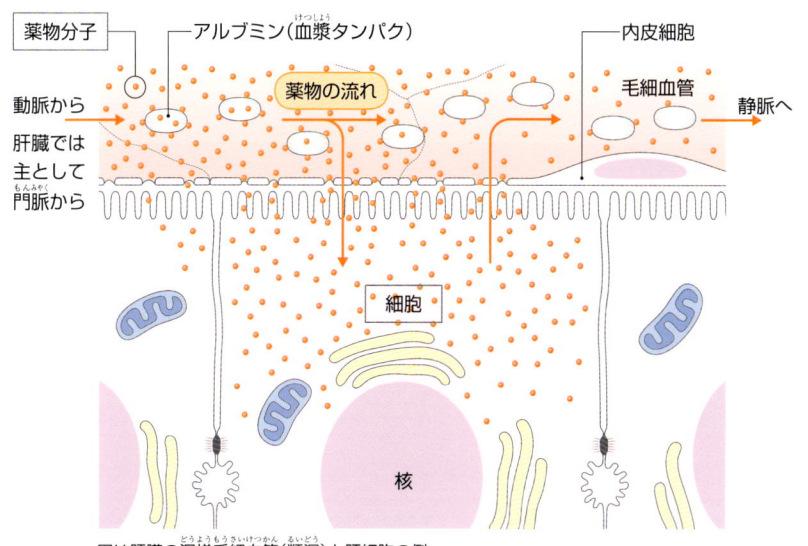

図は肝臓の洞様毛細血管（類洞）と肝細胞の例

薬物分子（●）は，血液中ではアルブミンやβ-グロブリン，α_1-酸性糖タンパクなどの血漿タンパクと結合し，作用部位（標的臓器の細胞）に運ばれる．血漿タンパクとの結合は可逆的であり，非結合型の薬物分子のみが毛細血管の内皮細胞や臓器・組織の細胞の細胞膜を透過できる．肝臓の場合，洞様毛細血管（類洞）には主として胃や腸からの静脈血（門脈血）が流れ込むが，動脈血も流れ込む（24㌻の図❹参照）．

❹細胞におけるくすりの作用点の例

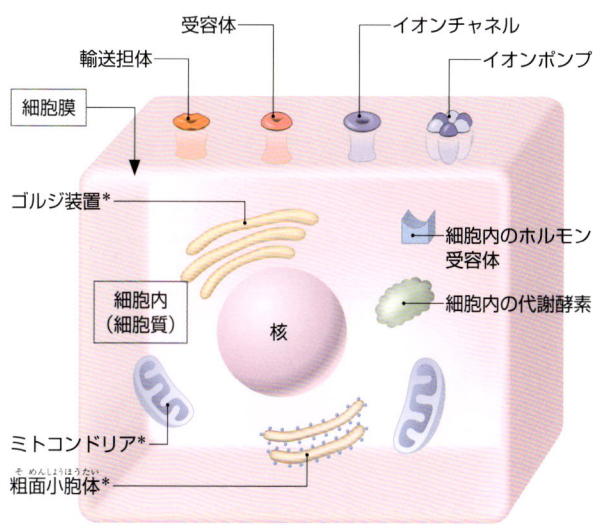

＊は細胞内小器官（オルガネラ）

薬物の主要な作用部位は標的臓器の細胞（標的細胞）である．図は標的細胞において薬物が直接，作用を発揮する代表的な場所（作用点）を模型図として示したものであり，各種受容体や輸送担体など細胞膜（15㌻の図❺参照）に存在するものと，代謝酵素や細胞内小器官など細胞内（細胞質）に存在するものがある．

薬物体内動態——脳内分布

くすりの脳への分布

❶血液脳関門—脳実質の毛細血管の構造とその特徴

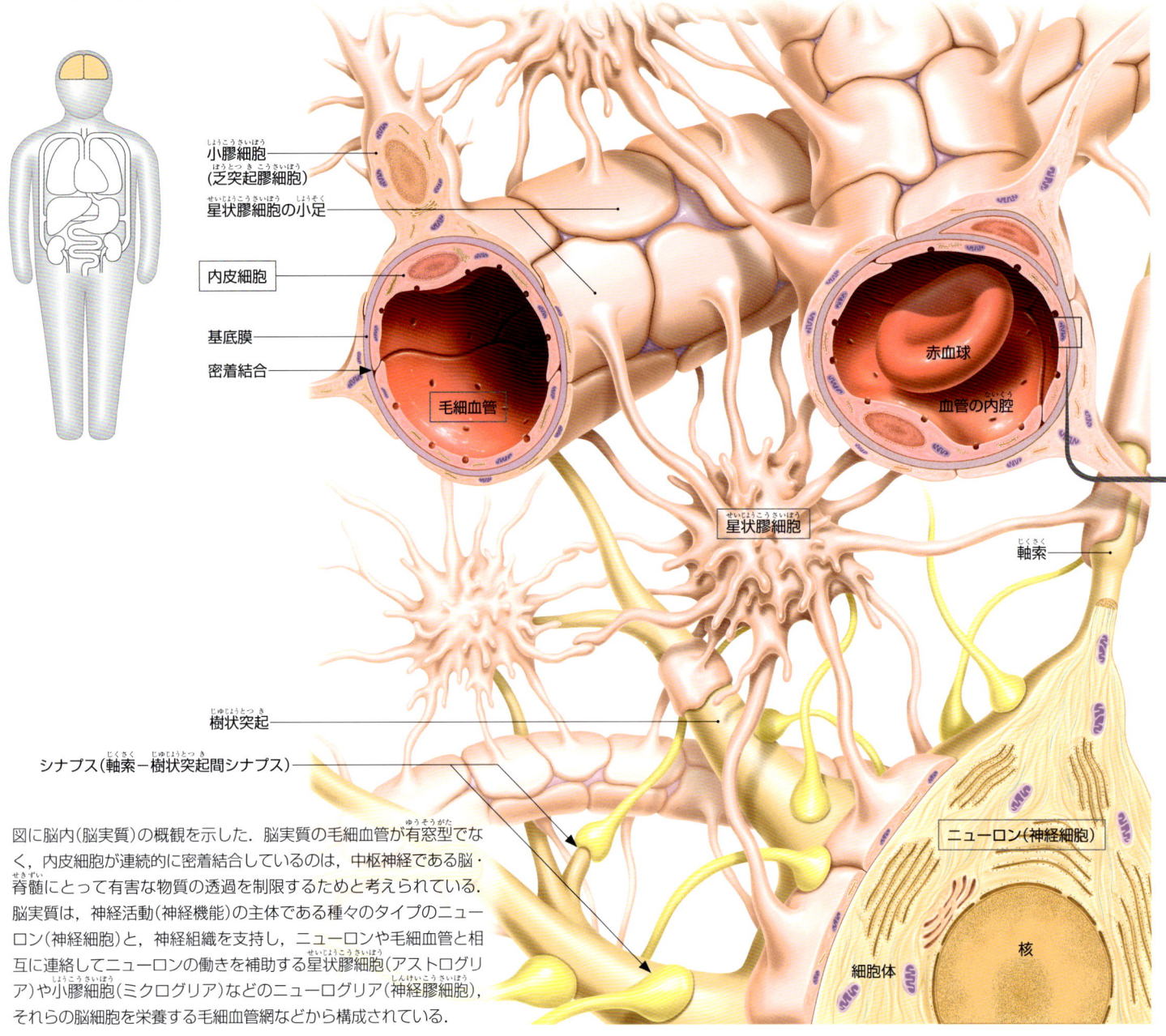

図に脳内（脳実質）の概観を示した．脳実質の毛細血管が有窓型でなく，内皮細胞が連続的に密着結合しているのは，中枢神経である脳・脊髄にとって有害な物質の透過を制限するためと考えられている．脳実質は，神経活動（神経機能）の主体である種々のタイプのニューロン（神経細胞）と，神経組織を支持し，ニューロンや毛細血管と相互に連絡してニューロンの働きを補助する星状膠細胞（アストログリア）や小膠細胞（ミクログリア）などのニューログリア（神経膠細胞），それらの脳細胞を栄養する毛細血管網などから構成されている．

　薬物は，製剤の剤形や投与部位（用いる場所）のいかんにかかわらず，循環血液中に吸収されれば，脳にも移行・分布する．しかし，高度に分化した中枢神経組織である脳には，血液中の物質❶が無制限に移行・分布するのを阻止する機構がある．それが血液脳関門，血液脳脊髄液関門と呼ばれるしくみである．

●血液脳関門とはなにか

　血液脳関門の実体は，脳実質に入り込んでいる毛細血管の内皮をつくっている細胞（内皮細胞，図❶）である．脳実質の毛細血管は，腎糸球体の毛細血管（毛細血管係蹄，22ページの図❶参照）や，肝臓の毛細血管（類洞，24ページの図❹-❶参照）など有窓型の毛細血管とくらべて，内皮に小孔がきわめて少なく，内皮細胞同士が密着結合しているので，血液中の物質が血管外へ透過しにくくなっている．また，図❶にみられるように，毛細血管とニューロン（神経細胞）の間に介在し，栄養物質の補給などに働く星状膠細胞も，血液脳関門の役割を一部になっていると考えられている．

　関門によって血液と脳実質の間の物質交換が制限を受けているとはいえ，脳実質は血液から完全に遮断されているわけではない．脳実質の毛細血管の内皮細胞は，脳の働き（神経活動）を維持するのに必要な酸素や脂質・糖質・アミノ酸などの栄養物質，ホルモンなどの生体内成分を脳実質に輸送し，不要となった代謝老廃物や異物などを脳実質から血液中に取り込む機能をもっている．

●くすりが血液脳関門を透過するしくみ

　中枢神経（脳・脊髄）に働く薬物の血液脳関門透過は，脳実質に必要な栄養物質が輸送されるのと同じしくみ（受動輸送と能動輸

❷血液脳脊髄液関門―脈絡叢と脳脊髄液

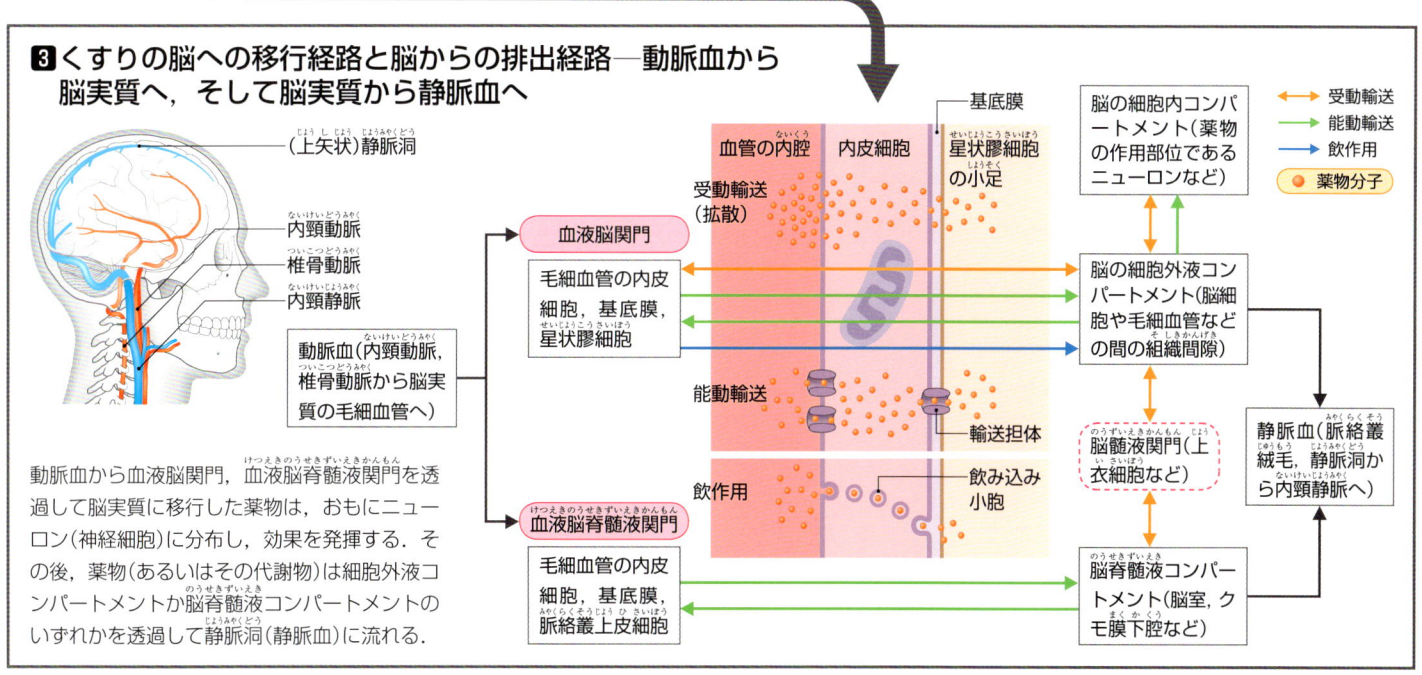

脳室側からみた脈絡叢の電子顕微鏡像
脳の外表面を包む薄い結合組織（軟膜）が，多数の毛細血管をともなって上皮細胞（脈絡叢上皮細胞）を裏打ちしながら複雑なひだ（起伏）をつくって脳室内に張り出しており，これを脈絡叢あるいは脈絡組織という．

関門（脈絡叢）のしくみ
毛細血管の内皮細胞と脈絡叢上皮細胞が関門の役割を果たしており，薬物が血液中から脳室（髄液）に輸送されるのを制限している．能動輸送により脳室に移行した薬物（→）は上衣細胞を透過して脳実質に分布する．作用部位はおもにニューロン（神経細胞）である．脈絡叢は一方で，脳実質や髄液中の薬物あるいはその代謝物（→）を能動的に血液中へ排出している．

❸くすりの脳への移行経路と脳からの排出経路―動脈血から脳実質へ，そして脳実質から静脈血へ

動脈血から血液脳関門，血液脳脊髄液関門を透過して脳実質に移行した薬物は，おもにニューロン（神経細胞）に分布し，効果を発揮する．その後，薬物（あるいはその代謝物）は細胞外液コンパートメントか脳脊髄液コンパートメントのいずれかを透過して静脈洞（静脈血）に流れる．

送，15ページの図❺参照）によっている．薬物は血液と脳実質との間の濃度差（化学的濃度勾配）にしたがい，おもに拡散によって内皮細胞などの細胞膜を透過していく（図❸）．血漿タンパクとの結合が弱く，イオン化率が低い脂溶性の薬物ほど透過しやすい．逆にタンパク結合が強かったり，イオン化率が高い水溶性の薬物は能動輸送を受けないかぎりほとんど透過できない．

●血液脳脊髄液関門とはなにか

脳室周囲にあって，脳脊髄液（髄液[2]）を生成・分泌する脈絡叢（脈絡組織，図❷）でも，血液中から脳室（髄液），さらに脳実質への薬物の透過は容易でなく，脈絡叢もまた関門の役割を果たしており，血液脳脊髄液関門あるいは血液髄液関門と呼ばれている．薬物は能動輸送によりこの関門を透過できるものの（図❸），薬物選択性があり，水溶性の高い薬物の場合，関門を乗り越えるために，髄液中に薬物を直接投与する方法も行われている．

また，脈絡叢には腎臓と同様な働き[3]があり，髄液の組成を安定にするとともに，代謝老廃物や薬物あるいはその代謝物などを髄液中から血液中に積極的に排出し（図❷），脳を保護していると考えられている．

（澤田　康文）

[1]血液は，固形成分である赤血球などの血球（血液細胞）と，液体成分である血漿から構成される．血漿には栄養物質やホルモン物質，代謝産物（尿素，クレアチニン，尿酸，ビリルビンなどの代謝老廃物）のほかに，ナトリウムやカリウム，カルシウムなどの無機物（電解質），水などがふくまれている．[2]脳実質にはリンパ管がなく，髄液はリンパと同じ働きをすると考えられている．[3]腎臓は，血液を濾過することによって尿を生成し，生体に不必要な代謝老廃物，水，薬物あるいはその代謝物などの異物を体外へ排泄している（22ページを参照）．

くすりの脳への分布――19

くすりの代謝

❶代謝によるくすりの生体内変化

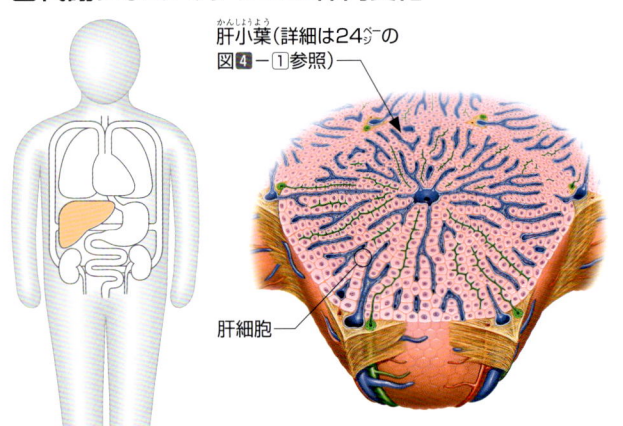

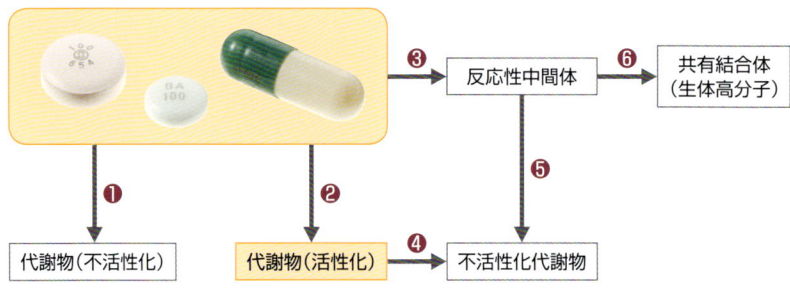

薬物は代謝によって不活性化され（❶，❹，❺），排泄しやすい構造に変化したり，あるものは活性化（❷）されて薬理効果を発揮したり，反対に毒性が強まったりする．また，不安定で毒性が高い中間体（❸）が生成され，生体内高分子やタンパク質などと共有結合体（❻）を形成して，細胞毒性や薬剤アレルギー（薬剤過敏症），がんなどの原因となることもある．

❷薬物代謝の反応（形式）と反応を触媒するおもな酵素

	反応（形式）		おもな酵素	細胞分画（局在する部位）
Ⅰ相	酸化	アルコール・アルデヒドの酸化	主としてCYP450	上清*
		アルキル側鎖の水酸化	主としてCYP450	ミクロソーム
		芳香族化合物の水酸化		
		O-, N-, S-脱アルキル化		
		アミンの水酸化		
		エポキシドの生成		
		N-, S-オキシドの生成		
	還元	アゾ化合物・ニトロ化合物の還元	NADPH-P450還元酵素	ミクロソーム・上清
		アルデヒド・ケトンの還元	アルデヒド還元酵素・ケトン還元酵素	ミクロソーム
	加水分解	エステルの加水分解	エステラーゼ	ミクロソーム・上清
		エポキシドの加水分解	エポキシドヒドラーゼ	ミクロソーム
Ⅱ相	抱合	グルクロン酸抱合	UDP-グルクロン酸転移酵素	ミクロソーム
		硫酸抱合	硫酸転移酵素	上清
		アセチル抱合	N-アセチル転移酵素	上清
		グリシン抱合	N-アシル基転移酵素	ミトコンドリア
		グルタチオン抱合	グルタチオン-S-転移酵素	上清
		メチル化	メチル転移酵素	上清

NADPH：還元型ニコチンアミドアデニンジヌクレオチドリン酸　UDP：ウリジン二リン酸
*肝臓をホモジネートし，遠心分離を繰り返すと，細胞は上清（可溶性），ミクロソームおよびミトコンドリア画分などに分離される．各画分にはさまざまな酵素が存在する．

❸薬物代謝酵素CYP450の分子種と代謝される薬物

CYP450分子種	当該酵素でおもに代謝される薬物（具体例）
CYP1A2	β遮断薬（プロプラノロール）
CYP2C9	抗てんかん薬（フェニトイン）
	非ステロイド性抗炎症薬（イブプロフェン，ジクロフェナク）
	経口血糖降下薬（トルブタミド）
	抗血栓薬（ワルファリン）
CYP2C19	抗不安薬（ジアゼパム）
	抗うつ薬（イミプラミン）
	抗潰瘍薬（オメプラゾール）
CYP2D6	抗うつ薬（イミプラミン，デシプラミン，アミトリプチリン）
	β遮断薬（メトプロロール，プロプラノロール，チモロール）
	抗精神病薬（ハロペリドール）
CYP3A4	抗不安薬（ジアゼパム）
	抗てんかん薬（カルバマゼピン）
	催眠・鎮静薬（トリアゾラム，ミダゾラム）
	抗うつ薬（イミプラミン，アミトリプチリン）
	抗不整脈薬（リドカイン）
	抗血栓薬（ワルファリン）
	脂質代謝改善薬（シンバスタチン）
	抗菌薬（マクロライド系抗生物質）
	抗ウイルス薬（HIVプロテアーゼ阻害薬）
	免疫抑制薬（シクロスポリン，タクロリムス）
	キサンチン誘導体（テオフィリン）

●くすりの代謝とは

薬物は生体にとってはほとんどが異物であるため，生体はこの異物を体外へ排泄するしくみ（尿中排泄や胆汁中排泄，22〜25ページを参照）をもっている．薬物は脂溶性（親油性）の物質が多く，そのままだと体内の脂肪組織に貯留し，消失が遅くなって薬物の毒性が発現する危険性が高くなるため，多くの薬物は水溶性の物質に化学構造が変化して体外へ排泄されやすい構造（代謝物）になる．このような薬物の生体内での変化を薬物代謝という．薬物代謝は肝臓，小腸，腎臓などの臓器・組織で行われるが，もっとも大きな役割をになっているのは肝臓である．

薬物は薬物代謝によって不活性化され，働き（薬理効果＝作用）が減弱されたり，消失したりするが，一部の薬物では代謝により薬理効果（薬効）が発現して活性化されたり，あるいは毒性が増強されたりすることもある（図❶）．

●薬物代謝の反応と薬物代謝酵素

薬物代謝の反応は2相に大別される．Ⅰ相は酸化，還元，加水分解であり，Ⅱ相は抱合反応である（図❷）．Ⅰ相では薬物は水酸基，アミノ基などが付加され水溶性が増す（図❹）．Ⅱ相ではグルクロン酸などの水溶性物質と結合することでさらに水溶性が増大し，体外に排泄されやすい物質（代謝物）に変化する．

肝臓などにおける薬物代謝には，多くの種類の薬物代謝酵素がかかわっている．Ⅰ相の薬物の酸化に大きな役割（触媒としての

❹ 排泄されやすい形への変化—酸化と加水分解の例

▲ 反応部位　　● 薬物代謝酵素

酸化—脱アルキル化(左)と環状アルキル基の水酸化(右)

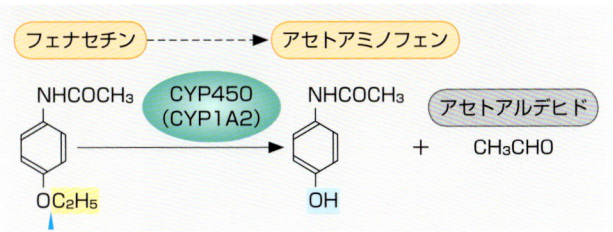

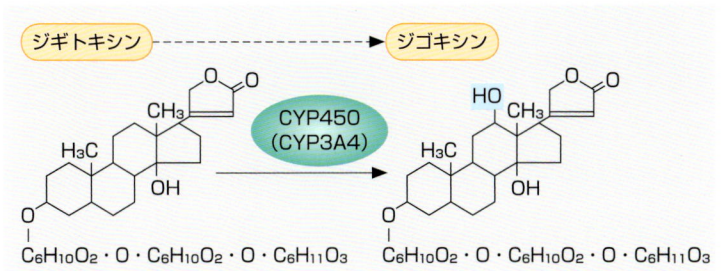

フェナセチン(解熱鎮痛薬)はCYP1A2によりアルキル基(エチル基,)が取れて水酸基(OH基,)となり,活性代謝物であるアセトアミノフェンとアセトアルデヒド(エタノールの代謝物で二日酔いの原因物質)に酸化分解する.アセトアミノフェンは非ピリン系解熱鎮痛薬として効果を発揮し,さらにCYPにより代謝を受け,最終的に尿中排泄される.

強心配糖体(強心薬)として心不全などに使用されるジギトキシンは,CYP3A4により水酸基(OH基,)が付加されることで水酸化を受け,一部は同じ強心配糖体でより水溶性の高いジゴキシンに代謝される.ジゴキシンはほとんど代謝を受けず,そのままの構造で尿中排泄される.

加水分解

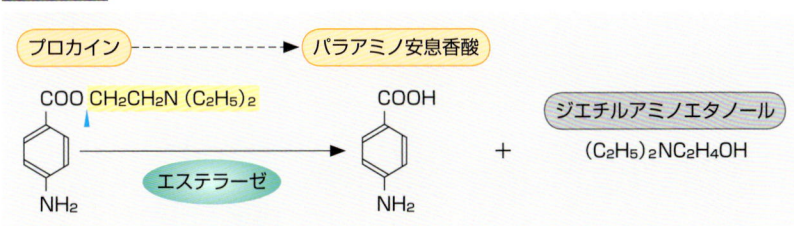

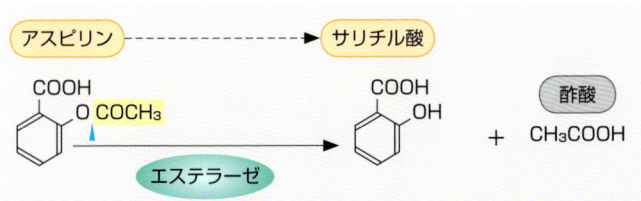

麻酔薬のプロカインはエステラーゼによりすみやかに加水分解され,水溶性のパラアミノ安息香酸(p-アミノ安息香酸)とジエチルアミノエタノールになり,尿中排泄される.p-アミノ安息香酸は,近年葉酸の構成成分として注目されている.解熱鎮痛薬のアスピリン(アセチルサリチル酸)は,解熱鎮痛作用を有するサリチル酸と酢酸に加水分解される.サリチル酸は未変化体(服用されたまま,代謝を受けない)か,抱合体となって尿中排泄や胆汁中排泄される.

CYP450の立体構造モデル

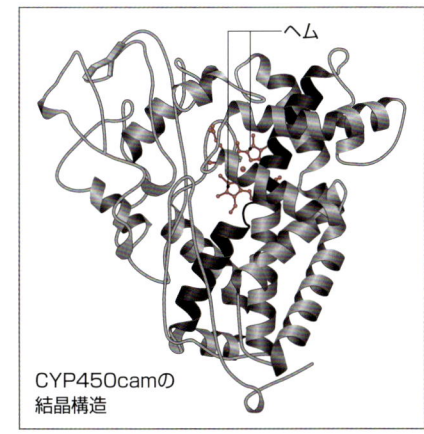

CYP450camの結晶構造

CYP450は分子量約4万5000から6万の酸化酵素で,約500アミノ酸残基からなり,活性部位にはヘム(広義では鉄ポルフィリン錯体)を有する.ヘム部分に基質が結合して酸化が行われる.動物ではおもに肝臓の肝細胞内分画に局在していることが知られている.
(図版提供:城 宜嗣)

CYPを介する代謝では,薬物はまず細胞内のミクロソームに局在する酸化型CYP450と結合し,化学エネルギーの運搬体であるNADPH(還元型ニコチンアミドアデニンジヌクレオチドリン酸)という酵素を利用して酸化(フェナセチンの例)が進行すると考えられている.そのほか,水酸化(ジギトキシンの例),還元,エステラーゼによる加水分解(プロカインとアスピリンの例)などの反応により水溶性が増大する.ついで,より水溶性の高い物質と抱合反応(グルクロン酸抱合,硫酸抱合,アセチル抱合,グリシン抱合など)をおこし,さらに排泄(尿中排泄や胆汁中排泄)されやすい構造に変化する.

働き)を果たしているのが,おもに肝細胞や小腸粘膜壁のミクロソーム[1]に局在するCYP450(チトクロムP450)と呼ばれる酸化還元酵素である.CYP450には多くの分子種[2]が存在し(図❸),現在臨床で用いられている薬剤の80%以上がCYPにより代謝されているといわれる.これらの分子種の中でもとくにCYP3A4がもっとも多く薬物代謝に関与している.CYP450以外の薬物代謝酵素には,グルクロン酸抱合に関与するUDP-グルクロン酸転移酵素,アセチル抱合に関与するN-アセチル転移酵素などがある(図❷).

●薬物代謝と薬理活性

薬物代謝酵素は薬物の飲み合わせにより誘導されたり(酵素誘導),阻害されることがあり,このため薬物間相互作用(28㌻を参照)をおこす原因となることがある.また,薬物代謝は性差,加齢などの生理的因子や個人差,人種差などの遺伝的因子,病的状態(42㌻を参照)や喫煙(32㌻を参照),食事の有無・内容(30㌻を参照)などにより変動することが知られており,薬物の働きや作用発現に大きな影響をおよぼしている.

また,薬物の中には,投与された薬剤には薬理活性(働き−作用)がなく,代謝を受けることによって薬理活性をもつものもあり,この場合,代謝前の薬剤をプロドラッグと呼ぶ.　　(山田 治美)

[1]細胞内小器官(オルガネラ)の一つである小胞体(粗面小胞体と滑面小胞体)にほぼ一致し,核やミトコンドリアとは別にRNA(リボ核酸)の多い分画であり,CYP450などの酸化還元酵素類が多く存在するとされる.[2]とくにCYP1A2・2C9・2C19・2D6および3A4が薬物代謝に重要な役割を果たしている.

くすりの排泄

薬物体内動態——排泄（尿中排泄・胆汁中排泄・乳汁中排泄）

❶くすりを排泄する腎臓の構造
①尿を生成する機能単位—ネフロン

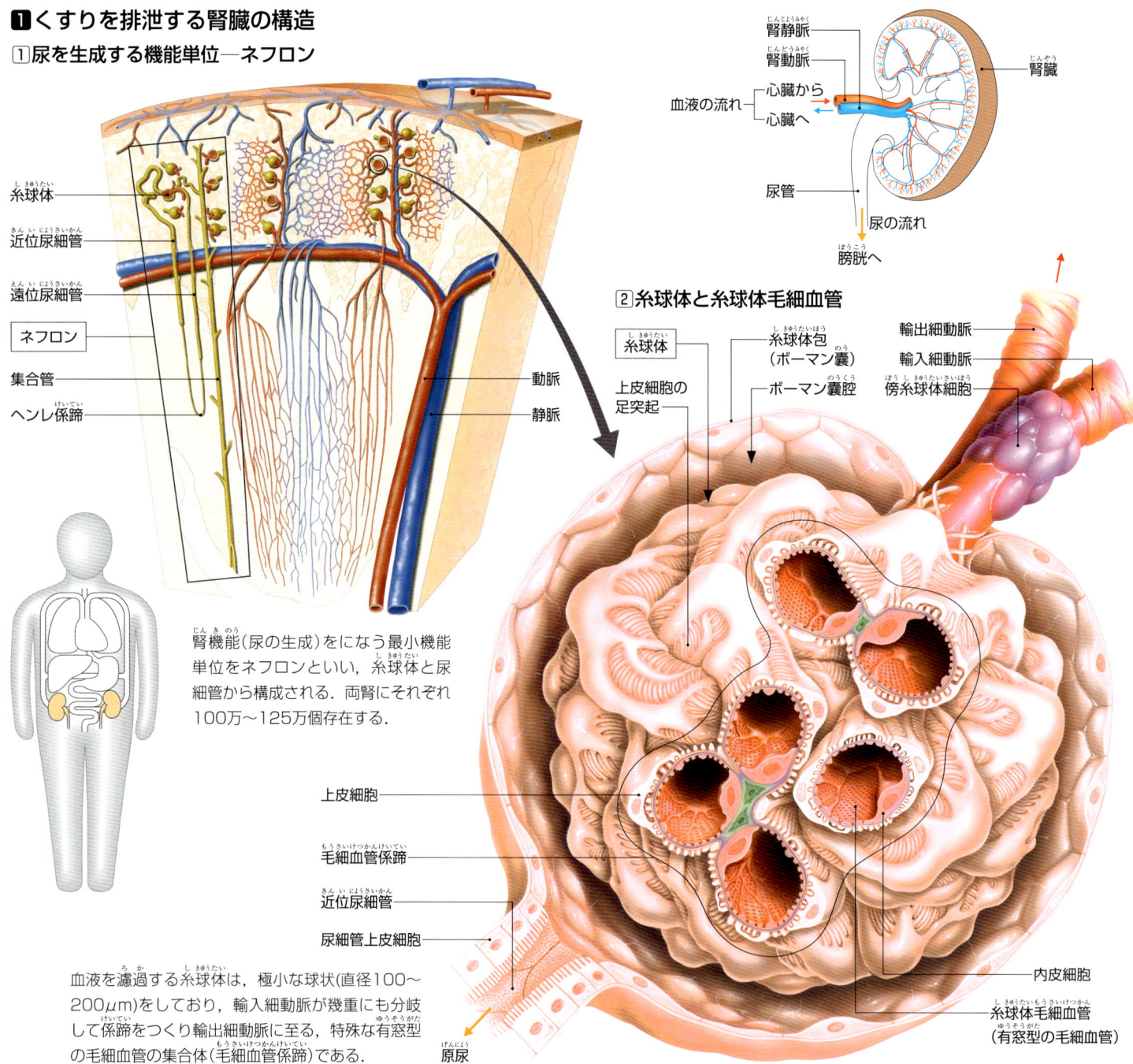

腎機能（尿の生成）をになう最小機能単位をネフロンといい，糸球体と尿細管から構成される．両腎にそれぞれ100万〜125万個存在する．

②糸球体と糸球体毛細血管

血液を濾過する糸球体は，極小な球状（直径100〜200μm）をしており，輸入細動脈が幾重にも分岐して係蹄をつくり輸出細動脈に至る．特殊な有窓型の毛細血管の集合体（毛細血管係蹄）である．

薬物の多くは生体にとって本来異物（毒物）である．このため，体内に残留すると中毒症状（副作用）が現れてくる．全身の臓器・組織へ分布する過程で，薬物は一定時間内に体内から消失していく．おもな消失ルートは，腎臓から尿中への排泄と，肝臓での代謝・分解および胆汁中への排泄である．そのほか微量であるが，乳汁中や唾液中，呼気中，涙液中，汗中などにも排泄される．

● 尿の生成とくすりの尿中排泄

腎臓の働き（腎機能）は，血液を濾過し，血液の組成の安定（体液の恒常性）を維持することにある．その結果，尿素・尿酸・硫酸・リン酸などの代謝産物（代謝老廃物）や水などからなる尿がつくられる．腎機能をになう構造上の最小機能単位はネフロン（図❶-①）と呼ばれ，ネフロンにおける尿の生成（図❷）は糸球体濾過，尿細管分泌，尿細管再吸収の三つの過程からなる．薬物やその代謝物（おもに肝臓で代謝されて構造変化した薬物）は，これら尿生成の三つの過程（図❸）を経て，尿とともに体外へ排泄される．この尿中排泄の過程は極性（水溶性）の高い薬物や代謝物の主要な排泄経路であり，腎臓は薬物が体内から速く排泄されるか，ゆっくり排泄されるかを考えるうえで重要な臓器である．

● くすりの尿中排泄のしくみ

【糸球体濾過】 血液を濾過する糸球体毛細血管（図❶-②）は特殊な有窓型の毛細血管で，血管の内皮をつくっている細胞（内皮細胞）には無数の小さい穴（小孔）が開いている．アルブミンなどの

2 尿の生成のしくみ—ネフロンにおける電解質や水の調節

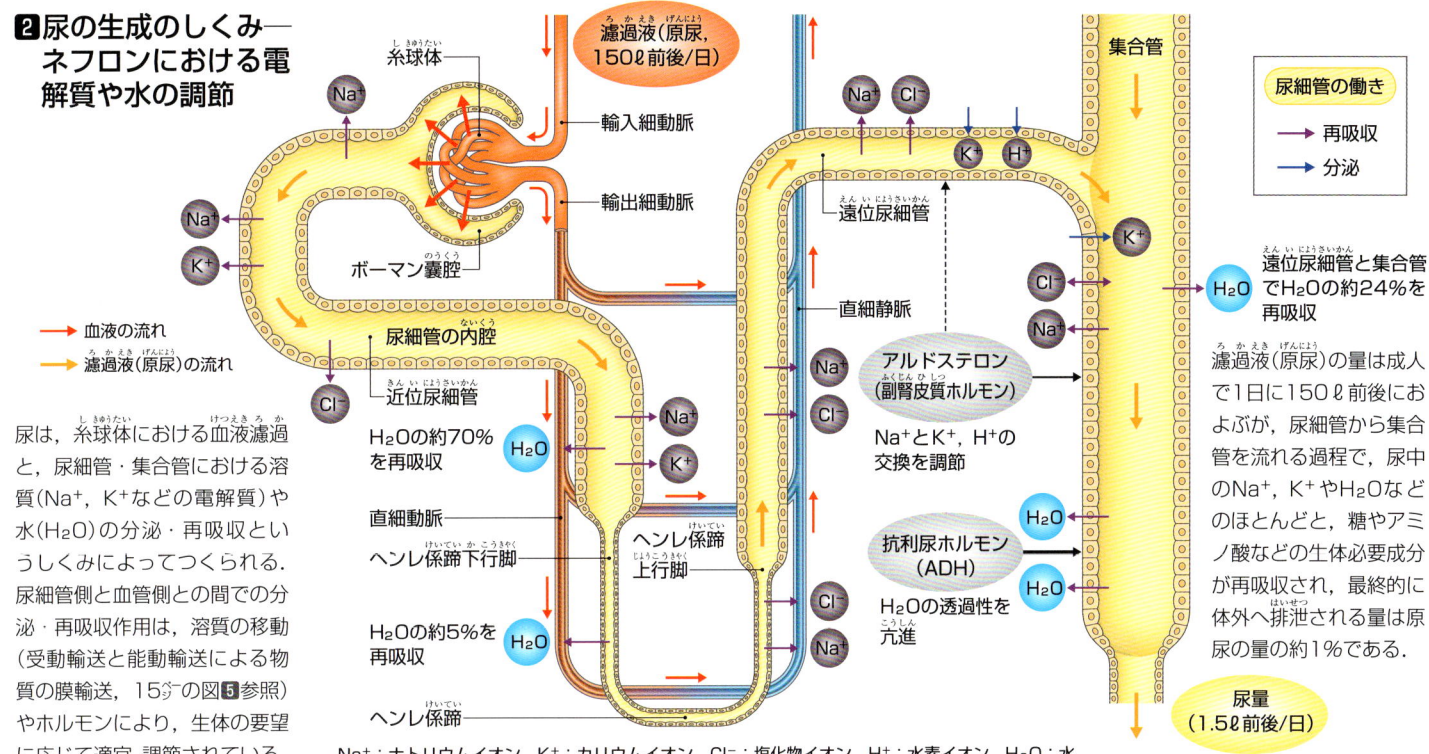

Na⁺：ナトリウムイオン，K⁺：カリウムイオン，Cl⁻：塩化物イオン，H⁺：水素イオン，H₂O：水

尿は，糸球体における血液濾過と，尿細管・集合管における溶質（Na⁺，K⁺などの電解質）や水（H₂O）の分泌・再吸収というしくみによってつくられる．尿細管側と血管側との間での分泌・再吸収作用は，溶質の移動（受動輸送と能動輸送による物質の膜輸送，15ﾍﾟの図5参照）やホルモンにより，生体の要望に応じて適宜，調節されている．

3 くすりの尿中排泄のしくみ

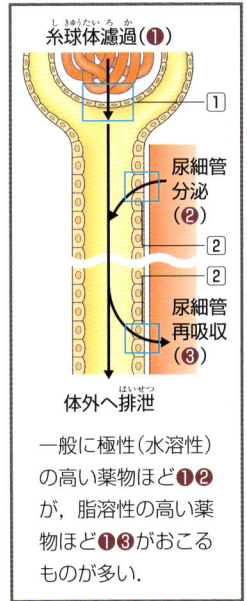

一般に極性（水溶性）の高い薬物ほど❶❷が，脂溶性の高い薬物ほど❶❸がおこるものが多い．

1 糸球体濾過

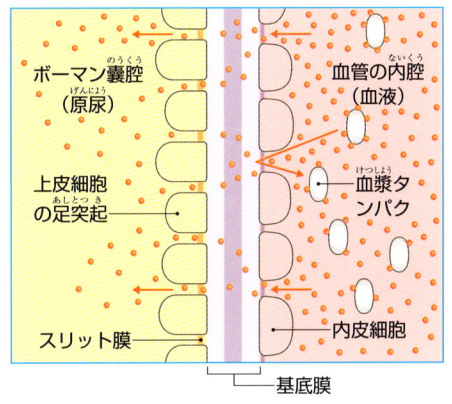

薬物の尿中排泄の主要過程である．アルブミンなどの血漿タンパクから遊離した非結合型で，分子量が5000以下の薬物分子（●）であればその全部が濾過される．一般に極性（水溶性）の高い薬物ほどタンパク質結合の遊離度も大きい．

2 尿細管分泌（左図）と尿細管再吸収（右図）

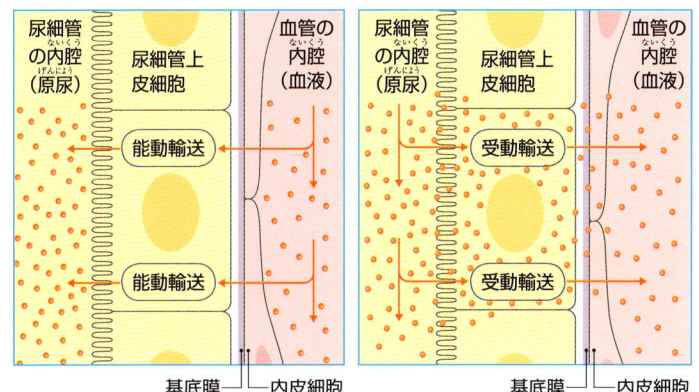

尿細管分泌は，おもに極性（水溶性）の高いアニオン性およびカチオン性の薬物分子（●）が尿中排泄される過程で，おもに選択的な輸送担体を介した能動輸送である．尿細管再吸収の過程はおもに受動輸送によるので，尿pHの上昇によりカチオン性の薬物の再吸収は増加し，アニオン性の薬物の再吸収は減少する．しかし，pHの低下ではこの逆の現象（前者は減少，後者は増加）がみられる．

血漿タンパクは分子量が大きく（アルブミンの分子量は4万5000～6万9000），通常は小孔を通過できず，また，基底膜❶やスリット膜からなる血液関門のためにほとんど濾過されないが，血漿タンパクから遊離している非結合型の薬物分子であれば，多くは分子量が5000以下と小さいので，容易に濾過される（図3-1）．

【尿細管分泌と尿細管再吸収】　糸球体濾過以外に薬物が能動輸送（15ﾍﾟの図5参照）によって，血管側から内皮細胞や尿細管上皮細胞の細胞膜を透過して尿細管側へ排出される過程を，尿細管分泌という（図3-2）．尿細管，とくに近位尿細管にはアニオン性（水溶液中で負に帯電）の薬物を輸送する系と，カチオン性（水溶液中で正に帯電）の薬物を輸送する系が存在する．

一方，糸球体で濾過された濾過液（原尿）が尿細管を流れる過程で生体に必要な水が再吸収されるので，原尿中の薬物濃度が濃くなって，血液との間に濃度差（化学的濃度勾配）が生じる．糸球体で濾過された薬物分子や尿細管分泌された薬物分子は，おもにこの化学的濃度勾配にしたがって受動輸送（15ﾍﾟの図5参照）により，尿細管上皮細胞や血管の内皮細胞を拡散移動して血液中に再吸収される❷．

❶この基底膜は内透明層，緻密層，外透明層の3層からなる．❷尿細管再吸収の過程は尿量や尿pH（水素イオン濃度），薬物の解離性などの変化に影響される．重曹を用いて尿をアルカリ性（塩基性）にすると，サリチル酸類（解熱鎮痛薬）やフェノバルビタール（抗てんかん薬，フェノバール®）のような酸性の薬物はイオン型として存在する割合が大きくなるため，再吸収されにくくなり，尿中排泄量が増加する．

❹肝臓内のくすりの動きと腸肝循環

①肝小葉の構造─類洞と肝細胞

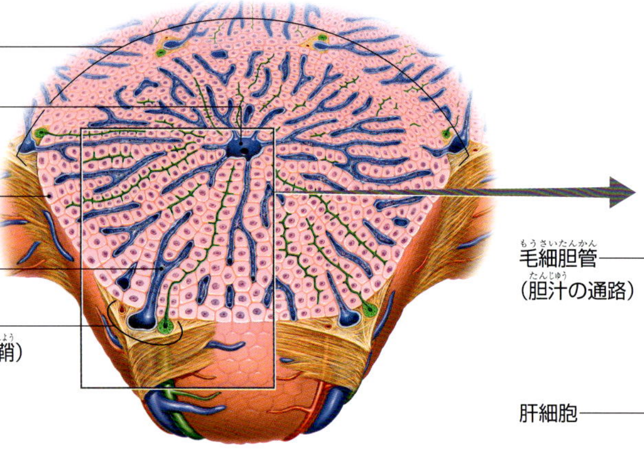

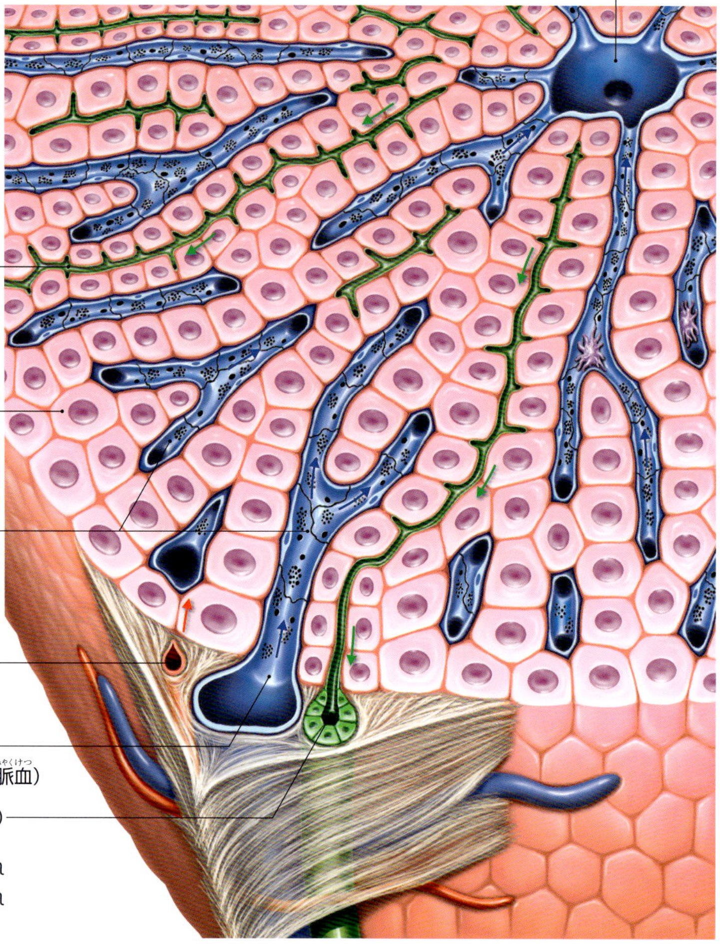

肝小葉は物質の代謝など肝臓の働き（肝機能）をになう最小機能単位であり，無数の肝細胞から構成される．肝細胞の間を中心静脈に向かって複雑に分岐しながら縦横に走る類洞は洞様毛細血管とも呼ばれ，物質代謝の現場である肝細胞へ栄養物質や生体内生成物質，薬物などを運び，その代謝産物や薬物の代謝物を受け取る特殊な有窓型の毛細血管である．

薬物は門脈や小葉間動脈から類洞に流れ込み，肝細胞内に移行・分布する．類洞の血液は中心静脈に向かって流れ，肝細胞内で生成される胆汁や胆汁中排泄された薬物の代謝物は毛細胆管を逆の方向，小葉間胆管に向かう．図では流れを示すため毛細胆管と類洞の走行を直線的に示しているが，実際は決して直線的ではなくきわめて複雑である．

→ 門脈血の流れ
→ 動脈血の流れ
→ 胆汁の流れ

②胆汁中排泄の経路

一部の薬物やその代謝物は膜輸送により毛細胆管膜（肝胆管腔側膜）を透過して，毛細胆管内に分泌される．これを胆汁中排泄という．近年，毛細胆管膜に抗がん薬をはじめとするカチオン性の薬物とアニオン性の薬物およびそれらの抱合代謝物を，輸送担体（P糖タンパク質やマルチアニオンキャリアなどの運び屋）を介して分泌させるしくみのあることがわかってきている．

胆汁中排泄された薬物の代謝物も，腸液中の加水分解を触媒する酵素であるβ-グリコシダーゼなどを介して未変化体にもどると，胆汁酸の腸肝循環にしたがい，再び肝臓へ移行する．

③くすりの腸肝循環

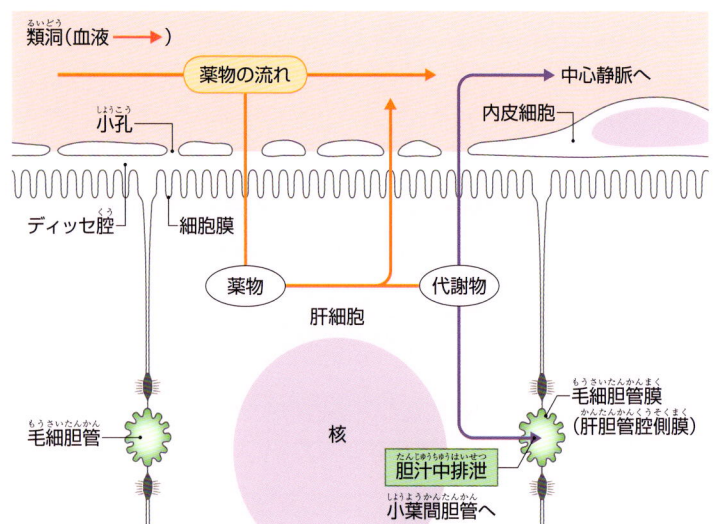

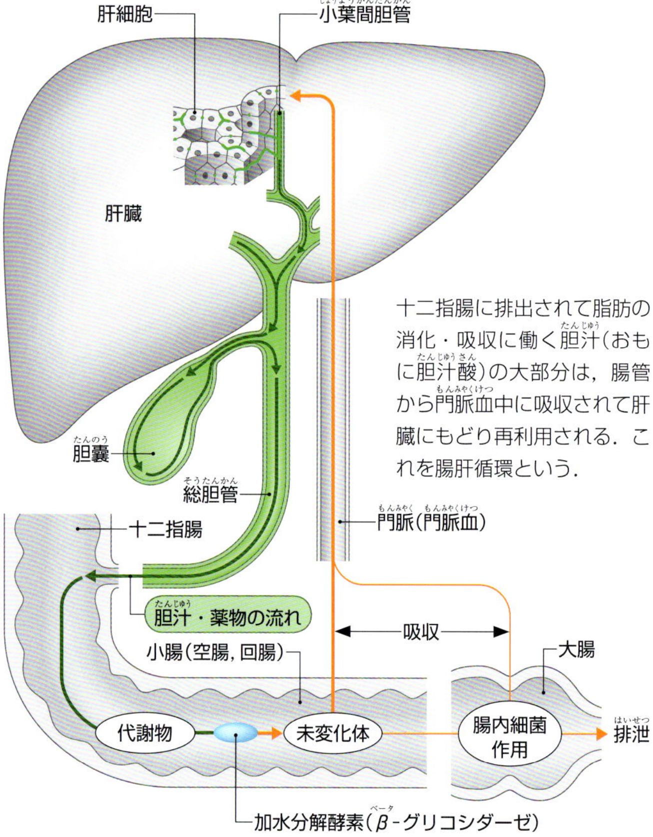

十二指腸に排出されて脂肪の消化・吸収に働く胆汁（おもに胆汁酸）の大部分は，腸管から門脈血中に吸収されて肝臓にもどり再利用される．これを腸肝循環という．

❺乳汁の生成・分泌とくすりの乳汁中排泄

①妊婦の乳房と乳腺

乳房はその主体である乳腺と脂肪組織からなる．乳腺を構成するのは乳腺細胞（乳汁を生成する分泌細胞）であり，それが何個か集団をつくって腺房となる．授乳期に近づくと，ホルモンの影響により腺組織がよく発達し，脂肪組織も増加する．

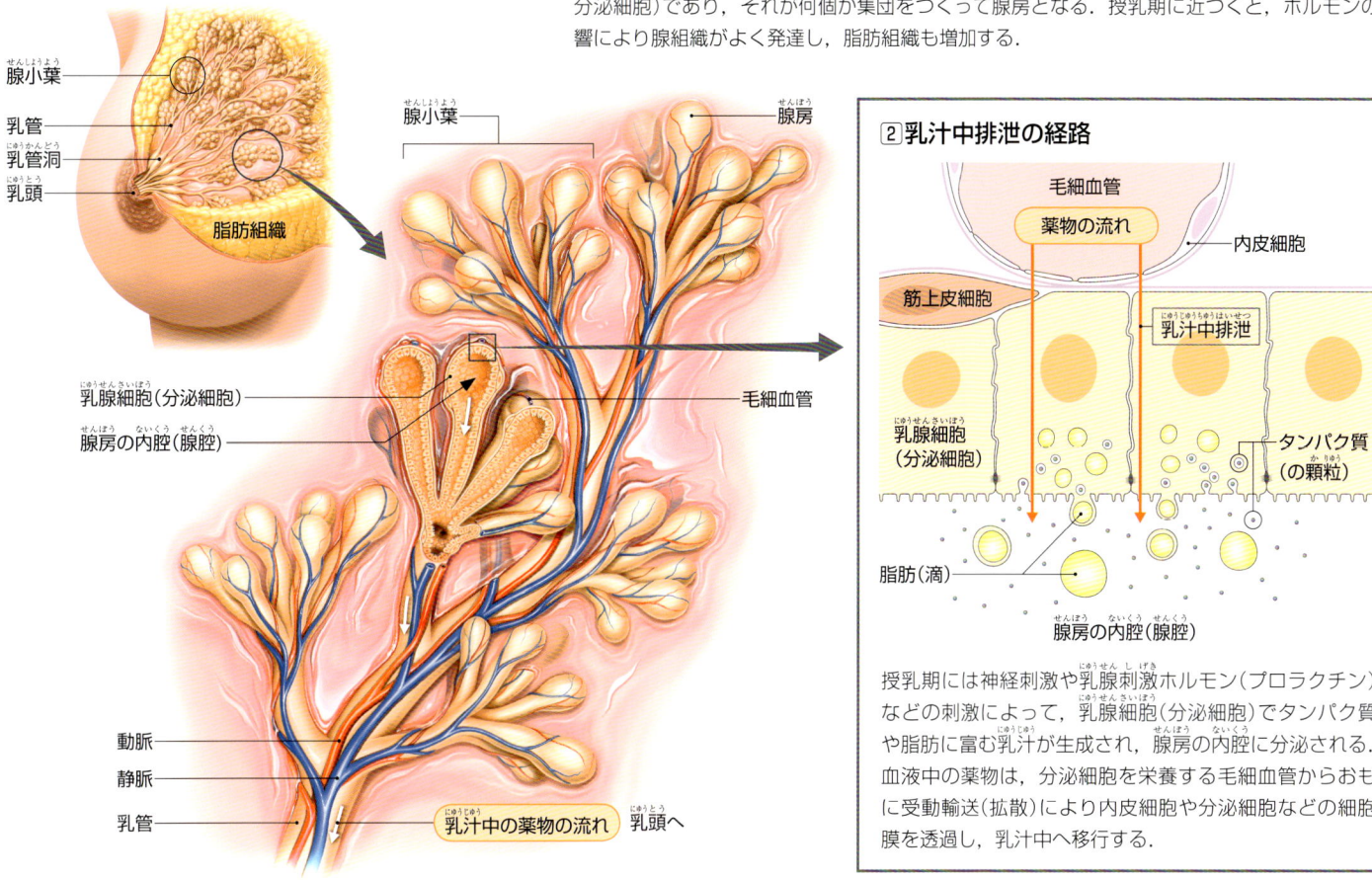

授乳期には神経刺激や乳腺刺激ホルモン（プロラクチン）などの刺激によって，乳腺細胞（分泌細胞）でタンパク質や脂肪に富む乳汁が生成され，腺房の内腔に分泌される．血液中の薬物は，分泌細胞を栄養する毛細血管からおもに受動輸送（拡散）により内皮細胞や分泌細胞などの細胞膜を透過し，乳汁中へ移行する．

●くすりの胆汁中排泄のしくみ

【肝移行性】 血液循環に入り肝臓に移行した薬物は，肝臓の毛細血管である類洞から肝細胞の細胞膜を透過して細胞内に分布する（図❹-①，②）．アルブミンなどの血漿タンパクと結合していない非結合型の薬物分子の細胞膜透過（膜輸送）は，受動輸送（おもに拡散）と能動輸送（15㌻の図❺参照）によるが，拡散の場合，通常の薬物では細胞膜を透過するにあたって脂溶性（油に溶けやすさ：油/水分配率）が重要な要因となるので，脂溶性の高い薬物ほど膜輸送の割合（肝移行性）が大きい．

【胆汁中排泄】 肝細胞内に分布した薬物は，代謝を受けない（化学構造が変化しない）未変化体のままか，あるいは構造変化した代謝物として再び膜輸送によって血液中にもどり，全身へ循環する．しかし，薬物またはその代謝物によっては肝細胞内で生成される胆汁とともに毛細胆管に分泌され（図❹-②），胆汁とともに十二指腸へ排出される．このしくみを薬物の胆汁中排泄という．

胆汁中排泄では，毛細胆管膜透過を支配する要因として薬物の物性（性質），たとえば分子量や脂溶性，解離定数❶，置換基❷などが問題となる．なかでも分子量が膜輸送を大きく左右し，通常，グルクロン酸などの抱合代謝を受けて分子量が大きくなるほど，胆汁中排泄されやすくなる．

【腸肝循環】 胆汁とともに十二指腸へ排出された薬物の代謝物は糞便とともに体外へ排泄されるが，グルクロン酸抱合によって構造変化した薬物の中には，腸管内で未変化体にもどってしまい，内服薬の腸管からの吸収（12㌻を参照）と同様，門脈血中に吸収されて再び肝臓へ移行するものもあり，これは腸肝循環（図❹-③）と呼ばれる．腸肝循環の割合が大きければ，薬物血中濃度は長時間持続し，効果が増強されることになる．

●微量でも注意が必要な乳汁中排泄

血液中に吸収された薬物は母乳（乳汁）中にも移行する（図❺）．これは乳汁中排泄と呼ばれる．母親が病気であれば薬物を用いながら授乳しなければならない．その際，乳汁を介して乳児に移行した薬物のおよぼす影響が問題となることがある．

一般に，乳汁中に排泄される薬物の量そのものは，ごく微量であって投与量の1％をこえることはないと考えられている．しかし，新生児や乳児は臓器・組織の働きが未発達であり（38㌻を参照），毒性の強い薬物や放射性薬物などによっては，たとえ微量であっても新生児や乳児に影響をおよぼすものがある．とくに新生児では，多くの薬物代謝酵素が欠損していたり酵素活性が低かったりするので，薬物に対する感受性が高いことに注意しなければならない．

（小瀧 一）

❶薬物分子が水溶液中で帯電してイオン（荷電粒子）に変化する割合．イオン型の薬物分子は細胞膜透過が困難である．❷薬物の多くは化学物質であり，薬物分子中の原子または原子団がほかの原子または原子団に置きかえられることがあり，その置きかわった原子または原子団．

2 くすりの動きや働きを変化させる条件

薬物間相互作用
食事
喫煙(たばこ)
飲酒(アルコール)
妊娠
こども
高齢者
肝臓病・腎臓病
副作用

臨床薬理——薬物間相互作用

くすりの相互作用

●くすりの相互作用とはなにか

　実際の薬物療法では，副作用の予防・軽減，薬物の働き（薬理作用）の増強，複数の病気の並行治療などを目的に，2種類以上の薬物を用いる場合が多い．このような複数の薬物の併用時に，単独時とは異なる変化がおこり，個々の薬物の作用からは説明のつかない効果や副作用が現れることがある．これは薬物間相互作用と呼ばれ，相互作用のおこるしくみから，薬物の吸収・代謝・排泄など体内動態のいずれかの過程における薬物動態学的相互作用（図1～2，図4）と，作用部位（薬物の働く場所）で薬理効果を大きく変化させる薬力学的相互作用（図3）に大別される．

●吸収過程における薬物間相互作用

　内服薬の併用の際，薬物によっては胃や腸管内でたがいに結合して，キレート（カニのはさみの意）を形成し，溶けにくい化合物（錯化合物）に変化することがある．キレートの形成は腸管腔からの薬物の吸収を阻害し，血液中への吸収量を減少させるため（図1），期待した治療効果が得られなくなる．また，内服薬の多くは胃内容物とともに小腸へ送られるので，胃や腸の蠕動運動を低下させるような薬物❶を併用すると，吸収が遅れることがある．

●代謝過程における薬物間相互作用

　血液循環に入った薬物の多くは肝臓で代謝される．肝代謝を触媒する薬物代謝酵素が共通の薬物を併用すると，薬物同士が代謝酵素を奪い合い（図2），代謝がすすまず，体内からの消失が遅れる．薬物血中濃度の過度の上昇は副作用の発現につながる❷．逆に，ある種の薬物は薬物代謝酵素の量を増加させる場合がある．これは酵素誘導と呼ばれ，酵素誘導がおこると薬物の代謝速度が速まって薬物の消失が促進されるので，薬物血中濃度が治療域に達せず，効果が得られなくなることがある．

●排泄過程における薬物間相互作用

　腎臓からの薬物の排泄（尿中排泄）は，糸球体濾過，尿細管分泌，尿細管再吸収の3つの過程からなる（図4-①）．糸球体濾過は分子量の小さい薬物（分子量500以下）であればほぼ自動的に濾過される過程であり，薬物間相互作用をおこす可能性は低い．これに対して尿細管分泌はおもに能動輸送（15ページの図5参照）によって血液側から尿細管側（尿中）に分泌する過程である．併用の薬物によっては輸送担体を奪い合い（図4-②），分泌がすすまず尿中排泄が遅れることがある．一方，尿細管再吸収は本来，濾過された原尿のうち生体に必要な水や電解質を再吸収する過程であり，尿中の薬物も原尿の濃度差（化学的濃度勾配）にしたがい，おもに受動輸送により再吸収される．その再吸収は薬物の物理化学的性質によって定まる（図4-③）．　　　　　（山本 康次郎）

❶たとえば，胃・十二指腸潰瘍の治療に用いられるプロパンテリン臭化物（プロ・バンサイン®），アトロピン硫酸塩水和物（硫酸アトロピン®）など．❷たとえば，胃・十二指腸潰瘍治療薬のシメチジン（カイロック®，タガメット®）は，気管支喘息治療薬のテオフィリン（テオドール®，ユニコン®，ユニフィル®）や経口抗凝固薬のワルファリンカリウム（ワーファリン®，ワルファリンカリウム®）の代謝を阻害することが知られている．

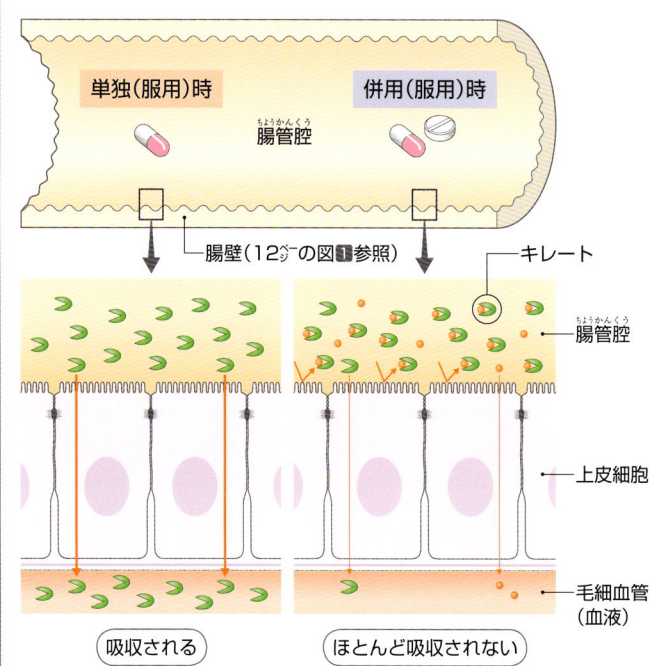

❶吸収過程における薬物間相互作用——キレートの形成

テトラサイクリン（アクロマイシン®）やニューキノロン系の抗菌薬（🟢）と，金属イオンをふくむ制酸薬（🟠）を併用服用すると，キレート（🟢）を形成し，腸管腔からの吸収が阻害される．また，脂質異常症用薬のコレスチラミン（クエストラン®）のようなイオン交換樹脂をふくむ薬物を併用した場合，樹脂が併用薬と結合するので，吸収量が減少する．

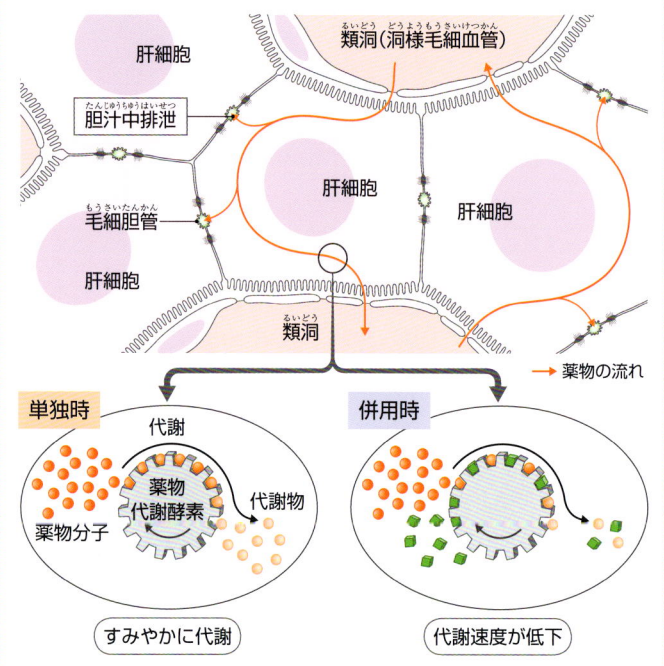

❷代謝過程における薬物間相互作用——代謝・排泄の経路

単独時（🟠）では薬物代謝酵素を介してすみやかに代謝されるが，同じ代謝酵素に結合する薬物を併用（🟠🟢）する場合，薬物同士が薬物代謝酵素を奪い合うため，代謝速度（代謝の割合）が低下する．

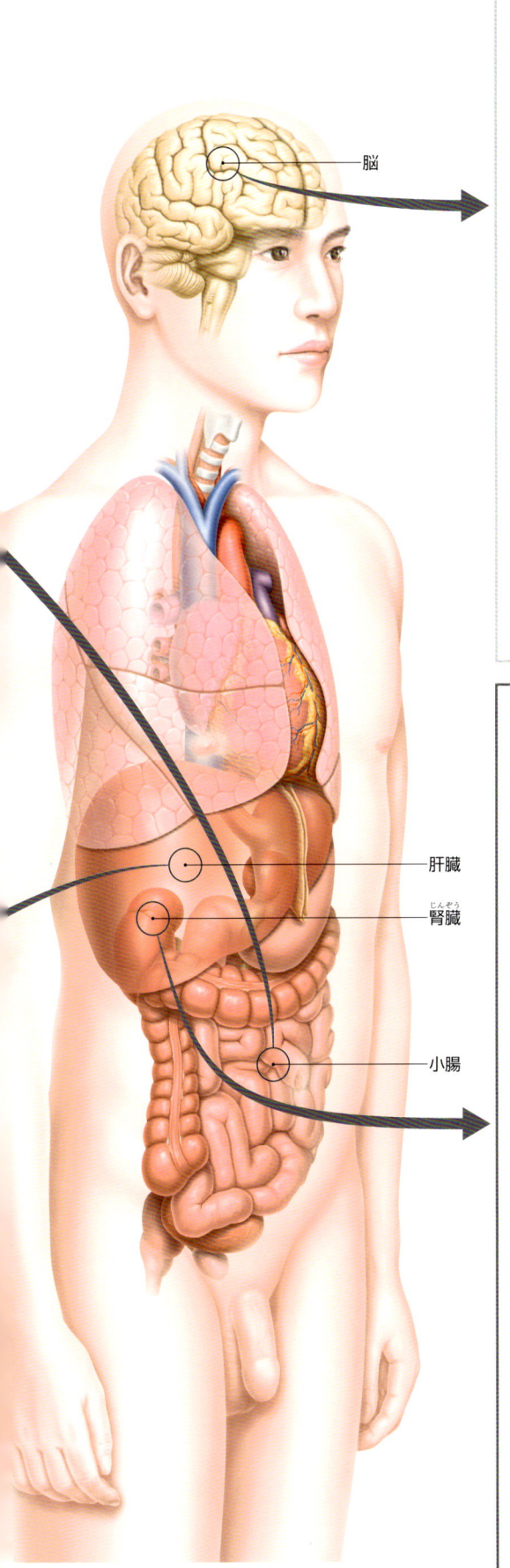

❸薬力学的相互作用─ニューキノロン系抗菌薬の例

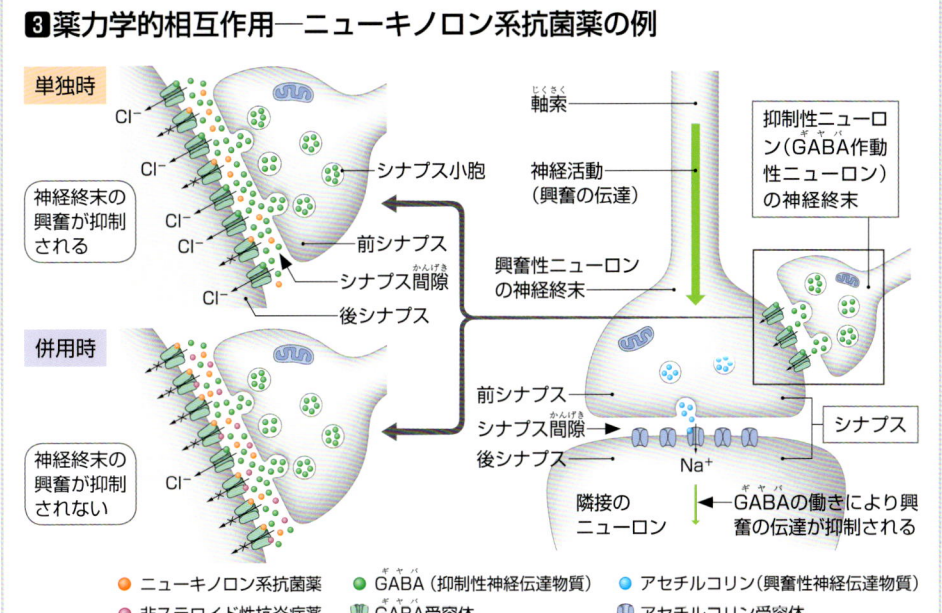

ニューキノロン系抗菌薬(●)は副作用として，抑制性神経伝達物質であるγ-アミノ酪酸(GABA●)の働き(51㌻の図❹－①参照)を阻害することが知られている．その阻害作用は単独時ではほとんど影響はないが，非ステロイド性抗炎症薬(●)と併用すると，阻害作用(ニューキノロン系抗菌薬のGABA受容体 への結合能)が数倍から数百倍に増強され，興奮性ニューロンの神経終末の興奮が抑制されず興奮の伝達が促進されるため，常用量でも全身けいれんなどの重い副作用をおこすことがある．

❹排泄過程における薬物間相互作用

①尿中排泄の過程　　②尿細管分泌

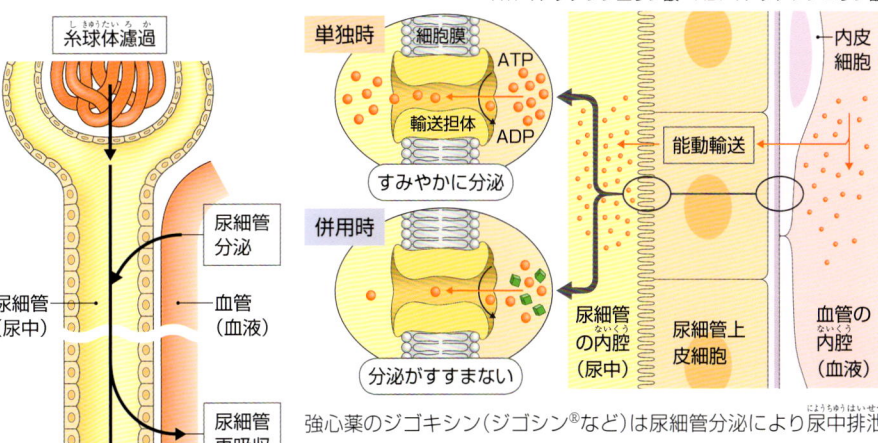

強心薬のジゴキシン(ジゴシン®など)は尿細管分泌により尿中排泄される．単独時(●)では血液側から能動輸送による尿中への分泌はすみやかであるが，抗不整脈薬のキニジン(硫酸キニジン®)との併用時(●●)では，輸送担体を奪い合うためジゴキシンの尿中排泄が遅れ，効果が増強する．

③尿細管再吸収

●イオン型　●非イオン型

尿細管再吸収の過程では，一般に脂溶性の高い薬物ほど再吸収はよいが，イオン型(●)の薬物分子は再吸収されない．薬物の多くはアニオン性あるいはカチオン性であり，薬物の脂溶性，尿のpH(水素イオン濃度)などの物理化学的性質や尿量に依存してイオン解離性が変化するので，再吸収速度も変動する．たとえばアスコルビン酸(ビタミンC)や電解質補正用剤の塩化アンモニウム(注射剤)と併用すると尿が酸性になり，アニオン性の薬物が非イオン型(●)となるため再吸収が促進され，尿中排泄が遅れる．逆に，重曹などのアルカリ性薬物により尿がアルカリ性になると，カチオン性の薬物の再吸収が促進される．

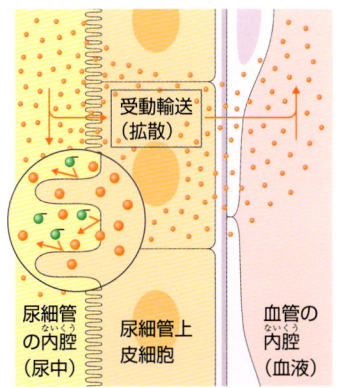

くすりの相互作用— 29

食事とくすり

臨床薬理――食事による薬物動態への影響

❶食物の流れとくすりの動き―胃内容排出時間と薬物動態

❷食事の有無による薬物動態の変化

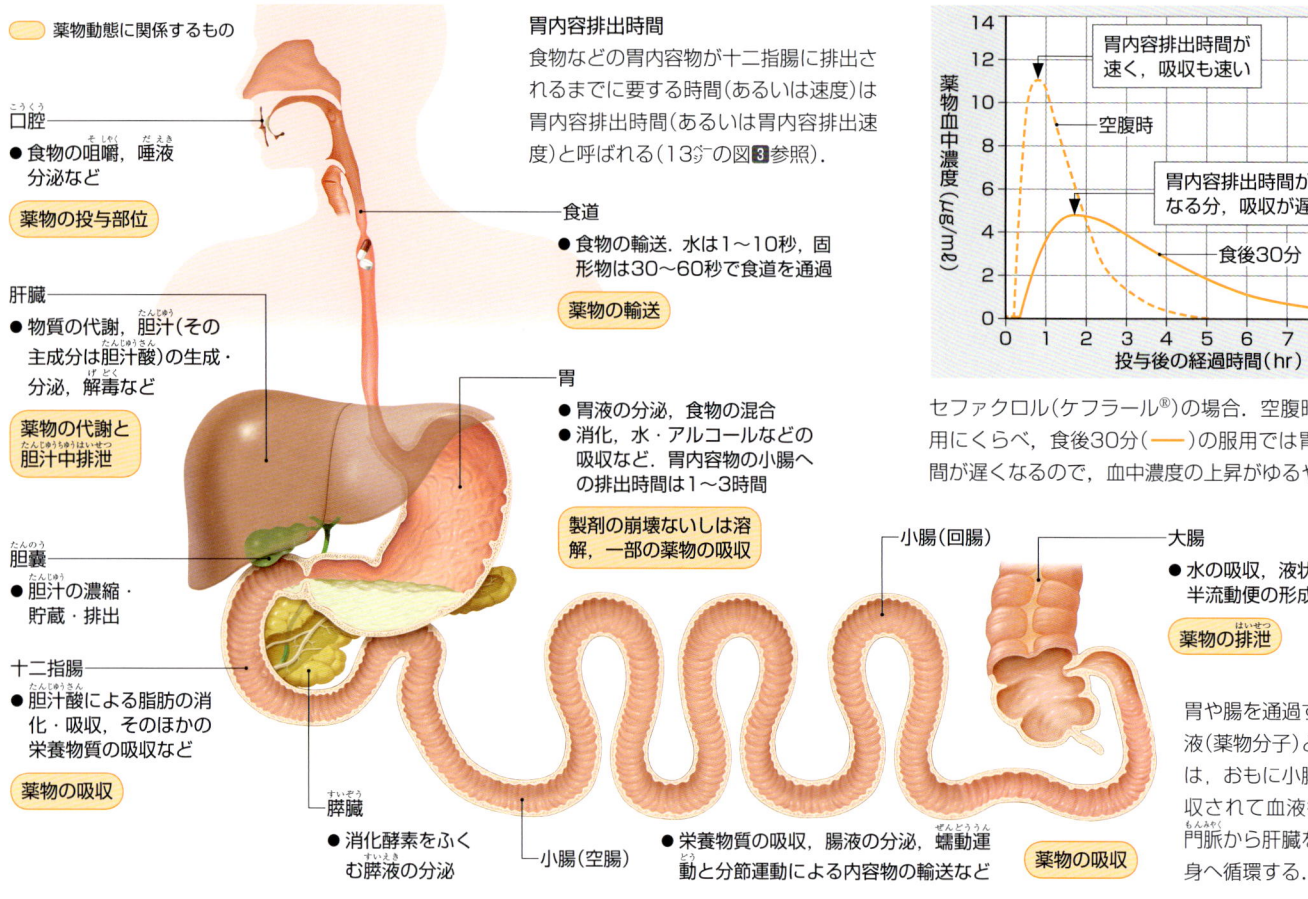

セファクロル(ケフラール®)の場合.空腹時(-----)の服用にくらべ,食後30分(——)の服用では胃内容排出時間が遅くなるので,血中濃度の上昇がゆるやかである.

胃や腸を通過する間に水溶液(薬物分子)となった薬物は,おもに小腸粘膜から吸収されて血液循環に入り,門脈から肝臓を経由して全身へ循環する.

　胃や腸などの消化管は食物の消化・吸収を行う場である(図❶).おもに小腸から吸収される内服薬の場合,薬物によっては食事の有無や内容などの影響を受け,吸収速度や吸収量などの薬物動態が変化することがある.このため,治療効果や副作用に影響が出る可能性がある.食事による薬物動態への影響は,生体側の変化が要因となる場合や,食事中の成分と薬物による物理的・化学的な変化が要因となる場合などがある.

●食事による吸収への影響―生体側の変化――
【胃内容排出時間の変化】　小腸での吸収が速い薬物では,薬物が胃から小腸に排出される時間(胃内容排出時間)が速いほど吸収も速くなる.食事を摂取すると,一般に胃内容排出時間は遅くなる.この間に薬物の酸分解が促進され,吸収量が低下することがあり,胃内容排出時間の延長が薬物の吸収の遅れの一因になるといわれている(抗菌薬のセファクロルの例[1],図❷).

　一方,ビタミンB₂のリボフラビン(強力ビスラーゼ®,ホスフラン®)やリボフラビン酪酸エステル(ハイボン®)のように,消化管における吸収部位が小腸上部に限定されているうえ,能動輸送のしくみ(15㌻の図❺参照)で吸収される薬物は,胃内容排出時間が延長するとその分だけゆるやかに吸収部位に到達することになるので,吸収の飽和をまぬがれて吸収量が増加する.

【胆汁酸分泌の変化】　高脂肪食では,脂肪の消化・吸収に働く胆汁酸の分泌が促進される.このため,脂溶性の高い薬物では溶解速度が増し,吸収が速まることがある(図❸の①).また,吸収に胆汁酸を必要とする薬物の場合は,胆汁酸とミセル(コロイド粒子の一種)を形成してリンパ管経由で血液中に移行するが,空腹時の服用では胆汁酸の分泌量が低下するため,食後の服用にくらべて吸収量が減ることになり,薬物血中濃度が治療域に達しないことがある(図❸の②).

【血流量の変化】　食事を摂取すると,一般に消化管や肝臓などの血流量が増加する.その結果,肝臓での代謝・分解により薬理効果を失う肝初回通過効果を受ける薬物の中には,初回通過効果が一部回避されて全身への循環量が多くなるものがある(図❹).

●食事中の成分と薬物による物理的・化学的な変化――
　食事中の成分が,消化管内で薬物と物理的・化学的変化をおこし,薬物の吸収に影響をおよぼす例もある.骨粗鬆症治療薬の一部(図❺)には,食事中にふくまれる鉄やカルシウムなどの金属イオンと結合し,ほとんど吸収されなくなるものがある.また,腸溶化や徐放化などのくふうをほどこした製剤は,食事により薬物そのものではなく製剤特性が影響を受け,吸収量が大きく変動する場合のあることが知られている(図❻).(高柳 理早,山田 安彦)

[1]セファクロルと同様に吸収の遅れる薬物には抗菌薬のベンジルペニシリンや抗結核薬のリファンピシン(リファジン®,リマクタン®)などもある.

3 脂肪食による吸収量の増加

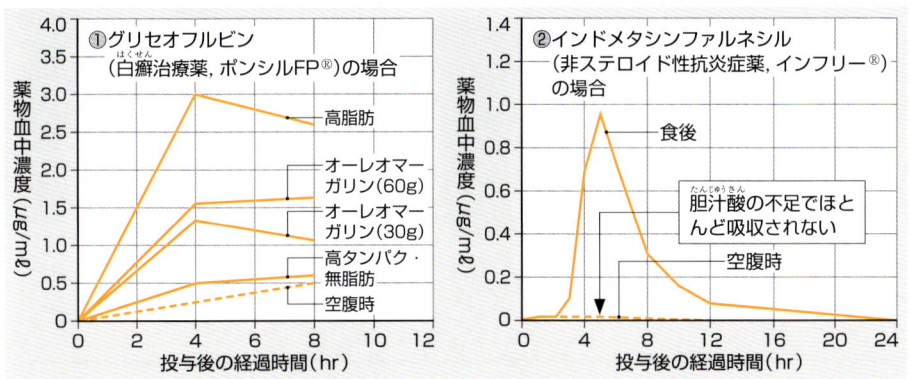

①の薬物は高脂肪食の摂取では溶解速度が速まり，吸収量が増大し，空腹時（-----）の服用にくらべて血中濃度が明らかに上昇している．②の薬物も食後（——）の服用では吸収量が増大しているが，空腹時（-----）の服用では胆汁酸の不足のためほとんど吸収されず，血中濃度の上昇がみられない．

4 血流量増加と血中濃度上昇

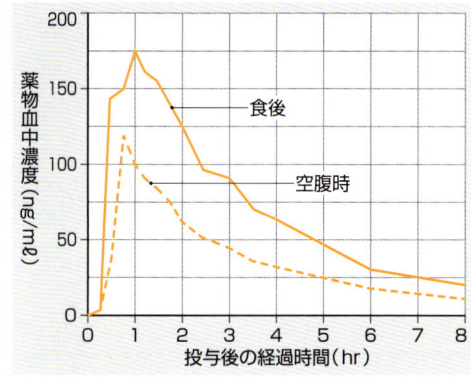

β遮断薬であるメトプロロール酒石酸塩（高血圧・狭心症治療薬，セロケン®，ロプレソール®）の場合．食後（——）の服用のほうが血中濃度が上昇している．

5 物理的・化学的変化による吸収量の低下

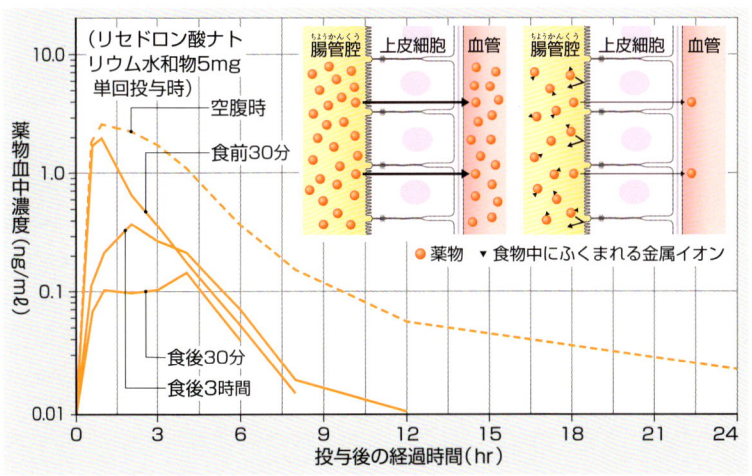

リセドロン酸ナトリウム水和物（アクトネル®，ベネット®）の場合．吸収量の低い薬物であり，食後に服用すると食物中の金属イオンと結合してさらに吸収量が低下する．食前30分や食後3時間に服用した場合も食事の影響を受ける．

6 製剤特性（徐放製剤）による吸収速度の変動

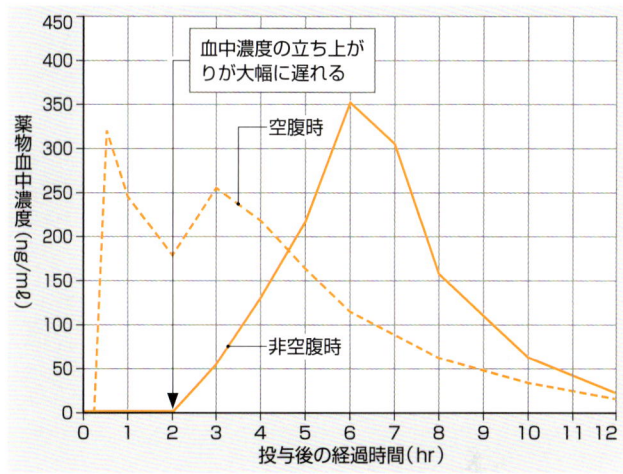

ジクロフェナクナトリウム（非ステロイド性抗炎症薬）の徐放カプセル（ボルタレン®SR）の場合．非空腹時（——）の服用では血中濃度の立ち上がりが遅れる．

7 食直前に服用しないと効かないくすりの例

食後過血糖改善薬であるα-グルコシダーゼ阻害薬は，右図のように食事による糖質の吸収を遅らせることにより，糖尿病患者の食後過血糖をおさえる働きをもつ．食物と混ざり合って効くため，食直前に服用しなければならない．アカルボース（グルコバイ®），ボグリボース（ベイスン®），ミグリトール（セイブル®）がある．

8 食事とくすりの服用時期

服用時期	意味
食前	食事のおよそ30分前
食直前	食事の直前
食直後	食事の直後
食後	食事が終わってから30分までの間
食間	食事とつぎの食事の間で，食事のおよそ2時間後

図2〜図7の例にみられるように，薬物によっては食事が原因で薬物動態や薬物の効果が変化するので，治療効果や副作用に影響が出る可能性がある．また，消化器障害の副作用を防止するために食後の服用が望ましい薬物もあり，薬物の服用時期は非常に重要である．したがって指示された服用時期を守ることがたいせつである．

臨床薬理——喫煙による薬力学的相互作用

喫煙（たばこ）とくすり

❶たばこの成分とニコチン作用

①主流煙にふくまれるおもな成分

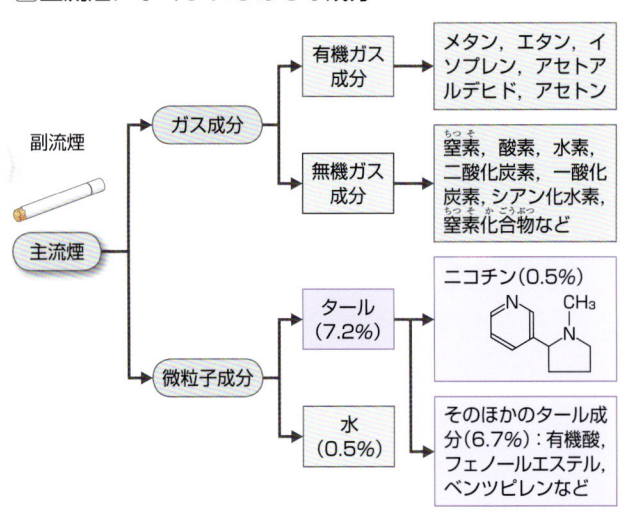

たばこの煙は、喫煙者が直接吸い込む主流煙と、火をつけたたばこから立ちのぼる副流煙に区別される。主流煙には有機ガス成分、無機ガス成分、タール、水がふくまれるが、薬物の働きに影響をあたえるのは、おもにタール中のニコチンとベンツピレンなどの多環芳香族炭化水素である。

②自律神経（交感神経と副交感神経）のおもな働き

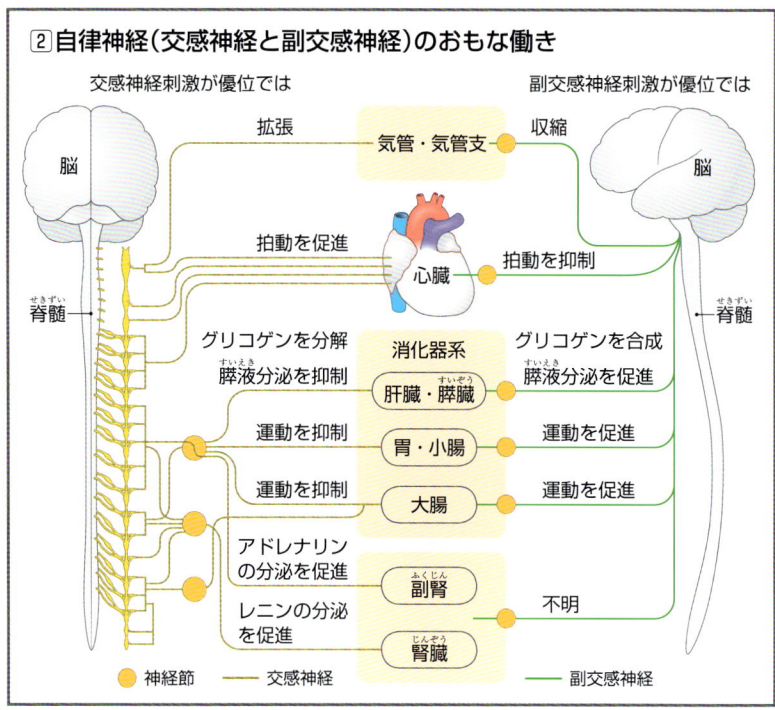

③ニコチン作用とそれによって引き起こされる生体反応

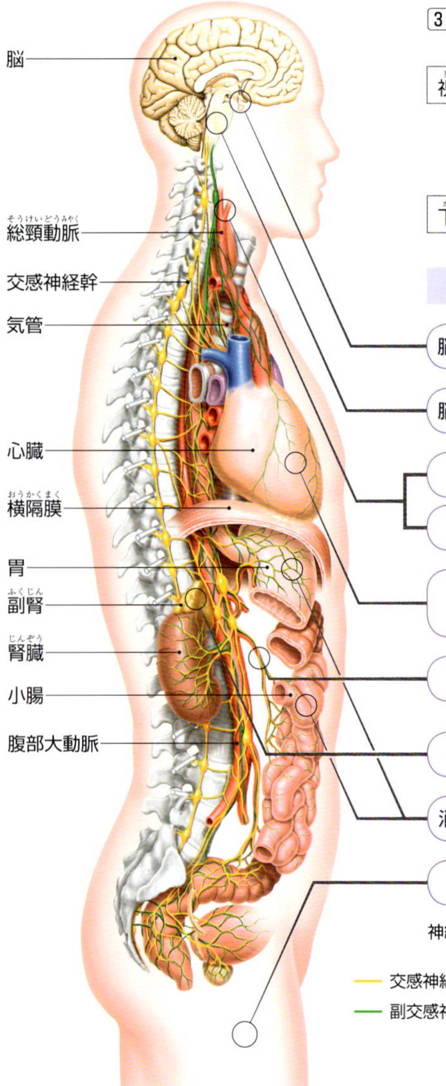

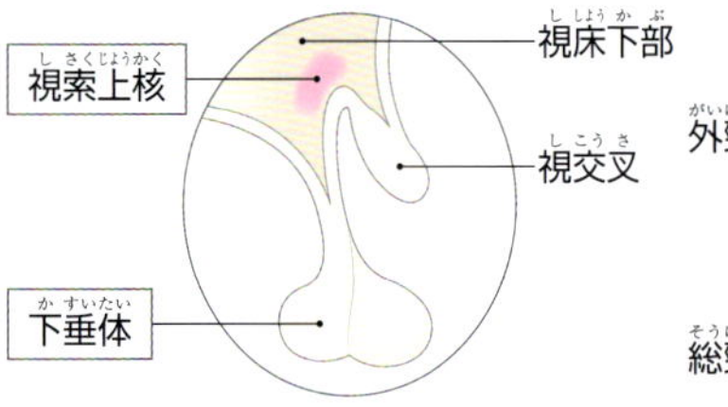

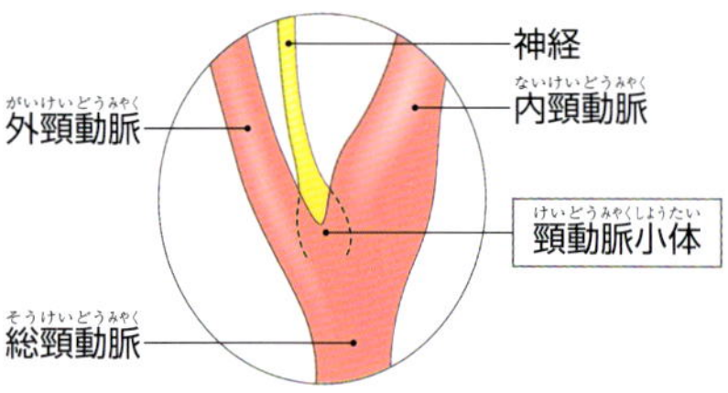

ニコチン作用		生体反応
脳の視床下部にある視索上核を刺激	下垂体からの抗利尿ホルモンの分泌	抗利尿効果
脳の血管運動中枢に対する刺激効果により血圧は上昇するが、のちに血圧は下降		
低濃度では頸動脈小体および大動脈小体の化学受容器の刺激効果		呼吸の促進
高濃度では頸動脈小体および大動脈小体の化学受容器の抑制効果		呼吸の抑制
心臓はきわめて低濃度で頻脈．高濃度では副交感神経刺激効果により徐脈、のちに副交感神経遮断効果が発現して拍動を促進		心筋の収縮力増強 心拍数の増加
末梢血管は交感神経刺激効果により収縮		血圧の上昇
副腎髄質刺激によるアドレナリンの分泌	グリコゲン分解の促進	血糖の増加
消化器系は副交感神経刺激効果が強く現れる	胃液・膵液の分泌	消化管運動の促進
骨格筋の神経－筋接合部におけるアセチルコリン受容体に対する刺激効果		筋肉の興奮（筋収縮）

神経－筋接合部（シナプス）については63ページの図❸-①を参照　　　　はニコチン作用による生体反応の中でもとくに主要な生体反応

— 交感神経
— 副交感神経

体内に吸収されたニコチンは中枢神経系や末梢神経の神経節のニューロン（神経細胞）、末梢化学受容器、神経－筋接合部（シナプス）などのアセチルコリン受容体に興奮性（刺激効果）ないしは抑制性（抑制効果）に作用し、その結果、種々の生体反応が引き起こされる。刺激効果が優位になるか抑制効果が優位になるかは、ニコチンの吸収量（濃度）や作用時間によって異なる。

❷ 喫煙とβ遮断薬の関係

β遮断薬の働き(交感神経抑制作用)が低下する ← 心拍数の増加, 血圧の上昇 → ニコチン作用が増強する

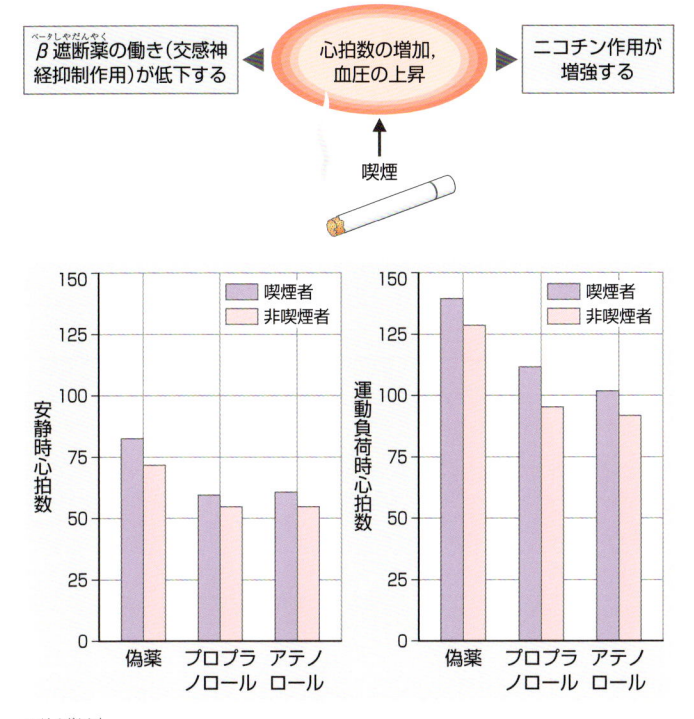

↑ 喫煙

β遮断薬のプロプラノロール塩酸塩(インデラル®), アテノロール(テノーミン®)を服用しているにもかかわらず, 喫煙者では安静時, 運動負荷時の心拍数がともに非喫煙者にくらべて明らかに増加している. 偽薬は作用のない物質.

❸ 喫煙により血中濃度の低下が報告されている薬剤例

一般名	おもな商品名	おもな働き(治療効果)
テオフィリン	テオドール®, テオロング®, ユニコン®, ユニフィル	気管支拡張による喘息の予防
アルプラゾラム	コンスタン®, ソラナックス®	不安や緊張を緩和
クロラゼプ酸ニカリウム	メンドン®	
クロルジアゼポキシド	コントール®, バランス®	
ジアゼパム	セルシン®, ダイアップ®	
ロラゼパム	ワイパックス®	
アミトリプチリン塩酸塩	トリプタノール®	うつ状態を改善
イミプラミン塩酸塩	イミドール®, トフラニール®	
クロミプラミン塩酸塩	アナフラニール®	
ノルトリプチリン塩酸塩	ノリトレン®	
ハロペリドール	セレネース®	統合失調症の治療

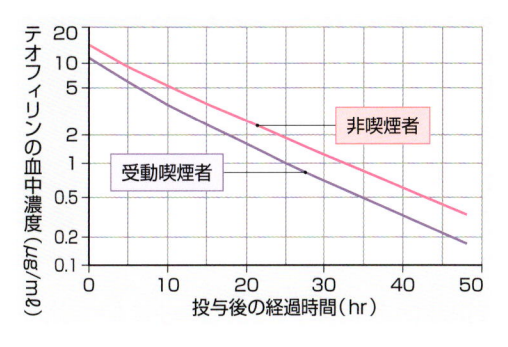

テオフィリンの場合, 副流煙を吸い込むいわゆる受動喫煙者でも酵素誘導による代謝促進の変化がみられ, 受動喫煙者の薬物血中濃度が非喫煙者にくらべてやや低下しており, 十分な治療効果が得られない可能性がある.

たばこの煙(主流煙と副流煙)には種々の成分がふくまれている. 体内に吸収された成分によってはさまざまな生体反応がおこるため, 用法・用量を守って薬剤を服用していても, 代謝などの体内動態や薬物の働きが変化することがある.

●喫煙によって引き起こされる生体反応とは

主流煙にふくまれる成分(図❶-①)のうち, 薬力学的相互作用(28ページを参照)で主として問題になるのはニコチン❶である. 体内に吸収されたニコチンによる臓器・組織に対する作用(ニコチン作用, 図❶-③), とりわけ交感神経に対する刺激効果によって, 血圧の上昇, 心筋(心臓の筋肉)の収縮力増強と心拍数の増加, 心臓壁の血流増加, 血液中の糖の増加, 胃液・膵液の分泌と消化管運動の促進など, 種々の生体反応が引き起こされる.

ニコチン作用による血圧の上昇には, 脳の下垂体からの抗利尿ホルモン(バソプレシン❷)の放出や, 副腎からの副腎髄質ホルモン(アドレナリン)の放出なども関与していると考えられている.

●くすりの働きが弱まる可能性がある

高血圧症, 糖尿病, 脂質異常症などの生活習慣病で薬物療法を受けている患者が喫煙者である場合, ニコチン作用によって治療薬の働きが弱まる可能性がある. たとえば, プロプラノロールやアテノロールなどのβ遮断薬は交感神経のアドレナリンβ_1受容体に働き, おもに心臓の興奮(心筋収縮力増強)をおさえて血圧を下げる薬剤であるが, 喫煙者では図❷に示すようにβ遮断薬を服用しているにもかかわらず非喫煙者にくらべて心拍数が増加している. 喫煙者の心拍数の増加は, β遮断薬の働き(交感神経抑制作用)が低下していることを示している.

グリベンクラミド(オイグルコン®, ダオニール®)などの経口血糖降下薬の場合も, 喫煙者では血糖値が上昇して血糖のコントロールが不良になることがある. また, ニコチン作用によって脳の血管運動中枢が刺激され, 末梢血管が収縮するので, インスリンの皮下注射を常用している喫煙者ではインスリンの吸収が遅れる. このため, 期待する治療効果を得るには, 非喫煙者にくらべてより多くの薬用量が必要になる場合もある.

●薬物血中濃度が低下することがある

気管支喘息治療薬であるテオフィリンの消失半減期は7時間である. 喫煙者ではそれが約4時間に短縮する. これはニコチン作用というよりは, タール成分にふくまれるベンツピレンなどの多環芳香族炭化水素によって薬物代謝酵素が増産され(酵素誘導), テオフィリンの肝代謝が促進されるからである. 喫煙者では非喫煙者より薬用量をふやさないと, 有効な血中濃度を維持できないことになる(図❸). テオフィリンと同様, 図❸に示す薬剤なども喫煙により血中濃度が低下すると報告されている. (西原 カズヨ)

❶ナス科の一年草の草本タバコ(Nicotiana tabacum)の乾燥葉から抽出したアルカロイド. 紙巻たばこ1本中には20〜30mgのニコチンがふくまれ, 喫煙により肺(肺胞)から血液中に1〜3mgが吸収される. ❷抗利尿作用のほか, 末梢血管の血管壁の平滑筋を収縮させて血圧を上昇させる作用がある.

臨床薬理——飲酒による薬力学的相互作用

飲酒(アルコール)とくすり

❶アルコールとくすりの相互作用
①アルコールの代謝過程とくすりの関係

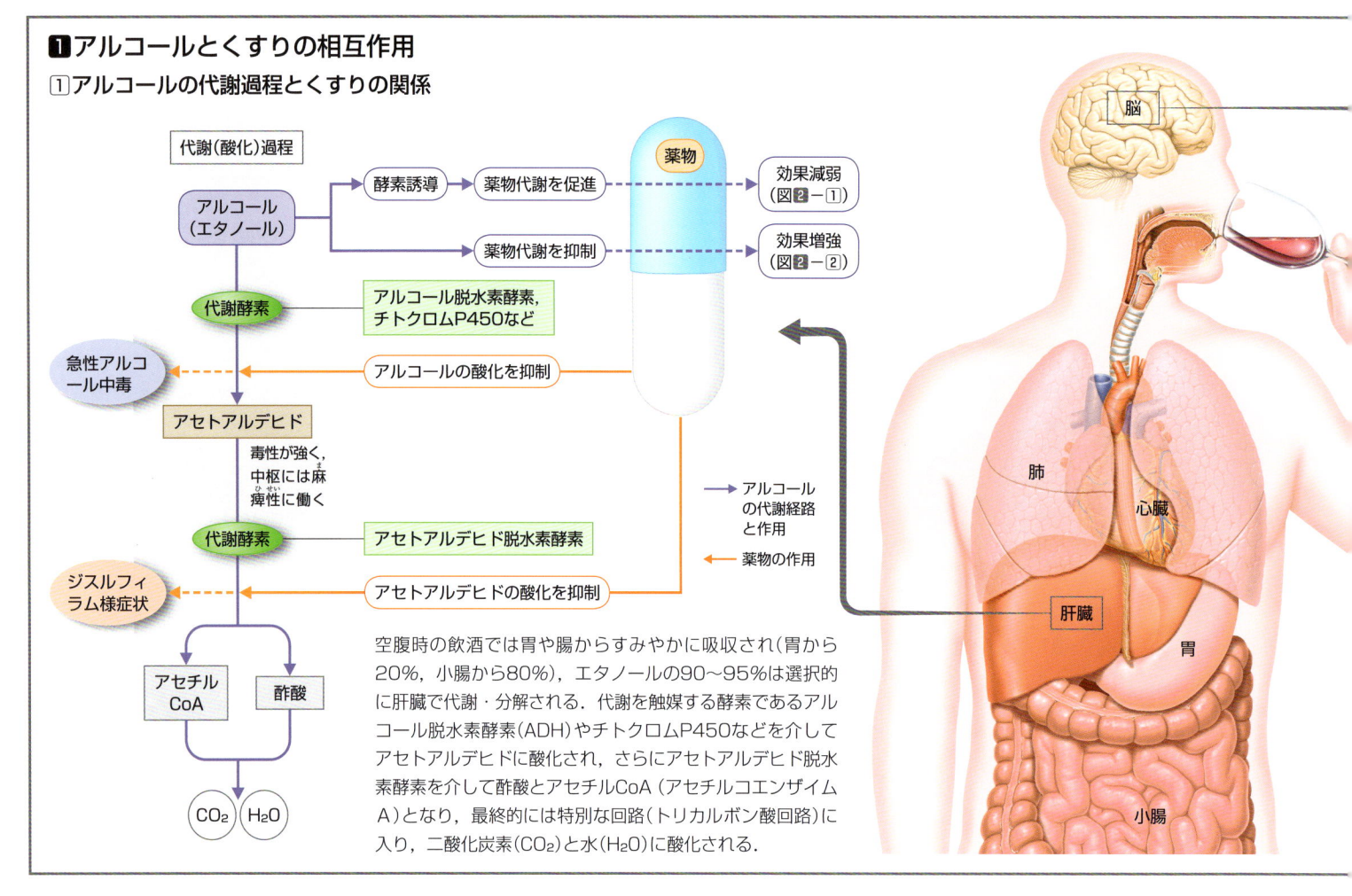

空腹時の飲酒では胃や腸からすみやかに吸収され(胃から20％，小腸から80％)，エタノールの90〜95％は選択的に肝臓で代謝・分解される．代謝を触媒する酵素であるアルコール脱水素酵素(ADH)やチトクロムP450などを介してアセトアルデヒドに酸化され，さらにアセトアルデヒド脱水素酵素を介して酢酸とアセチルCoA(アセチルコエンザイムA)となり，最終的には特別な回路(トリカルボン酸回路)に入り，二酸化炭素(CO_2)と水(H_2O)に酸化される．

❷相互作用による影響——くすりの効果減弱や効果増強など
①薬物代謝の促進による効果減弱

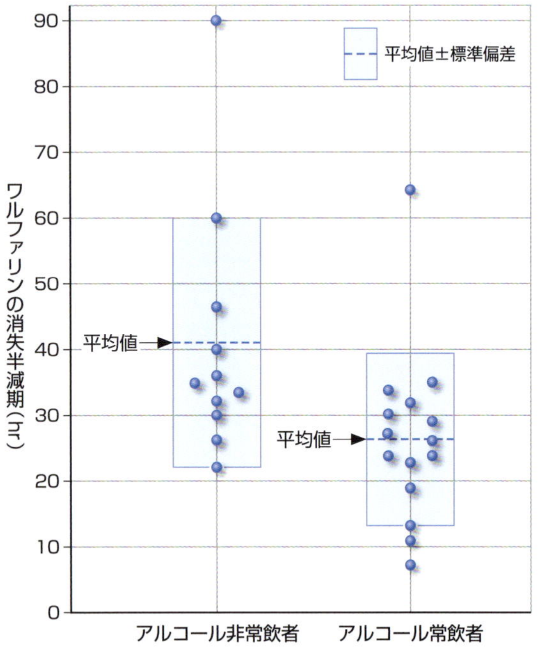

アルコール常飲者の患者では，消失半減期が非常飲者の平均(41時間強)にくらべて短く(26.5時間)，ワルファリンの働きの低下(抗凝血効果の減弱)が推測される．

②中枢神経抑制作用の増強——トリアゾラムの例

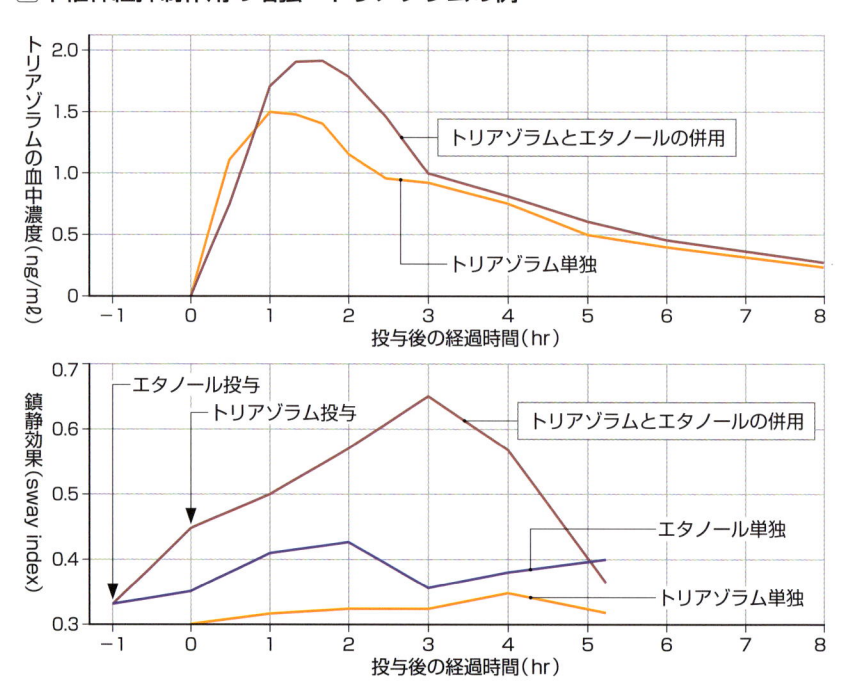

催眠・鎮静薬のトリアゾラム(ハルシオン®)とアルコール(エタノール)の併用では，トリアゾラムの血中濃度にあまり変化はみられないものの(上図)，トリアゾラムの働き(催眠・鎮静効果)は，アルコールの中枢神経抑制作用とあいまって，明らかに増強されている(下図).

②アルコールの中枢作用と中枢神経抑制薬の関係

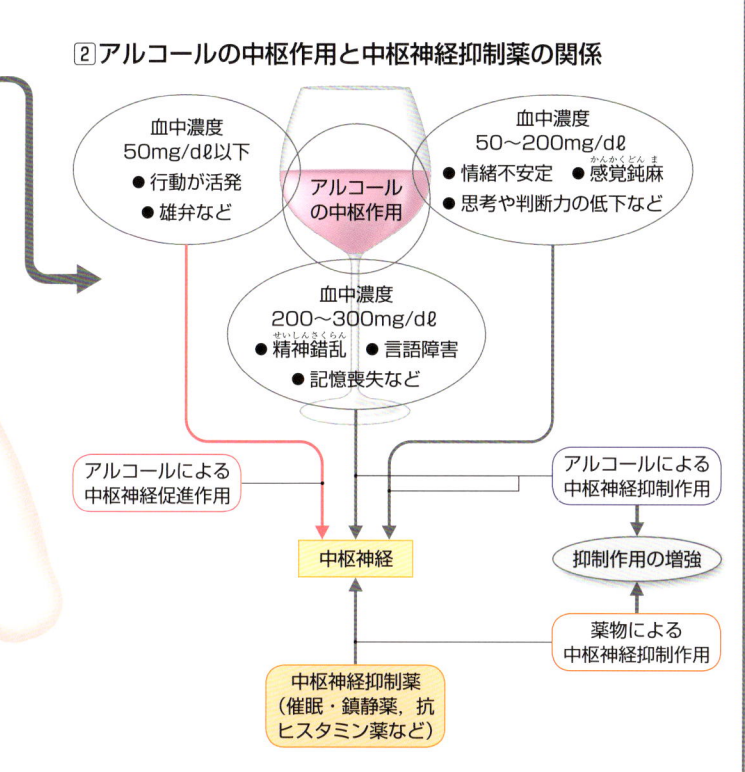

- 血中濃度 50mg/dℓ以下
  - 行動が活発
  - 雄弁など
- 血中濃度 50〜200mg/dℓ
  - 情緒不安定　感覚鈍麻
  - 思考や判断力の低下など
- 血中濃度 200〜300mg/dℓ
  - 精神錯乱　言語障害
  - 記憶喪失など

アルコールによる中枢神経促進作用 → 中枢神経
アルコールによる中枢神経抑制作用 → 抑制作用の増強
薬物による中枢神経抑制作用（中枢神経抑制薬（催眠・鎮静薬、抗ヒスタミン薬など））

アルコールの少量摂取（エタノールの血中濃度50mg/dℓ以下）では雄弁となるなど、中枢神経の働きを促進する状態（中枢神経促進作用）を示す。しかし、血中濃度が50〜200mg/dℓになると、逆に中枢神経の働きをおさえる状態（中枢神経抑制作用）が発動するので、中枢神経抑制薬との併用では中枢神経抑制作用が増強される。

③ジスルフィラム様症状

（薬物血中濃度（nmol/ℓ）：アセトアルデヒド・アルコール／偽薬服用・クロルプロパミド服用）
（心拍数増加（1分あたり）：偽薬服用・クロルプロパミド服用）
（皮膚温度の上昇（℃）：偽薬服用・クロルプロパミド服用）
（フラッシュスコア（皮膚紅潮）確実にあり／幾分あり／なし：偽薬服用・クロルプロパミド服用）

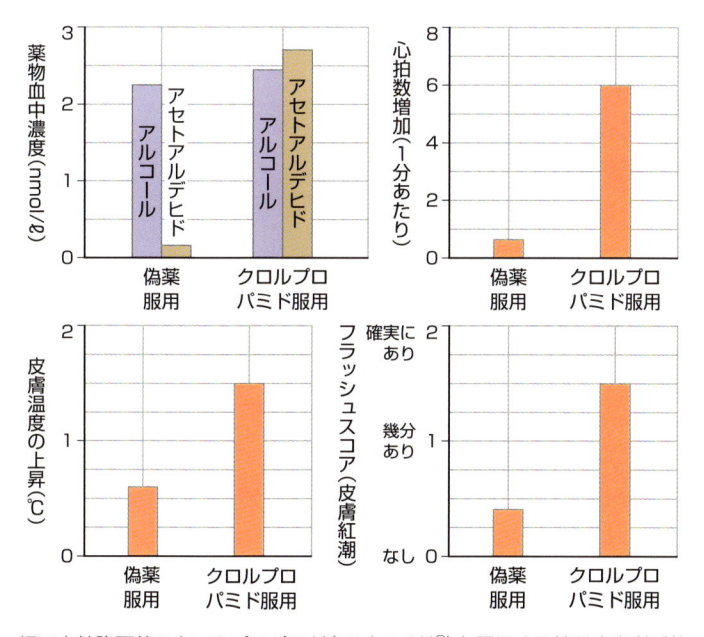

経口血糖降下薬のクロルプロパミド（アベマイド®）を服用する糖尿病患者が飲酒した場合、偽薬（作用のない物質）を服用の飲酒者にくらべ、アセトアルデヒドの血中濃度が高く、皮膚温度の上昇、皮膚紅潮などのジスルフィラム様症状の強いことがわかる。これはクロルプロパミドがアセトアルデヒド脱水素酵素の働きを阻害し、毒性の強いアセトアルデヒドが体内に蓄積するからである。

飲酒によるアルコール（エタノール[1]）の摂取が、体内における薬物の動き（体内動態）や働き、とりわけ肝臓での薬物代謝と脳（中枢神経）にあたえる影響は少なくない。このようなアルコールと薬物の相互作用は、喫煙（たばこ）と薬物の相互作用（32㌻を参照）と同様、主として薬力学的相互作用である。

●くすりの代謝が促進ないしは抑制される

体内に吸収されたアルコールのほとんどは肝臓でアルコール脱水素酵素やチトクロムP450などの代謝酵素を介して代謝される（図❶-①）。深酒を習慣にしている人では、アルコールを常時、代謝・分解しなければならないため、これらの代謝酵素が増産される（酵素誘導）。いずれも薬物代謝に働く酵素であり、抗菌薬のミノサイクリン（ミノマイシン®）や糖尿病用薬のグリベンクラミド（オイグルコン®、ダオニール®）、経口抗凝固薬のワルファリン（ワーファリン®）などの服用者では、酵素誘導によって薬物代謝が促進され、体内消失が速まるので（図❷-①）、有効な薬物血中濃度を維持するには常用量より多い薬用量が必要になる。

逆に、高血圧治療に用いられるカルシウム拮抗薬のニフェジピン（アダラート®、セパミット®）や抗てんかん薬のフェニトイン（アレビアチン®、ヒダントール®、フェニトイン®）などでは、深酒のあとで服用した場合、アルコールの代謝・分解が優位となるので、薬物代謝がおさえられる。薬物代謝の遅れは薬物血中濃度の過度の上昇をもたらし、効果増強にともない副作用が現れることもある。

●中枢神経抑制作用が増強される

催眠・鎮静薬、抗ヒスタミン薬など中枢神経の働きをおさえる薬物（中枢神経抑制薬）を服用している人が飲酒すると、アルコールの中枢作用（中枢神経抑制作用、図❶-②）とあいまって、働き（鎮静効果）が増強される（トリアゾラムの例、図❷-②）。トリアゾラム（ハルシオン®）では、飲酒後に服用すると、しばらく興奮状態がつづき、いろいろ意味不明な話をしたあとねむってしまい、翌朝は前夜のことをなにも覚えていないなどの逆行性健忘の症状のみられることが知られている。

●二日酔いの状態が現れやすい

狭心症などの治療に用いられるカルシウム拮抗薬のベラパミル（ワソラン®）は、アルコールがアセトアルデヒドへ酸化される過程を阻害するので、アルコールの中枢作用が増強され、その状態がつづく。また、薬物によってはアルコールの中間代謝産物で毒性の強いアセトアルデヒドの酸化を阻害するため、頭痛、皮膚・顔面紅潮、吐き気・嘔吐などを訴える二日酔いの状態が現れやすくなる（図❷-③）。このような急性アルコール中毒にともなう症状は、慢性アルコール中毒[2]の治療薬である嫌酒薬のジスルフィラム（ノックビン®）の服用中に飲酒したときに現れる症状と同じであることから、ジスルフィラム様症状と呼ばれる。　（西原 カズヨ）

---

[1] アルコール飲料中のエタノールはエチルアルコールとも呼ばれ、脂肪族アルコール類の中でもっとも重要な位置を占める。医学的にアルコールといえば、エタノールを指す。　[2] アルコール依存症のこと。

臨床薬理——妊娠にともなう体内動態の変化

妊娠とくすり

❶妊娠にともなう母体の変化とくすりの体内動態への影響

●吸収量が変化する

妊娠時には胃酸分泌が低下するため，胃の消化力が弱まる．また，粘液分泌量が増大し，胃内の酸性度が弱まるため，難溶性弱電解性薬物の吸収量が変化する．さらに，小腸の蠕動運動の低下や心拍出量の増加による消化管血流量の増大などの変化も，薬物の吸収に影響する

●タンパク結合率が減少する

妊娠時期の経過にともない血中アルブミン濃度が低下し，同時に血中脂肪酸濃度が上昇するため，酸性の薬物とアルブミンなどの血漿タンパクとの結合率が減少するので，作用部位における薬物濃度が上昇し，薬物の働きが強く出過ぎることがある

●肝代謝に影響する

妊娠にともなう薬物の血漿タンパク結合率の変化や，内因性ステロイドの体内バランスの変化は，肝臓での薬物代謝や胆汁中排泄に影響する

●尿中排泄が促進される

妊娠初期には腎血流量の増加および糸球体濾過速度の上昇がみられ，クレアチニンクリアランス(43㌻の図❷-②)が約50%上昇する．このため，薬物の尿中排泄が促進される

妊娠末期の母体と胎児

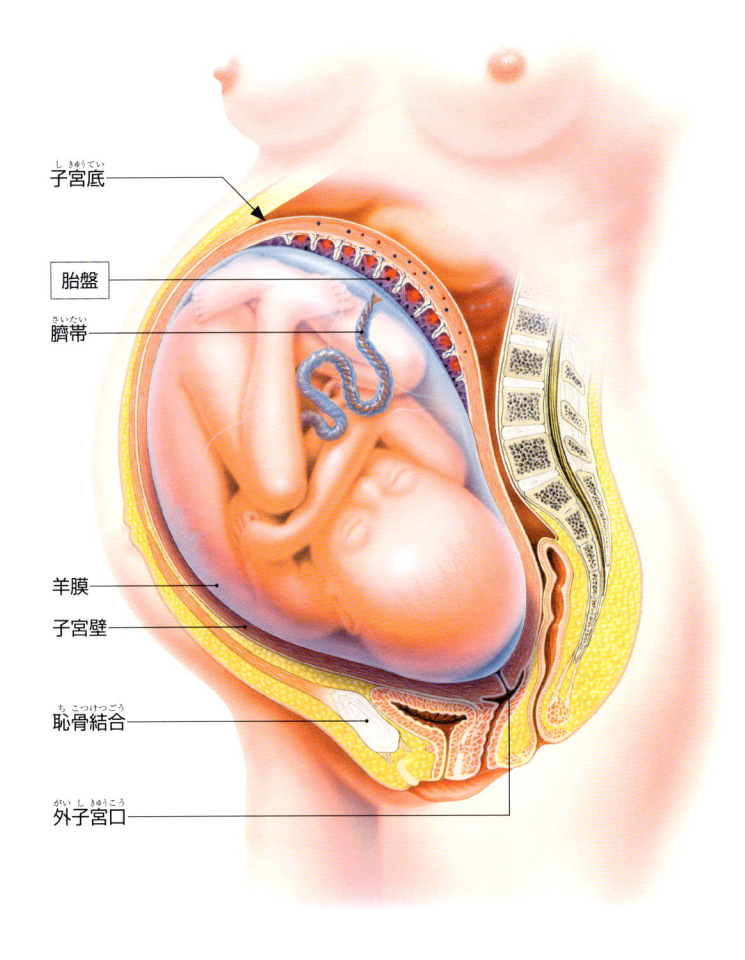

子宮底
胎盤
臍帯
羊膜
子宮壁
恥骨結合
外子宮口

❷胎児循環—胎児の血液循環

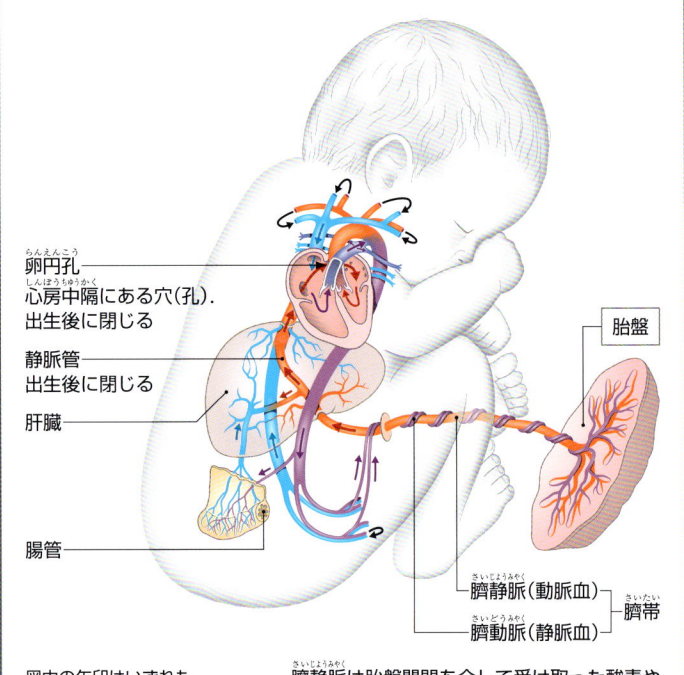

卵円孔
心房中隔にある穴(孔)．出生後に閉じる
静脈管
出生後に閉じる
肝臓
腸管
胎盤
臍静脈(動脈血)
臍動脈(静脈血)
臍帯

図中の矢印はいずれも胎児血液の流れを示す

臍静脈は胎盤関門を介して受け取った酸素や栄養物質を胎児に運び，臍動脈は老廃物や代謝産物をふくむ胎児血液を胎盤関門に運ぶ

胎盤関門を図❸-②のしくみにより透過した薬物は，臍静脈から胎児循環に入り，その約50%は静脈管から直接に心臓に向かい，残りの50%が肝臓を経由する．胎児の肝臓の薬物代謝能力はいまだ明確ではなく，薬物によっては胎児の発育に影響をおよぼすことが考えられる．

●妊娠時はくすりの体内動態が変化する

妊娠時は，胎児の発育にともない，母体のさまざまな生理機能が変化する．薬物の吸収・代謝・排泄など体内での動き(体内動態)も，非妊娠時と異なる場合が多く(図❶)，薬物によってはその働き(作用ないしは効果)が強まったり，あるいは弱まったりする．

●くすりは胎児にも移行する

妊娠6週ごろにはじまり妊娠14週ごろに完成する胎盤(図❶～❸)は，母体と胎児との接点である．母体の血液と胎児の血液の間には胎盤関門(図❸-②)があるため，両者の血液が直接混じり合うことはなく，胎児への薬物の移行は制限を受ける．薬物の関門透過は，①薬物の分子量(1000以下は透過しやすい)，②脂溶性(高いほど透過しやすい)，③血漿タンパクとの結合(少ないほど透過しやすい)，④母体側の薬物濃度(濃いほど透過しやすい)，⑤母体血液と胎児血液の間の距離(妊娠末期になるほど短縮する，図❸-②)，などの胎盤透過性(透過条件)に影響される．

しかし，このような透過条件があるとはいえ，母体に用いられた薬物の多くは胎盤関門を透過し[❶]，胎児循環(図❷)に移行する．

●胎児にどのような影響をおよぼすか

胎児循環に移行した薬物が胎児にどのような影響をおよぼすかは，胎児の発育時期によって異なる．形態障害をおこす可能性(催奇形性)の点から問題となるのは，妊娠初期に用いた薬物であり，妊娠末期(最終月経開始日から113日目以降)には，催奇形性より

❸ 胎盤・胎盤関門の構造と関門透過のしくみ

① 胎盤の構造

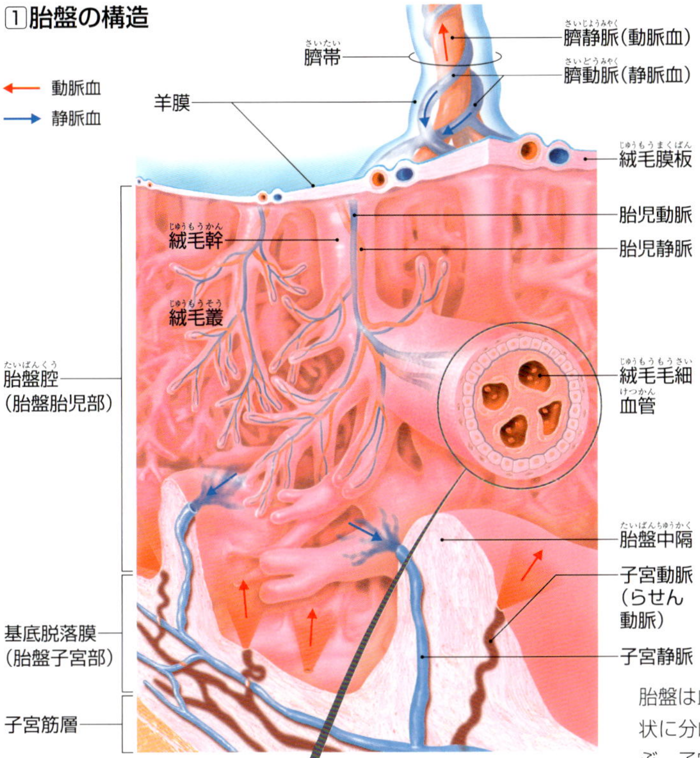

胎盤は血管に富む海綿様の臓器で、絨毛膜板から絨毛幹が出て先端部に向かい細かく樹枝状に分岐する絨毛構造が発達しており、その表面積は妊娠末期には11〜12m²にもおよぶ。子宮動脈から胎盤腔に噴出された母体血液と絨毛毛細血管の胎児血液との間で、胎盤膜（図❸-②．これが胎盤関門の役割を果たす）を介して物質交換、すなわち酸素、栄養物質（グルコース・アミノ酸など）、抗体、胎児の老廃物などの受け渡しが行われる。

② 胎盤関門のしくみとくすりの関門透過

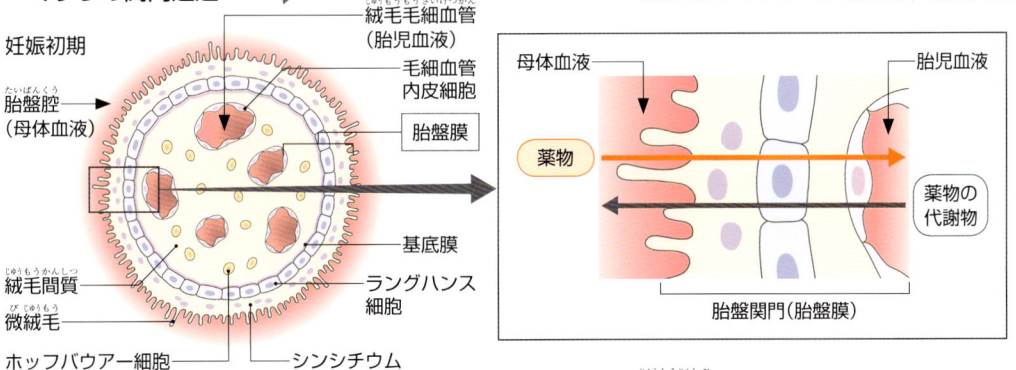

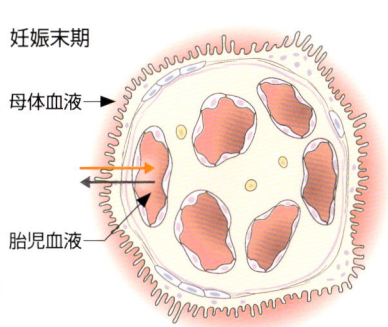

胎盤関門（胎盤膜）は、絨毛上皮（シンシチウム細胞・ラングハンス細胞・基底膜からなる）、絨毛間質、毛細血管内皮細胞などから構成される。大部分の薬物はフィック（Fick）の法則❸にしたがった単純拡散（15㌻の図❺-②参照）によって関門を透過する。妊娠末期には絨毛上皮が薄くなり、母体血液と胎児血液の間の距離が短縮する。

❹ 妊娠時におけるくすりの服用と催奇形性の危険度

服用時期（最終月経開始日からの日数）		薬物の影響と危険度
0〜18日目	無影響期	受精卵が影響を受けた場合には着床しないか、流産して消滅する。あるいは完全に修復されて健児となって分娩可能
19〜37日目	絶対感受期	胎児の中枢神経、心臓、消化器、四肢（手足）などの重要臓器が発生・分化する。催奇形性という観点からもっとも影響を受けやすい時期
38〜55日目	相対過敏期	胎児の重要な臓器形成は終了し、器官の分化・口蓋の閉鎖などが行われる。催奇形性のおそれのある薬物は慎重に投与する必要がある
56〜112日目	比較過敏期	睾丸からのアンドロゲンの分泌が認められ、肛門生殖器間の距離の延長、陰唇隆起の融合がはじまる。子宮内膜症治療薬のダナゾール（ボンゾール®）は女性の外陰の男性化をおこす
113〜出産日まで	潜在過敏期	薬物の投与により催奇形はおこらない。薬物による胎児毒性（機能的成熟におよぼす影響、胎児環境の悪化、発育の抑制、子宮内胎児死亡など）が問題となる

もむしろ発育抑制などの胎児毒性が問題となる（図❹）。このように、注意しなければならない薬物は妊娠時期によって異なってくる。しかし、妊婦がてんかんなどの慢性疾患をもっている場合は、薬物の使用を継続し、母体の健康を留意する。ただし、妊娠により薬物動態が異なっていることから、TDM（薬物血中濃度モニタリング）により、適切な投与を行う必要がある❷。

● 妊娠中の合併症にどう対応するか

妊娠中は糖尿病や高血圧症などの合併症をおこす場合が少なくなく、その治療のために薬物が用いられる。たとえば妊婦はとくに便秘になりやすく、下剤が用いられるが、下剤の大量服用は、子宮収縮を誘発して流産の原因となる場合もある。妊娠中に薬物を使用しなければならないときは、前述のような胎児循環に移行して催奇形性や胎児毒性が問題となる可能性のある薬物など、妊婦や胎児の安全性が確立していない薬物も少なくないので、市販薬の使用をもふくめ、かならず医師の指示にしたがい、指定された用法・用量を守ることがたいせつである。　　（保土田 雅子）

❶使用頻度の高い内服薬の多くは脂溶性の薬物であり、容易に小腸粘膜（上皮細胞）から血液中に吸収される。上皮細胞を透過（14㌻の図❹参照）する程度に脂溶性がある薬物であれば、そのほとんどは胎盤関門も透過すると考えてよい。❷妊婦においてTDMの必要な薬物には、抗てんかん薬のほか、気分安定薬のリチウム炭酸塩（リーマス®）、強心薬のジゴキシン（ジゴシン®）、抗菌薬などがある。❸単位時間（dt）あたりの胎盤（関門）透過量（dQ）は、$\frac{dQ}{dt} = K\frac{A(Cm-Cf)}{D}$ の式で表される。Kは薬物の分子量やイオン化の程度によって規定される拡散係数、Aは拡散に関与する絨毛の表面積、Cmは母体血中濃度、Cfは胎児血中濃度、Dは透過膜（胎盤膜）の厚さ。

臨床薬理──発育にともなう体内動態の変化

こどもとくすり

❶こどものからだとくすりの動き

①からだの特徴と主要臓器の変化

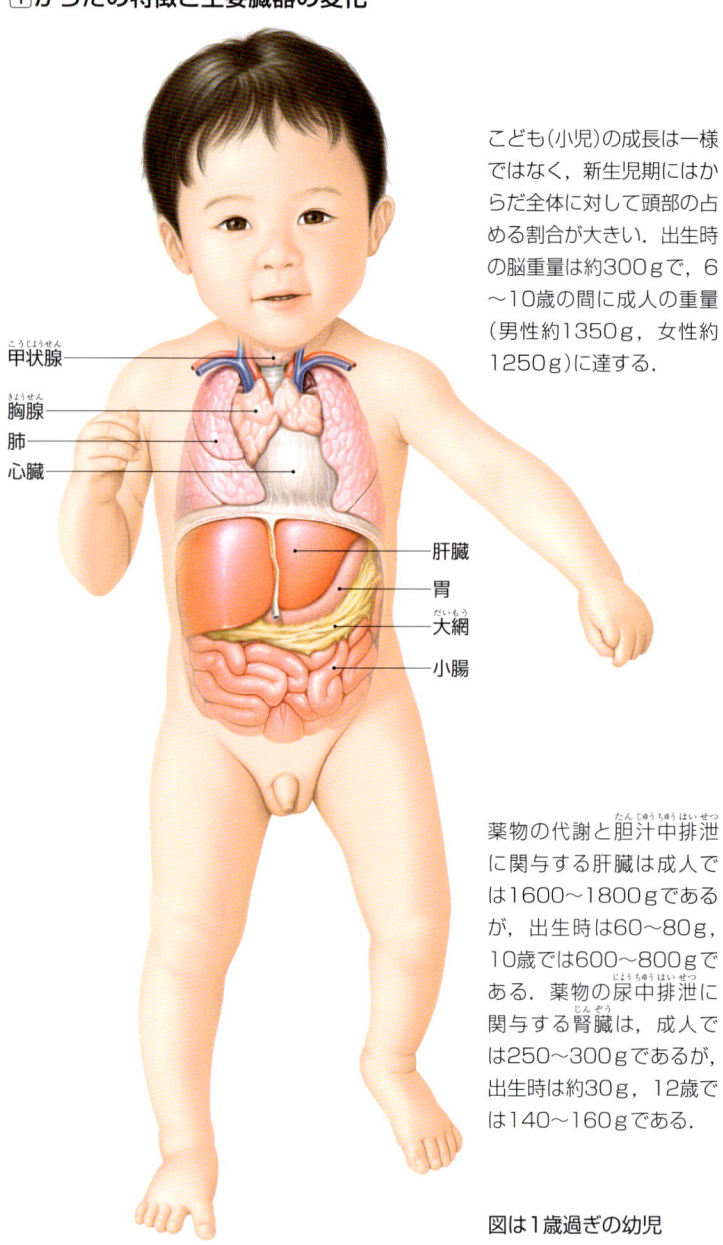

こども(小児)の成長は一様ではなく，新生児期にはからだ全体に対して頭部の占める割合が大きい．出生時の脳重量は約300gで，6〜10歳の間に成人の重量(男性約1350g，女性約1250g)に達する．

甲状腺／胸腺／肺／心臓／肝臓／胃／大網／小腸

薬物の代謝と胆汁中排泄に関与する肝臓は成人では1600〜1800gであるが，出生時は60〜80g，10歳では600〜800gである．薬物の尿中排泄に関与する腎臓は，成人では250〜300gであるが，出生時は約30g，12歳では140〜160gである．

図は1歳過ぎの幼児

②体水分と体脂肪の年齢による変化

体水分(細胞内水分＋細胞外水分)／細胞内水分／細胞外水分(血漿＋組織間液)／男子／女子

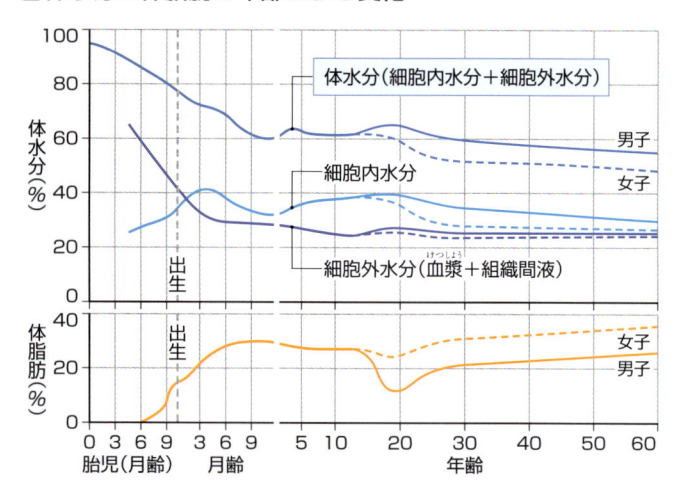

出生時の体重に占める体水分の割合は約75％である．発育にしたがい幼児・学童期には成人なみの約60％に減少するが，その減少はおもに細胞外水分の減少によるもので，それにかわって脂肪，骨，筋肉などが増加する．

③発育にともなう薬物体内動態の変化

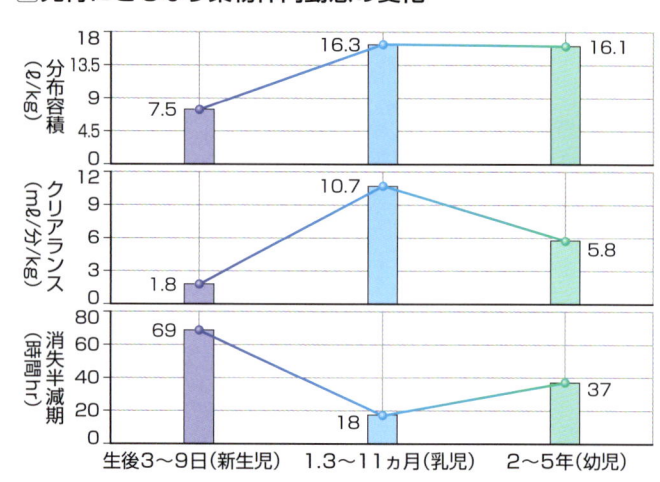

分布容積(ℓ/kg)：7.5／16.3／16.1
クリアランス(mℓ/分/kg)：1.8／10.7／5.8
消失半減期(時間hr)：69／18／37

生後3〜9日(新生児)／1.3〜11ヵ月(乳児)／2〜5年(幼児)

強心薬のジゴキシン(ジゴシン®)の例では，新生児に対して乳児では分布容積が2倍以上，腎機能の発達にともなうクリアランスが6倍に増加し，消失半減期は大幅(4分の1近く)に減少している．

こども(小児)は，成人とくらべて単にからだが小さいだけでなく，臓器・組織の働き(生理機能)が未発達であり(図❶-①)，薬物投与後の体内の動き(体内動態)も成人と大きく異なる場合が多い．たとえば，体内の水分(体水分)と脂肪(体脂肪)の年齢による変化(図❶-②)は，薬物の体内分布に影響するだけでなく(図❶-③)，肝臓の働き(肝機能)や腎臓の働き(腎機能)の未発達は，薬物の代謝・排泄の過程に大きく影響する要因となっている．また，薬物の副作用も質的・量的に成人とは異なる．

●肝機能の発達と代謝能力の変化

薬物の大部分は肝臓で代謝される．出生時の肝臓の重量は60〜80gであり，生後2週間までの新生児期は薬物代謝酵素の働き(活性)が未熟である．しかし，生後1〜2年になるとかなり高い活性を示すようになる．

おもに肝代謝の過程で薬理活性を失うか胆汁中排泄(24㌻の図❹-②参照)される脂溶性の高い薬物の消失半減期でみると，薬物の代謝速度は新生児期では遅く(図❷-①)，とりわけ未熟児は薬物感受性[❶]が高いこともあって，効果が強く出過ぎる一因となっている．逆に，幼児期から学童期にかけては薬物代謝酵素が活性化されることもあり，薬物によってはこの時期の代謝速度は成人よりも速くなる(図❷-②)．

●腎機能の発達と尿中排泄能力の変化

腎臓は薬物を尿中排泄(23㌻の図❷，❸参照)させる臓器である．出生時の腎臓の重量は約30gであり，新生児は腎機能(図❸-①)，なかでも尿細管分泌と尿細管領域の血液循環が未発達であ

2 肝機能の発達とくすりの代謝能力

1 発育にともなう代謝能力の変化

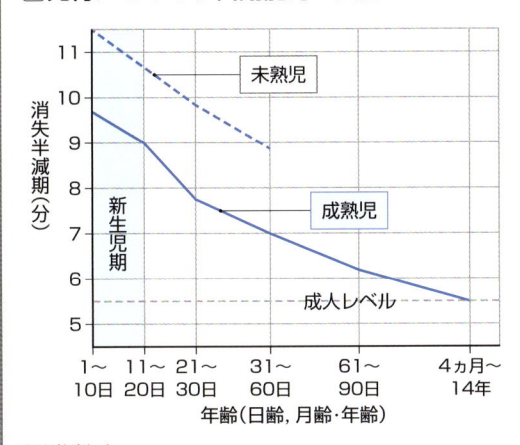

胆汁中排泄されるブロムスルファレイン（肝機能検査薬）の消失半減期は生後2週までの新生児期では遅いが、成熟児では生後数ヵ月でほぼ成人レベルに達している．

2 こどもと成人の消失半減期の比較　単位は時間(hr)

一般名(薬効分類)	おもな商品名	新生児期 未熟児	新生児期 成熟児	小児	成人
フェニトイン、-ナトリウム（抗てんかん薬）	アレビアチン®、ヒダントール®、フェニトイン	—	25～50	10～20	14～24
ジアゼパム（抗不安・抗けいれん薬）	セルシン®、ダイアップ®	32	15～20	15～30	30～40
テオフィリン（気管支拡張・喘息治療薬）	テオドール®、ユニコン®、ユニフィル®	30	23～36	2～6	4～12
アンチピリン（解熱・鎮痛・抗炎症薬）	合剤としてミグレニン®	20～50	20～25	5～8	11～16
インドメタシン（非ステロイド性抗炎症薬）	インダシン®、インテバン®、インドメタシン®、インメシン®	17	13	2～5	2～3
アセトアミノフェン（非ピリン系解熱鎮痛薬）	アルピニー®、アンヒバ®、カロナール®、ピリナジン®	—	5	4.5	3.6

フェニトイン、ジアゼパム、テオフィリン、アンチピリンの薬物代謝速度は新生児期では遅いが、小児では成人よりも速くなる．グルクロン酸抱合を受けるインドメタシン、アセトアミノフェンは、逆に成人のほうが速い．

3 腎機能の発達とくすりの尿中排泄能力

1 腎機能—尿排泄能の三つの機能

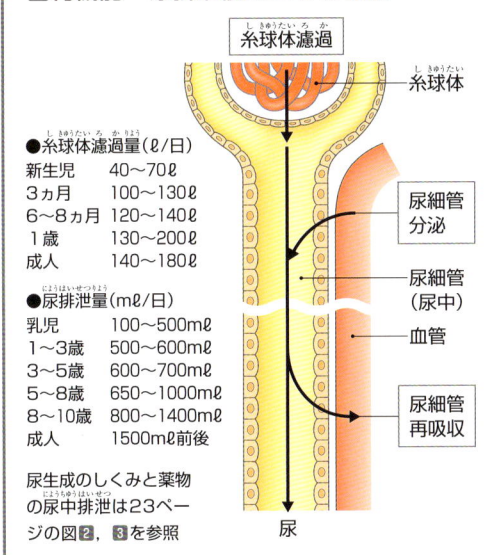

●糸球体濾過量(ℓ/日)
- 新生児 40～70ℓ
- 3ヵ月 100～130ℓ
- 6～8ヵ月 120～140ℓ
- 1歳 130～200ℓ
- 成人 140～180ℓ

●尿排泄量(mℓ/日)
- 乳児 100～500mℓ
- 1～3歳 500～600mℓ
- 3～5歳 600～700mℓ
- 5～8歳 650～1000mℓ
- 8～10歳 800～1400mℓ
- 成人 1500mℓ前後

尿生成のしくみと薬物の尿中排泄は23ページの図2、3を参照

腎機能（尿排泄能）は糸球体濾過、尿細管分泌、尿細管再吸収の三つの機能からなる．

2 発育と尿中排泄能力の変化

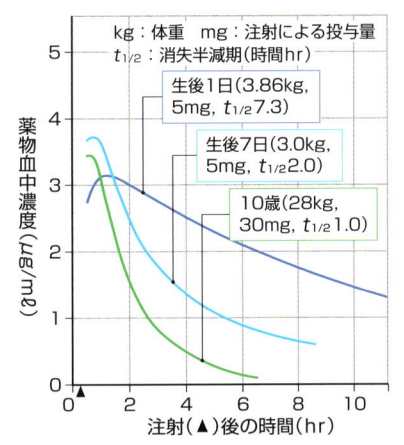

おもに尿中排泄される抗菌薬のトブラマイシン（注射剤）の血中濃度の推移をみると、生後直後では体内からの消失が遅れているが、出生後の腎機能の発達は急速であり、生後7日ではかなり消失が速くなっている．

3 腎機能の発達と尿中排泄能力の変化

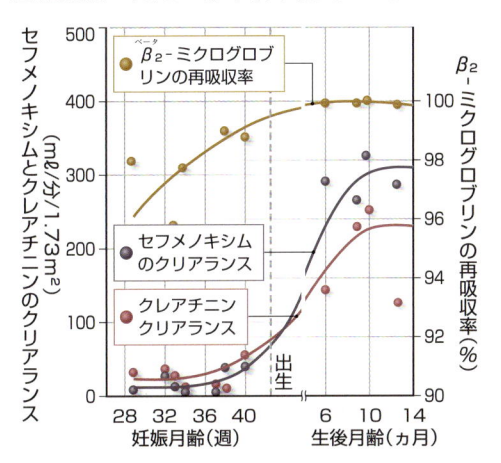

糸球体濾過および尿細管分泌の過程を経て尿中排泄されるセフメノキシムのクリアランスをみると、出生後の腎機能の発達は顕著である．生体生成物質であるβ_2-ミクログロブリンの再吸収率は尿細管分泌および尿細管再吸収能力を示す．

る．このため、新生児期ではおもに尿中排泄される水溶性の高い薬物の体内からの消失が著しく遅れることがある（図3-2）．

腎機能の発達と尿中排泄能力の関係を図3-3に示す．抗菌薬であるセフメノキシム[2]のクリアランス[3]は、出生直前では糸球体濾過値の指標であるクレアチニンクリアランス（43ページの図2-2参照）より小さい値であるが、出生後は発育につれてまもなく逆転し、しだいにクレアチニンクリアランスとの差が大きくなって、尿細管分泌の機能が徐々に発達していることを示している．

●こどもの薬用量はどのように決めるのか

小児の薬用量は、年齢や個体差による薬物感受性などを考慮して、個々の薬物ごとにその適量が設定されなければならないので、実際はきわめて複雑である．一般に年齢、体重、体表面積から算出される場合が多く、なかでも体表面積にもとづく計算式であるCrawford式（〔体表面積m²/1.73〕×成人量）がもっとも広く用いられている．計算式にはこのほか、Young式、Augsberger式[4]などがある．

（山本 康次郎）

[1] 薬物に対する生体反応の程度．ヒトでは人種、性、年齢、栄養状態、病気の状態などによって異なると考えられ、その明確な把握は困難である．[2] セフメノキシム塩酸塩．注射用（ベストコール®）のほか、眼科用（ベストロン®点眼液）、耳鼻科用（ベストロン®）がある．[3] 腎臓からの体内の物質（ここでは薬物）の消失速度（腎クリアランス）の指標．ある薬物(x)についてのクリアランス(C_x、mℓ/分)は、$C_x = U_x \cdot V / P_x$の式で表される．U_xは薬物の尿中濃度(mg/mℓ)、Vは分時尿量(mℓ/分)、P_xは薬物の血中濃度(mg/mℓ)．腎クリアランスは糸球体濾過と尿細管分泌からなる尿中排泄量をみる場合に用いられる．[4] Young式は〔年齢/(12＋年齢)〕×成人量、Augsberger式は〔（年齢×4＋20）/100〕×成人量で示され、後者の式は体表面積とも一致する．体表面積は、Du Boisの式によりつぎのように計算される．体表面積〔cm²〕＝体重〔kg〕$^{0.425}$×身長〔cm〕$^{0.725}$×71.84．

臨床薬理――加齢にともなう薬物動態の変化

高齢者とくすり

❶加齢にともなう種々の生理機能の低下

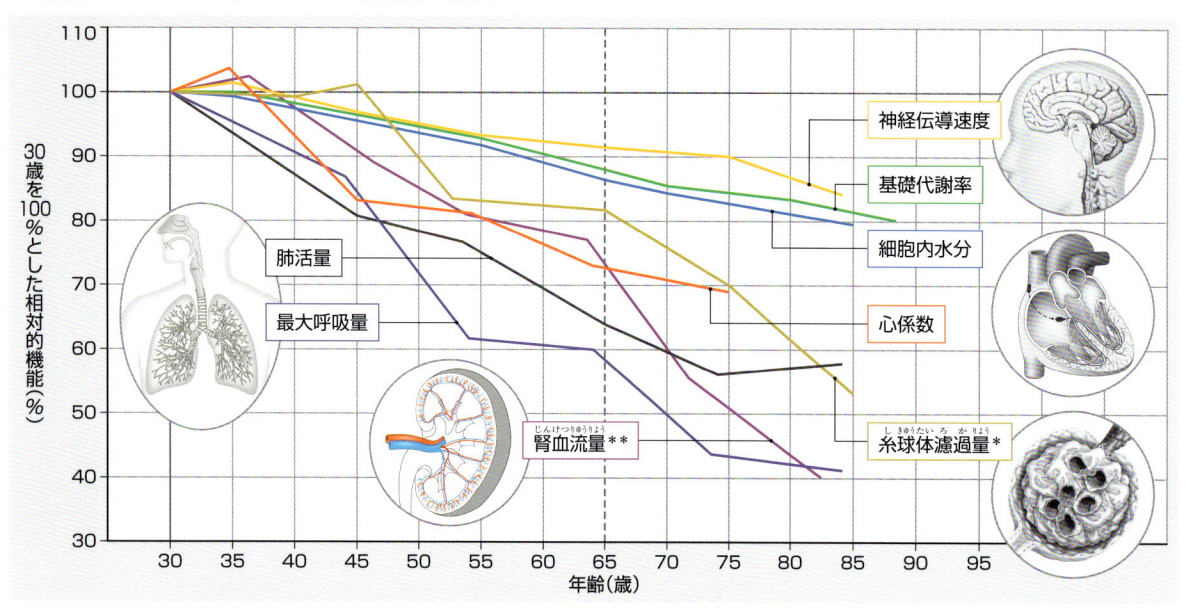

成長後は加齢とともに臓器・組織を構成する細胞が減少し，細胞内水分や臓器重量も減少していく．それにともなって臓器・組織の生理機能が低下する．高齢者ではとくに心肺機能の低下が大きいが，薬物の代謝・排泄をになう肝機能や腎機能の低下も小さくない．

＊イヌリン（多糖類）を用いて測定した値
＊＊パラアミノ馬尿酸を用いて測定した値

グラフ項目：肺活量，最大呼吸量，神経伝導速度，基礎代謝率，細胞内水分，心係数，腎血流量＊＊，糸球体濾過量＊

縦軸：30歳を100％とした相対的機能（％）
横軸：年齢（歳）

❷肝機能と腎機能の低下によるくすりの体内動態への影響

①肝機能低下の要因と薬物動態の変化

肝機能低下の要因
- 肝血流量の減少
- 薬物代謝酵素の活性の低下
- 胆汁流量の減少，など

高齢者では，肝排泄型の薬物の代謝や胆汁中排泄がすすみにくくなる（下図）．

①薬物代謝や胆汁中排泄が低下
縦軸：アンチピリンの肝クリアランス（mL/時間/kg）
横軸：年齢（歳）
健常男性307名の平均

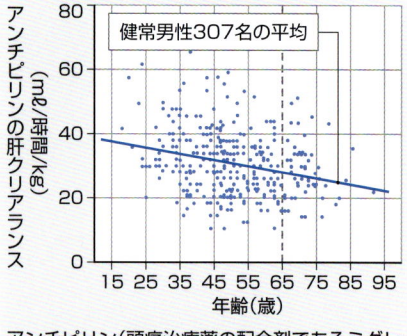

アンチピリン（頭痛治療薬の配合剤であるミグレニン®の配合成分）の投与による

②薬物血中濃度が過度に上昇
縦軸：薬物血中濃度（ng/mL）
横軸：投与後の経過時間（hr）
高齢者／若年者

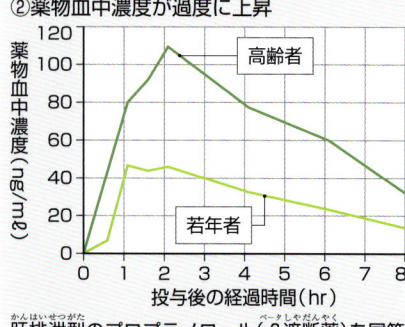

肝排泄型のプロプラノロール（β遮断薬）を同等量（40mgを1回）投与による

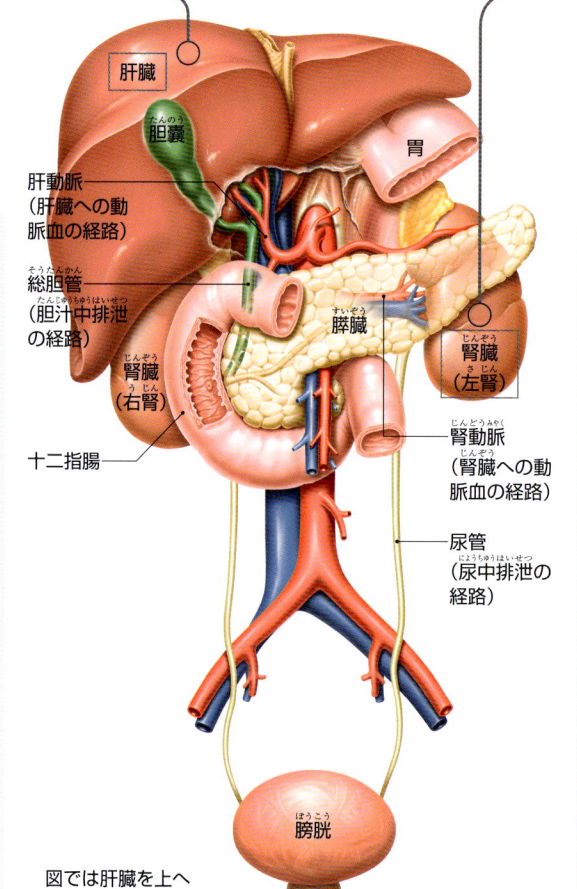

（図の臓器ラベル：肝臓，胆嚢，胃，肝動脈（肝臓への動脈血の経路），総胆管（胆汁中排泄の経路），膵臓，腎臓（左腎），腎臓（右腎），十二指腸，腎動脈（腎臓への動脈血の経路），尿管（尿中排泄の経路），膀胱）

図では肝臓を上へもちあげている

＊薬物血中濃度下面積は，血中濃度軸（縦軸）と時間軸（横軸）で囲まれた曲線部分の面積，つまり薬物血中濃度の時間積分を示しており，ここでは面積を棒グラフにして表示している

②腎機能低下の要因と薬物動態の変化

腎機能低下の要因
- ネフロンの減少
- 腎血流量の減少，など

高齢者では，腎排泄型の薬物の糸球体濾過や尿細管分泌がすすみにくく，薬物の尿中排泄量が減少する（下図）．

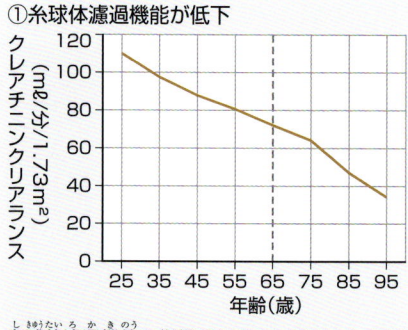

①糸球体濾過機能が低下
縦軸：クレアチニンクリアランス（mL/分/1.73m²）
横軸：年齢（歳）

糸球体濾過機能の指標であるクレアチニンクリアランス（Ccr）が高齢になるほど低下する

②尿中排泄がすすみにくく体内に残留
縦軸：薬物血中濃度下面積＊（ng・時間/mL）
若年者：2556／高齢者：5202

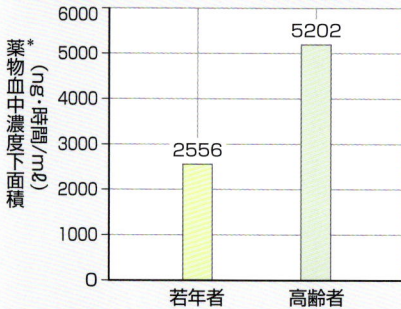

腎排泄型のアテノロール（β遮断薬）を同等量（50mg/日），同日間（8日間）投与による

❸ 高齢者に現れやすい副作用―催眠・鎮静薬のトリアゾラムの例

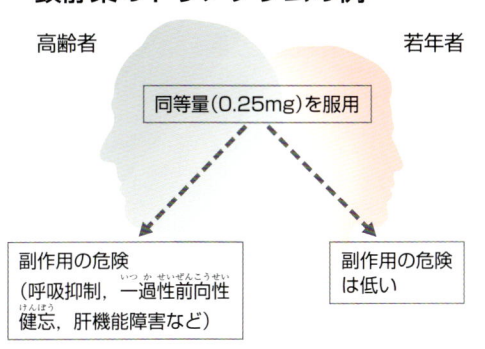

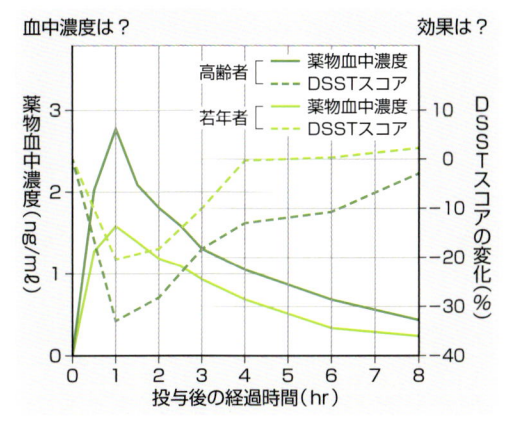

高齢者　　　　　　　　若年者

同等量（0.25mg）を服用

副作用の危険（呼吸抑制，一過性前向性健忘，肝機能障害など）

副作用の危険は低い

血中濃度は？　　　　　　効果は？

高齢者 ─── 薬物血中濃度
　　　　---- DSSTスコア
若年者 ─── 薬物血中濃度
　　　　---- DSSTスコア

DSST（digit-symbol substitution test）の値が小さいほど鎮静作用が発現していることを示す．同等量（0.25mg）の服用では高齢者は薬物血中濃度が過度に上昇し，作用が強く現れて副作用の危険が高くなる．

❹ 高齢者への投与に注意すべき薬剤例と副作用例

薬効分類		一般名（おもな商品名）	副作用例	考えられる原因と発現機序
解熱・鎮痛・抗炎症薬		アスピリン（アスピリン），インドメタシン（インダシン®，インテバン®）など	消化性潰瘍，出血	加齢にともなう粘膜保護作用のあるプロスタグランジン（PG）の低下
抗凝固薬		ワルファリンカリウム（ワーファリン®），ヘパリン製剤など	出血	肝臓における凝固因子合成の低下
強心薬（ジギタリス製剤）		ジゴキシン（ジゴキシン，ジゴシン®，ジゴハン®，ハーフジゴキシン®）	期外収縮などのジギタリス中毒	加齢にともなうクレアチニンクリアランス（Ccr）の低下による血中濃度の上昇
血圧降下薬	チアジド系利尿薬	トリクロルメチアジド（フルイトラン®）など	降圧効果の増強	加齢にともなう循環血流量，細胞外水分の減少
	カルシウム拮抗薬	ジルチアゼム塩酸塩（ヘルベッサー®），ベラパミル塩酸塩（ワソラン®）	降圧効果の増強	加齢にともなう圧受容体感受性の鈍化
抗菌薬	アミノグリコシド系	ゲンタマイシン硫酸塩（ゲンタシン®）など	注射用・皮膚用では腎障害，難聴	加齢にともなうクレアチニンクリアランス（Ccr）の低下による体内残留
	テトラサイクリン系	ミノサイクリン塩酸塩（ミノマイシン®）など	腎障害	
抗不安薬		ジアゼパム（セルシン®）など	鎮静作用の増強	不明
抗うつ薬		イミプラミン塩酸塩（イミドール®，トフラニール®）など	起立性低血圧，抗コリン作用（尿閉，眼圧上昇）の増加	不明
パーキンソン病治療薬		ブロモクリプチンメシル酸塩（パルキゾン®，パーロデル®），レボドパ（ドパストン®，ドパゾール®，ドパール®）	起立性低血圧	加齢にともなう圧受容体感受性の鈍化

　高齢者では個人差は大きいが，一般に心臓や肺，肝臓，腎臓など多くの臓器・組織の働き（機能）が低下している（図❶）．加齢による生理的変化にともなう種々の生理機能の低下は，薬物の吸収・分布・代謝・排泄などの体内動態にも大きく影響する．なかでも肝機能（物質の代謝能力）と腎機能（物質の排泄能力）の低下はとくに注意が必要である．

● 薬物代謝や胆汁中排泄が遅れる

　高齢者では，薬物を肝細胞に運ぶ肝血流量❶の減少，チトクロムP450など薬物代謝酵素の活性の低下，薬物やその代謝物を十二指腸へ排出する胆汁流量❷の減少などがみられる．その結果，肝機能は低下する．それは年齢と肝クリアランス（肝臓での分時あたりの血液浄化量）の関係からも認められる（図❷-①-①）．

　このため，おもに肝代謝によって薬理活性を失うか胆汁中排泄（24㌻の図❹参照）される肝排泄型の薬物の代謝や胆汁中排泄が遅れる．薬物の体内残留は薬物血中濃度の過度の上昇をまねき（図❷-①-②），副作用が現れやすくなる．

● くすりの尿中排泄量が減少する

　高齢者にみられる腎機能の低下は，糸球体濾過機能の指標であるクレアチニンクリアランス（Ccr，43㌻の図❷-②参照）の変化からも認められる（図❷-②-①）．加齢にともない，腎臓病患者の場合と同様（42㌻を参照）に，尿を生成するネフロン（22㌻の図❶参照）とネフロンに薬物を運ぶ腎血流量❸などが減少するのが原因である．Ccrの低下により高齢者では腎排泄型の薬物の尿中排泄量が減少し，血液中の薬物濃度が上昇する（図❷-②-②）．

● 高齢者の薬用量をどう決めるか

　代謝能力や排泄能力が低下している高齢者に，一般成人（若年者）と同等の薬用量を用いると，効果が強く出過ぎて副作用が現れる可能性が高くなることは，たとえば，催眠・鎮静薬のトリアゾラム（ハルシオン®）の例からも明らかである（図❸）．このような効果の相違は，おもに高齢者と若年者の体内における薬物の代謝・排泄などの薬物動態の相違から生じており，高齢者に対する薬物療法には十分な注意が必要である（図❹）．

　高齢者への薬物療法に際しては，通常，若年者の薬用量（成人量）の2分の1ないしは3分の1から投薬を開始すべきであると考えられている．

（山田 安彦）

❶体重63kgの成人の安静時における平均は1500mℓ/分とされる（16㌻の図❶参照）．❷胆汁は肝細胞で生成され，毛細胆管から総胆管を経由して十二指腸へ排出される．その生成量（胆汁排出量）は1日あたり約800〜1500mℓであり，薬物や肝細胞内で代謝された代謝物の一部はこの胆汁とともに毛細胆管に排泄される（胆汁中排泄，24㌻の図❹-②参照）．❸体重63kgの成人の安静時における平均は1260mℓ/分とされる（16㌻の図❶参照）．

臨床薬理——病態時における薬物動態の変化

肝臓病・腎臓病とくすり

❶肝機能低下と薬物動態
①肝硬変の病態と肝機能低下の内容

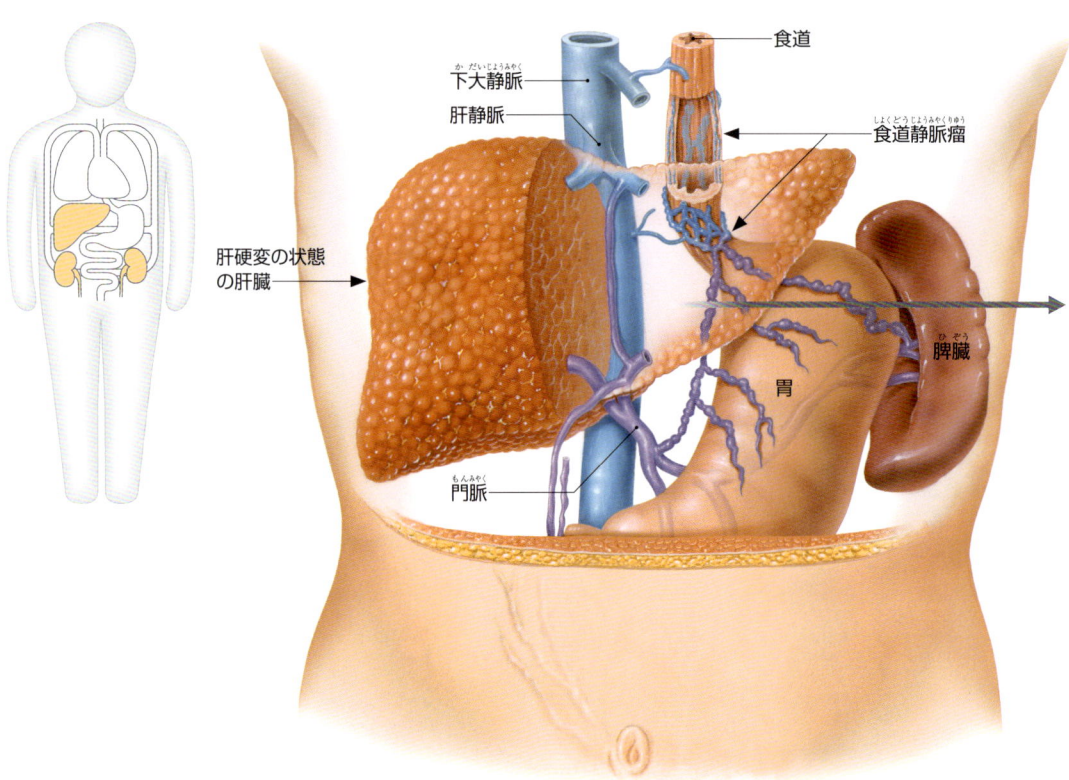

肝硬変では肝小葉の構造（24㌻の図❹参照）が乱れ，肝細胞が壊死に陥り，肝実質が再生をおこして球状の結節をつくる．血流障害が生じて門脈圧が亢進し，肝血流量が減少するなどのため，肝機能（栄養素や薬物などの物質の代謝能力）は低下する．

肝機能低下の内容

- 肝血流量の減少：薬物を肝細胞に運ぶ血液（門脈血や動脈血）の量が減少する
- 血中アルブミン量の減少：薬物と結合する血漿タンパク量（濃度）が減少すると，薬物の移動がすすまず，血液中に残留する時間が延長する
- 肝細胞数の減少，薬物代謝酵素活性の低下：薬物の代謝・分解がすすまない
- 胆汁排泄量の減少：胆汁の生成・分泌が減少して脂溶性の高い肝排泄型の薬物の胆汁中排泄が遅れる

②薬物血中濃度が高濃度に持続する

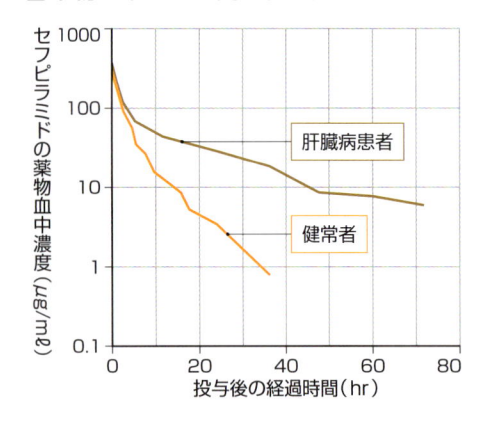

胆汁中排泄される肝排泄型のセフピラミド（抗菌薬）を健常者と肝臓病（肝硬変）患者に静脈内注射し，両者の薬物血中濃度の推移を比較した結果．肝臓病患者ではセフピラミドの体内からの消失が遅れ，薬物血中濃度が高濃度に持続している．

③腎排泄型のくすりは肝臓病の影響をあまり受けない

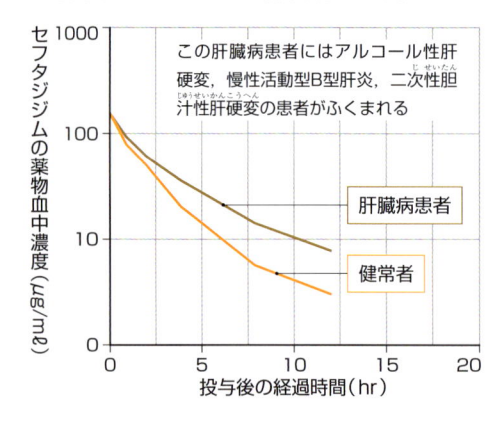

この肝臓病患者にはアルコール性肝硬変，慢性活動型B型肝炎，二次性胆汁性肝硬変の患者がふくまれる

腎臓から尿中排泄される腎排泄型のセフタジジム（抗菌薬）を健常者と肝臓病患者に静脈内注射し，両者の薬物血中濃度の推移を比較した結果．両者間ではセフタジジムの体内からの消失に大きなちがいはみられない．

　肝臓や腎臓に重い病気のある人は，肝臓の働き（肝機能＝物質の代謝能力など）や腎臓の働き（腎機能＝物質の排泄能力など）が低下する．これらの機能の低下は薬物の代謝や排泄（尿中排泄と胆汁中排泄）の遅れに直結し，薬物が体内に長く残留して，薬物の毒性としての面（副作用）が現れやすくなる．

● **肝臓病では肝排泄型のくすりが体内に残留する**

　たとえば，慢性肝炎や肝硬変（図❶-①）などの肝臓病患者では，肝臓を流れる肝血流量，アルブミンなどの血漿タンパク，肝細胞数などの減少がみられ，薬物代謝酵素の働き（活性）も低下している．このため，おもに肝臓で代謝される脂溶性が高い肝排泄型の薬物の代謝や胆汁中排泄（24㌻の図❹参照）が遅れ，薬物血中濃度が過度に上昇・持続して（図❶-②），効果が強く出過ぎるので副作用が現れやすくなる．しかし，おもに腎臓から未変化体（製剤時の原化合物の構造）のままで尿中排泄（23㌻の図❷，❸参照）される水溶性の高い腎排泄型の薬物の場合は，肝機能が低下している肝臓病患者でも，薬物血中濃度の推移にそれほどの変化はみられない（図❶-③）．

● **腎臓病では腎排泄型のくすりが体内に残留する**

　薬物の体内からの消失（尿中排泄）に中心的役割を果たしているのは腎臓である．慢性腎炎や慢性腎不全などの腎臓病患者では，尿の生成❶をになうネフロンを構成する糸球体や尿細管の細胞が萎縮・消失し，ネフロンの数が減少する（図❷-①）．また，腎臓

❷腎機能低下と薬物動態
①腎不全の病態と腎機能低下の内容

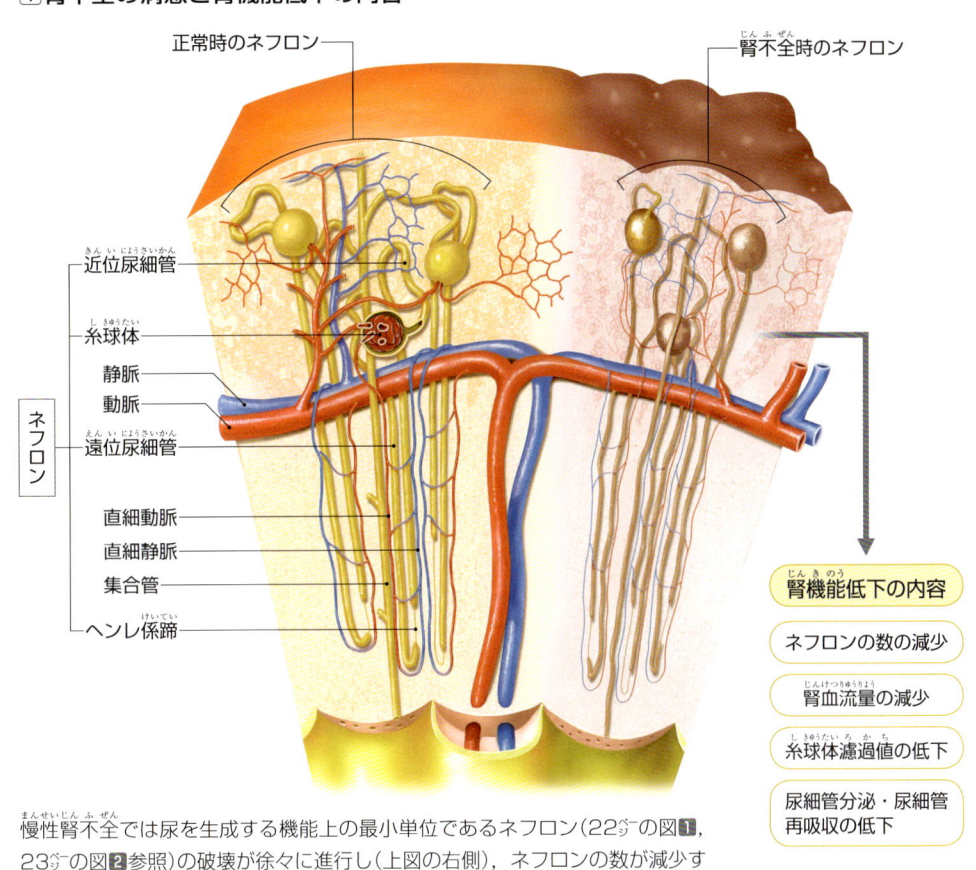

腎機能低下の内容
- ネフロンの数の減少
- 腎血流量の減少
- 糸球体濾過値の低下
- 尿細管分泌・尿細管再吸収の低下

慢性腎不全では尿を生成する機能上の最小単位であるネフロン(22ページの図❶，23ページの図❷参照)の破壊が徐々に進行し(上図の右側)，ネフロンの数が減少するのにともない，腎機能が低下していく．

②クレアチニンクリアランス─腎機能の指標

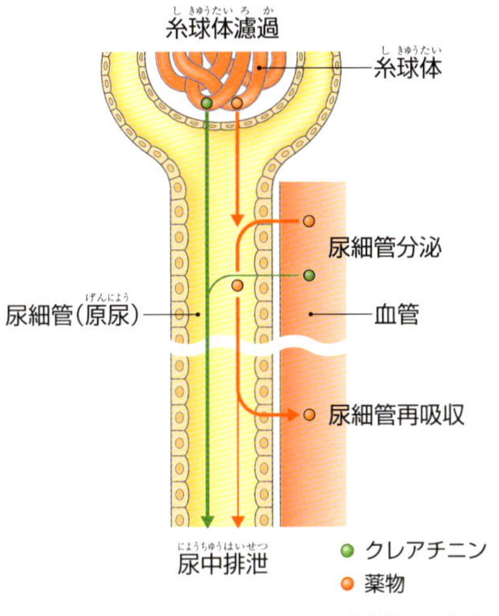

血中クレアチニン(●)の多くは糸球体で濾過され，通常，尿細管(原尿)側から血管側に再吸収されることなく尿として体外へ排泄されるので，血中クレアチニン量の増加は腎機能(糸球体濾過機能)の低下を意味する．クレアチニンの尿中への分時あたりの排泄であるクレアチニンクリアランス(Ccr)の値，すなわち糸球体濾過値(糸球体濾過速度とも呼ばれる．健常者で約120mL/分)を測定すれば腎臓病の有無を調べることができる．

③クレアチニンクリアランスが低いほど体内残留時間が延長する

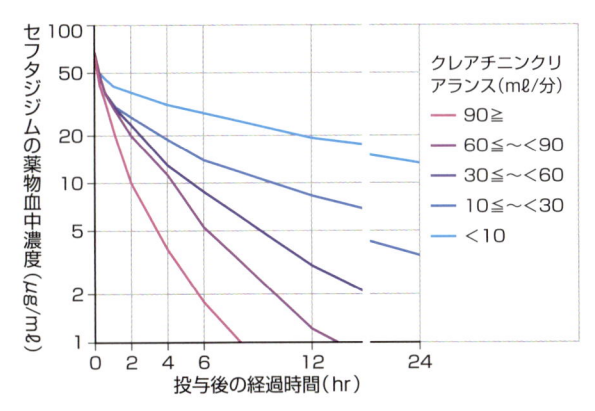

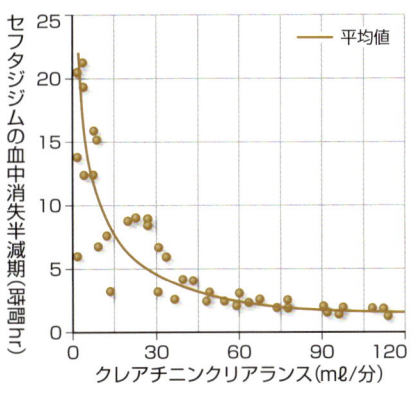

左図はクレアチニンクリアランス(Ccr)の値の異なる患者に，腎排泄型のセフタジジム(抗菌薬)を静脈内注射し，薬物血中濃度の推移を比較した結果．Ccr値の低い，したがって腎機能が低下している患者ほど薬物血中濃度が高く，体内残留時間が延長している．また，右図はセフタジジムを静脈内注射したあとの血中消失半減期($t_{1/2}$)と患者(●)それぞれのCcrの関係を示したもので，Ccrが低値の患者ほど消失半減期が長くなっている．

を流れる腎血流量なども減少するので尿の生成能力が低下する．このため，腎排泄型の薬物はもとより，肝代謝によって構造が水溶性に変化した脂溶性の薬物の尿中排泄が遅れ，薬物血中濃度が過度に上昇するとともに，体内に残留する時間が延長する(図❷-③)．

●どのように対応すべきか

重い肝臓病患者や腎臓病患者に，健常者と同等の薬用量を用いると，体内消失の遅れから薬物血中濃度の過度の上昇をまねき，重大な副作用が現れるおそれがある．とくに慢性腎不全が悪化した場合などにみられる尿の生成能力の極端な低下時には，その危険性が高くなるので，薬物療法を開始する前に患者の腎機能をあらかじめ予測して，薬用量や投与法をきめ細かく設定する必要がある．腎機能(糸球体濾過機能)低下の有無は，特別の薬物を用いなくても，生体内生成物質であるクレアチニン❷の血液中と尿中の濃度，あるいはクレアチニンの糸球体濾過値であるクレアチニンクリアランス(Ccr，図❷-②)を測定すればあらかじめ推定できる．もし，患者のCcr値が低ければ，それだけ患者の腎機能が低下していることになり，薬物の尿中排泄能力も低いと考えられる．

(澤田 康文)

❶尿の生成は，糸球体濾過，尿細管分泌，尿細管再吸収の三つの過程からなる(23ページの図❷，❸参照)．❷クレアチンの最終代謝産物．そのほとんどがクレアチンリン酸として筋肉内に存在し，筋肉収縮のエネルギー源として利用される．

臨床薬理——主作用と副作用

くすりの副作用

❶くすりの働き—主作用と副作用
①主作用と副作用の関係

ある薬物の作用が主作用であるか副作用であるかは，あくまで薬物の使用目的によって決められる．その薬物を用いる患者にとって好ましい作用(もっとも著明な作用で治療目的に利用しうる効果)が主作用，好ましくない作用が副作用(治療目的以外の作用または有害反応)であって，この区別はあくまで使用者側からみた分類に過ぎないことに注意する必要がある．

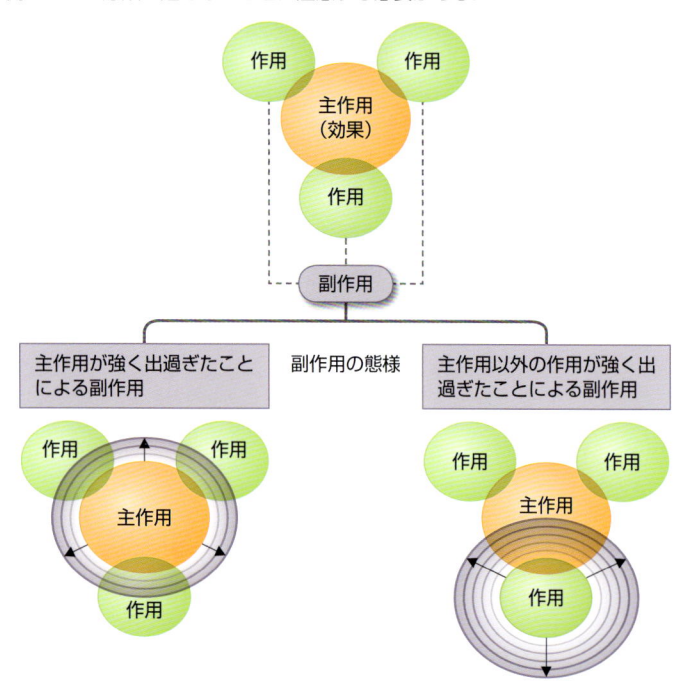

②薬物血中濃度と主作用，副作用

フェノバルビタールの血漿中濃度

300μg/ml	致死的濃度	副作用：呼吸麻痺，昏睡状態など
150μg/ml	中毒域	副作用：ねむけ，嗜眠，眼振，運動失調など
30μg/ml	有効濃度 治療域	主作用：不安・緊張状態の鎮静，てんかん発作の抑制
15μg/ml	無効濃度 無効域	
0μg/ml		

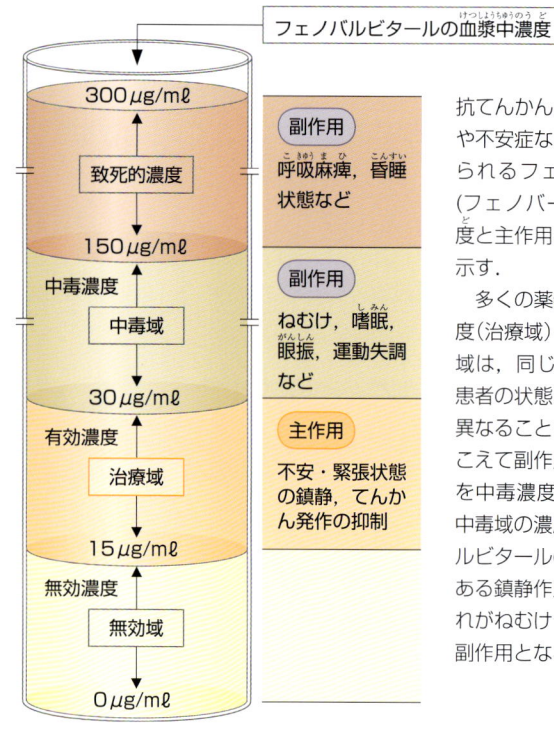

抗てんかん薬であり，不眠症や不安症などに対しても用いられるフェノバルビタール(フェノバール®)の血漿中濃度と主作用，副作用の関係を示す．

多くの薬物には有効血中濃度(治療域)が存在する．治療域は，同じ薬物であっても，患者の状態や適応症によって異なることもある．治療域をこえて副作用が発現する濃度を中毒濃度(中毒域)という．中毒域の濃度では，フェノバルビタールの場合，主作用である鎮静作用が強く現れ，これがねむけや運動失調などの副作用となる．

中毒域と治療域が近い薬物では，副作用を防ぎつつ効果を確実に得るためには，薬物血中濃度を測定して投与計画に反映させることが必要となる．これを薬物血中濃度モニタリング(TDM：therapeutic drug monitoring)という．

●くすりの働きには主作用と副作用がある

薬物の働き(作用)には，本来の使用目的に対応した作用(主作用[1])と，目的以外の作用(副作用)がある(図❶，図❸)．厳密にいうと副作用には有害反応と有害でない副作用があるが，一般に副作用といえば有害反応を示すことが多いので，本項においても有害反応と同義に用いる．

副作用の多くは，その原因から三つに大別される．第1は本来薬物がもつ主作用が強く現れたことによる副作用，第2は薬物がもつ作用の中で主作用以外の作用が強く出過ぎてしまった場合，そして第3は薬物に対する生体のアレルギー反応(薬剤アレルギーないしは薬剤過敏症)などにもとづく場合である．

そのほか，リバウンド現象とか退薬症状などと呼ばれる，薬物の使用を急に中止した際に生じることのある症状悪化や，薬物依存の形成なども，広い意味で副作用にふくまれる．

●主作用が強く出過ぎてしまった場合とは

主作用，つまり目的とする作用(効果)が強く出過ぎたために薬物の毒性(副作用)が現れる例は少なくない(図❸)．薬物の吸収・分布・代謝・排泄などの体内動態のどこかに問題があって，作用部位(薬物の働く場所)の薬物濃度が高くなりすぎたことがおもな原因である(図❷の❶〜❹)．

作用部位における薬物濃度の上昇は，全身循環血中の薬物濃度(薬物血中濃度)の上昇や作用部位への薬物の過度の分布によっておこる．ときには作用部位の薬物濃度が正常であるにもかかわらず，生体の反応性(薬物感受性[2])が高すぎて副作用が現れることもある．また，同じ効果をもつ薬物を2種類以上併用した際にも，効果が重なり合って副作用が現れることがある(薬物間相互作用，28㌻を参照)．

●主作用の出過ぎによる副作用に対する対応

副作用をさける基本は用法・用量を守ることにある．指定された用量以上に服用したり(薬用量の過多)，服用時期，すなわち服用間隔や食前・食後などの指示(31㌻の図❽参照)を自分勝手に変更するなどの不適切な服用が，主作用の出過ぎによる副作用を招く最大の原因である．

このような副作用の症状が現れたときは，用量を減らしたり，服用時期を改善すれば症状は軽減または消失する場合が多い．しかし，服用者が自分勝手に用法・用量を調節すると，逆に効果の低下を招くだけでなく，退薬症状を引き起こす危険がある．医師や薬剤師の指示なしに用法・用量を自己調節してはならない．

[1]病気の治療や診断・予防の目的に利用しうる望ましい作用．[2]薬物に対する感受性には著しい個体内変動や個体差がみられる．病気の状態や栄養状態，薬物依存・薬物耐性・薬物間相互作用などの薬物履歴，年齢・性差・体重・ホルモンなどの生理的要因，あるいは心理的要因(プラシーボ効果)が影響している部分もあるが，人種などによる遺伝的素因の影響もあると考えられている．

❷副作用をもたらす薬物血中濃度上昇のおもな原因

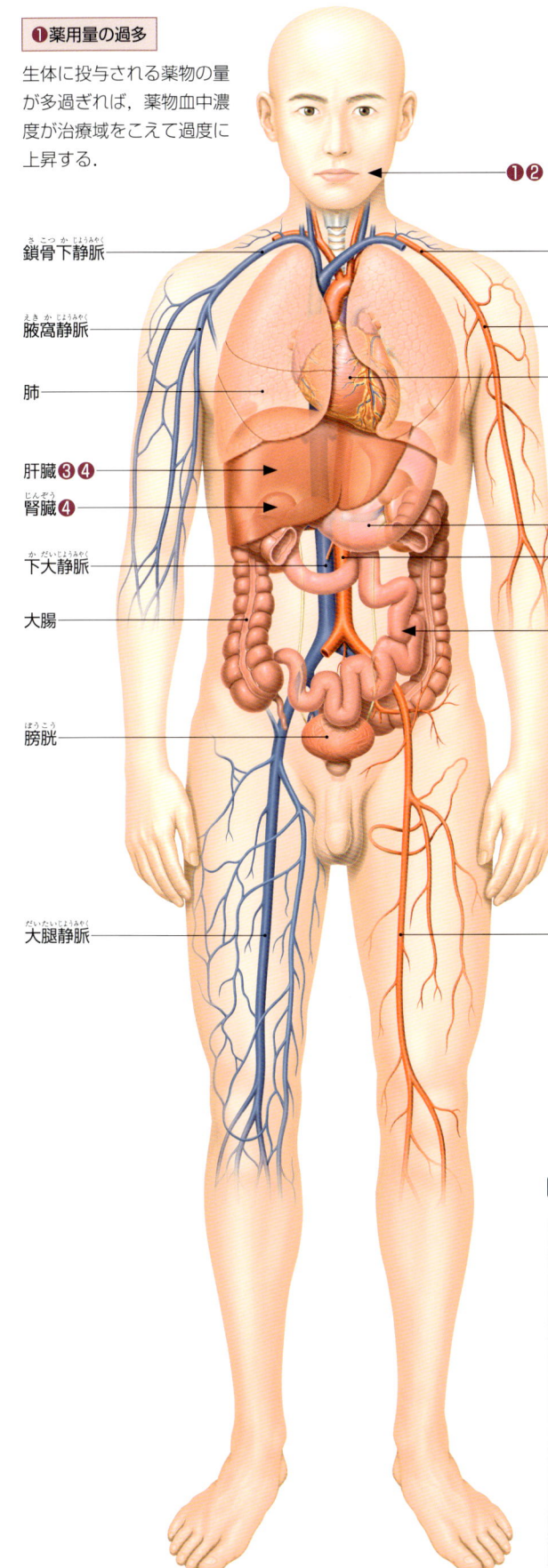

❶薬用量の過多

生体に投与される薬物の量が多過ぎれば、薬物血中濃度が治療域をこえて過度に上昇する．

鎖骨下静脈
腋窩静脈
肺
肝臓❸❹
腎臓❹
下大静脈
大腸
膀胱
大腿静脈

❶❷
鎖骨下動脈
腋窩動脈
心臓
胃
腹部大動脈
❸小腸
大腿動脈

血管系は向かって左側で静脈を，右側で動脈を示す

❷不適切な服用

製剤化の工程で剤形の崩壊ないしは溶解を制御している薬物では，これをかみくだいたりつぶして服用すると，短時間に吸収量が増加して薬物血中濃度が急激に上昇することがある．

たとえば，カルシウム拮抗薬で高血圧症や狭心症に用いられるニフェジピンの徐放錠（アダラート®CR錠）を8分割して服用した場合，そのまま服用した場合にくらべて薬物血中濃度が急激に上昇している．

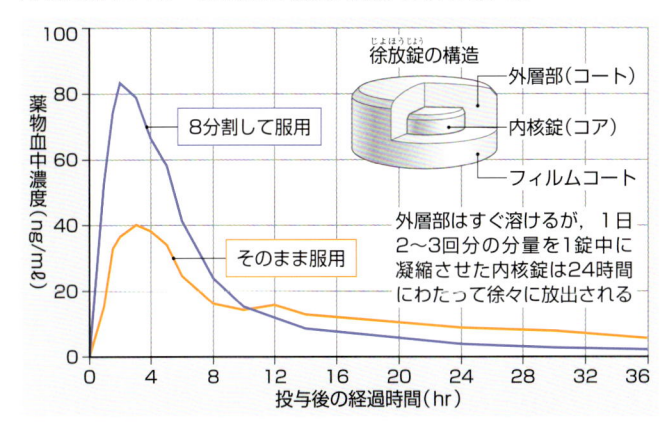

徐放錠の構造
- 外層部（コート）
- 内核錠（コア）
- フィルムコート

外層部はすぐ溶けるが，1日2～3回分の分量を1錠中に凝縮させた内核錠は24時間にわたって徐々に放出される

また，薬物によっては，食前に服用したときと食後に服用したときとでは，薬物血中濃度の推移が大きく異なることもあるので，服用時期を守ることも重要である．

❸吸収量の増加（バイオアベイラビリティの上昇）

薬物のバイオアベイラビリティ（生体内利用率）は，胃や腸からの吸収量とその後の初回通過効果によって決まっている．初回通過効果とは，服用の薬物が吸収されてから全身循環血に到達する前に腸や肝臓で代謝され薬理活性を失うことをいい，その初回通過効果が生理機能の低下や併用薬，飲食物などの存在により低下すると，薬物の全身循環血への移行が増大する．

たとえば，グレープフルーツジュースはニフェジピン（アダラート®，エマベリン®，セパミット®）など一部のカルシウム拮抗薬の初回通過効果をさまたげる．そのため，バイオアベイラビリティが上昇，したがって薬物血中濃度が上昇して，急激な血圧の低下を引き起こすことなどが知られている．

❹代謝や排泄の低下

薬物はそれぞれ決まった割合で，肝臓などで代謝され，排泄（胆汁中排泄や尿中排泄）される．肝臓や腎臓の代謝能力や排泄能力が，生理機能の低下や併用薬による薬物間相互作用などが原因で低下すると，体内からの薬物の消失が遅れ，薬物血中濃度が上昇する．

❸おもなくすりの主作用と主作用の出過ぎによる副作用

薬物の例	おもな適応症	主作用（目的とする作用）	副作用（主作用が強く出過ぎた場合）
下剤	便秘	便通をよくする	下痢
糖尿病用薬	糖尿病	血糖値を下げる	低血糖（ふらつき，めまい，ふるえなど）
血圧降下薬	高血圧症	血圧を下げる	低血圧（ふらつき，立ちくらみ，頭痛など）
抗血栓薬	動脈閉塞症，脳血栓など	血液凝固を抑制し，血栓を予防	出血，出血傾向（鼻出血，青あざなど）
催眠・鎮静薬	不眠症	入眠，睡眠を助ける	嗜眠（朝起きられない，日中もねむいなど）
免疫抑制薬	臓器移植後，免疫疾患など	移植後の拒絶反応や過剰な免疫反応を抑制	免疫低下（ウイルス感染症などの感染症にかかりやすい）

❹ くすりの〈選択性の欠如〉による副作用―臓器選択性と受容体選択性

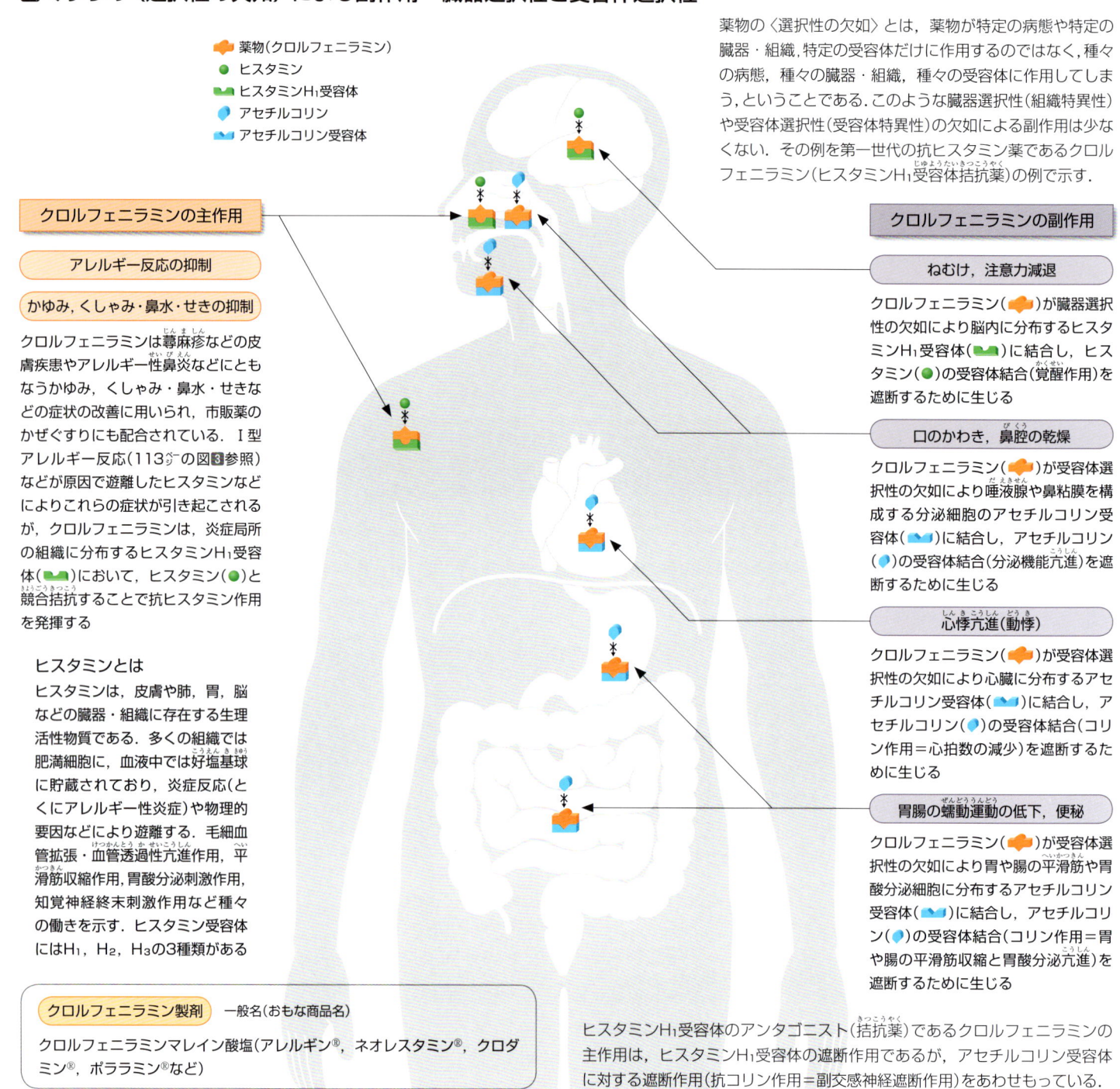

薬物の〈選択性の欠如〉とは，薬物が特定の病態や特定の臓器・組織，特定の受容体だけに作用するのではなく，種々の病態，種々の臓器・組織，種々の受容体に作用してしまう，ということである．このような臓器選択性（組織特異性）や受容体選択性（受容体特異性）の欠如による副作用は少なくない．その例を第一世代の抗ヒスタミン薬であるクロルフェニラミン（ヒスタミンH₁受容体拮抗薬）の例で示す．

- 薬物（クロルフェニラミン）
- ヒスタミン
- ヒスタミンH₁受容体
- アセチルコリン
- アセチルコリン受容体

クロルフェニラミンの主作用

アレルギー反応の抑制

かゆみ，くしゃみ・鼻水・せきの抑制

クロルフェニラミンは蕁麻疹などの皮膚疾患やアレルギー性鼻炎などにともなうかゆみ，くしゃみ・鼻水・せきなどの症状の改善に用いられ，市販薬のかぜぐすりにも配合されている．Ⅰ型アレルギー反応（113ページの図❸参照）などが原因で遊離したヒスタミンなどによりこれらの症状が引き起こされるが，クロルフェニラミンは，炎症局所の組織に分布するヒスタミンH₁受容体（■）において，ヒスタミン（●）と競合拮抗することで抗ヒスタミン作用を発揮する

ヒスタミンとは

ヒスタミンは，皮膚や肺，胃，脳などの臓器・組織に存在する生理活性物質である．多くの組織では肥満細胞に，血液中では好塩基球に貯蔵されており，炎症反応（とくにアレルギー性炎症）や物理的要因などにより遊離する．毛細血管拡張・血管透過性亢進作用，平滑筋収縮作用，胃酸分泌刺激作用，知覚神経終末刺激作用など種々の働きを示す．ヒスタミン受容体にはH₁，H₂，H₃の3種類がある

クロルフェニラミン製剤 ―一般名（おもな商品名）

クロルフェニラミンマレイン酸塩（アレルギン®，ネオレスタミン®，クロダミン®，ポララミン®など）

クロルフェニラミンの副作用

ねむけ，注意力減退

クロルフェニラミン（■）が臓器選択性の欠如により脳内に分布するヒスタミンH₁受容体（■）に結合し，ヒスタミン（●）の受容体結合（覚醒作用）を遮断するために生じる

口のかわき，鼻腔の乾燥

クロルフェニラミン（■）が受容体選択性の欠如により唾液腺や鼻粘膜を構成する分泌細胞のアセチルコリン受容体（■）に結合し，アセチルコリン（●）の受容体結合（分泌機能亢進）を遮断するために生じる

心悸亢進（動悸）

クロルフェニラミン（■）が受容体選択性の欠如により心臓に分布するアセチルコリン受容体（■）に結合し，アセチルコリン（●）の受容体結合（コリン作用＝心拍数の減少）を遮断するために生じる

胃腸の蠕動運動の低下，便秘

クロルフェニラミン（■）が受容体選択性の欠如により胃や腸の平滑筋や胃酸分泌細胞に分布するアセチルコリン受容体（■）に結合し，アセチルコリン（●）の受容体結合（コリン作用＝胃や腸の平滑筋収縮と胃酸分泌亢進）を遮断するために生じる

ヒスタミンH₁受容体のアンタゴニスト（拮抗薬）であるクロルフェニラミンの主作用は，ヒスタミンH₁受容体の遮断作用であるが，アセチルコリン受容体に対する遮断作用（抗コリン作用＝副交感神経遮断作用）をあわせもっている．

●主作用以外の作用が強く出過ぎた場合とは

薬物を用いた際，生体が単一の反応を示すことはまれで，通常はさまざまな生体反応が現れる．副作用の発現も，生体反応の結果の一つであるが，その原因は主作用の出過ぎよりも，主作用以外の作用が強く出過ぎてしまった場合のほうが多い．これは薬物の〈選択性の欠如〉による．薬物は単一の反応を選択的に引き起こすことは少なく，複数の作用をあわせもっているうえに，たとえ単一の受容体を刺激または遮断しても，生体は複数の反応を示すことが少なくない（抗ヒスタミン薬の例，図❹）．

このような主作用以外の作用が強く出過ぎたことによる副作用の多くも，薬物血中濃度や作用部位における薬物濃度の上昇によっておこるので，指示された用法・用量を守り，また，併用薬による薬物間相互作用を回避する薬物選択に注意すれば，副作用の危険性を小さくすることができる．

●薬物感受性や危険因子も副作用の発現を助長する

薬物に対する生体反応（薬物感受性，とくに副作用に関する感受性）が高まっていたり，それを高める要因（危険因子[1]）がある場合は，常用量や適正な薬物血中濃度であっても，主作用以外の作用としての有害反応，すなわち副作用が現れやすい．たとえば，モルヒネ[2]の主作用は鎮痛作用であるが，呼吸をおさえる作用をあわせもっている．このため，鎮痛作用が得られる適正な薬用量を用いたとしても，呼吸抑制の感受性が高い小児では呼吸困難と

5 薬剤性臓器障害に特徴的な症状ないしは前兆症状

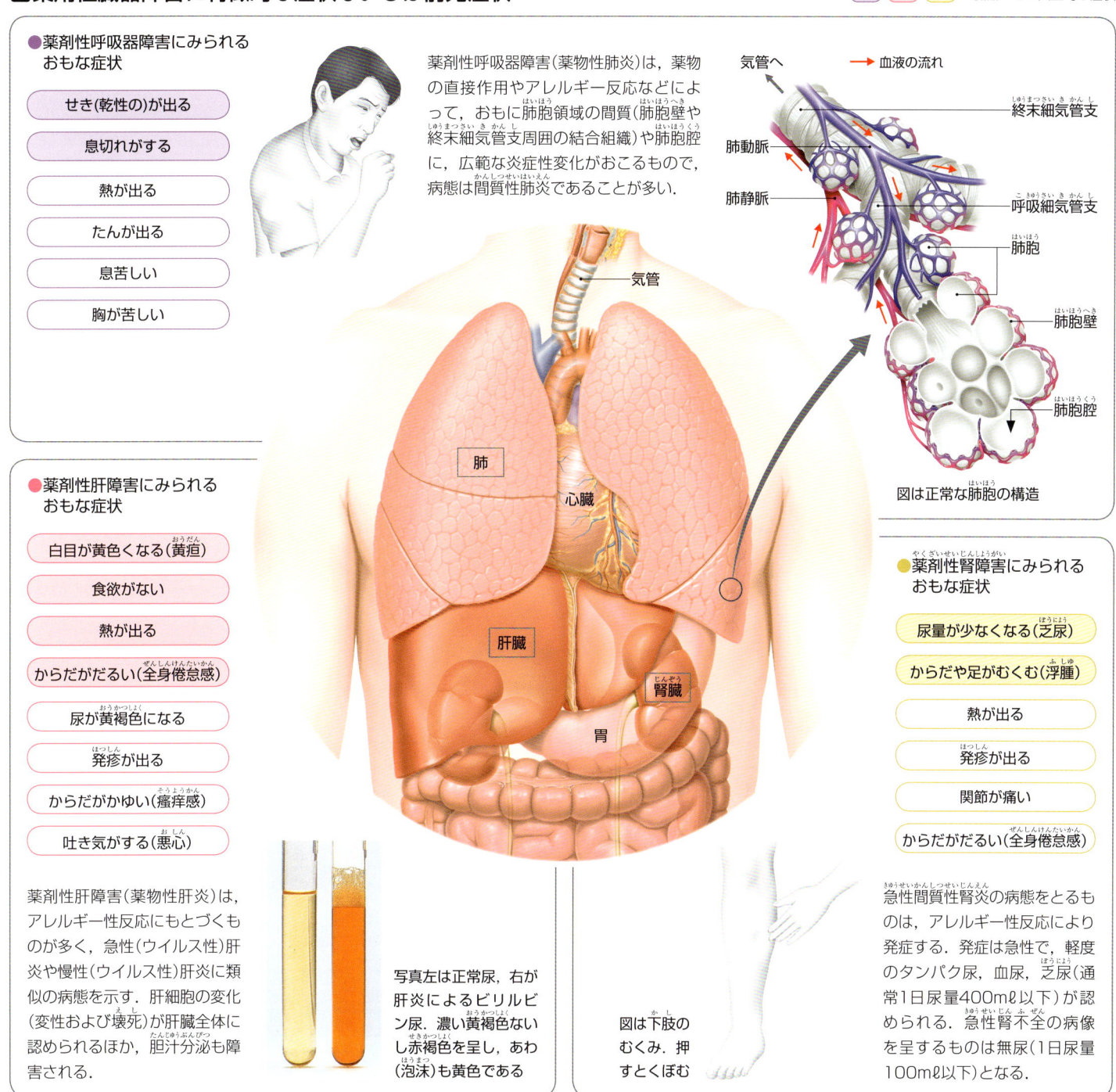

は臓器ごとに典型的な症状

●薬剤性呼吸器障害にみられるおもな症状

- せき(乾性の)が出る
- 息切れがする
- 熱が出る
- たんが出る
- 息苦しい
- 胸が苦しい

薬剤性呼吸器障害(薬物性肺炎)は,薬物の直接作用やアレルギー反応などによって,おもに肺胞領域の間質(肺胞壁や終末細気管支周囲の結合組織)や肺胞腔に,広範な炎症性変化がおこるもので,病態は間質性肺炎であることが多い.

気管へ　→血液の流れ

終末細気管支
肺動脈
肺静脈
呼吸細気管支
肺胞
肺胞壁
肺胞腔

図は正常な肺胞の構造

気管
肺
心臓
肝臓
腎臓
胃

●薬剤性肝障害にみられるおもな症状

- 白目が黄色くなる(黄疸)
- 食欲がない
- 熱が出る
- からだがだるい(全身倦怠感)
- 尿が黄褐色になる
- 発疹が出る
- からだがかゆい(瘙痒感)
- 吐き気がする(悪心)

薬剤性肝障害(薬物性肝炎)は,アレルギー性反応にもとづくものが多く,急性(ウイルス性)肝炎や慢性(ウイルス性)肝炎に類似の病態を示す.肝細胞の変化(変性および壊死)が肝臓全体に認められるほか,胆汁分泌も障害される.

写真左は正常尿,右が肝炎によるビリルビン尿.濃い黄褐色ないし赤褐色を呈し,あわ(泡沫)も黄色である

●薬剤性腎障害にみられるおもな症状

- 尿量が少なくなる(乏尿)
- からだや足がむくむ(浮腫)
- 熱が出る
- 発疹が出る
- 関節が痛い
- からだがだるい(全身倦怠感)

図は下肢のむくみ.押すとくぼむ

急性間質性腎炎の病態をとるものは,アレルギー性反応により発症する.発症は急性で,軽度のタンパク尿,血尿,乏尿(通常1日尿量400mℓ以下)が認められる.急性腎不全の病像を呈するものは無尿(1日尿量100mℓ以下)となる.

いう副作用が現れやすい.また,危険因子,たとえば血液中のカリウム濃度が低い状態(低カリウム血症)の患者や,遺伝的に心臓の心筋細胞膜のイオンチャネル[3]に異常のある患者は,薬物によっては副作用として不整脈をおこしやすいといわれている.

このように,副作用の発現はさまざまな危険因子によって助長ないしは増強される.どの危険因子がどのような副作用を助長するかは,薬物の種類や副作用のメカニズム(機序)などにより異なるので,副作用を防ぐには治療薬を処方してもらう際,既往歴や現病歴,アレルギーの有無などを医師に伝える必要がある.

●知っておきたい薬剤性臓器障害の症状

副作用の中には,まれではあるが,きわめて重く放置すれば死に至る症例もある.これらの副作用には多くの場合,前兆症状がみられる.とくに,薬剤性臓器障害(薬物による臓器障害)が生じたときは,臓器ごとに特徴的な症状ないしは前兆症状(図5)が現れる.薬物の使用中に,このような症状が認められたならば,すみやかに医師や薬剤師に相談すべきである.　　　(大谷 壽一)

[1]リスクファクター.生物学的要因として性差・年齢・疾患・肥満など,環境要因としてストレス・食事内容など,遺伝的素因として特異体質・薬物代謝酵素の欠損など,老化や病態時の生理機能として肝機能の低下や腎機能の低下など.[2]鎮痛に用いられる麻薬のモルヒネにはモルヒネ塩酸塩水和物(アンペック®,塩酸モルヒネ®,オプソ®,パシーフ®),モルヒネ硫酸塩水和物(MSコンチン®,カディアン®,ピーガード®)などがある.[3]ナトリウムイオン(Na^+)やカルシウムイオン(Ca^{2+})などの電解質の細胞内への流入や細胞外への流出の通路,あるいは細胞膜透過を可能とするしくみ(例として71頁の図3の心筋細胞におけるイオンの流れを参照).

3 治療薬の働きと効くしくみ

精神・神経系用薬
感覚器系用薬
循環器・血液系用薬
呼吸器系用薬
消化器系用薬
痔疾用薬，坐薬
泌尿器・生殖器系用薬
代謝・内分泌系用薬
炎症・アレルギー治療薬
感染症治療薬
ホルモン薬，ビタミン薬

精神・神経系用薬——催眠・鎮静薬

不眠症のくすり

□治療薬一覧 ☞126ページ表❶

❶健常者と不眠症の睡眠パターン
①健常者の睡眠パターン

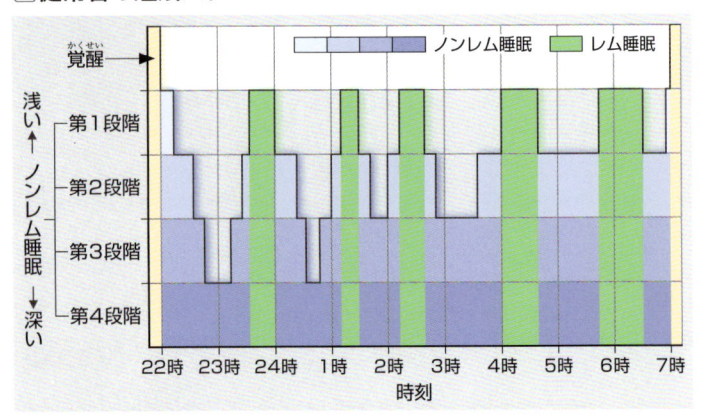

②不眠症の睡眠パターン

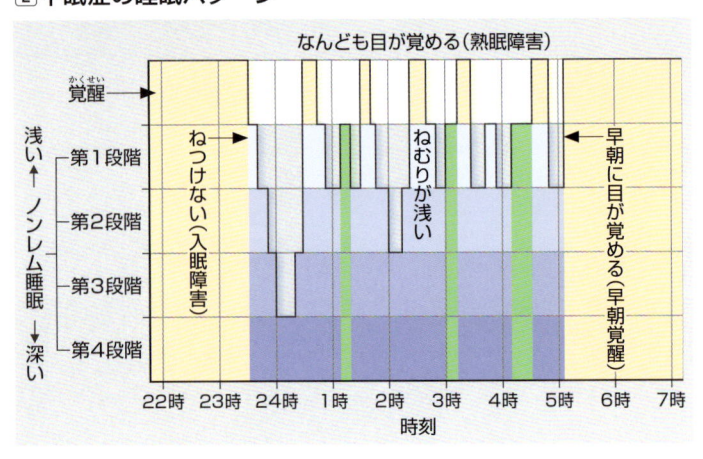

❷睡眠時のからだ(生理機能)のおもな変化

- 呼吸：ノンレム睡眠ではゆっくりで規則的，レム睡眠でははやくて不規則
- 心拍数：入眠後減少するが，レム睡眠では一過性に増加
- 消化管：睡眠中は消化管の運動や胃液分泌は減少するが，レム睡眠では胃液分泌が亢進するため，しばしば胃部不快感や腹痛で目覚めることがある
- 血圧：入眠後下降，覚醒後に急上昇
- 体温：朝方にもっとも低くなるが，目覚めるまでにしだいに高くなっていく
- 発汗：睡眠の経過にしたがい減少するが，一過性に胸部ではノンレム睡眠で増加，レム睡眠で減少

睡眠周期は急速眼球運動(rapid eye movement：REM)の有無によってノンレム(non-REM)睡眠とレム(REM)睡眠に分けられる．睡眠はノンレム睡眠からはじまり，その後レム睡眠が一夜に4～5回現れるといった規則的な睡眠パターンを示す．健常者(成人)の睡眠時間をおよそ8時間とすると，いわば脳を休めるためのノンレム睡眠が約6時間，残りがからだを休めるためのレム睡眠とされる．

不眠症では，ねつくまでに時間がかかる(入眠障害)，睡眠中になんども目が覚め，ねむりが浅い(熟眠障害)，翌朝はやく目覚めたあとにねむれなくなる(早朝覚醒)，などの不規則な睡眠パターンを示す．

●不眠症と催眠・鎮静薬の働き

健常者の一夜の睡眠経過では，ノンレム睡眠とレム睡眠の組み合わせからなる約90分の睡眠周期が規則正しく4～5回繰り返されるが(図❶-①)，不眠症ではこの睡眠周期が乱れた睡眠パターンを示す(図❶-②)．ほとんどの催眠・鎮静薬(睡眠薬)には，①ねつきをよくして浅いねむりの第1段階を減少させる，②夢と密接に関連しているレム睡眠を減少させて，夜間の中途に目が覚める回数と目覚めている時間を減少させる，③中程度のねむりの第2段階を増加させるとともに，徐波睡眠の第3段階と第4段階を減少させる，などによって不眠症を改善する働きがある．

●不眠症のおこるしくみと催眠・鎮静薬の効くしくみ

不眠症は，脳の大脳辺縁系(図❸-①)の領域に分布する情動(不安，恐れ，喜びなどの感情)を支配する神経系(情動系)になんらかのストレスが作用してこれを興奮させるため，目覚めている状態である覚醒を支配する神経系(覚醒系，図❸-②)が刺激を受けて，覚醒系の活動が優位になった状態である．

情動系や覚醒系の過剰な興奮の伝達をおさえるのは，抑制性ニューロンの神経伝達物質であるγ-アミノ酪酸(GABA，図❹-①)である．催眠・鎮静薬は，後シナプス膜のGABA受容体❶に働き，GABAがGABA受容体に結合する能力を高め，興奮性ニューロンの興奮の伝達をおさえる．その作用と化学構造のちがいから，催眠・鎮静薬はおもにベンゾジアゼピン類(ベンゾジアゼピン系薬物)とバルビツレート類(バルビツレート誘導体)に大別される．

ベンゾジアゼピン類は，情動系の活動を選択的におさえ(図❹-②)，不安をしずめることによって睡眠をもたらす．その催眠作用はゆるやかで，より自然に近い睡眠が得られる．副作用も少なく，不眠症の第一選択薬となっている．一方，バルビツレート類は情動系のみならず覚醒系，大脳皮質など中枢神経全般を非選択的におさえるため(図❹-③)，麻酔作用ともいえる強い催眠・鎮静作用(中枢神経抑制作用)をもたらす．したがって，バルビツレート類はおもに抗てんかん薬として用いられている．

●おもな副作用

催眠・鎮静薬を長期にわたって連用すると，耐性と反跳性不眠が現れることがある．耐性とは連用によって薬物がしだいに効かなくなることであり，睡眠時間が再び短縮する．反跳性不眠は，耐性が現れてきた状態のときに急に服用を中断した場合，一時的な強い不眠状態を呈することをいう．そのほか，一過性に全健忘(ある時期の経験をまったく追想できない状態)に類似した状態を示すなどの，記憶障害をおこすことがある．

(澤田 康文)

❶ GABA受容体-Cl⁻(塩化物イオン)チャネル複合体．

3 情動系と覚醒系

1 大脳辺縁系—情動系

右大脳半球内側面の外観

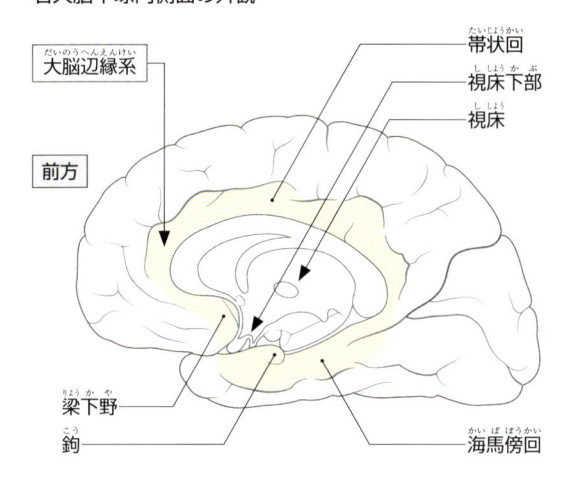

大脳辺縁系は大脳半球の深部にある系統発生的に古い皮質部分である．摂食行動や性的行動，集団行動などの本能的な機能をになっているが，恐れ，怒り，不安，抑うつ，行動活発化などの情動の発現と深い関連をもつため，情動脳と呼ばれる．この領域(情動系)では抑制性ニューロンの神経伝達物質であるGABAが高濃度に分布している．

2 覚醒系の神経路

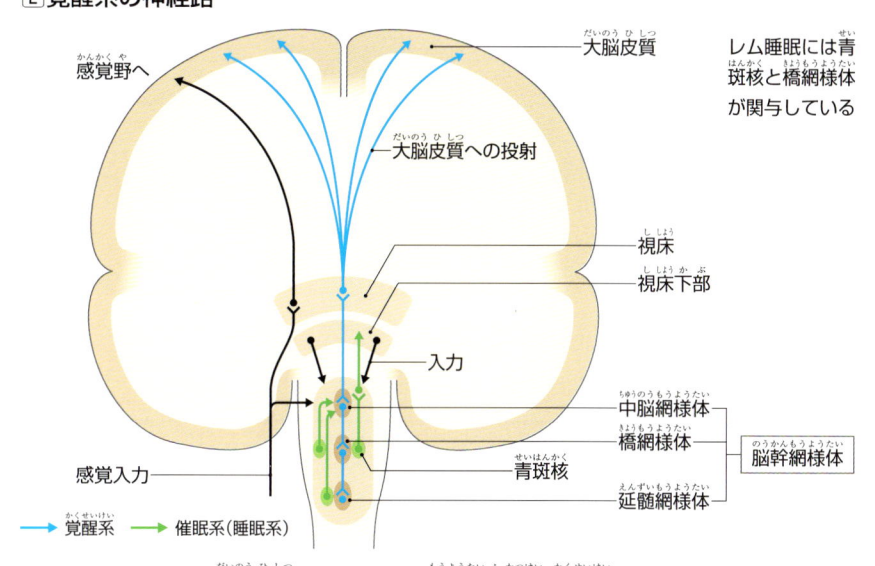

レム睡眠には青斑核と橋網様体が関与している

目覚めている状態は，大脳皮質に至る上行性の網様体賦活系(覚醒系)の活動によって維持されている．覚醒系の中枢は脳幹網様体にあり，感覚入力や視床下部からの入力を受け，大脳皮質に対して常時インパルス(電気信号)を送って，大脳皮質を活性化している神経系である．

不眠症は，感覚入力や情動系の興奮によって覚醒系が過剰に刺激され，催眠系が抑制されることによっておこると考えられているので，覚醒系の活動が高いかぎりねむることができない．ノンレム睡眠に入るには，この覚醒系の活動の低下と，催眠系が働くことが必要である．

4 催眠・鎮静薬の働く場所と効くしくみ

1 γ-アミノ酪酸(GABA)の働き

シナプス前抑制の例

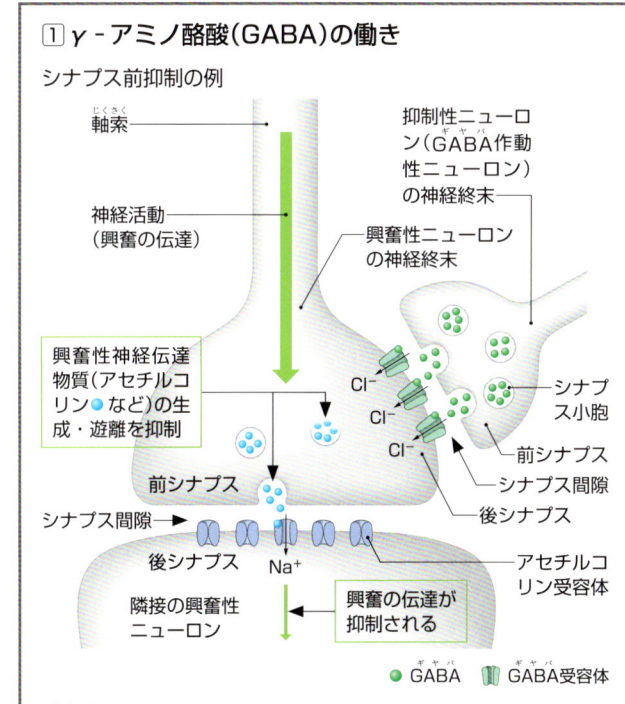

GABA受容体(■)は後シナプス膜の膜電位を過分極させる塩化物イオンチャネル(Cl⁻チャネル)の機能をあわせもっている．通常，興奮性ニューロン間の興奮の伝達(58㌻の図❶参照)，すなわち後シナプス膜の膜電位の脱分極を促進するナトリウムイオン(Na^+)の細胞内流入は，興奮性神経伝達物質であるアセチルコリン(●)などの生成・遊離を介して行われるが，シナプス間隙に遊離されたGABA(●)がGABA受容体に結合すると，Cl⁻チャネルが開き，Cl⁻が細胞内に流入して膜電位が過分極する．この変化にともない細胞(前シナプス)は鎮静化に向かい，興奮性神経伝達物質の生成・遊離がおさえられる．

2 ベンゾジアゼピン類の働き(上図)と効くしくみ(下図)

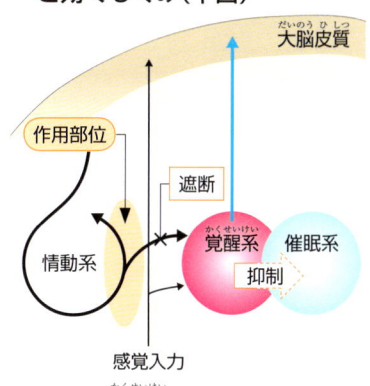

情動系から覚醒系への刺激(興奮の伝達)を選択的に遮断(×)し，催眠系(睡眠系)の抑制を緩和させる．

3 バルビツレート類の働き(上図)と効くしくみ(下図)

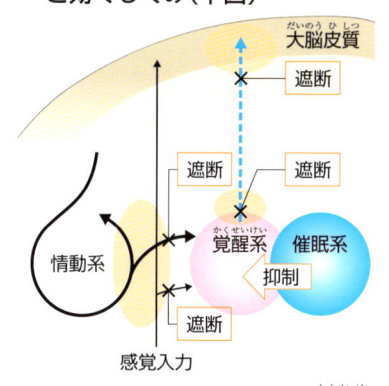

中枢神経全般に非選択的に働く．覚醒系の活動低下にともない催眠系(睡眠系)が優位になる．

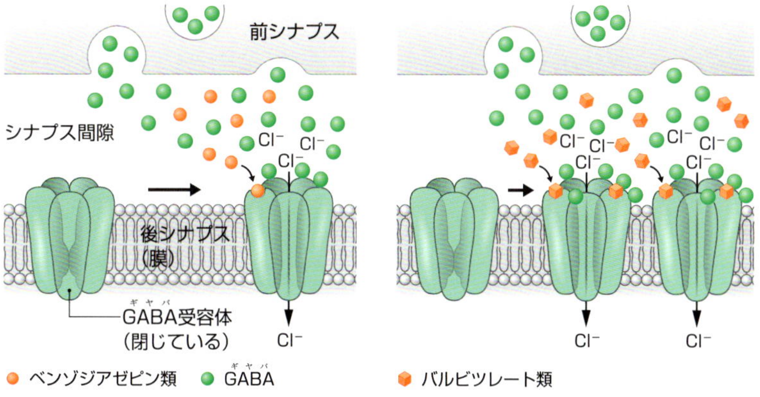

作用機序 ❷(●)や❸(●)の薬物がGABA受容体(■)に結合すると，GABA(●)がGABA受容体に結合する能力が亢進し，塩化物イオン(Cl⁻)の細胞内流入が促進される．これにより興奮性ニューロンの興奮の伝達が抑制される．

精神・神経系用薬——精神刺激薬

ナルコレプシーのくすり

❶ナルコレプシーとナルコレプシー近縁傾眠疾患のおもな症状

①ナルコレプシー

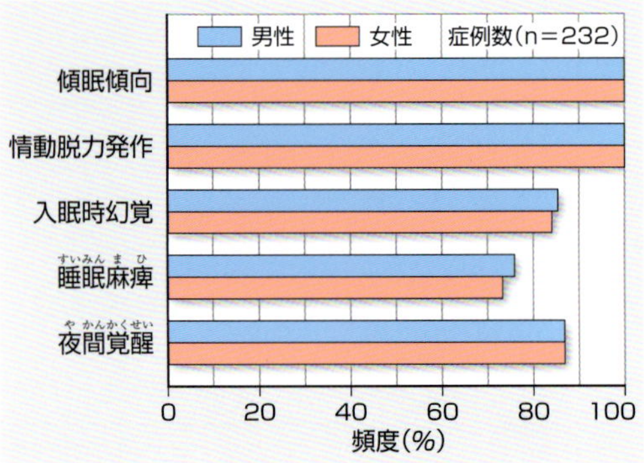

男性／女性　症例数(n=232)

頻度(%)：傾眠傾向／情動脱力発作／入眠時幻覚／睡眠麻痺／夜間覚醒

会議中のいねむり(睡眠発作)

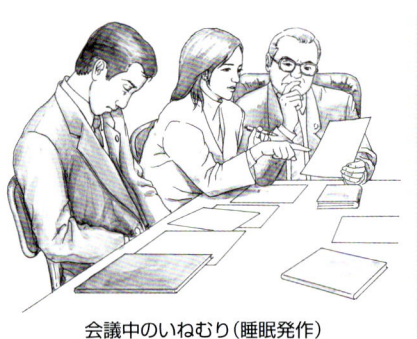

②ナルコレプシー近縁傾眠疾患

男性／女性　症例数(n=76)

頻度(%)：傾眠傾向／情動脱力発作／入眠時幻覚／睡眠麻痺／夜間覚醒

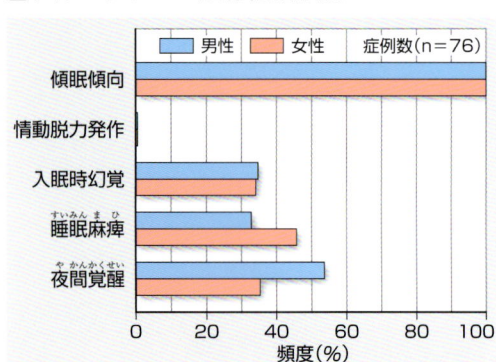

睡眠は通常，ノンレム睡眠からはじまりレム睡眠に移行するが(50ページの図❶参照)，ナルコレプシーでは入眠時にレム睡眠(入眠時レム)が出現することが多い．カタプレキシー(感情性筋緊張消失)とも呼ばれる情動脱力発作は，ナルコレプシー近縁傾眠疾患ではほとんどみられない．入眠時幻覚はねいりばなに人や動物が目の前に現れるなどといった現実感覚をともなった幻覚であり，睡眠麻痺は幻覚との認識があり周囲のことはわかっていても金縛りにあったように動けない状態をいう．

❷精神刺激薬の働く場所と効くしくみ

①覚醒系のしくみ

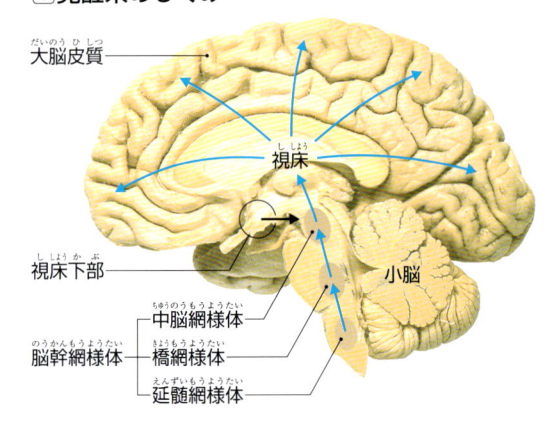

大脳皮質／視床／視床下部／中脳網様体／橋網様体／延髄網様体／脳幹網様体／小脳

ニューロン(神経細胞)のかたまりである神経核が密集した脳幹網様体，とくに中脳網様体と橋網様体は覚醒系と催眠系(51ページの図❸-②参照)に深く関与している．中脳網様体賦活系の活動は感覚入力と視床下部からの入力で支えられており，視床を中継点として大脳皮質にたえずインパルス(電気信号)を送って脳の活動水準を高めている．この働きを脳の賦活作用といい，賦活作用を維持している覚醒系の低下が睡眠をもたらすと考えられている．

②精神刺激薬の働きと効くしくみ

- メチルフェニデート(MPD)
- ドパミン(神経伝達物質)
- ドパミン受容体
- Na^+：ナトリウムイオン

軸索／ドパミン作動性ニューロンの神経終末／シナプス小胞／神経活動(興奮の伝達)／前シナプス／再取り込みを阻害／シナプス間隙／シナプス／後シナプス膜／後シナプス／Na^+の細胞内流入により後シナプス膜が脱分極して細胞(後シナプス)は興奮する／興奮の伝達の促進／隣接のニューロン／(覚醒系の刺激)

ドパミン作動性ニューロンは，脳中枢では錐体外路系の運動機能維持や情動機能，精神機能などに関与している．遊離されたドパミン(●)の一部は通常，前シナプスに取り込まれて再利用される．

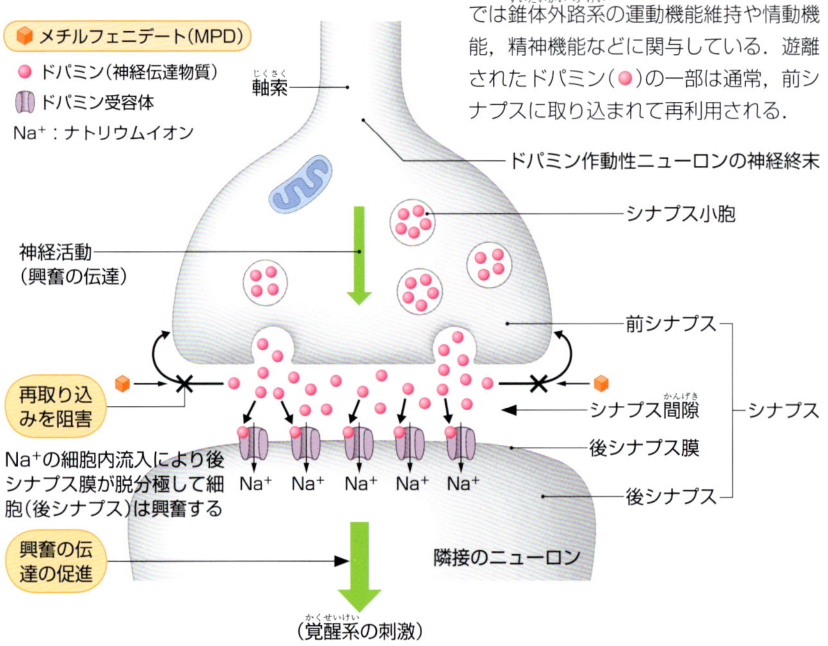

●ナルコレプシーとはどんな病気か

ナルコレプシーは〈いねむり病〉とも呼ばれ，何年にもわたって毎日つづく日中の過度のねむけ(傾眠傾向)や，たいせつな場所でもしばしばいねむりをする睡眠発作を基本症状とし，大笑いしたり，得意になるなどの強い感情の動きにともなって，全身あるいは一部の筋肉の脱力が短時間おこる情動脱力発作を特徴とする，原因不明の症候群である．入眠時レム(深睡眠期とされるレム睡眠，50ページを参照)が出現しやすく，その出現に一致して多くは入眠時幻覚，睡眠麻痺，夜間覚醒などの症状がみられる(図❶-①)．

ナルコレプシーと同様に日中の傾眠傾向は長期間つづくが，情動脱力発作がほとんど認められない傾眠疾患は，ナルコレプシー近縁傾眠疾患と呼ばれる(図❶-②)．

●精神刺激薬の働きと効くしくみ

ナルコレプシーでは，入眠時レムをおさえる神経系(催眠系)のしくみや，目覚めている状態を維持する神経系(覚醒系)のしくみ(図❷-①)に障害[❶]があるのではないかと考えられているので，覚醒系の賦活作用(脳の活動性の維持)を高めて睡眠をおさえる覚醒アミン(精神刺激薬，図❹)がおもに用いられる．これらのうち，精神刺激薬のメチルフェニデート(MPD)の場合，脳内の覚醒系や催眠系に関与する領域[❷]に分布するドパミン作動性ニューロン[❸]に働き，シナプス間隙に遊離されたドパミンの前シナプスへの再取り込みを阻害する(図❷-②)．その結果，シナプス間隙のドパミ

52

❸ 睡眠表―ナルコレプシー患者の睡眠記録例

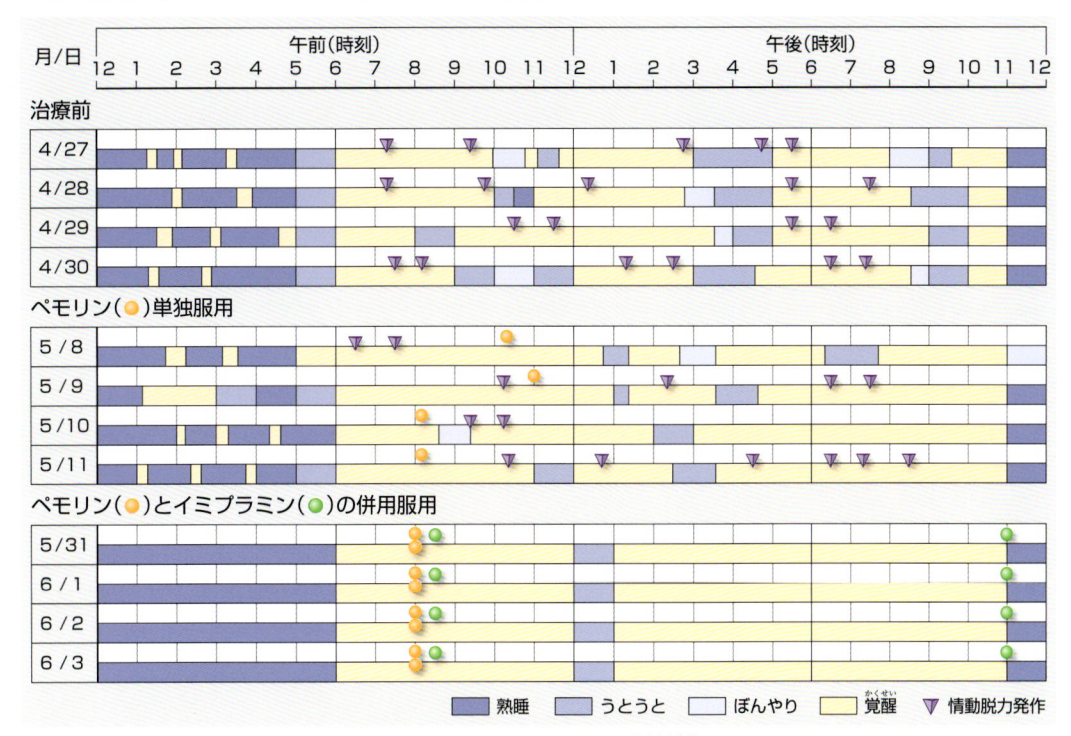

40歳，男性の症例．治療前は日中の傾眠傾向や情動脱力発作（▼），夜間覚醒がしばしばみられる．しかし，ペモリンの単独服用時（朝/50mg 1錠）では日中の傾眠傾向はやや改善しており，ペモリン（朝/50mg 2錠）と抗うつ薬のイミプラミン（朝/25mg 1錠，就寝前/25mg 1錠）との併用服用時では，おもな症状がほぼ消失している．

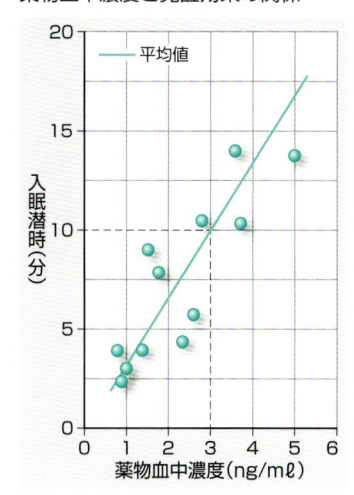

図は3名の患者のメチルフェニデート（MPD）の薬物血中濃度と作用（覚醒効果）の指標となる入眠潜時（眼を閉じてから入眠までの時間を脳波で評価した値）の相関関係を示したものである．MPDの血中濃度が高くなるほど覚醒している時間（入眠潜時）が長くなり，MPDの血中濃度が低くなるほどその時間が短くなっている．

❹ 主要症状に対するおもな治療薬の薬剤例と副作用

症状	薬効分類	一般名	おもな商品名
日中の傾眠傾向，睡眠発作	精神刺激薬	メチルフェニデート塩酸塩	リタリン®
		ペモリン	ベタナミン®
		メタンフェタミン塩酸塩	ヒロポン®[1]
夜間覚醒（夜間熟眠困難）	催眠・鎮静薬	ニトラゼパム	ネルボン®，ベンザリン®
	抗不安薬	ジアゼパム	セルシン®
	抗精神病薬	クロルプロマジン	ウインタミン®，コントミン®
		ベゲタミン錠-A, -B	ベゲタミン®B
レム睡眠関連症状[2]	抗うつ薬	イミプラミン塩酸塩	イミドール®，トフラニール®
		クロミプラミン塩酸塩	アナフラニール®

1) 覚醒剤所持証明書の発行が必要　2) 情動脱力発作，入眠時幻覚，睡眠麻痺をいう

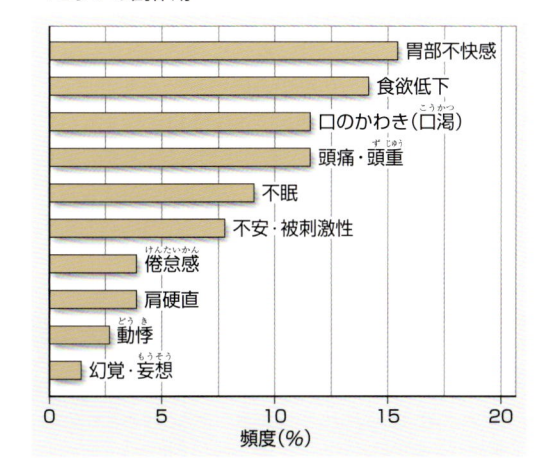

ンが増加し，ドパミンを介するニューロン（神経細胞）間の神経活動（興奮の伝達，58㌻の図❶参照）の効率が高まる．この薬理作用によって覚醒系の賦活作用が高められる，と考えられている．

●用い方とおもな副作用

ナルコレプシーの治療薬としてMPDとペモリンの精神刺激薬が多用されているが，MPDの消失半減期が2～3時間と短く，ペモリンは11～12時間と長いため，患者に睡眠表（図❸）を記録してもらい，それを参考に最適の薬剤を選択するかあるいは組み合わせて，薬用量や服用時間・間隔などを決めることになる．たとえば，半減期の長いペモリンを朝服用したうえで，必要に応じて半減期の短いMPDを午前と午後1時ごろに服用する．

胃部不快感，食欲低下などペモリンの副作用（図❹）は，覚醒アミンの各薬剤に共通にみられる．催眠・鎮静薬の長期連用の際に現れる耐性（薬剤がしだいに効かなくなる現象）の出現は，MPDやペモリンにはほとんどみられないが，同じ精神刺激薬の中でも覚醒剤のメタンフェタミンではしばしば認められる．

こどもの注意欠陥多動性障害（ADHD）の治療にもMPDとペモリンが用いられる．しかし，アメリカではペモリンによる劇症肝炎の副作用が問題視されている．　　　　　　　　　　（小瀧　一）

❶脳幹網様体をふくむ部位の障害が想定されており，睡眠・覚醒リズムの障害にともなう症状が傾眠傾向や睡眠発作であり，レム睡眠の障害にともなう症状が情動脱力発作や入眠時幻覚，睡眠麻痺，夜間覚醒とされる．❷黒質－線条体間（60㌻の図❶-❸参照）や中脳皮質系．❸ドパミンを神経伝達物質とする神経．

精神・神経系用薬──抗うつ薬

うつ病のくすり

❶うつ病のおもな精神症状

前兆的な精神症状は段階的に深まっていくと考えられる．生涯で1回以上のうつ状態を経験する割合は，女性は18〜23％，男性は8〜11％と推定されており，発症頻度は女性優位である．

（段階：いらいら→不安→憂うつ感→手につかない→根気がない→興味がない→おもしろくない→生きがいがない）

❷発症の原因──モノアミン受容体感受性亢進仮説

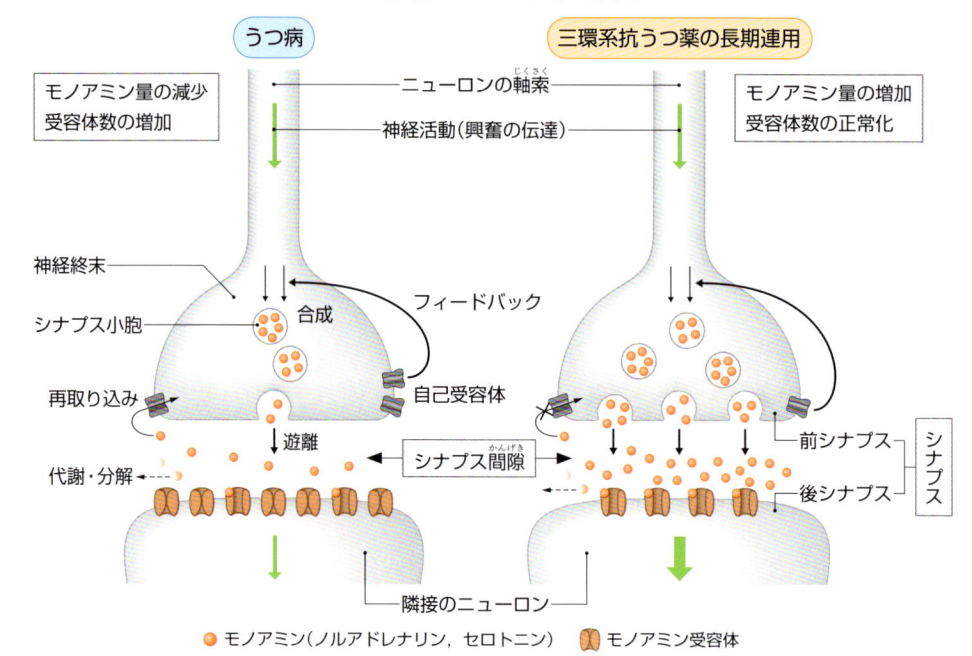

【うつ病】モノアミン量の減少／受容体数の増加
【三環系抗うつ薬の長期連用】モノアミン量の増加／受容体数の正常化

（図中ラベル：ニューロンの軸索，神経活動（興奮の伝達），神経終末，シナプス小胞，合成，フィードバック，自己受容体，再取り込み，遊離，代謝・分解，シナプス間隙，前シナプス，後シナプス，シナプス，隣接のニューロン，モノアミン（ノルアドレナリン，セロトニン），モノアミン受容体）

シナプス間隙に遊離されたモノアミンの一部は，通常，前シナプスに取り込まれ再利用され，一部は代謝・分解される．モノアミンの合成・遊離はまた，自己受容体により調節されている（フィードバック）．うつ病ではモノアミンの合成・遊離が減少しており，この少ないモノアミンを効率よく受け取るために，受容体の機能（受容体能）が高まっている，すなわち受容体数が増加しているという考え方である．抗うつ薬は，受容体の感受性を低下（ダウンレギュレーション＝受容体数の減少）させ，それぞれの機能を正常化させる働きをもつと考えられている．

●うつ病とはどんな病気か

感情障害とか気分障害とも呼ばれる躁うつ病のうち，気分が滅入って，抑うつ感情，不安・焦燥感，寂寥感，自殺願望などの精神症状（図❶）にともない，不眠や食欲不振などの身体症状を示す病態をうつ病と呼ぶ．発症の原因はよくわかっていない．

うつ病の発症についてはいくつかの仮説が唱えられており，その一つにモノアミン受容体感受性亢進仮説（図❷）がある．

●抗うつ薬の働きと効くしくみ

脳の高度な神経活動（情報伝達）を維持している主役はニューロン（神経細胞）である．うつ病では，図❷の仮説に示すように，ニューロン間の情報伝達（興奮の伝達，58㌻の図❶参照）に働くセロトニンやノルアドレナリンなどのモノアミン❶の合成・遊離が少なく，これを調節するためにシナプスの感受性を高めて受容体数を増加させている状態にあると考えられており，結果としてモノアミンの受容体結合が減少している．

抗うつ薬はシナプス間隙のモノアミン量を急速に増加させる働きをもっている．シナプス間隙に遊離されたモノアミンの一部は前シナプスに取り込まれ，一部は代謝・分解されるが，抗うつ薬はその再取り込みを阻害することなどにより受容体に結合するモノアミン量を増加させ，抗うつ効果を発揮する（図❸）．

●用い方と第一選択薬

薬物療法の開始にあたっては，うつ病の症状の特徴をつかみ，それに対応した適切な抗うつ薬が選択されるべきであるとされる．中等度のうつ病に対しては，アメリカではモノアミン再取り込み阻害薬のうち，選択的セロトニン再取り込み阻害薬（SSRI）とセロトニン・ノルアドレナリン再取り込み阻害薬（SNRI）が第一選択薬とされている．

入院が必要となる重症例では，SSRIやSNRIよりも三環系抗うつ薬のほうが有効であり，第一選択薬となる．難治例では甲状腺ホルモン，ブロモクリプチンなどのドパミン賦活性パーキンソン病治療薬（ドパミン作動薬，60㌻の図❷-②参照）の併用による効果の増強も認められている．また，うつ病に特徴的な食欲不振や下痢などの消化器症状に対しては，食欲増進や消化の亢進を目的に健胃消化薬などが用いられる．

●おもな副作用

一般的な副作用として，口渇やねむけ，起立性低血圧などがみられる．抗うつ薬の多剤併用や過量服用の場合，けいれんが発現する割合の高いことが報告されており，また，抗コリン作用❷の強い薬物ほど，せん妄❸をおこしやすいといわれる．　（小瀧　一）

❶アンモニア（NH₃）の水素原子（H）を炭化水素基で置換した形の化合物をアミンといい，そのアミンが一つの生体アミン．生理活性物質として末梢の各臓器では種々の作用をもつが，脳ではノルアドレナリンはノルアドレナリン作動性ニューロンの神経伝達物質，セロトニンはセロトニン作動性ニューロンの神経伝達物質である．
❷副交感神経刺激効果を抑制する副交感神経遮断作用．抗ムスカリン様作用とも呼ばれる．❸意識混濁に幻覚や妄想などをともなう意識障害が急性に経過する病態．

3 抗うつ薬の働きと効くしくみ

脳の神経活動（興奮の伝達）には種々の神経伝達物質が働いているが，うつ病ではそれらのうち，ノルアドレナリンやセロトニンの不足による受容体感受性亢進（受容体数の増加など）が発症の原因として考えられている．抗うつ薬は興奮性のノルアドレナリン作動性ニューロンや抑制性のセロトニン作動性ニューロンに働き，図に示すようなしくみによって抗うつ作用を発揮すると考えられている．

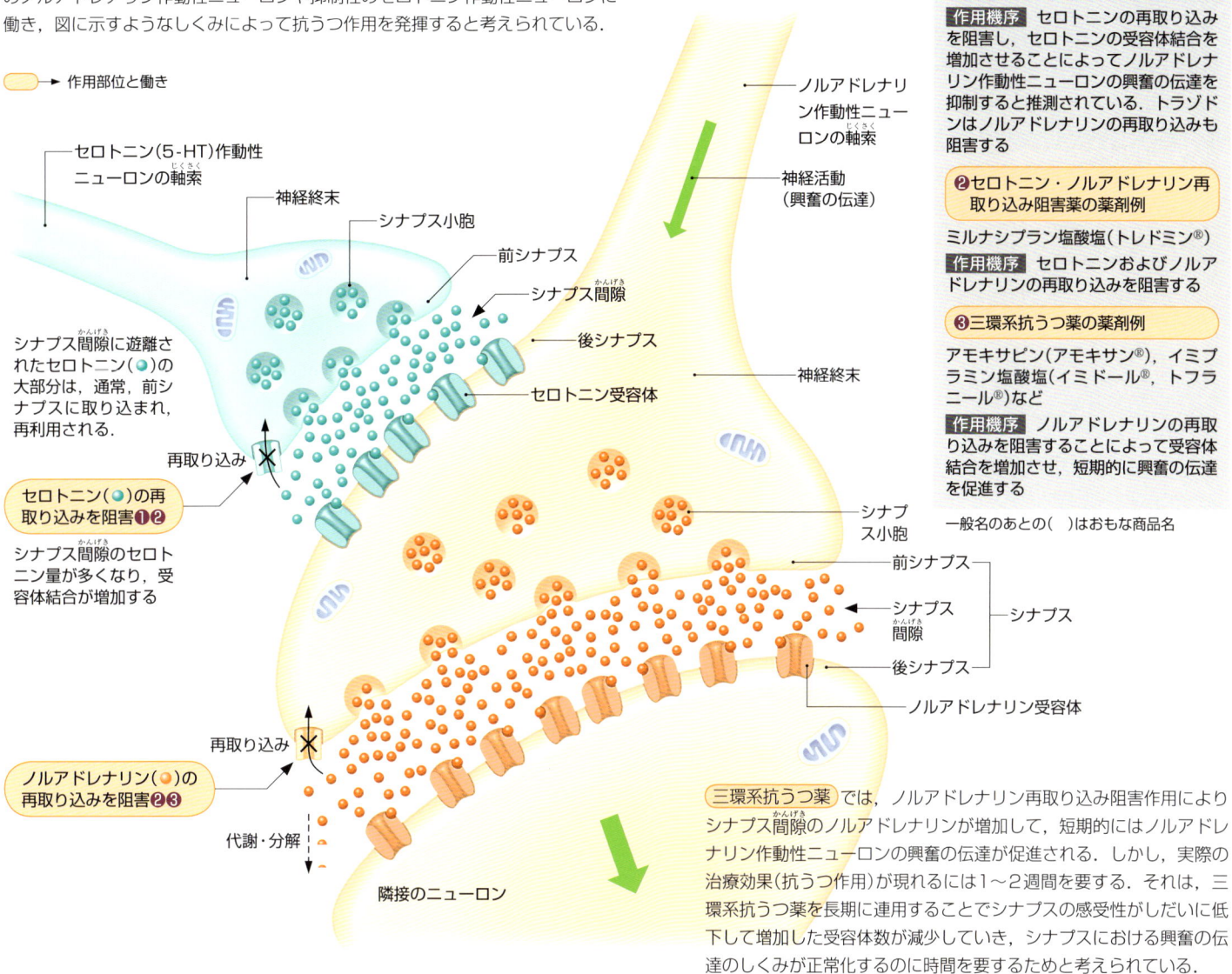

▶ 作用部位と働き

- セロトニン(5-HT)作動性ニューロンの軸索
- 神経終末
- シナプス小胞
- 前シナプス
- シナプス間隙
- 後シナプス
- セロトニン受容体
- ノルアドレナリン作動性ニューロンの軸索
- 神経活動（興奮の伝達）
- 神経終末
- シナプス小胞
- 前シナプス
- シナプス間隙　シナプス
- 後シナプス
- ノルアドレナリン受容体
- 代謝・分解
- 隣接のニューロン

シナプス間隙に遊離されたセロトニンの大部分は，通常，前シナプスに取り込まれ，再利用される．

セロトニン(●)の再取り込みを阻害❶❷
シナプス間隙のセロトニン量が多くなり，受容体結合が増加する

ノルアドレナリン(●)の再取り込みを阻害❷❸

❶選択的セロトニン再取り込み阻害薬の薬剤例

トラゾドン塩酸塩（デジレル®，レスリン®），パロキセチン塩酸塩水和物（パキシル®），フルボキサミンマレイン酸塩（デプロメール®，ルボックス®）

作用機序 セロトニンの再取り込みを阻害し，セロトニンの受容体結合を増加させることによってノルアドレナリン作動性ニューロンの興奮の伝達を抑制すると推測されている．トラゾドンはノルアドレナリンの再取り込みも阻害する

❷セロトニン・ノルアドレナリン再取り込み阻害薬の薬剤例

ミルナシプラン塩酸塩（トレドミン®）
作用機序 セロトニンおよびノルアドレナリンの再取り込みを阻害する

❸三環系抗うつ薬の薬剤例

アモキサピン（アモキサン®），イミプラミン塩酸塩（イミドール®，トフラニール®）など
作用機序 ノルアドレナリンの再取り込みを阻害することによって受容体結合を増加させ，短期的に興奮の伝達を促進する

一般名のあとの（　）はおもな商品名

三環系抗うつ薬では，ノルアドレナリン再取り込み阻害作用によりシナプス間隙のノルアドレナリンが増加して，短期的にはノルアドレナリン作動性ニューロンの興奮の伝達が促進される．しかし，実際の治療効果（抗うつ作用）が現れるには1～2週間を要する．それは，三環系抗うつ薬を長期に連用することでシナプスの感受性がしだいに低下して増加した受容体数が減少していき，シナプスにおける興奮の伝達のしくみが正常化するのに時間を要するためと考えられている．

4 抗うつ薬の服用期間とうつ病の再発率

①いつまで飲みつづけるべきか

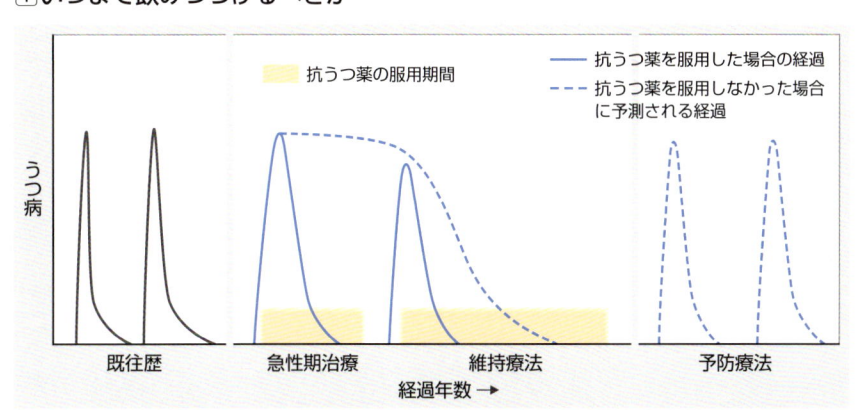

抗うつ薬の服用期間
― 抗うつ薬を服用した場合の経過
--- 抗うつ薬を服用しなかった場合に予測される経過

うつ病　既往歴　急性期治療　維持療法　予防療法
経過年数→

うつ病では治療開始から1ヵ月後に70％の人が寛解（改善）するといわれているが，寛解したからといって服用を中止（退薬）するのが速すぎることによる再発例が多い．再発を防ぐためにも寛解が認められてから1ヵ月はそのまま服用をつづけ，それ以後3～5ヵ月にわたって徐々に減らしながら中止する，などの方法が経験的に行われている．

②再発率―予防効果

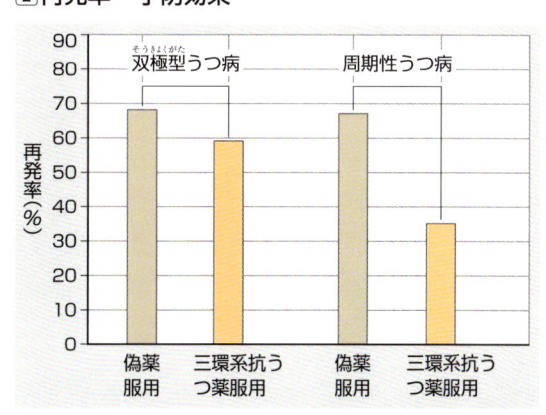

双極型うつ病　　周期性うつ病
再発率(%)
90
80
70 68　　　　　67
60　　　59
50
40　　　　　　　　　　　35
30
20
10
0
偽薬服用　三環系抗うつ薬服用　偽薬服用　三環系抗うつ薬服用

急性期症状が改善されたあとに，三環系抗うつ薬と偽薬（作用のない物質）を用いてうつ病の1年以内の再発率を調べた．周期性うつ病では抗うつ薬の服用者の再発予防効果が高い．双極型うつ病は躁病相とうつ病相の両病相がみられるうつ病．

精神・神経系用薬──抗精神病薬

統合失調症のくすり

●統合失調症と脳の働き

統合失調症は，思考・感情・知覚・行動にいちじるしい影響をおよぼす重い精神障害である．おもに思春期から25歳くらいに好発し，進行すると人格欠落や荒廃に至る．主要症状は幻覚，妄想などの陽性症状と，情動の平板化・情動鈍麻，思考の貧困などの陰性症状に大別される（図❶）．統合失調症の発症原因はいまだ明確ではないが，患者の脳（中枢神経）では，神経伝達物質であるドパミンの受容体が健常者の2.5倍に増加していることが明らかにされている（図❸）．

通常，脳はドパミンをはじめとする種々の神経伝達物質（図❷）がバランスを取り合い，ニューロン（神経細胞）を主体として構成される複雑な中枢神経網の興奮および抑制を調節しながら，高度な神経活動（情報伝達としての興奮の伝達．58㌻の図❶参照）を維持している．しかし，なんらかの原因によって情報伝達に働く神経伝達物質の生成・遊離やその働きのバランスがくずれると，通常の情報伝達が行われなくなるため，病的な症状が出現する．

●抗精神病薬の働きと効くしくみ

統合失調症では脳の大脳核と呼ばれる領域（とくに尾状核，図❸）のドパミン濃度が上昇し，それにともなってドパミンを神経伝達物質とする神経（ドパミン作動性ニューロン）が異常に興奮することが一因（ドパミン仮説，図❹）と考えられているので，おもにドパミンの働きをおさえるドパミン受容体遮断薬が抗精神病薬として用いられている．抗精神病薬のおもな働きは，増加した余剰ドパミンが後シナプス膜のドパミン受容体に結合するのを阻害するドパミン受容体遮断作用にあり（図❹），おもに陽性症状を改善する．また，抗精神病薬はドパミン以外のアセチルコリンやアドレナリンなどの神経伝達物質を介する中枢・末梢の神経系[1]に対しても抑制作用（受容体遮断作用）をもっている．

●注意すべき副作用

一般に抗精神病薬は安全性が高い．しかし，抗精神病薬の中枢神経抑制作用から，高力価群の薬剤は黒質-線条体間（60㌻の図❶，❷参照）に分布するドパミン受容体も遮断するため，コリン作動性神経が優位となり錐体外路障害[2]をおこしやすい．他方，低力価群の薬剤は錐体外路障害はおこしにくいが，中枢性ヒスタミン受容体遮断作用によりねむけ・ぼんやり・不活発などの鎮静症状を，末梢性のアドレナリン$α_1$受容体遮断作用（血管収縮作用）により起立性低血圧を，末梢性のアセチルコリン（ムスカリン）受容体遮断作用により口渇・便秘などを誘発しやすい．また，抗精神病薬を長期間連用するとごくまれに悪性症候群[3]をおこすことがあり，前兆症状に注意が必要である．

（保土田 雅子）

[1] アセチルコリンを神経伝達物質とするコリン作動性神経系やアドレナリン$α_1$作動性神経系．[2] 大脳核の障害により引き起こされる筋緊張の亢進や不随意に反復する異常運動．振戦・筋強剛，運動緩慢，前屈姿勢，突進歩行，仮面様顔貌などの症状をともなう．[3] 悪性自律神経障害とも呼ばれる．錐体外路障害の症状や種々の重い自律神経症状を呈し，死亡することもある．前兆症状として発熱，振戦・筋強剛，嚥下困難，興奮，頻脈，発汗・唾液分泌過多などがみられる．

❶ 統合失調症のおもな症状と病態

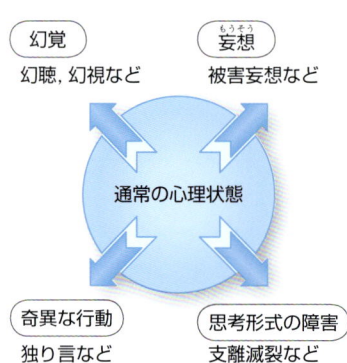

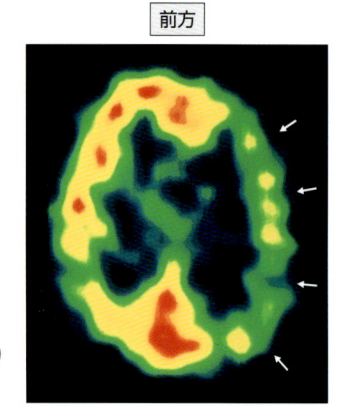

1 陽性症状の特徴

- 幻覚：幻聴，幻視など
- 妄想：被害妄想など
- 奇異な行動：独り言など
- 思考形式の障害：支離滅裂など

通常の心理状態

前方

通常の心理状態では認められない特異な心理現象がみられる．ポジトロンカメラによる脳画像では，向かって右側の頭頂葉は黒く緑色にみえる部分（矢印）が多く，あまり働いていない．赤色や黄色の部分は活発に働いていることを示す．

2 陰性症状の特徴

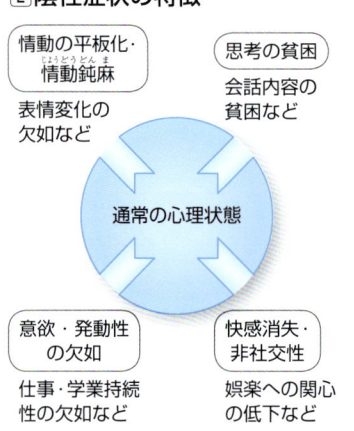

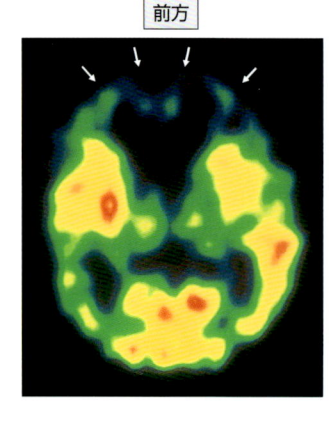

- 情動の平板化・情動鈍麻：表情変化の欠如など
- 思考の貧困：会話内容の貧困など
- 意欲・発動性の欠如：仕事・学業持続性の欠如など
- 快感消失・非社交性：娯楽への関心の低下など

通常の心理状態

前方

通常の心理状態に認められる心理現象が欠落している．ポジトロンカメラによる脳画像では，両側の前頭葉が黒くところどころ緑色に映っており，この部分（矢印）があまり働いていないことを示す．

❷ おもな神経伝達物質の脳内分布

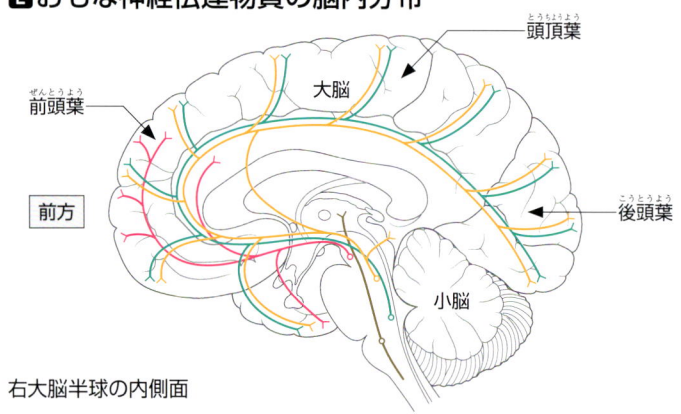

右大脳半球の内側面（前頭葉，頭頂葉，後頭葉，大脳，小脳）

ドパミン（──），ノルアドレナリン（──），アドレナリン（──），セロトニン（──）の脳内分布を示す．ドパミン作動性ニューロンは錐体外路系の機能や情動機能などに関与している．統合失調症では，このドパミン作動性ニューロン間の情報伝達（興奮の伝達）に働くドパミンがなんらかの原因で過剰に生成・遊離されるため，興奮の伝達が異常に増強され，統合失調症が引き起こされると考えられているが，近年は，セロトニンやグルタミン酸など興奮性に働く神経伝達物質も密接に関与していると想定されている．

❸ 大脳核の領域とドパミン受容体密度の増大

右大脳半球／大脳縦裂／左大脳半球

1：尾状核
2：レンズ核
3：扁桃体

小脳

写真はヒト脳の前額断面

健常者にくらべて，患者（薬物療法開始前）の脳では明らかに1g脳あたりの尾状核におけるドパミン受容体（ドパミンD_2受容体）密度が増大している．

大脳核は大脳基底核とも呼ばれ，大脳半球の深部に位置し，ニューロン（神経細胞）が高度に密集した集団（神経核）である扁桃体，レンズ核（被殻と淡蒼球，60ページの図❶-②参照），尾状核などから構成される．機能上は大脳辺縁系（51ページの図❸-①参照）の一部をなす．この領域の働きは錐体外路系にほぼ一致しており，姿勢の予測的制御や目的ある運動のために必要な全身の骨格筋の筋緊張を調節している．

❹ 抗精神病薬の働く場所と効くしくみ

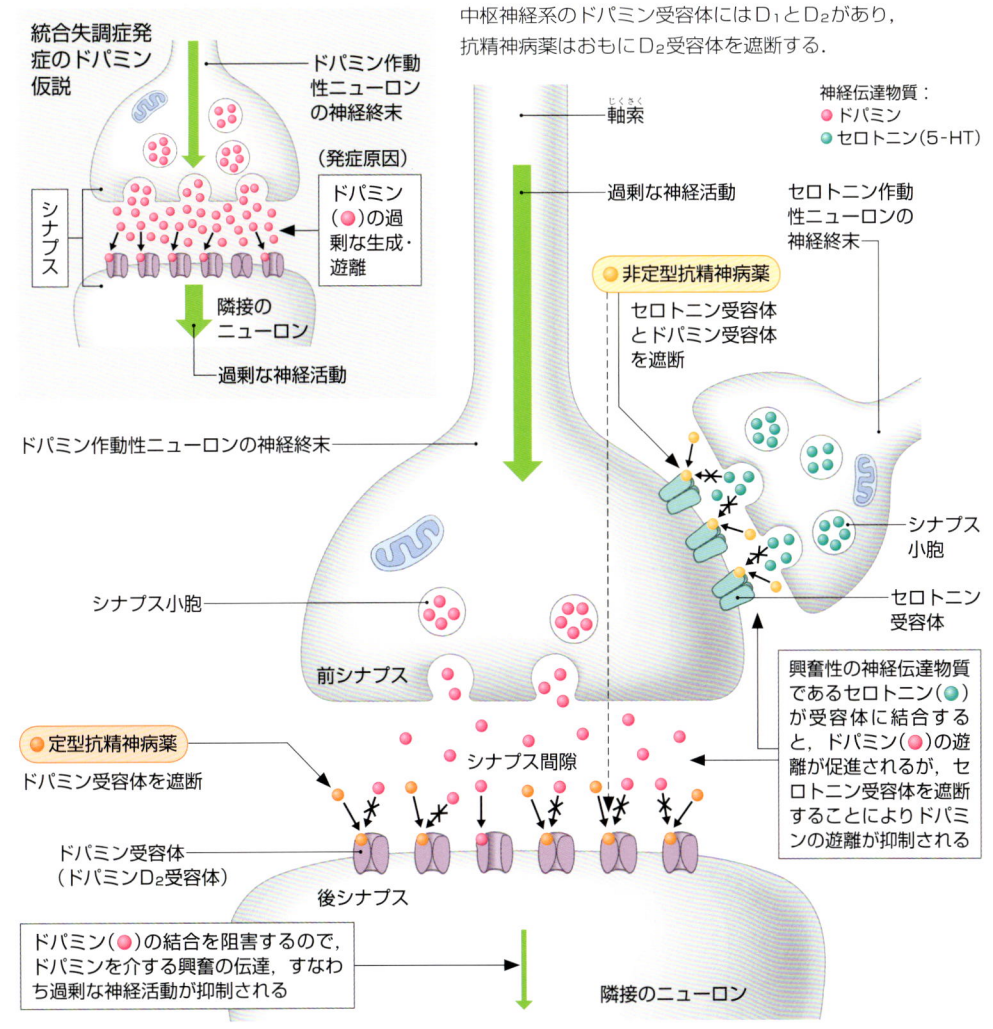

統合失調症発症のドパミン仮説

ドパミン作動性ニューロンの神経終末
（発症原因）ドパミン（●）の過剰な生成・遊離
シナプス
隣接のニューロン
過剰な神経活動

中枢神経系のドパミン受容体にはD_1とD_2があり，抗精神病薬はおもにD_2受容体を遮断する．

軸索
過剰な神経活動

神経伝達物質：
● ドパミン
● セロトニン（5-HT）

セロトニン作動性ニューロンの神経終末

非定型抗精神病薬
セロトニン受容体とドパミン受容体を遮断

ドパミン作動性ニューロンの神経終末
シナプス小胞
前シナプス

シナプス小胞
セロトニン受容体

興奮性の神経伝達物質であるセロトニン（●）が受容体に結合すると，ドパミン（●）の遊離が促進されるが，セロトニン受容体を遮断することによりドパミンの遊離が抑制される

定型抗精神病薬
ドパミン受容体を遮断

ドパミン受容体（ドパミンD_2受容体）
シナプス間隙
後シナプス

ドパミン（●）の結合を阻害するので，ドパミンを介する興奮の伝達，すなわち過剰な神経活動が抑制される

隣接のニューロン

シナプスの構造と情報伝達（興奮の伝達）の基本的なしくみについては58ページの図❶を参照

定型抗精神病薬（ドパミン受容体遮断薬）

高力価群　薬剤例／一般名（おもな商品名）

急性期の第一選択薬．ドパミン受容体遮断作用が強く，錐体外路障害をおこしやすい．その予防のため，パーキンソン病治療薬（60ページ参照）と併用される

スピペロン（スピロピタン®），チミペロン（トロペロン®），トリフロペラジンマレイン酸塩（トリフロペラジン），ネモナプリド（エミレース®），ハロペリドール（セレネース®），フルフェナジン（フルメジン®），プロクロルペラジン（ノバミン®），ペルフェナジン（トリラホン®，ピーゼットシー®）

低力価群

強い鎮静・催眠作用を要する場合，錐体外路障害をさけたい場合などに用いる．起立性低血圧をおこしやすい

クロルプロマジン（ウインタミン®，コントミン®），ピパンペロン塩酸塩（プロピタン®），レボメプロマジン（ヒルナミン®，レボトミン®）

中間・異型群

ドパミン受容体遮断作用，鎮静作用ともに比較的弱い

オキシペルチン（ホーリット®），カルピプラミン（デフェクトン®），クロカプラミン塩酸塩水和物（クロフェクトン®），スルトプリド塩酸塩（バルネチール®），スルピリド（ドグマチール®），ゾテピン（ロドピン®），ピモジド（オーラップ®），プロペリシアジン（ニューレプチル®），ブロムペリドール（インプロメン®），モサプラミン塩酸塩（クレミン®），モペロン塩酸塩（ルバトレン®），レセルピン（アポプロン®）

作用機序

ドパミン受容体を遮断して，ドパミンの結合を阻害し，ドパミンを介する異常な興奮の伝達を抑制する作用や作用部位は，治療目的の抗精神病作用や鎮静作用をもたらす大脳辺縁系にとどまらず，錐体外路系（黒質－線条体間）や視床下部・下垂体系などに分布するドパミン受容体にもおよぶ

非定型抗精神病薬

高力価群　薬剤例／一般名（おもな商品名）

リスペリドン（リスパダール®）

低力価群

クエチアピンフマル酸塩（セロクエル®）

中間・異型群

オランザピン（ジプレキサ®），ペロスピロン塩酸塩水和物（ルーラン®）

作用機序

セロトニン（5-HT）受容体とドパミン受容体を遮断．後者の遮断作用はゆるやかであるが，前者の遮断作用は強力であり，それによってドパミン作動性ニューロンの神経終末の興奮をしずめ，ドパミンの遊離を抑制すると考えられている

精神・神経系用薬──抗てんかん薬

てんかん・けいれんのくすり

●てんかんと熱性けいれん

てんかんはさまざまな要因により発症する慢性の脳疾患である．脳（中枢神経）の働きをになうニューロン（神経細胞）の情報伝達のしくみ（図1）に一時的に異常が発生して，意識や記憶がなくなったり，動作の異常，けいれん，精神発作などのてんかん発作がなんども繰り返しおこる病態を特徴とする．発作は，発作の焦点[1]が脳の一部に限定されるためにある特定の身体部分に症状が現れる部分発作と，大脳半球と脳幹を焦点として意識障害がみられる全般発作に大別される（図2）．また，小児では，細菌感染などにともなう38℃以上の急激な発熱などが原因でけいれん（強直-間代性けいれん）を引き起こすことがあり，これは熱性けいれんと呼ばれる．

●抗てんかん薬の働きと効くしくみ

てんかんや熱性けいれんには，中枢神経抑制薬である抗てんかん薬が用いられている．抗てんかん薬の働きや作用機序（効くしくみ）はいまだ明らかでないものが多いが，抗てんかん薬はてんかん発作の焦点部位のニューロンやニューロン間の接合部であるシナプスに働き（図3），細胞の異常興奮によって発生した過剰な活動電位（異常電気放電）が，隣接のニューロンあるいは脳全体に広がるのを阻止すると考えられている．その働き（細胞の興奮の抑制作用）によって脳性のけいれんや動作の異常，運動障害，意識障害などてんかん発作にともなう諸症状が軽減される．

●抗てんかん薬の特徴と薬物療法の基本

てんかんでは抗てんかん薬を長期間飲みつづけなければならない．そのため，薬物の選択いかんによって，てんかん発作が悪化することがないように，てんかん発作の型に対応した適切な抗てんかん薬（図2）を選択したうえで，有効な薬物血中濃度が得られるように薬用量を設定する必要がある．てんかん発作が長期間おさまっているようなら，薬用量を減らしたり，服用を中止することもある．しかし，自分勝手に中止すると，重いけいれん発作が短時間に繰り返しおこる重積発作（離脱症状）をおこすことがある[2]．医師の許可なく服用を中止するのは危険である．

熱性けいれんの治療にも抗てんかん薬が用いられるが，それはおもにてんかんの予防のためである．熱性けいれんがつづくとてんかんに移行する症例があるからである[3]．

●おもな副作用と一般的な副作用

抗てんかん薬は，催眠・鎮静などの中枢神経抑制作用のために飲みはじめにねむけが現れることがある．しかし，しばらく飲みつづけるとねむけは軽減される．そのほかの一般的な副作用として，めまい，運動失調，吐き気・嘔吐，眼振（眼球震盪），一つの物体が二つにみえる複視などがみられる．　（西原 カズヨ）

[1]大脳皮質あるいは皮質下核の領域のニューロンがなんらかの要因で刺激を受け異常に興奮（ニューロン発作）し，周囲のニューロンに向けて異常電気放電を発射する部位．[2]飲み忘れの際にも重積発作をおこすことがある．飲み忘れてつぎに飲む時間が近いときはその時間から規定量（1回量）を飲み，決して飲み忘れ分と合わせて2回量をまとめて飲んではならない．[3]その割合はおよそ2～4％といわれる．

1 ニューロンの基本構造と情報伝達のしくみ

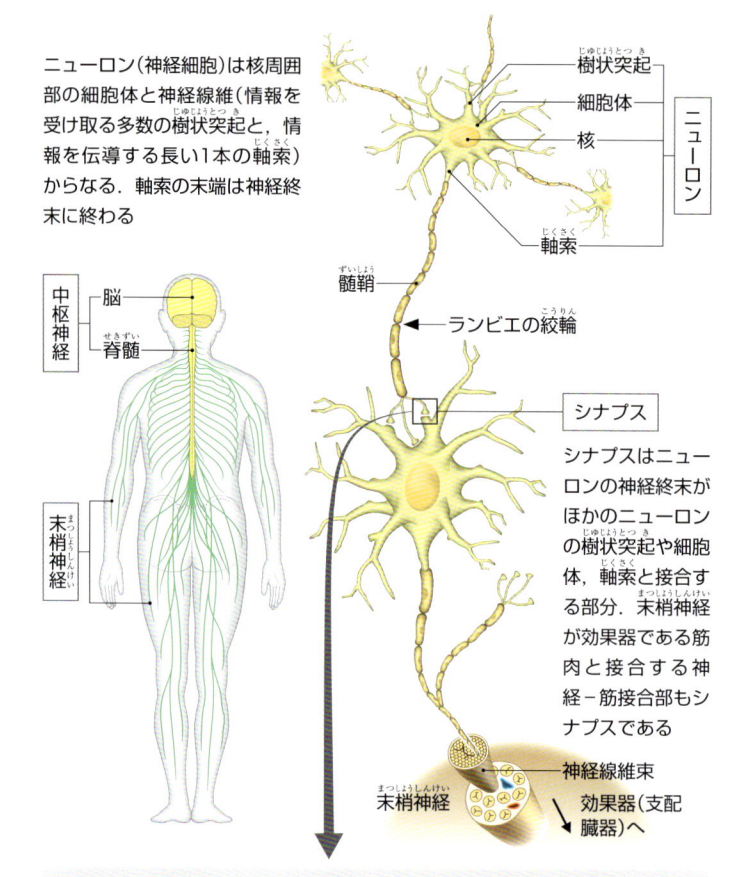

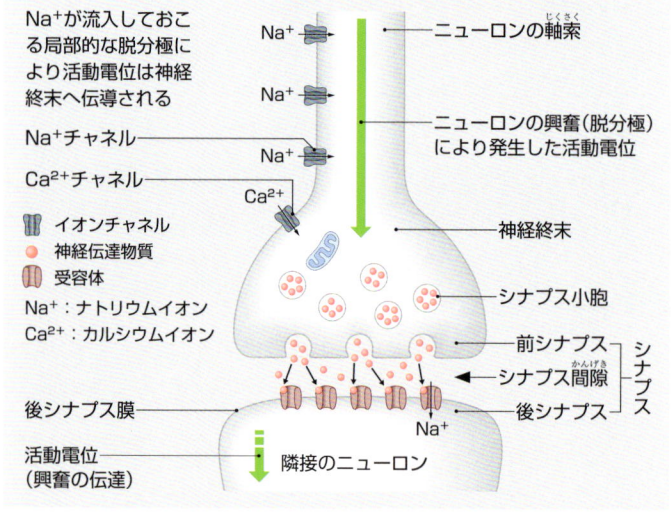

ニューロン（神経細胞）は核周囲部の細胞体と神経線維（情報を受け取る多数の樹状突起と，情報を伝導する長い1本の軸索）からなる．軸索の末端は神経終末に終わる

シナプスはニューロンの神経終末がほかのニューロンの樹状突起や細胞体，軸索と接合する部分．末梢神経が効果器である筋肉と接合する神経-筋接合部もシナプスである

ニューロン（神経細胞）間の情報伝達は，刺激による神経細胞の興奮（脱分極）とその興奮（脱分極により発生した活動電位）の伝達の過程である．神経細胞は活動しない時期には細胞内電位が負（マイナス）に，細胞外電位が正（プラス）に分極した状態に保たれており，細胞が興奮するとイオンチャネルを通ってNa^+が細胞内に流入して脱分極する．脱分極により活動電位が発生する．活動電位（→）は軸索を通って神経終末へ伝導され，それによって神経終末は脱分極し，Ca^{2+}が細胞内に流入する．その結果，シナプス小胞内の神経伝達物質（●）がシナプス間隙に遊離される．遊離した神経伝達物質が隣接のニューロンの細胞膜（後シナプス膜）の受容体（▯）に結合すると膜のイオン透過性が変化し，Na^+などのイオンが流入して後シナプス膜が脱分極する．新たに発生した活動電位（隣接のニューロンの興奮）は，また神経終末のシナプスに伝導される．この一連の過程を興奮の伝達，すなわち情報伝達と呼ぶ．興奮の伝達は神経活動の伝達を意味する．

2 てんかん発作の型と抗てんかん薬の選択分類

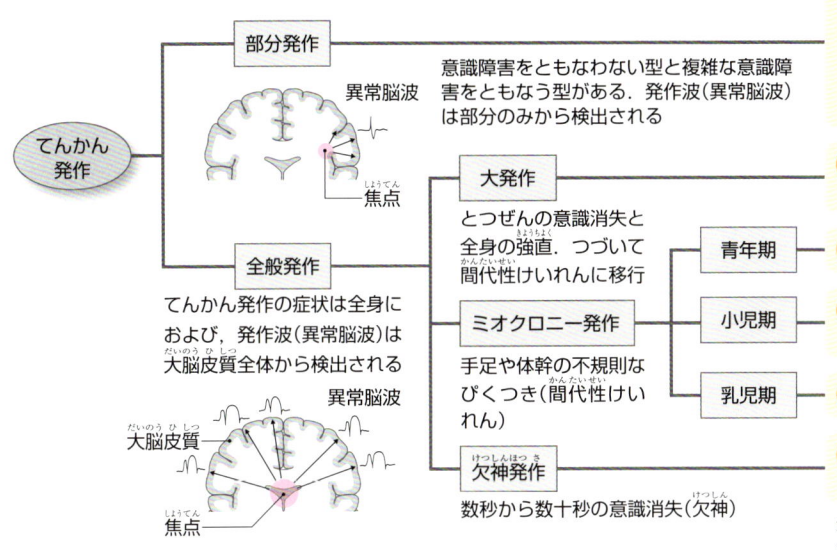

てんかん発作

- **部分発作**
  - 異常脳波／焦点
  - 意識障害をともなわない型と複雑な意識障害をともなう型がある．発作波（異常脳波）は部分のみから検出される
  - 治療薬：カルバマゼピン（テグレトール®），クロナゼパム（ランドセン®，リボトリール®），スルチアム（オスポロット®），ゾニサミド（エクセグラン®），バルプロ酸ナトリウム（セレニカR®，デパケン®），フェニトイン，-ナトリウム（アレビアチン®，ヒダントール®，フェニトイン），フェノバルビタール（フェノバール®，フェノバルビタール）

- **全般発作**
  - てんかん発作の症状は全身におよび，発作波（異常脳波）は大脳皮質全体から検出される
  - 異常脳波／大脳皮質／焦点
  - **大発作**：とつぜんの意識消失と全身の強直．つづいて間代性けいれんに移行
    - 治療薬：カルバマゼピン，クロナゼパム，ゾニサミド，バルプロ酸ナトリウム，フェニトイン，フェノバルビタール
  - **ミオクロニー発作**：手足や体幹の不規則なぴくつき（間代性けいれん）
    - 青年期 — 治療薬：クロナゼパム，バルプロ酸ナトリウム，フェノバルビタール
    - 小児期 — 治療薬：クロナゼパム，ベンゾジアゼピン系催眠・鎮静薬のニトラゼパム（ネルボン®，ベンザリン®），バルプロ酸ナトリウム
    - 乳児期 — 治療薬：クロナゼパム，ニトラゼパム，バルプロ酸ナトリウム
  - **欠神発作**：数秒から数十秒の意識消失（欠神）
    - 治療薬：エトスクシミド（エピレオプチマル®，ザロンチン®），クロナゼパム，バルプロ酸ナトリウム

本図は簡単な選択分類であり，専門的な分類は国際てんかん学会により提示されている．治療薬の欄の一般名のあとの（ ）はおもな商品名

3 抗てんかん薬の働く場所と効くしくみ

てんかん発作は，ニューロン（神経細胞）の興奮による脱分極が過剰に，しかも持続的に生じる持続的脱分極状態によっておこる．抗てんかん薬の作用機序は，焦点部位のニューロンの持続的脱分極を直接抑制するというよりも，脱分極で発生した異常電気放電と呼ばれる過剰な活動電位（神経活動）が神経終末に伝導され，隣接のニューロンからニューロンへとつぎつぎと伝達されていかないように，おもに❶〜❸のしくみで細胞の興奮をおさえることにあると考えられている．

凡例
- イオンチャネル
- 興奮性神経伝達物質（グルタミン酸など）
- の受容体
- 抑制性神経伝達物質（GABA）
- GABA受容体
- Na^+：ナトリウムイオン
- Ca^{2+}：カルシウムイオン
- Cl^-：塩化物イオン

❶ Na^+チャネルの遮断・抑制
Na^+チャネルに結合してこれを不活性化し，Na^+の細胞内流入を遮断して細胞の興奮を抑制する．カルバマゼピン，ゾニサミド，バルプロ酸ナトリウム，フェニトインなど

❷ Ca^{2+}チャネルの遮断・抑制
脱分極を増強・持続するCa^{2+}チャネルに結合し，Ca^{2+}の細胞内流入を遮断して細胞の興奮を抑制する．エトスクシミド，ゾニサミド，バルプロ酸ナトリウムなど

❸ γ-アミノ酪酸（GABA）の抑制性の促進
GABAは抑制性神経伝達物質である．前シナプスから遊離したGABA（●）がGABA受容体（GABA_A受容体-Cl^-チャネル複合体，）に結合するとCl^-チャネルが開き，Cl^-が細胞内に流入して後シナプス膜（興奮性ニューロンの神経終末）が過分極する．その結果，細胞の興奮が抑制されて興奮性神経伝達物質（●）の遊離が減少する．クロナゼパムやフェノバルビタールは，GABA受容体に結合してCl^-の細胞内流入を増加させる．バルプロ酸ナトリウムはGABA分解酵素を阻害してGABAの代謝・分解を抑制し，シナプス間隙のGABAの量を増加させる

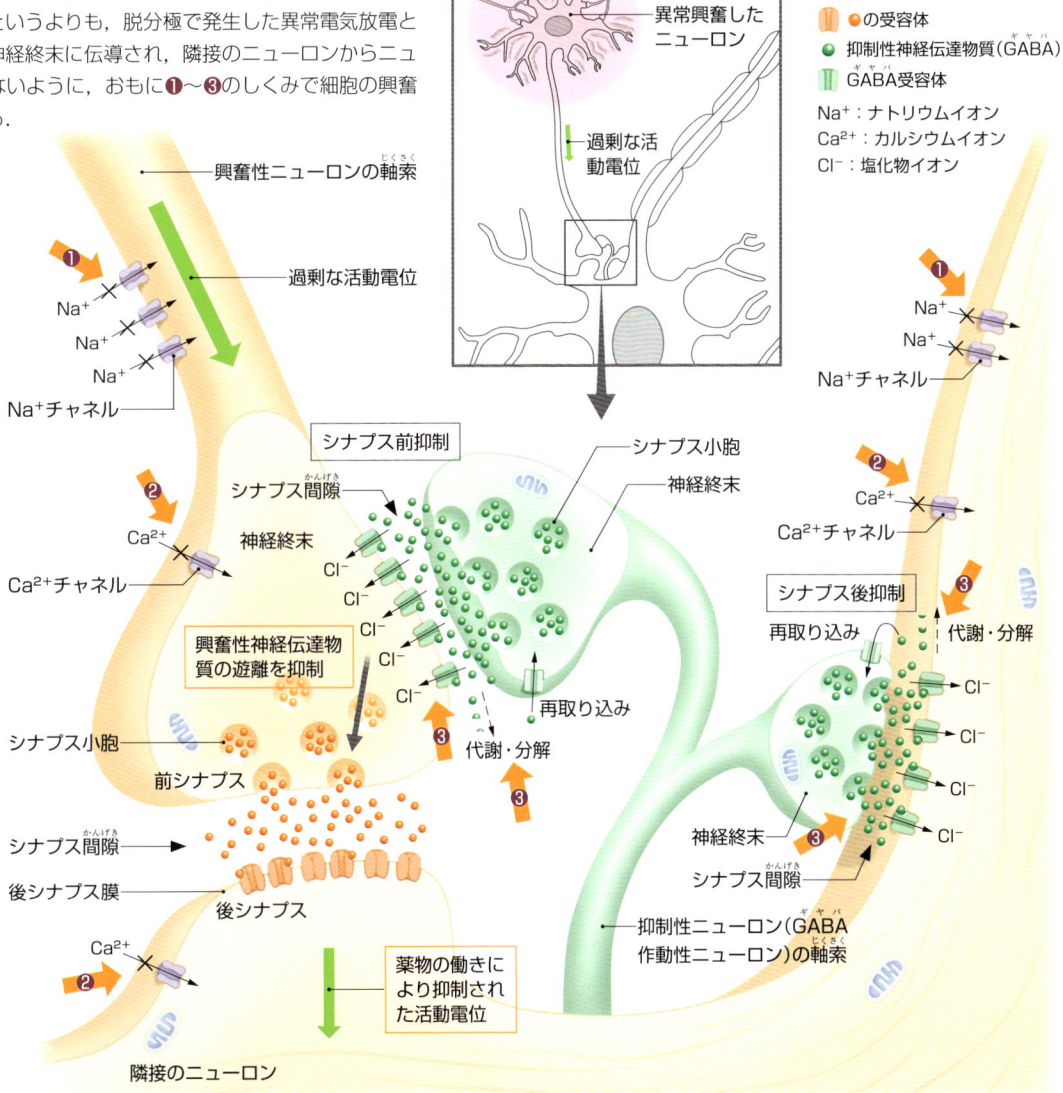

発作の焦点／異常興奮したニューロン／過剰な活動電位／興奮性ニューロンの軸索／Na^+チャネル／Ca^{2+}チャネル／シナプス前抑制／シナプス間隙／神経終末／シナプス小胞／興奮性神経伝達物質の遊離を抑制／前シナプス／後シナプス膜／後シナプス／薬物の働きにより抑制された活動電位／隣接のニューロン／シナプス後抑制／再取り込み／代謝・分解／抑制性ニューロン（GABA作動性ニューロン）の軸索

てんかん・けいれんのくすり

精神・神経系用薬──パーキンソン病治療薬

パーキンソン病のくすり

1 パーキンソン病の病態

1 健常者の脳（左）と患者の脳（右）

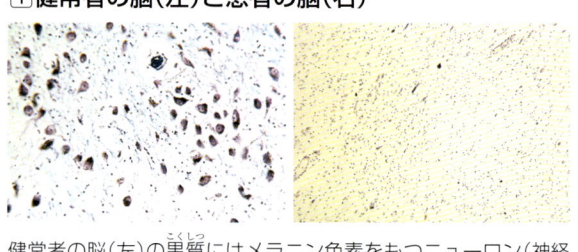

健常者の脳（左）の黒質にはメラニン色素をもつニューロン（神経細胞）が多数認められるが，パーキンソン病患者の脳（右）では黒質のニューロンが変性・脱落している．右端は患者にみられる典型的な姿勢．上体をやや前方にかがめ，ひじとひざを軽く曲げる．

2 ヒト脳の前額断面（写真）—黒質と線条体

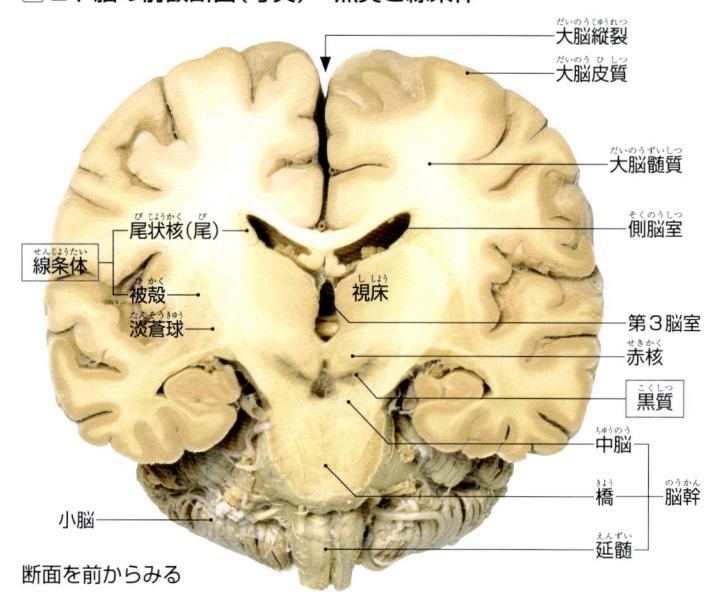

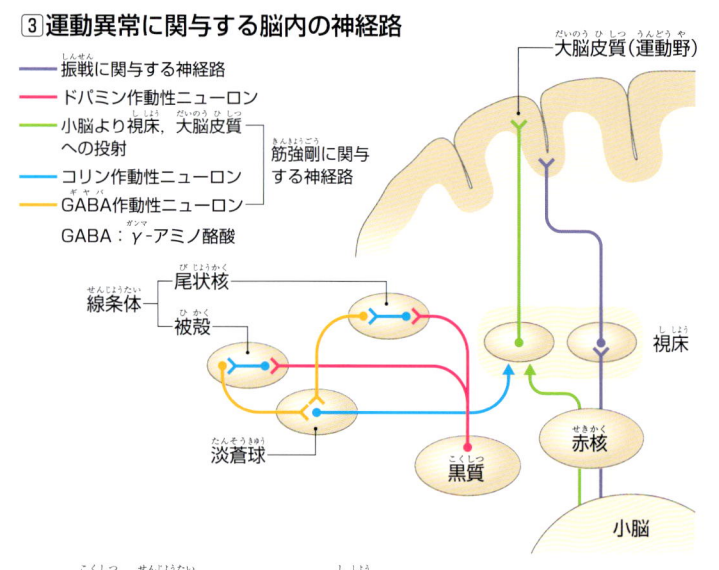

主な部位：大脳縦裂，大脳皮質，大脳髄質，尾状核（尾），側脳室，線条体，被殻，視床，淡蒼球，第3脳室，赤核，黒質，中脳，橋，脳幹，小脳，延髄

断面を前からみる

3 運動異常に関与する脳内の神経路

- 振戦に関与する神経路
- ドパミン作動性ニューロン
- 小脳より視床，大脳皮質への投射
- コリン作動性ニューロン
- GABA作動性ニューロン

GABA：γ-アミノ酪酸

筋強剛に関与する神経路

大脳皮質（運動野），尾状核，被殻，線条体，淡蒼球，黒質，視床，赤核，小脳

脳内の黒質−線条体間の神経路は，視床を中継して全身の骨格筋の運動を支配する大脳皮質の運動野とたがいに線維連絡し，抽象的な思考を随意運動の調節に変換する働き（錐体外路運動）に関与している，と考えられている．その神経路では抑制性のドパミン作動性ニューロンや興奮性のコリン作動性ニューロンなどが相互に連絡しあって機能しており，どの介在神経が障害されるかによって種々の運動異常や運動障害がおこってくる．

2 発症のしくみと治療薬の働き

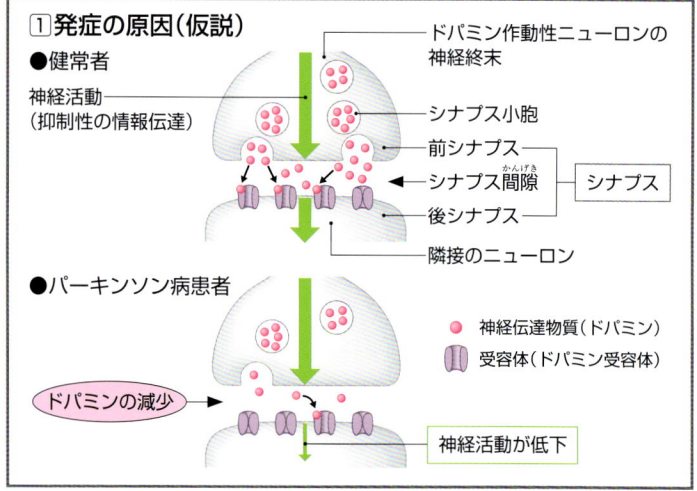

1 発症の原因（仮説）

●健常者
神経活動（抑制性の情報伝達）
ドパミン作動性ニューロンの神経終末，シナプス小胞，前シナプス，シナプス間隙，後シナプス（シナプス），隣接のニューロン

●パーキンソン病患者
ドパミンの減少 → 神経活動が低下

● 神経伝達物質（ドパミン）
▮ 受容体（ドパミン受容体）

2 おもな治療薬の働きと効くしくみ

ドパミン作動性ニューロン
チロシン → TH → L-ドパ（黒質）
→ AADC → ドパミン（線条体）
→ 再取り込み，遊離促進，酵素阻害
ドパミン受容体 → 抑制 → 活性化
コリン作動性ニューロン → アセチルコリン → 遮断 → アセチルコリン受容体

ノルアドレナリン作動性ニューロン
チロシン → TH → L-ドパ → AADC → ドパミン → ドパミンβ水酸化酵素 → AADC（補充）→ ノルエピネフリン

おもな治療薬—薬剤例と作用機序

① ドパミン前駆薬
一般名（おもな商品名）
レボドパ単剤（ドパストン®，ドパゾール®，ドパール®）
作用機序　ドパミンの前駆体であるL-ドパ（レボドパ）は血液脳関門を透過し，ニューロン内でAADCを介してドパミンに代謝される

② ドパミン遊離促進薬
アマンタジン塩酸塩（シンメトレル®）
作用機序　ドパミンの生成・遊離を促進し，再取り込みを抑制してシナプス間隙のドパミンの量を増加させる

③ MAO-B阻害薬
セレギリン塩酸塩（エフピー®）
作用機序　ドパミンを代謝・分解する酵素（モノアミンオキシダーゼB：MAO-B）を阻害してシナプス間隙のドパミンの量を増加させる

④ ドパミン作動薬
タリペキソール塩酸塩（ドミン®），ブロモクリプチンメシル酸塩（パーロデル®），ペルゴリドメシル酸塩（ペルマックス®）など
作用機序　後シナプス膜のドパミン受容体（D_1あるいはD_2）を刺激して受容体の働き（結合能）を高める

⑤ 抗コリン薬
トリヘキシフェニジル塩酸塩（アーテン®，セドリーナ®，トレミン®，ピラミスチン®），ビペリデン（アキネトン®）など
作用機序　アセチルコリンが受容体に結合するのを遮断して，興奮性の情報伝達を抑制し，運動障害や精神症状を改善する

TH　チロシン水酸化酵素
AADC　芳香族アミノ酸脱炭酸酵素（ドパ脱炭酸酵素）

⑥ ノルエピネフリン前駆薬
ドロキシドパ（ドプス®）
作用機序　ノルエピネフリン（ノルアドレナリン）前駆物質としてニューロン内でAADCを介してノルエピネフリンに代謝され，減少したノルエピネフリンの量を増加させる

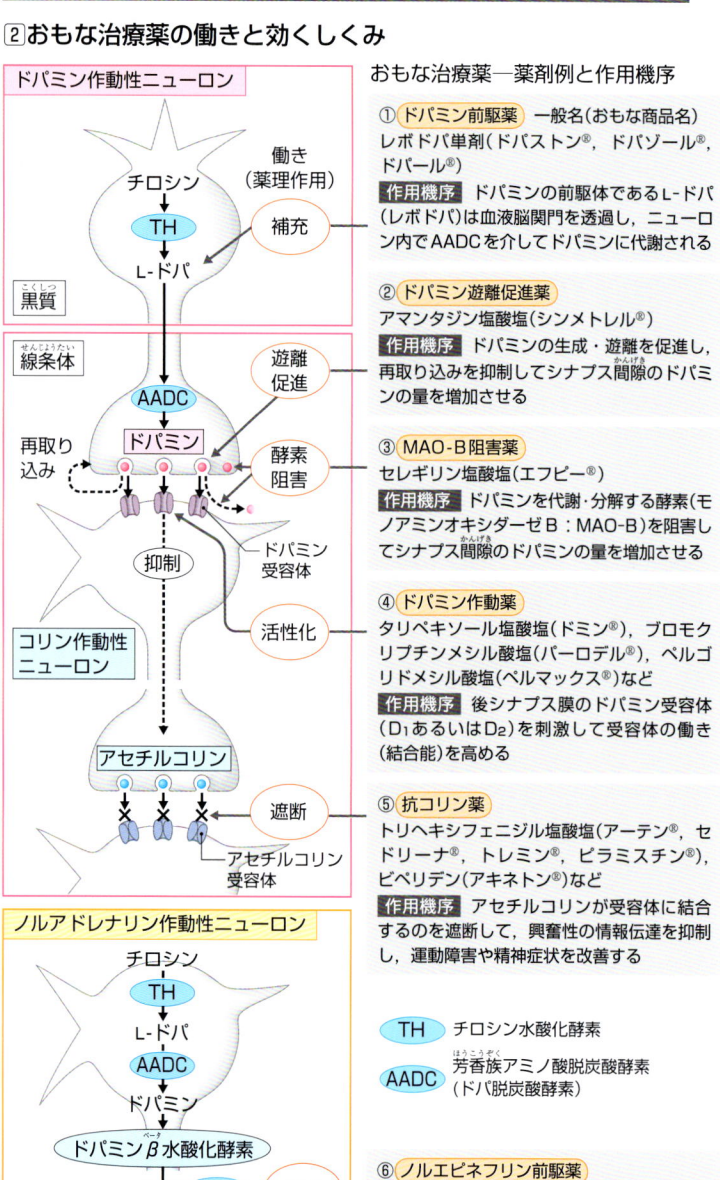

❸治療薬の選択と組み合わせ

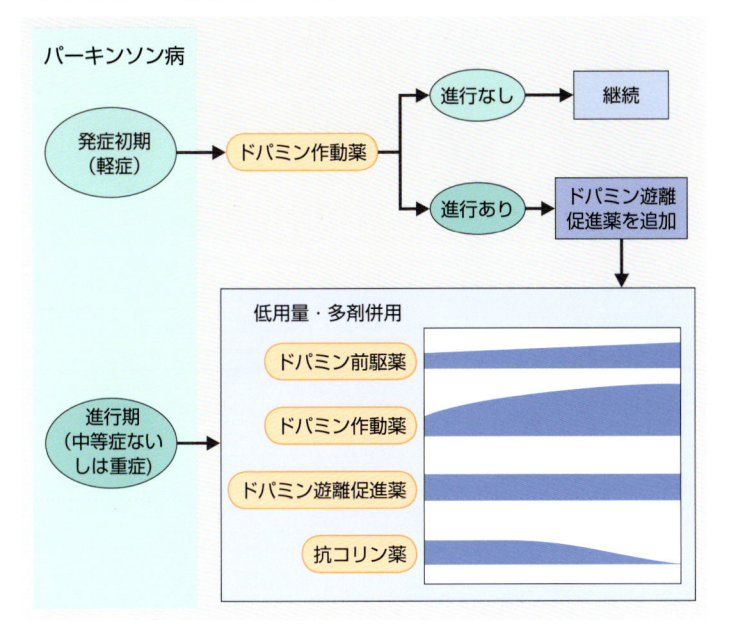

発症初期（軽症）に対する薬物療法では，ドパミン作動薬で治療を開始するのが一般的である．病期が進行すればドパミン遊離促進薬を追加併用する．若い患者で早期に症状を改善しなければならない場合は，比較的早い段階から少量のドパミン前駆薬を併用する．進行期（中等症ないしは重症）では低用量・多剤併用とし，ドパミン作動薬を主体として，ドパミン前駆薬はできるだけ用量をおさえる．抗コリン薬は，病期がすすんで知的機能が低下した症例や高齢者では副作用が現れやすくなるので，病期の進行とともに用量を減らす．

❹パーキンソン病の重症度分類＊と選択薬

重症度（病期）	症状	選択薬
ステージⅠ	一側性障害でからだの片側だけの振戦，筋強剛を示す．軽症例である	ブロモクリプチンメシル酸塩あるいは抗コリン薬とアマンタジン塩酸塩を併用
ステージⅡ	両側性の障害で，姿勢の変化がかなり明確となり，振戦，筋強剛，寡動，無動とも両側にあるため，日常生活がやや不便である．軽症から中等症	
ステージⅢ	明らかな歩行障害がみられ，方向転換の不安定など立ち直り反射障害がある．日常生活動作（ADL）の障害もすすみ，突進歩行もかなりはっきり認められる．中等症	レボドパとドパ脱炭酸酵素阻害薬の配合剤（ネオドパストン®，メネシット®，イーシー・ドパール®，ネオドパゾール®，マドパー®）単独か，あるいはブロモクリプチンメシル酸塩を併用
ステージⅣ	起立や歩行など日常生活動作（ADL）の低下が著しく，労働能力は失われる．中等症から重症	レボドパとドパ脱炭酸酵素阻害薬の配合剤と，必要に応じて他剤を併用
ステージⅤ	完全な廃疾状態で，介護による車椅子移動またはねたきり．重症	

＊重症度分類はHoehn and Yahrの重症度分類による．

●パーキンソン病とはどんな病気か

振戦（手足のふるえ）や筋強剛（筋肉の硬直），無動症❶の3症状をはじめ，歩行障害，姿勢保持障害など特徴的な運動異常や運動障害のほかに，低血圧などの自律神経症状や，軽うつ状態などの精神症状をともなう進行性の脳変性疾患である．中年以降に多発し，とくに50代後半から60代にかけて発症のピークがある．

中脳の黒質と大脳の線条体を結ぶ神経路（図❶-❷，❸）は，おもにドパミン作動性ニューロン❷が抑制性に働き，コリン作動性ニューロン❸が興奮性に働いてバランスを取り合い，全身の骨格筋群における不随意運動の調節（姿勢の予測的制御）を行っている．パーキンソン病では黒質のニューロン（神経細胞）が変性・脱落して（図❶-❶），黒質－線条体間のドパミンが減少するので，相対的に興奮性のコリン作動性ニューロンが優位となり，骨格筋の収縮・緊張が高まって振戦や筋強剛など特有の運動異常が現れる，と考えられている．

●治療薬の働きと重症度分類

パーキンソン病治療薬❹の働きと効くしくみは薬剤ごとに異なる（図❷-❷）．たとえば，ドパミン前駆薬（①）は，脳内に移行してから代謝されてドパミンに変化し，減少したドパミンを補う．ドパミン作動薬（④）は，ドパミン受容体に直接働いて受容体を活性化させる．ドパミン遊離促進薬（②）は，前シナプスからのドパミンの遊離を促進し，シナプス間隙のドパミンを増加させる．また，抗コリン薬（⑤）はアセチルコリン受容体を遮断し，ドパミンの減少にともなって優位となった興奮性の情報伝達をおさえ，ノルエピネフリン前駆薬（⑥）は減少したノルエピネフリンを補う❺．

薬物療法を開始するにあたっては，症状，病態，病期などに対応した薬剤の選択と組み合わせ（図❸）が重要となっており，客観的な評価法とされる重症度分類（図❹）が広く用いられている．

●おもな副作用

L-ドパ（レボドパ）は服用開始初期に吐き気・嘔吐が現れやすく，起立性低血圧も比較的初期におこる．ドパミン作動薬のブロモクリプチンも吐き気・嘔吐がみられるが，むしろ幻覚や妄想などの精神症状が問題であり，ペルゴリドはめまい・ジスキネジー❻・幻覚などを，タリペキソールはねむけなどをともないやすい．ドパミン遊離促進薬のアマンタジンは幻覚が現れやすく，1日300mg以上の用量では出現頻度が高い．抗コリン薬では記憶障害・幻覚・妄想などの精神症状があげられる．これらのパーキンソン病治療薬に共通にみられる重い副作用として，悪性の自律神経障害（悪性症候群）があり，高熱や発汗，頻脈，振戦，意識低下などの症状に注意が必要である． （小瀧　一）

❶運動緩慢，運動減少（寡動）などの運動障害．パーキンソン病にとりわけ著明にみられる．❷ドパミンを神経伝達物質とする神経．❸アセチルコリンを神経伝達物質とする神経．❹パーキンソン症候群の治療薬をふくむ．❺パーキンソン病では脳内のノルエピネフリンの量が50％程度減少しているといわれる．ノルエピネフリンはノルアドレナリンに同じ．❻錐体外路症状としての運動異常や運動障害．

精神・神経系用薬——筋弛緩薬

筋肉の緊張をゆるめるくすり

●適応症状および疾患とその治療薬

　運動をコントロールする中枢神経系（全身の骨格筋を直接支配する下位運動ニューロンを調節する上位運動ニューロン，図❶）のどこかが，脳梗塞や脳出血などの脳血管障害，頭部外傷，脊髄損傷などによって障害されると，手足をはじめ身体各部の骨格筋が過剰に収縮・緊張し，腱反射❶が異常に亢進する痙性麻痺（上位運動ニューロンの障害によっておこる運動麻痺，図❷）や筋けいれん❷などがおこる．このような上位運動ニューロンの障害による骨格筋の過剰な収縮・緊張をゆるめ，筋収縮にともなう痛みや運動機能障害，協調運動の失調などを改善する治療薬が，筋弛緩薬❸である．

　筋弛緩薬は，また，パーキンソン病における筋強剛（筋肉の硬直）の改善，痙縮（局所性筋緊張の過剰な亢進）による腰痛・背痛，頸肩腕症候群などにともなう痛みの緩和にも用いられる．

●筋弛緩薬の働きと効くしくみ

　筋弛緩薬は，作用部位（薬物の働く場所）によって，中枢性筋弛緩薬と末梢性筋弛緩薬に分けられる．

　中枢性筋弛緩薬は，大脳皮質や延髄，脊髄レベルに作用してニューロン（神経細胞）の興奮をおさえ，痙縮を緩和させる働き（抗痙縮作用）があり，痙性麻痺に用いられることが多い．

　一方，末梢性筋弛緩薬の作用部位は，筋収縮（筋細胞の興奮・収縮）に必要なカルシウムイオン（Ca^{2+}）が濃縮されている筋小胞体と，運動神経の神経終末が骨格筋の筋細胞と接続する運動終板（神経-筋接合部，図❸-①）である．たとえば，痙性麻痺や全身こむら返り病などに用いられるダントロレンは，直接，筋小胞体に働き，筋収縮（図❸-②）の引き金となるCa^{2+}が筋小胞体から遊離するのをおさえ（図❸-③），筋収縮を弛緩させる．

　また，麻酔・手術用注射薬であるパンクロニウムは，神経-筋接合部に働き，興奮性の神経伝達物質であるアセチルコリンの受容体を遮断し，骨格筋を弛緩させる．

●効果と副作用

　痙性麻痺の患者に末梢性筋弛緩薬を用いると，上腕二頭筋反射，膝蓋腱反射，アキレス腱反射などの筋伸張反射亢進の正常化ないしは改善が認められる．運動麻痺による歩行速度障害（図❷）などの改善もみられ，リハビリテーションの機能訓練を容易にする．

　筋弛緩薬はその働き（筋弛緩作用）の性質上，効果が強く出過ぎると脱力感が現れることがある．そのほかの一般的な副作用として，肝障害，腎障害，呼吸困難，腰痛，薬剤過敏症（薬剤アレルギー），めまいなどがみられる．

（山本 康次郎）

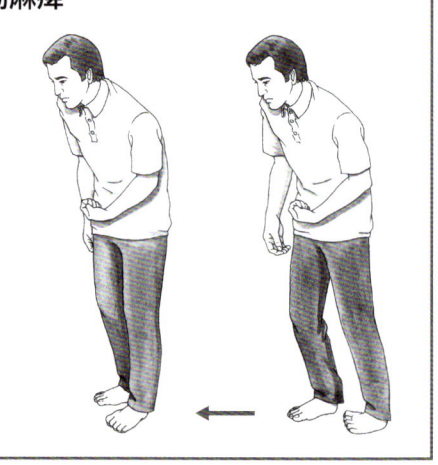

❶皮膚よりも深部の腱をたたくことによりおこる伸張反射で，筋伸張反射とも呼ばれる．反射とはあたえられた刺激に反応して不随意的におこる運動現象である．❷筋肉の反射的収縮．上位運動ニューロンの障害では全身の骨格筋が過剰に興奮・収縮して筋けいれんをおこすことがあり，全身こむら返り病と呼ばれる．水泳中や寝返りなどで足を伸ばしたときにおこる健常者の筋けいれんは〈こむら返り〉である．❸胃平滑筋などの内臓平滑筋の異常収縮にともなうけいれん性の痛みの緩和に対しては，たとえばパパベリン塩酸塩（塩酸パパベリン）などの鎮痙薬が用いられる．

❶ 運動をコントロールする神経系と筋弛緩薬の働く場所

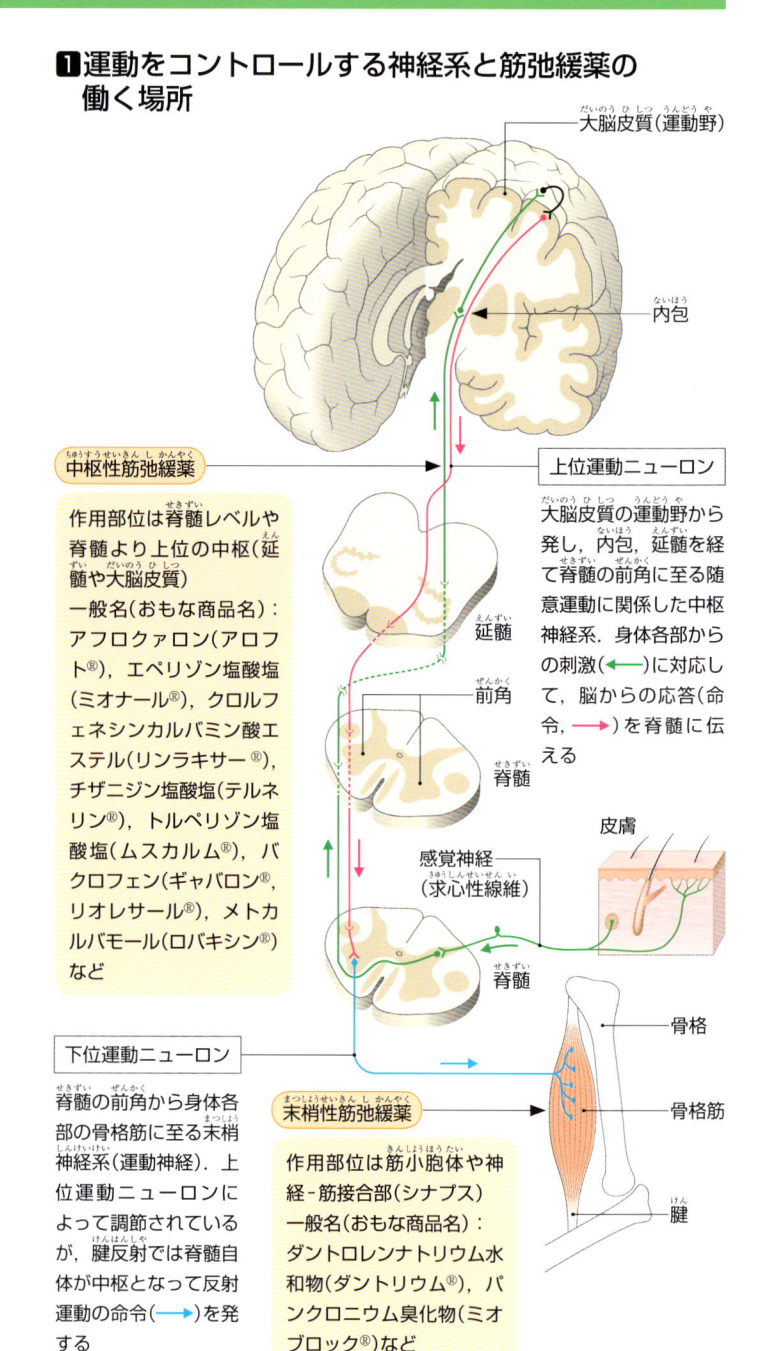

中枢性筋弛緩薬

作用部位は脊髄レベルや脊髄より上位の中枢（延髄や大脳皮質）

一般名（おもな商品名）：アフロクァロン（アロフト®），エペリゾン塩酸塩（ミオナール®），クロルフェネシンカルバミン酸エステル（リンラキサー®），チザニジン塩酸塩（テルネリン®），トルペリゾン塩酸塩（ムスカルム®），バクロフェン（ギャバロン®，リオレサール®），メトカルバモール（ロバキシン®）など

大脳皮質の運動野から発し，内包，延髄を経て脊髄の前角に至る随意運動に関係した中枢神経系．身体各部からの刺激（←）に対応して，脳からの応答（命令，→）を脊髄に伝える

下位運動ニューロン

脊髄の前角から身体各部の骨格筋に至る末梢神経系（運動神経）．上位運動ニューロンによって調節されているが，腱反射では脊髄自体が中枢となって反射運動の命令（→）を発する

末梢性筋弛緩薬

作用部位は筋小胞体や神経-筋接合部（シナプス）

一般名（おもな商品名）：ダントロレンナトリウム水和物（ダントリウム®），パンクロニウム臭化物（ミオブロック®）など

❷ 痙性麻痺——運動麻痺

図は片麻痺にみられる歩行速度障害．歩行に際して股関節（またの関節）や膝関節，足の各関節がしなやかに曲がらず，かたい感じがし，足底が床面からもち上がらずこするようにして歩く（←）．

❸末梢性筋弛緩薬の働く場所と効くしくみ

①骨格筋の構造と作用部位

手足などの骨格を動かす骨格筋は自由意志で動かせる随意筋である．細長い筋線維（これが筋細胞で，筋細線維によって占められる）が多数集まって筋束をつくり，この筋束がさらに集まって一つの筋肉（骨格筋）を形づくる．

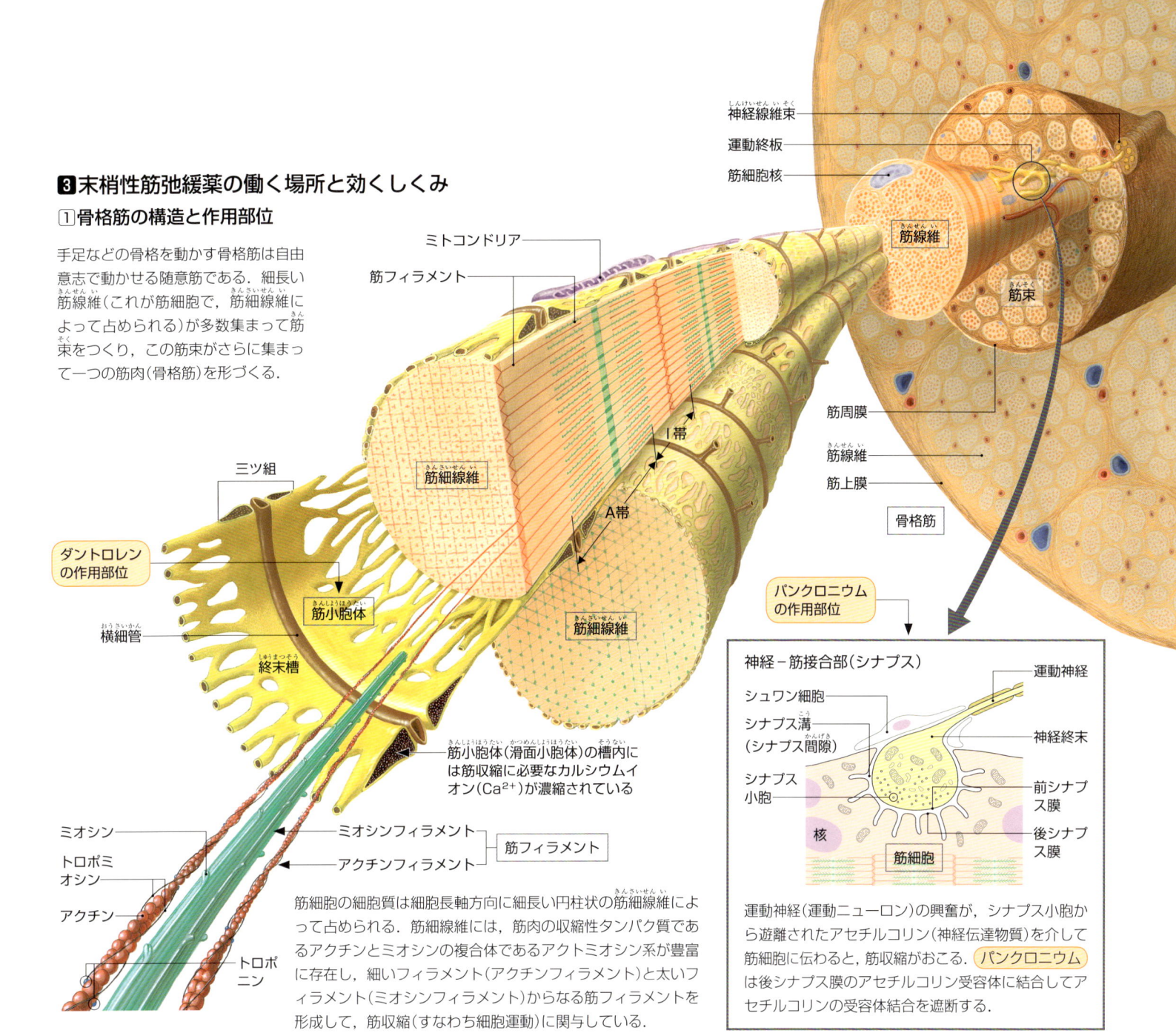

ラベル： 神経線維束／運動終板／筋細胞核／筋線維／筋束／筋周膜／筋線維／筋上膜／骨格筋／ミトコンドリア／筋フィラメント／筋細線維／I帯／A帯／三ツ組／ダントロレンの作用部位／筋小胞体／横細管／終末槽／筋細線維／ミオシン／トロポミオシン／アクチン／トロポニン／ミオシンフィラメント／アクチンフィラメント／筋フィラメント

筋小胞体（滑面小胞体）の槽内には筋収縮に必要なカルシウムイオン（Ca^{2+}）が濃縮されている

筋細胞の細胞質は細胞長軸方向に細長い円柱状の筋細線維によって占められる．筋細線維には，筋肉の収縮性タンパク質であるアクチンとミオシンの複合体であるアクトミオシン系が豊富に存在し，細いフィラメント（アクチンフィラメント）と太いフィラメント（ミオシンフィラメント）からなる筋フィラメントを形成して，筋収縮（すなわち細胞運動）に関与している．

パンクロニウムの作用部位

神経－筋接合部（シナプス）

ラベル： シュワン細胞／シナプス溝（シナプス間隙）／シナプス小胞／核／運動神経／神経終末／前シナプス膜／後シナプス膜／筋細胞

運動神経（運動ニューロン）の興奮が，シナプス小胞から遊離されたアセチルコリン（神経伝達物質）を介して筋細胞に伝わると，筋収縮がおこる．**パンクロニウム**は後シナプス膜のアセチルコリン受容体に結合してアセチルコリンの受容体結合を遮断する．

②筋収縮のしくみ

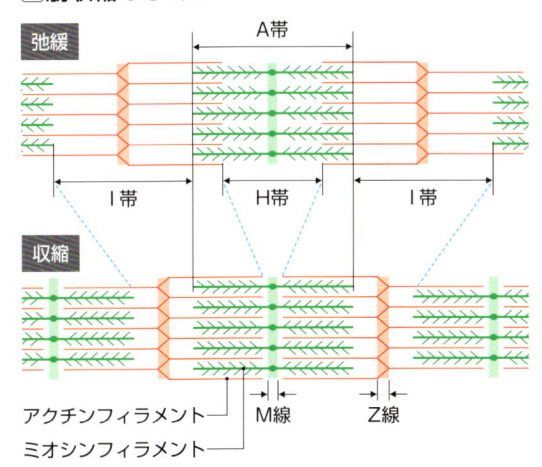

弛緩／収縮

ラベル： A帯／I帯／H帯／アクチンフィラメント／ミオシンフィラメント／M線／Z線

興奮が筋細胞に伝わると筋小胞体からカルシウムイオン（Ca^{2+}）が遊離され，Ca^{2+}がトロポニンと結合することでアクチンフィラメントとミオシンフィラメントからなる筋フィラメントが相互に作用して筋細胞は収縮する（図❸-③の左）．A帯は変化しないが，I帯とH帯が変化する．

③ダントロレンの作用機序

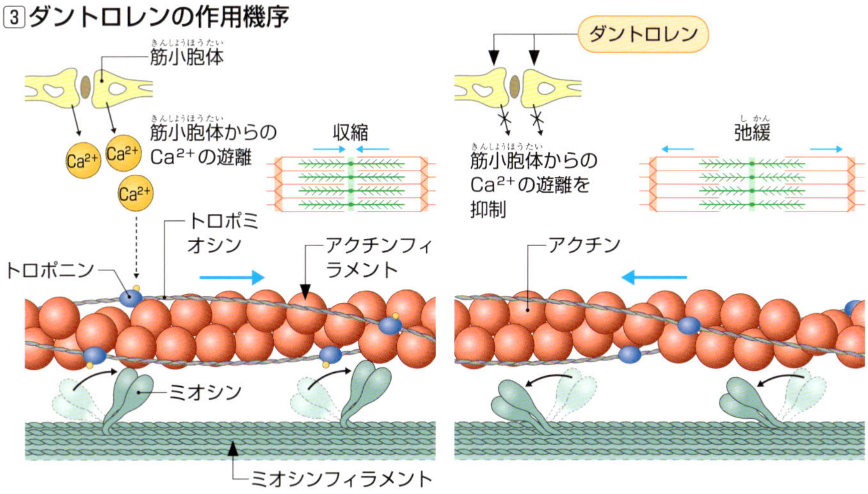

ラベル： 筋小胞体／筋小胞体からのCa^{2+}の遊離／収縮／ダントロレン／筋小胞体からのCa^{2+}の遊離を抑制／弛緩／トロポミオシン／トロポニン／アクチンフィラメント／ミオシン／ミオシンフィラメント／アクチン

筋収縮を抑制しているのはトロポニンとトロポミオシンの調節タンパク質であるといわれる．Ca^{2+}がトロポニンに結合すると，調節タンパク質の抑制がはずれ，アクチンフィラメントとミオシンフィラメントの相互作用（前者が矢印 → の方向に滑走）により筋収縮がおこる．**ダントロレン**は筋小胞体に働き，筋小胞体からのCa^{2+}の遊離を抑制する．トロポニンからCa^{2+}が除去されると，アクチンフィラメントが逆の方向（←）に滑走して筋細胞が弛緩し，骨格筋の筋緊張が緩和される．

感覚器系用薬——眼科用薬

眼の病気のくすり

□治療薬一覧　☞127ページの表2

❶眼の構造と生理的しくみ

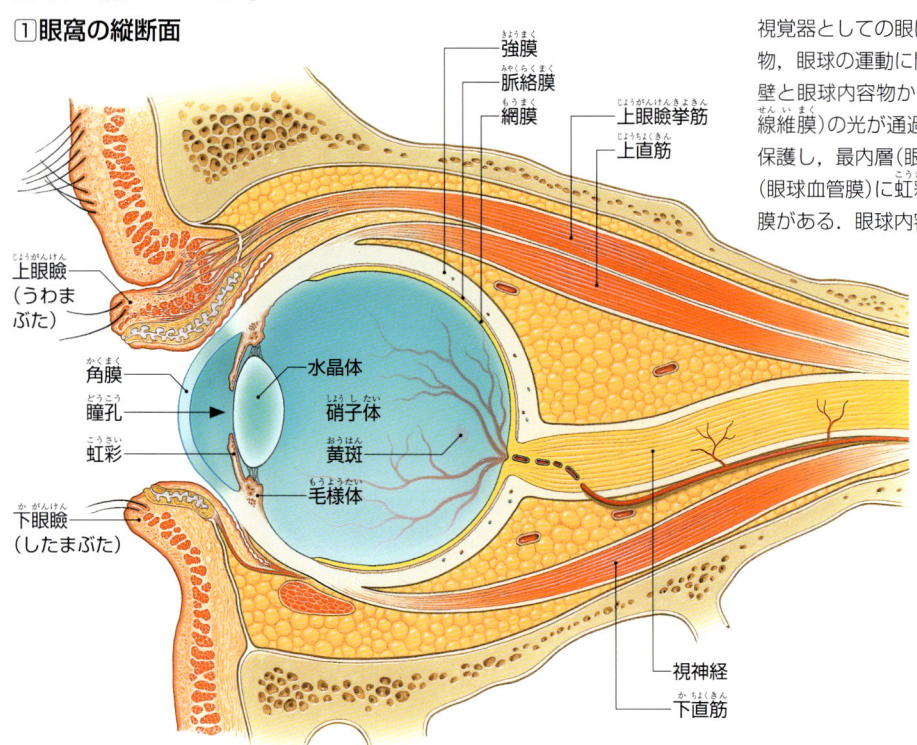

①眼窩の縦断面

（図の各部名称：強膜、脈絡膜、網膜、上眼瞼挙筋、上直筋、上眼瞼（うわまぶた）、角膜、瞳孔、虹彩、水晶体、硝子体、黄斑、毛様体、下眼瞼（したまぶた）、視神経、下直筋）

視覚器としての眼は，眼球，視神経とそれらを納め保護する眼窩とその内容物，眼球の運動に関係する筋組織，および眼瞼から構成される．眼球は眼球壁と眼球内容物からなる．眼球壁は三つの層（膜）で構成され，最外層（眼球線維膜）の光が通過する角膜（前方の約1/6）と強膜（後方の約5/6）は眼球を保護し，最内層（眼球内膜）には光の感受と伝達を行う網膜があり，その中間（眼球血管膜）に虹彩，毛様体，栄養の供給などに働く脈絡膜からなるブドウ膜がある．眼球内容物には透光体としての房水・水晶体・硝子体がある．

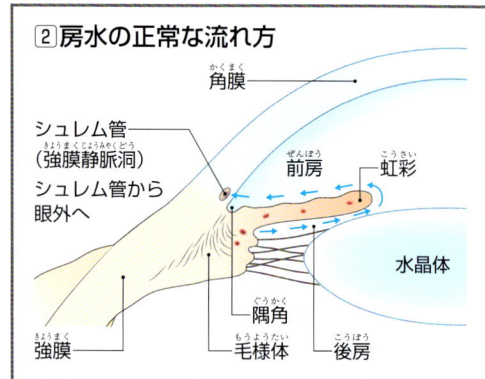

②房水の正常な流れ方

（図の各部名称：シュレム管（強膜静脈洞），シュレム管から眼外へ，角膜，前房，虹彩，水晶体，後房，毛様体，隅角，強膜）

房水（→）は毛様体でつくられ，後房および前房をみたしている．水晶体に栄養を運び，眼圧を維持する働きがある．

❷おもな眼科疾患と眼科用薬

①外眼部の感染症	②非感染性の炎症性疾患	③白内障	④緑内障	⑤眼精疲労	⑥ドライアイ
眼瞼炎，結膜炎，角膜炎（角膜潰瘍をふくむ），麦粒腫（ものもらい），涙嚢炎など	アレルギーなどによる炎症性の眼瞼炎，結膜炎，強膜炎，角膜炎，前眼部ブドウ膜炎など	混濁の発症時期や成因などにより先天性白内障，老人性白内障，代謝性白内障などに分類される	房水の流出障害などで眼圧が亢進し，視神経などを圧迫	原因により調節性，筋性，症候性，神経性に分類される	
治療薬	治療薬	治療薬	治療薬	治療薬	治療薬
抗菌薬（抗生物質・合成抗菌薬），抗真菌薬，抗ウイルス薬などの点眼剤	抗炎症薬（ステロイド剤，非ステロイド性抗炎症薬），抗アレルギー薬などの点眼剤	初期老人性白内障に対してグルタチオン（タチオン®点眼用），ピレノキシン（カタリン®点眼液・K点眼用顆粒）	房水の産生抑制による眼圧の低下作用としてβ遮断薬，房水の流出促進作用としてプロスタグランジン関連物質，炭酸脱水酵素阻害薬，交感神経刺激薬などの点眼剤	ビタミンB₁₂：シアノコバラミン（サンコバ®点眼液），調節機能賦活薬：ネオスチグミンなどの配合剤（ミオピン®点眼液），散瞳薬：フェニレフリン塩酸塩（ネオシネジン®5％点眼液）など	人工涙液：人工涙液マイティア®点眼液 角膜保護薬：コンドロイチン硫酸エステルナトリウム（コンドロン®点眼液）など

　眼（図❶）の病気（眼科疾患）にはさまざまなものがあり，それらの治療に用いられる眼科用薬は多岐にわたる．内服薬や注射薬のように全身作用を目的とするもの，外用の点眼剤（点眼液と眼軟膏）のように眼に直接投与して局所作用を期待するもの，あるいは眼局所に投与される注射薬などがある．本項では，いわゆる〈目薬〉としての点眼剤を中心に解説する．

● おもな眼科疾患とそれらに用いられる点眼剤

　おもな眼科疾患には，①外眼部（眼瞼，結膜，角膜など）の細菌性やウイルス性の感染症，②非感染性の炎症性疾患（アレルギー性結膜炎など），③水晶体が混濁する白内障，④房水の流出障害や産生過剰により眼圧が上昇して視野欠損などの視機能障害をおこす緑内障，⑤眼精疲労[1]，⑥なみだ（涙液）の量的・質的な異常に起因する角結膜上皮障害の総称であるドライアイがある（図❷）．

　①～⑥の疾患には図❷に示す治療薬（眼科用薬）の点眼剤がおもに用いられる．白内障に対しては点眼剤による治療は困難であるが，老人性白内障の初期段階では，白濁の進行を遅らせたり防止する対症療法を目的に，グルタチオンやピレノキシンの点眼剤が用いられている．眼精疲労に対しては，眼の調節力を改善するために，ビタミンB₁₂や瞳孔を大きくする散瞳薬などの点眼剤が用いられる．ドライアイに対しては，人工涙液[2]の点眼を中心に，症状により角膜保護薬などの点眼剤が用いられる．

● 点眼剤の眼内への移行と吸収経路

　点眼された薬剤は，まず結膜嚢（図❸-①）に保持され，そこから角膜や結膜，あるいは強膜などの組織を透過して眼内に移行す

3 点眼剤の吸収経路
1 結膜嚢から眼内へ―結膜と眼球の構造

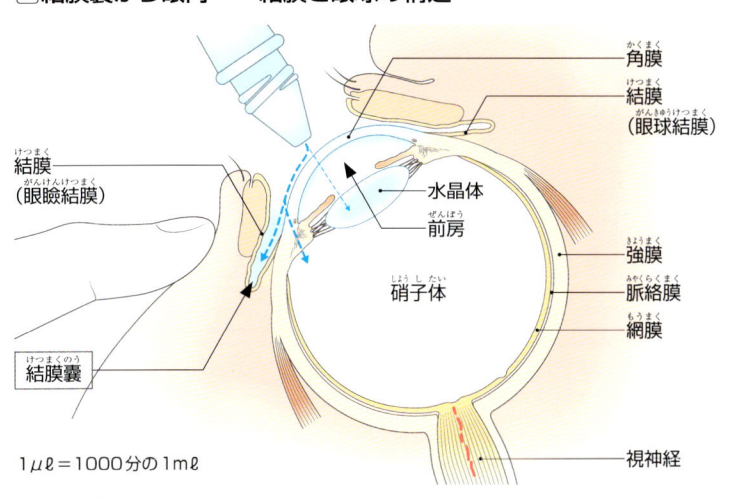

1μℓ=1000分の1mℓ

結膜は眼瞼と眼球を結ぶ膜を指し，ここで形成されている平らなふくろ状の部分が結膜嚢と呼ばれる．健常者の結膜嚢の涙液量は約7μℓ程度であり，生理的なターンオーバー率は1分あたり8～15％とされている．結膜嚢の収容量は最大でも30μℓ前後であるため，それ以上の液量を滴下しても結膜嚢からあふれてしまう．点眼液1滴は約30μℓであるから，1回の滴下量は1滴で十分である．

2 結膜嚢から眼外へ―涙道の構造

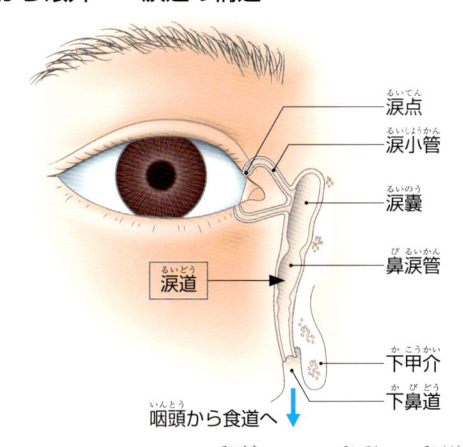

結膜嚢に点眼された薬剤の一部は，涙液とともに涙点から涙小管に移行し，涙嚢，鼻涙管などの涙道を経て，眼外に排出される．

る．角膜透過後は前房に入り，前房水に拡散して虹彩や水晶体，硝子体などに至る．結膜，とくに眼球結膜から吸収された薬剤は強膜，眼球後部などにも分布する．

結膜嚢に保持しきれない薬剤が涙液とともに眼外へ排出される経路もある（図3-2）．その場合，薬剤は鼻涙管から下鼻道に流れ込み，鼻粘膜から血液中に吸収されるか咽頭を通って消化管に移行し，小腸から吸収されて全身へ循環する．

● 点眼剤の注意すべき副作用

点眼剤の副作用には，局所性のものと全身性のものがある．眼局所の副作用，たとえば刺激感，刺激痛，充血，かゆみ（掻痒感）などは，薬剤そのものによる場合と薬剤に対する免疫反応（薬剤過敏症）による場合に分けられる．点眼剤には薬理作用をもつ薬剤成分のほかに，防腐剤などの添加物がふくまれているが，添加物が原因で局所的な副作用をおこすこともある．

点眼したあと，眼外へ排出される薬剤が鼻涙管の鼻粘膜などから血液中に吸収され，ショックなどの全身性の副作用をおこすことがある．とくに，緑内障に用いられるβ遮断薬の点眼液[3]は，β遮断薬を内服したときと同様の作用を発現するので注意が必要であり，心臓疾患や呼吸器疾患がある患者に対しては，原則として投与できないこと（禁忌）になっている．（高柳 理早，山田 安彦）

4 点眼剤の使用法
1 点眼液の場合

写真は抗菌薬（レボフロキサシン）のクラビット®点眼液の例

点眼液

❶ したまぶたを軽く引き，通常，1滴を確実に点眼する．容器の先がまぶたやまつげに触れないように注意する．❷ 点眼後はまばたきをしないようまぶたを閉じ，1～5分間，その状態を維持する．全身性副作用をおこすことがあるβ遮断薬の点眼液は，その間，軽くめがしらをおさえる．❸ あふれた液は清潔なガーゼかティッシュペーパーでふきとる．

2 眼軟膏の場合

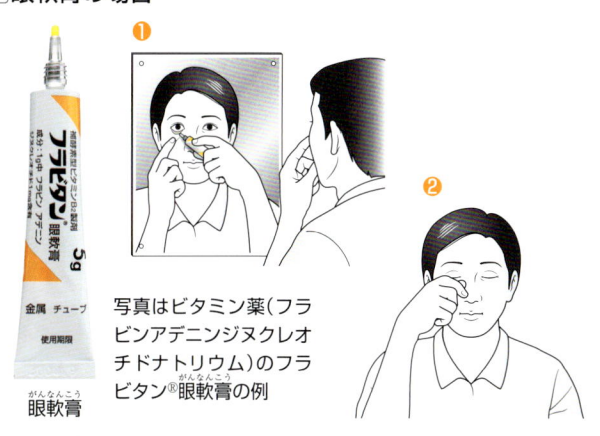

写真はビタミン薬（フラビンアデニンジヌクレオチドナトリウム）のフラビタン®眼軟膏の例

眼軟膏

❶ チューブの先を清潔なガーゼかティッシュペーパーでふく．鏡をみながら，したまぶたを軽く引き，チューブの先がまぶたやまつげ，眼球に触れないように注意しながら，チューブを少し押してしたまぶたの眼瞼結膜に薬剤をつける．❷ 強くおさえないように注意する．

[1] 健常者では問題にならない程度の作業でも眼に不快感などを生じ，眼を使う仕事をしていないときでも，眼のかすみ，眼痛，頭痛，倦怠感などがある状態をいう．[2] 成分組成や性状が生理的涙液と物理化学的に近似の点眼剤．[3] たとえば，カルテオロール塩酸塩（ミケラン®点眼液），チモロールマレイン酸塩（チモプトール®点眼液）など．

感覚器系用薬——耳鼻科用薬

耳と鼻の病気のくすり

□治療薬一覧　☞129ページの表❸

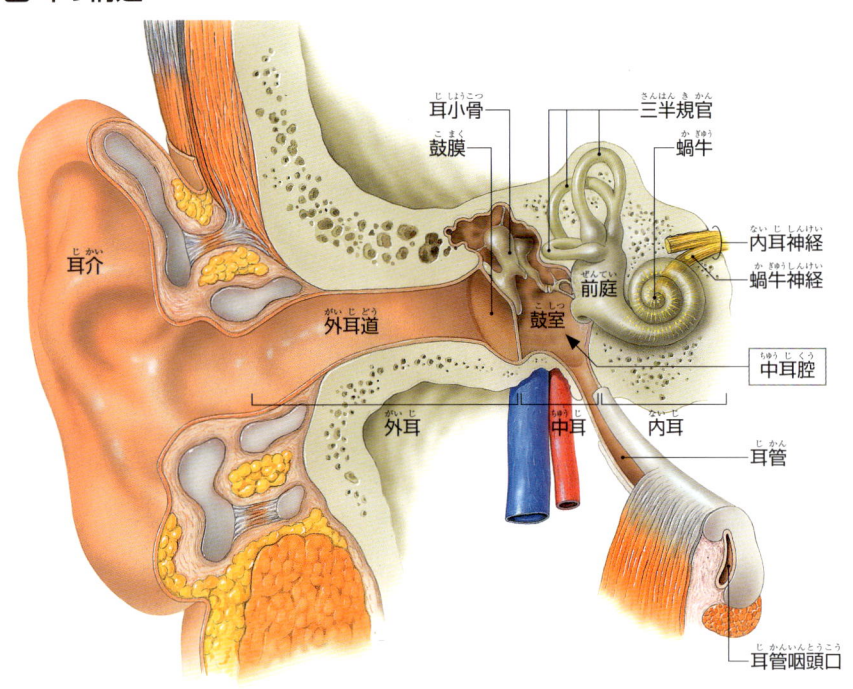

❶耳の構造

耳は外耳，中耳，内耳に区分される．中耳は耳管で咽頭とつながっており，鼻腔や咽頭・喉頭の感染性の炎症が中耳腔に波及しやすい．

❷おもな点耳剤の薬剤例

分類（種類）		一般名（おもな商品名，剤形など）
抗菌薬（抗生物質・合成抗菌薬）	セフェム系抗生物質	セフメノキシム塩酸塩（ベストロン®耳鼻科用）
	クロラムフェニコール系抗生物質	クロラムフェニコール（クロロマイセチン®耳科用液）
	ホスホマイシン系抗生物質	ホスホマイシンナトリウム（ホスミシンS®耳科用液）
	ニューキノロン系抗菌薬	オフロキサシン（タリビッド®耳科用液）
ステロイド剤	副腎皮質ホルモン製剤	ベタメタゾンリン酸エステルナトリウム（リンデロン®眼・耳鼻科用液），デキサメタゾンメタスルホ安息香酸エステルナトリウム（コンドロンデキサ®眼・耳鼻科用液），デキサメタゾンリン酸エステルナトリウム（オルガドロン®点眼・点耳・点鼻液）
配合剤	ステロイド剤と抗生物質の配合剤	ネオメドロールEE®軟膏，リンデロンA®点眼・点鼻用液，眼・耳科用軟膏

❹鼻腔・副鼻腔の構造と副鼻腔炎

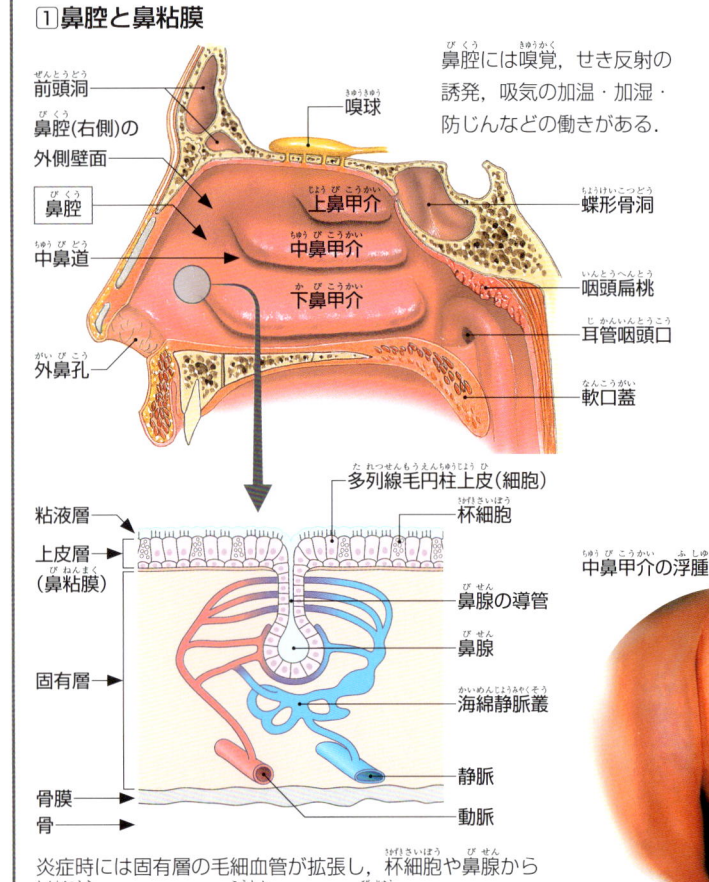

①鼻腔と鼻粘膜

鼻腔には嗅覚，せき反射の誘発，吸気の加温・加湿・防じんなどの働きがある．

炎症時には固有層の毛細血管が拡張し，杯細胞や鼻腺から滲出液や粘液の分泌が亢進して鼻水（鼻汁）が多く出る．

②副鼻腔の構造と副鼻腔炎の症状

副鼻腔は顔面の骨の中に複数個生じた空洞（前頭洞，蝶形骨洞，篩骨蜂巣，上顎洞）で，それぞれ左右一対あり，生後に発達する．音の共鳴などに関与しており，それぞれの副鼻腔は小孔により鼻腔に通じている．

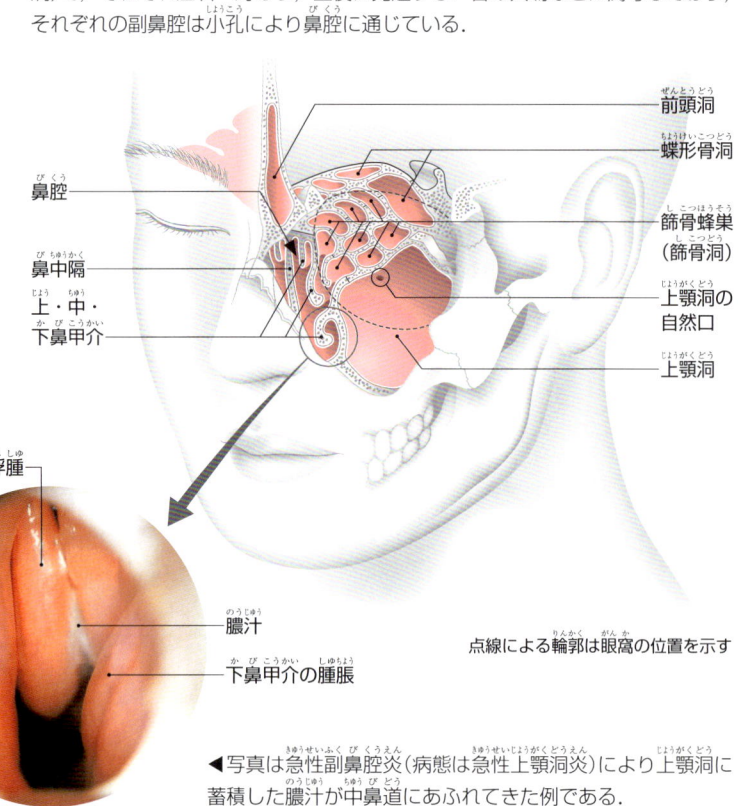

点線による輪郭は眼窩の位置を示す

◀写真は急性副鼻腔炎（病態は急性上顎洞炎）により上顎洞に蓄積した膿汁が中鼻道にあふれてきた例である．

3 点耳剤(点耳液)の使用法

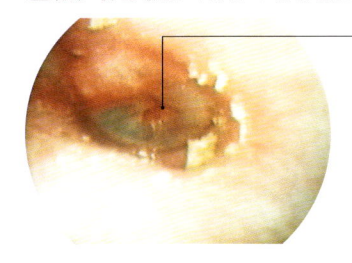

鼓膜

◀写真は急性化膿性中耳炎の病態.外耳道側よりみる.鼓膜は赤く腫れ,膿汁の圧力で外耳道側にふくらんでいる.膿性のみみだれ(耳漏)は耳垢形成などの原因となる.

点耳・耳浴の方法

① 点耳する側(患側)を上に,横にねて,用量を滴下.冷たい薬液をそのまま点耳すると,めまいをおこすことがあるので,点耳前に数分間,手のひらで容器をにぎって温める
② 点耳後2〜3分間,そのままの姿勢を保つ.耳浴(患側を上にしておくこと)の場合は約10分間
③ 起き上がるときは,ガーゼかティッシュペーパーを耳にあて,流れ出た薬液をふきとる
④ 耳垢は綿棒などに薬液を塗布して除去する.除去困難なときは,用量を滴下後,5〜20分後に微温湯(37℃)で洗浄する

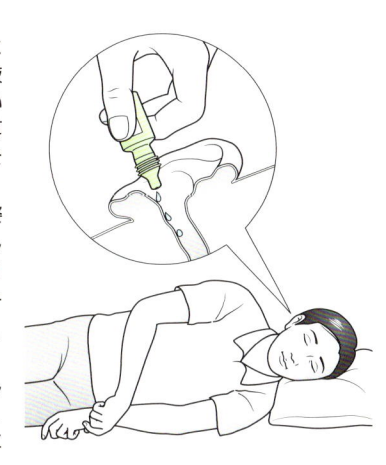

5 おもな点鼻剤の薬剤例とその使用法

分類(種類)	一般名(おもな商品名,剤形など)
アレルギー性鼻炎治療薬	アンレキサノクス(ソルファ®点鼻液),クロモグリク酸ナトリウム(インタール®点鼻液),ケトチフェンフマル酸塩(ザジテン®点鼻液),フルチカゾンプロピオン酸エステル(フルナーゼ®点鼻液),ベクロメタゾンプロピオン酸エステル(リノコート®鼻腔内吸入カプセル・パウダースプレー鼻用)
局所血管収縮薬	オキシメタゾリン塩酸塩(ナシビン®液),テトラヒドロゾリン(ナーベル®点鼻液),トラマゾリン塩酸塩(トーク®点鼻液),ナファゾリン硝酸塩(プリビナ®点鼻液),配合剤(コールタイジン®スプレー)

点鼻液の使用法には滴下法と噴霧(スプレー)法があるが,噴霧法(右図)が簡便である.

点鼻液の使用法

① 使用前に鼻をかんで鼻腔の通りをよくする
② うつむきかげんで,片方の鼻孔をふさぎ,他方の鼻孔に容器の先を立てて入れ,軽く息を吸いながら噴霧する(上の図).同様に反対の鼻孔にも噴霧する
③ 噴霧後は薬液を鼻腔の奥までいきわたらせるために,上を向いて数秒間,口を軽く閉じて鼻で静かに呼吸する(下の図)

使用上の注意点

● 立位でもよいが,座位のほうが安定する
● 1回の噴霧量は滴下法の3滴分に相当する
● 噴霧法では薬液の分布が鼻腔前半部に限られるので,鼻閉などの症状が強いときは,1回噴霧後,3〜5分後に再度噴霧すれば,治療効果が向上する

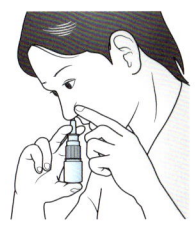

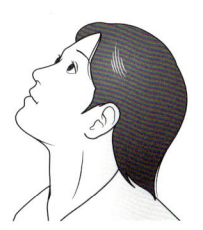

● 耳と鼻のおもな病気

耳の病気でもっとも多いのは中耳炎である.鼻の病気ではアレルギー性鼻炎や俗に蓄膿症と呼ばれる副鼻腔炎が多い.

中耳炎は中耳腔(鼓室,図1)に生じた炎症性疾患であり,急性と慢性がある.急性中耳炎の多くは,細菌やウイルスの感染による鼻かぜ(急性鼻咽頭炎)などの急性上気道炎に合併しておこる.アレルギー性鼻炎は,花粉やダニなどを抗原として発症するⅠ型アレルギーによる炎症性疾患で,くしゃみ・鼻水(鼻汁)・鼻づまり(鼻閉)が主要症状である.副鼻腔炎では,細菌感染やアレルギー性鼻炎などにより鼻腔(図4-1)に炎症が生じると,その炎症が副鼻腔(図4-2)に波及して副鼻腔粘膜がおかされ,膿汁が副鼻腔の腔内にたまる.多くは慢性に経過し,頭重感や注意力散漫,記憶力減退などの症状がみられる.

● 耳鼻科用薬の種類と用い方

中耳炎や副鼻腔炎は細菌感染がおもな原因なので,起炎菌[1]を検出してその菌に殺菌作用をもつ抗菌薬の投与(内服あるいは注射)が望ましいとされる.内服以外に,中耳炎に対しては抗菌薬やステロイド剤の外用の点耳剤(図2)が用いられるが,急性化膿性中耳炎(図3の写真)では発熱とはげしい耳痛・頭痛,あるいは鼓膜穿孔による膿汁の漏出などをともなうため,解熱・鎮痛・消炎効果のある経口の非ステロイド性抗炎症薬も併用される.点耳剤を使用する目的は,局所の炎症部位における薬液濃度を高めて治療効果を向上させることにある.しかし,副作用として感音難聴[2]や耳鳴り(耳鳴)などの内耳障害が現れることがあるので,医師の指示にしたがい適正に用いる必要がある(図3).

一方,アレルギー性鼻炎に対しては抗アレルギー薬やステロイド剤などの外用の点鼻剤(図2,図5)がおもに用いられる.副鼻腔炎ではおもに経口の抗菌薬のほかに,経口の消炎酵素薬が併用され,痛みには経口の非ステロイド性抗炎症薬も併用される.急性炎症による鼻閉では鼻粘膜下の毛細血管(図4-1)がうっ血あるいは充血したり,鼻粘膜がむくみ(浮腫)をおこして腫れるので,局所血管収縮薬やステロイド剤の点鼻剤が用いられる.

● 耳鼻科用薬の働きとおもな副作用

抗菌薬の殺菌作用やステロイド剤,あるいは非ステロイド性抗炎症薬の抗炎症作用については,それぞれの項目を参照されたい.消炎酵素薬はタンパク質分解酵素であり,炎症部位に生じた壊死組織や変性タンパク質,生理活性物質[3]などを分解・除去して,炎症部位における血液循環を正常化すると考えられている.

点耳剤や点鼻剤では副作用として薬剤過敏症がおこりうる.皮膚・粘膜の発赤や腫れ,かゆみなどに注意する.　　(西原 カズヨ)

[1]急性中耳炎の起炎菌としては肺炎球菌,インフルエンザ菌,黄色ブドウ球菌などの順に多く,急性副鼻腔炎の起炎菌としては肺炎球菌,黄色ブドウ球菌,表皮ブドウ球菌などの順に多い.[2]内耳の蝸牛や蝸牛神経から脳の聴覚中枢側に障害があっておこる難聴.外耳や中耳に障害があっておこる難聴は伝音難聴である.[3]細胞や組織の傷害などにより生体内で産生・活性化される作用物質.過剰に放出されると炎症反応を誘発ないしは増強する起炎物質として作用する(111頁の図3参照).

循環器・血液系用薬——強心薬，抗狭心症薬

心不全のくすり，狭心症のくすり

❶心不全の症状と強心薬

①初期症状と左心不全の典型的症状

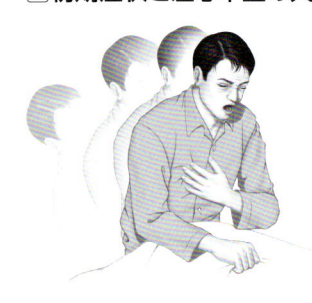

心不全の初期症状は，心拍出量の減少にともなう全身倦怠感や労作時の動悸・息切れ，発作性夜間呼吸困難，せき・たんなどである．肺うっ血を主体とした重い左心不全（うっ血性心不全）では，左の図のように上体を起こし，前かがみになる起坐呼吸がみられる．仰臥位にくらべて肺への還流血液量が減少し，肺活量が増加するためである．

②おもな強心薬の効くしくみ

ジギタリス
薬剤例（注射剤を除く）／一般名（おもな商品名）：ジギトキシン（ジギトキシン），ジゴキシン（ジゴキシン，ジゴシン®）など

作用機序　下の図を参照

カテコールアミン系の製剤
薬剤例（注射剤を除く）／一般名（おもな商品名）：デノパミン（カルグート®），ドカルパミン（タナドーパ®）など

作用機序　デノパミンはアドレナリンβ_1受容体を刺激して心収縮力を選択的に増強．ドカルパミンはドパミン受容体およびアドレナリンβ_1受容体を刺激すると考えられている

ジギタリスの作用機序

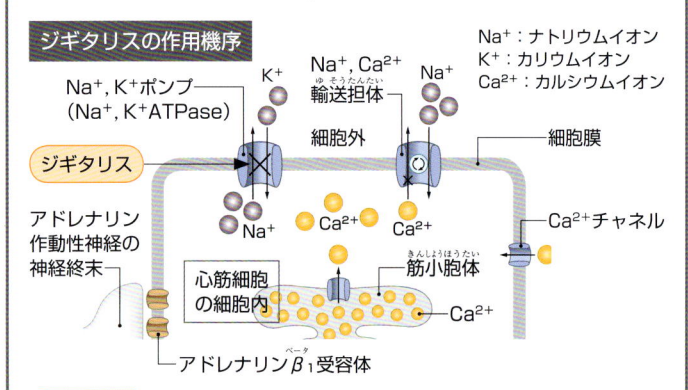

Na^+：ナトリウムイオン
K^+：カリウムイオン
Ca^{2+}：カルシウムイオン

ジギタリスはNa^+, K^+ポンプを阻害（×）して細胞内Na^+を増加させる．細胞内Na^+が増加すると，Na^+, Ca^{2+}輸送担体によるCa^{2+}の細胞外流出が減少（×）して，細胞内Ca^{2+}が増加する．その結果，筋小胞体からのCa^{2+}の放出が促進され，心収縮力が増強・持続される（心筋細胞の構造と心収縮のしくみについては70ﾍﾟｰｼﾞの図❷，71ﾍﾟｰｼﾞの図❸も参照）．

❷抗狭心症薬の働きと狭心症の病態

①おもな抗狭心症薬の働く場所と効くしくみ

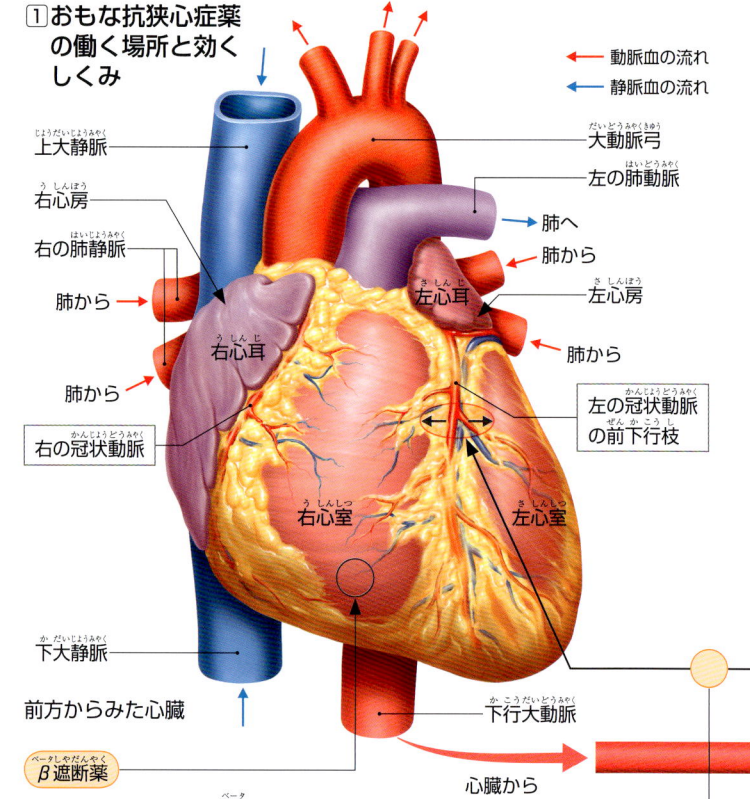

← 動脈血の流れ
← 静脈血の流れ

上大静脈，大動脈弓，右心房，左の肺動脈，右の肺静脈，肺へ，肺から，右心耳，左心耳，左心房，肺から，右の冠状動脈，左の冠状動脈の前下行枝，右心室，左心室，下大静脈，下行大動脈

前方からみた心臓　　心臓から

β遮断薬
心臓選択性アドレナリンβ_1受容体遮断作用
薬剤例／一般名（おもな商品名）：アテノロール（テノーミン®），プロプラノロール塩酸塩（インデラル®）など

作用機序　心筋細胞膜にはアドレナリンβ_1受容体が多く分布し，交感神経（節後線維のアドレナリン作動性神経）の興奮により心収縮力が増強される（β_1受容体作用＝心機能亢進作用）が，β遮断薬はそのβ_1受容体に働いてノルアドレナリンを介する興奮の伝達を遮断する，など

カルシウム拮抗薬
冠状動脈などの血管拡張作用による冠血流量の増加
薬剤例／一般名（おもな商品名）：ジルチアゼム塩酸塩（ヘルベッサー®），ベラパミル塩酸塩（ワソラン®）

作用機序　血管平滑筋の平滑筋細胞膜のカルシウムイオンチャネル（Ca^{2+}チャネル，■）を阻害（×）してCa^{2+}（●）の細胞内流入を抑制し，血管平滑筋を弛緩させて血管を拡張

●病態とおもな治療薬の種類

血液を全身へ送り出す心臓のポンプとしての働き（心機能）は，心筋（心臓の筋肉）の収縮によって維持されている．心不全（図❶-①）は，心収縮力（心筋の収縮力）が弱まって心臓から送り出す血液量（心拍出量❶）が減少し，末梢組織（全身の臓器・組織）の需要に対応した十分な血液量を供給することができなくなった病態である．これに対して狭心症は，心筋を養う血液（動脈血）を供給する冠状動脈が狭窄をおこし（図❷-②），心筋が一過性に虚血状態になり胸痛発作などが現れる虚血性心疾患である．

心不全の治療薬の中で，心収縮力を増強させるものは強心薬と呼ばれ，強心配糖体のジギタリス❷，カテコールアミン❸系の薬剤などがふくまれる（図❶-②）．また，慢性心不全やうっ血性心不全の治療薬には利尿薬，ACE阻害薬，アンギオテンシンⅡ受容体拮抗薬，β遮断薬（少量）などが用いられる．一方，狭心症発作の治療と予防を目的とする抗狭心症薬には，硝酸薬，β遮断薬，カルシウム拮抗薬，カリウムチャネル開口薬などがある（図❷-①）．

●強心薬や抗狭心症薬の働きと効くしくみ

【強心薬】　ジギタリスは，心筋に働き，心筋細胞膜のナトリウムイオン（Na^+）とカリウムイオン（K^+）を交換するNa^+, K^+ポンプ（Na^+, K^+ATPase）を阻害し（図❶-②），心筋細胞内のカルシウムイオン（Ca^{2+}）を増加させ，心収縮力を増強する．

【抗狭心症薬】　①心筋における消費血液の需要・供給のバランスをたもつため心筋の仕事量や酸素消費量を減らす働き❹と，②冠状動脈などの血管を拡張して心筋への血液量（冠血流量）をふやす

2 労作狭心症と安静狭心症の病態

▲写真は左の冠状動脈の前下行枝における狭窄部分（矢印）の造影像

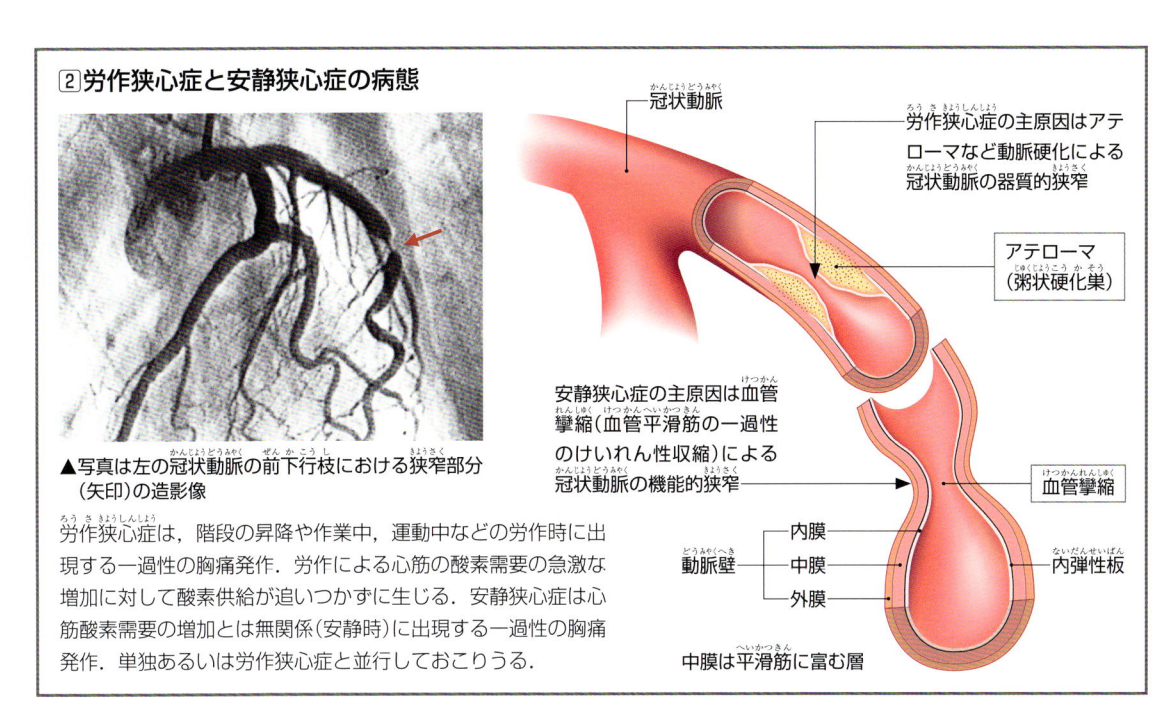

労作狭心症は，階段の昇降や作業中，運動中などの労作時に出現する一過性の胸痛発作．労作による心筋の酸素需要の急激な増加に対して酸素供給が追いつかずに生じる．安静狭心症は心筋酸素需要の増加とは無関係（安静時）に出現する一過性の胸痛発作．単独あるいは労作狭心症と並行しておこりうる．

労作狭心症の主原因はアテローマなど動脈硬化による冠状動脈の器質的狭窄

アテローマ（粥状硬化巣）

安静狭心症の主原因は血管攣縮（血管平滑筋の一過性のけいれん性収縮）による冠状動脈の機能的狭窄

血管攣縮

動脈壁：内膜／中膜／外膜
内弾性板
中膜は平滑筋に富む層

硝酸薬

薬剤例（注射剤を除く）／一般名（おもな商品名）：硝酸イソソルビド（一硝酸イソソルビド；アイトロール®錠，イソソルビド硝酸エステル；硝酸イソソルビド錠，ニトロバイド®錠，ニトロール®錠・R徐放カプセル・スプレー，フランドル®徐放錠・テープ），ニトログリセリン（ニトログリセリン山川®錠，ニトロダーム®TTS®貼付剤，バソレーター®軟膏・テープ・RB貼付錠，ミオコール®スプレー（舌下エアゾール），ミニトロ®テープ，ミリステープ®貼付剤，メディトランス®テープ）など

作用機序 下の図を参照

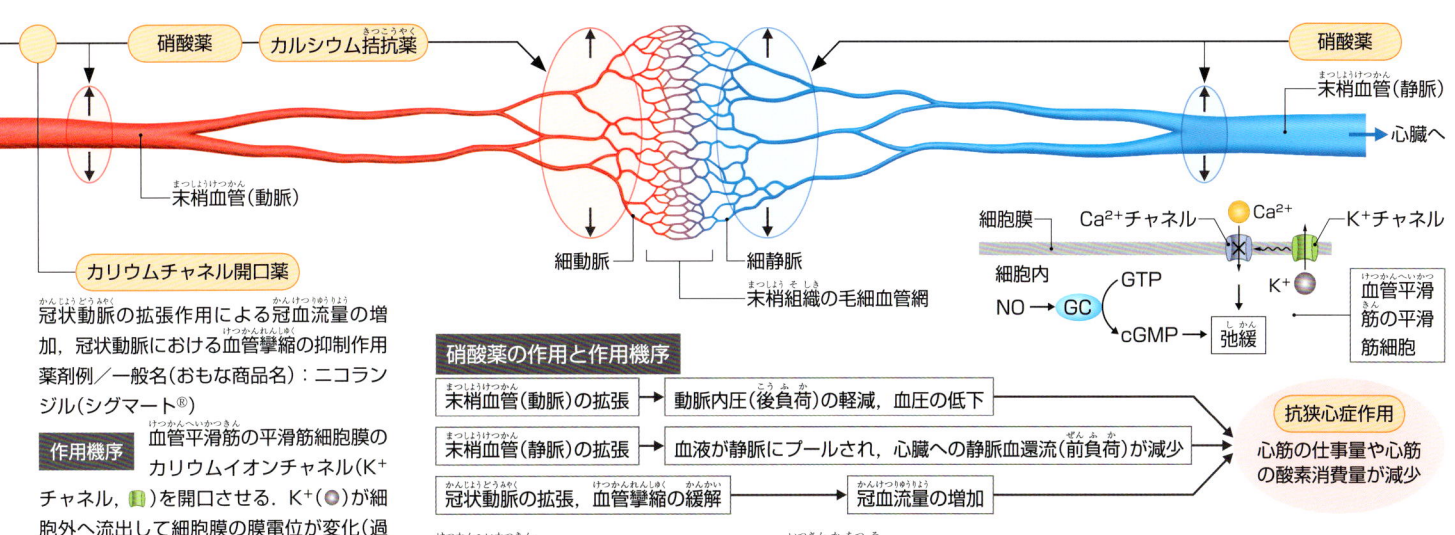

硝酸薬　カルシウム拮抗薬　　　　　　　　　　　　　　　硝酸薬

末梢血管（動脈）　　　　　末梢血管（静脈）→心臓へ

カリウムチャネル開口薬

細動脈／細静脈
末梢組織の毛細血管網

細胞膜　Ca^{2+}チャネル　K^+チャネル
細胞内　GTP　K^+
$NO \rightarrow GC$
$cGMP \rightarrow$ 弛緩
血管平滑筋の平滑筋細胞

ニコランジル
冠状動脈の拡張作用による冠血流量の増加，冠状動脈における血管攣縮の抑制作用
薬剤例／一般名（おもな商品名）：ニコランジル（シグマート®）

作用機序　血管平滑筋の平滑筋細胞膜のカリウムイオンチャネル（K^+チャネル）を開口させる．K^+が細胞外へ流出して細胞膜の膜電位が変化（過分極に）すると，カルシウムイオン（Ca^{2+}）の細胞内流入が抑制され，血管平滑筋は弛緩して血管が拡張する，など

硝酸薬の作用と作用機序

末梢血管（動脈）の拡張	→ 動脈内圧（後負荷）の軽減，血圧の低下
末梢血管（静脈）の拡張	→ 血液が静脈にプールされ，心臓への静脈血還流（前負荷）が減少
冠状動脈の拡張，血管攣縮の緩解	→ 冠血流量の増加

抗狭心症作用：心筋の仕事量や心筋の酸素消費量が減少

血管平滑筋の平滑筋細胞内で合成される一酸化窒素（NO）がグアニル酸シクラーゼ（GC）を活性化し，GTP（グアノシン三リン酸）から細胞内エネルギー代謝に働くサイクリックGMP（cGMP）が合成されることにより血管平滑筋は弛緩し，血管は拡張する．**硝酸薬**は，NOを遊離することにより末梢血管を拡張させると考えられている．

働きがある．硝酸薬は，①と②の両方の働きがあり，労作狭心症と安静狭心症にともなう胸痛発作の軽減や予防に用いられる．β遮断薬は，心筋のアドレナリン$β_1$受容体を遮断して労作時の心収縮力や心拍数の増加，血圧の上昇をおさえ，①の働きによりおもに労作狭心症の発作予防，心筋梗塞後の二次予防に有効である．カルシウム拮抗薬も①と②の両方の働きがあり，冠状動脈や末梢血管（動脈）の血管平滑筋の興奮・収縮に際しておこるCa^{2+}の平滑筋細胞内流入をおさえて血管を拡張する．労作・安静の両狭心症，とりわけ安静狭心症の予防に用いられる（図2-1）．

●使用上の注意とおもな副作用

ジギタリスは治療域と中毒域が接近しているため，随時，心電図をとったりTDM（薬物血中濃度モニタリング，44ページの図1-

2参照）を行って，副作用（不整脈）の発生に注意する必要がある．不整脈はとくに低カリウム血症の患者におこりやすい．

硝酸薬の薬剤には種々の剤形がある．それぞれ効果発現や持続時間が異なるので，症状に適応する剤形を選択する必要がある．たとえば，発作の予防には貼付剤（テープ）や徐放錠が，胸痛発作には舌下錠や舌下スプレーが有効である．

（上塚 路子）

---

❶健常成人（身長160cm，体重50kgの人）の1回の心拍出量は約70mℓ，1分間で約5ℓといわれる．❷おもにゴマノハグサ科のジギタリス類で，原植物には2種がある．❸アドレナリン，ノルアドレナリン，ドパミンなど生体内で産生されるアミン類（神経伝達物質でもある）をいう．これらを製剤化したカテコールアミン系の薬剤には強力な強心作用があり，重症心不全の第一選択薬である．❹硝酸薬の後負荷軽減作用や前負荷減少作用，カルシウム拮抗薬の後負荷軽減作用，β遮断薬の心収縮力・心拍数の低下作用によって，心筋の酸素消費量を減らすなどの薬理作用をいう．

循環器・血液系用薬──抗不整脈薬

不整脈のくすり

❶心臓の興奮の伝導と活動電位──刺激伝導系の電気的興奮様式

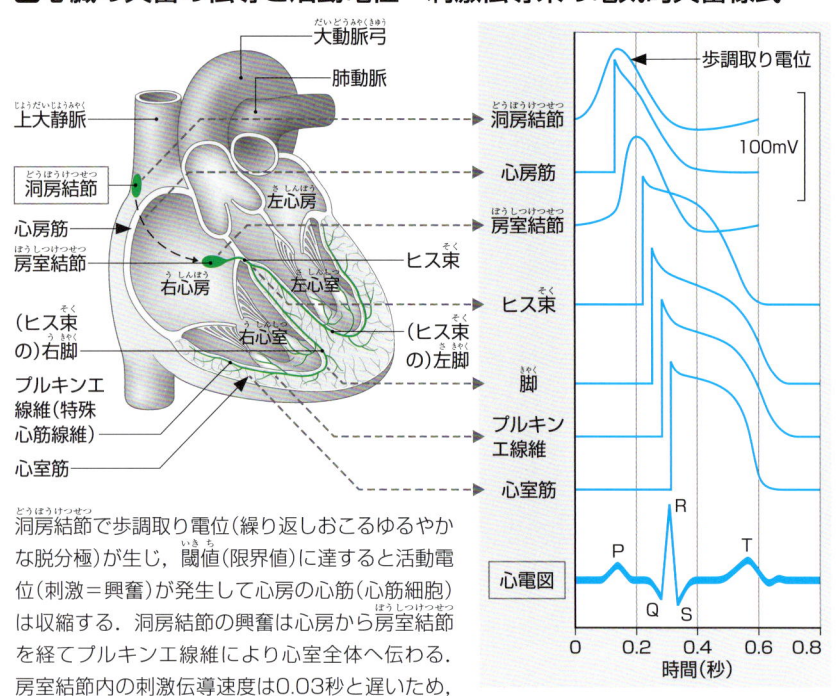

洞房結節で歩調取り電位（繰り返しおこるゆるやかな脱分極）が生じ、閾値（限界値）に達すると活動電位（刺激＝興奮）が発生して心房の心筋（心筋細胞）は収縮する。洞房結節の興奮は心房から房室結節を経てプルキンエ線維により心室全体へ伝わる。房室結節内の刺激伝導速度は0.03秒と遅いため、心房からやや遅れて心室へ興奮が伝わる。心房および心室の各部位における心筋細胞の興奮（心筋活動電位）の変化は、細胞外の電位記録である心電図として現れる。P波およびQRS波は、それぞれ心房および心室筋細胞の興奮・収縮を表す。心室筋細胞の興奮の持続はST波で示される。心筋細胞が興奮している時間を活動電位持続時間（APD：action potential duration）といい、心室筋細胞の活動電位持続時間はほぼQT間隔に対応する。

❷心筋細胞の構造

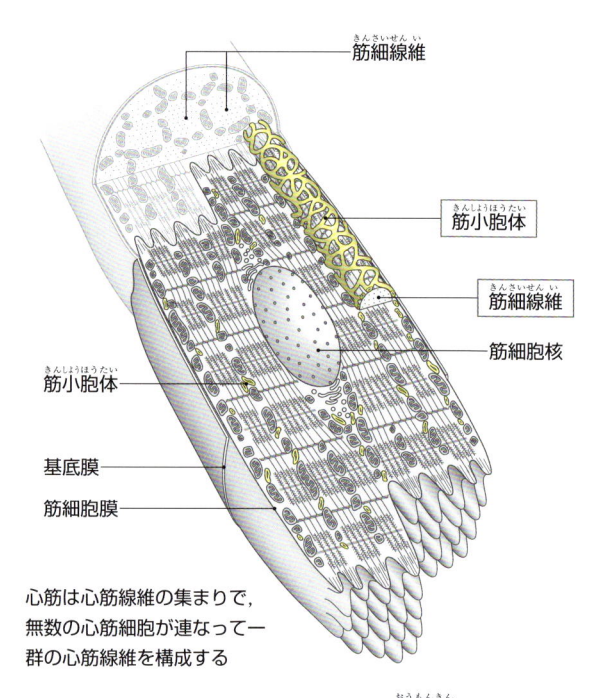

心筋は心筋線維の集まりで、無数の心筋細胞が連なって一群の心筋線維を構成する

心筋は骨格筋（63㌻の図❸参照）と同様に横紋筋であり、心筋細胞の細胞内には収縮性タンパク質である筋フィラメントの束（筋線維）が規則的に配列している。その筋細線維を筋小胞体と呼ばれる網状の滑面小胞体が取り囲み、その中には心筋の収縮に関与するカルシウムイオン（Ca^{2+}）が濃縮されている。

●心拍動のしくみと不整脈

心臓は、洞房結節で発生した刺激（興奮）が心房から心室全体へ伝わることによって（刺激伝導系、図❶）規則正しいリズムで拍動している。心臓のポンプ機能の原動力であるこの規則的な心拍動[1]の数やリズムが乱れている状態を、広く不整脈と呼ぶ。

心拍動を生み出す心臓壁の筋肉（心筋）の収縮は、洞房結節の興奮にはじまる。洞房結節からの興奮はまず心房に伝わり、その後、房室結節を経てやや遅れて心室に伝わる。興奮が伝わると心房筋や心室筋の心筋細胞（図❷）に活動電位（心筋活動電位、図❶の右図）が発生し心筋は収縮する。

この心筋の収縮には、ナトリウムイオン（Na^+）、カルシウムイオン（Ca^{2+}）、カリウムイオン（K^+）などのイオンが関係している（図❸）。これらのイオンがその通路（イオンチャネル[2]）を介して細胞内に流入、あるいは細胞外へ流出することによって、心筋は収縮と弛緩、すなわち心拍動を繰り返すのである。

●抗不整脈薬の働きと効くしくみ

不整脈は刺激伝導系における興奮の発生と伝導の異常であるから、不整脈の治療薬である抗不整脈薬はこの過程に働き、心筋細胞間の興奮の伝導や心筋細胞の興奮を変化させる。その作用部位（働く場所）や作用機序（効くしくみ）によって抗不整脈薬は大きくⅠ～Ⅳ群に分けられる（図❹）。

Ⅰ群はイオンチャネルのうち、おもにNa^+チャネルを阻害し（図❸の❶）、心筋細胞間を興奮が伝導する速度（刺激伝導速度）を遅らせて頻脈性の不整脈を改善する。Ⅱ群のβ遮断薬は心臓の交感神経$β_1$受容体を遮断してポンプ機能の亢進反応をおさえる。交感神経系の緊張・興奮により誘発される不整脈に有効である。Ⅲ群のおもな働きはK^+チャネル阻害（図❸の❸）による不応期[3]の延長であり、Ⅰ～Ⅳ群の働きもあわせもつ。抗不整脈作用にすぐれ予後はよいとされている反面、重い副作用（心室性不整脈）の誘発も報告されており注意が必要である。Ⅳ群はカルシウム拮抗薬でCa^{2+}チャネルを阻害して（図❸の❷）、おもに房室間の興奮の伝導をおさえ、心拍動数（心拍数）の抑制に効果を発揮する。

●抗不整脈薬の特徴と使用上の注意

不整脈には頻脈型と徐脈型があり、抗不整脈薬は一般に頻脈型である期外収縮や発作性頻拍、細動（心房細動や心室細動）などの不整脈に効果がある。抗不整脈薬は心筋収縮力抑制作用の性質上、心収縮力が低下するため、Ⅱ群とⅣ群では心機能低下時には注意が必要である。また、多くの抗不整脈薬は、一方で不整脈を誘発する可能性があることに留意しなければならない。（杉山 恵理花）

[1] 通常、1回の心拍動（心拍）は1回の脈拍に対応する。脈拍は表在動脈の脈波を指でふれた動脈拍動。健常成人の安静時の1分間の脈拍数は60～100回。脈拍の異常に頻脈（毎分100回以上）と徐脈（毎分60または50以下）がある。 [2] イオンの細胞内流入・細胞外流出に働く細胞膜上の膜構造タンパク質。 [3] 外からの刺激ないしは興奮に対して細胞が反応しない時期。活動電位の持続時間にほぼ相当する絶対不応期と、興奮がしだいに回復して正常にもどる時期の相対不応期からなる。

❸ 心筋細胞の興奮・収縮のしくみと抗不整脈薬の働く場所

心筋活動電位（心室の活動電位）と作用部位

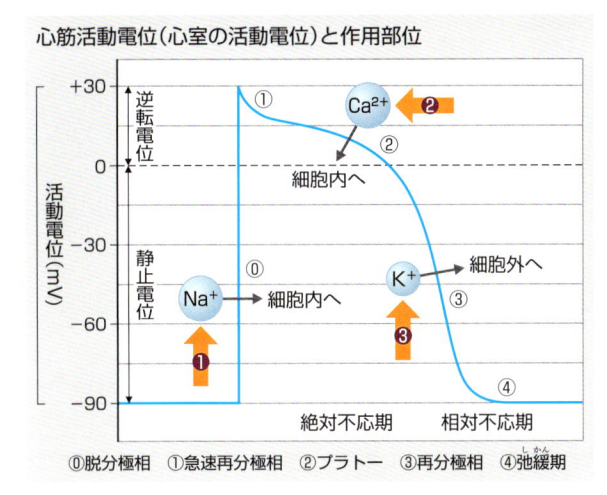

⓪脱分極相　①急速再分極相　②プラトー　③再分極相　④弛緩期

心筋細胞におけるイオンの流れと作用部位

興奮（→）の伝導時にはNa⁺とCa²⁺はそれぞれのチャネルを通り細胞内へ流入するなど，チャネル名が示すような特定イオンの流れによって心筋細胞の細胞膜の膜電位が変化し，細胞は興奮・収縮する．抗不整脈薬は，興奮が心房から心室に伝導される過程の各部位における心筋細胞に働き，おもにこれらのイオンチャネルを阻害して，細胞の興奮をしずめ，興奮の伝導を変化させ，あるいは抑制することなどにより治療効果（抗不整脈作用）を発揮する．

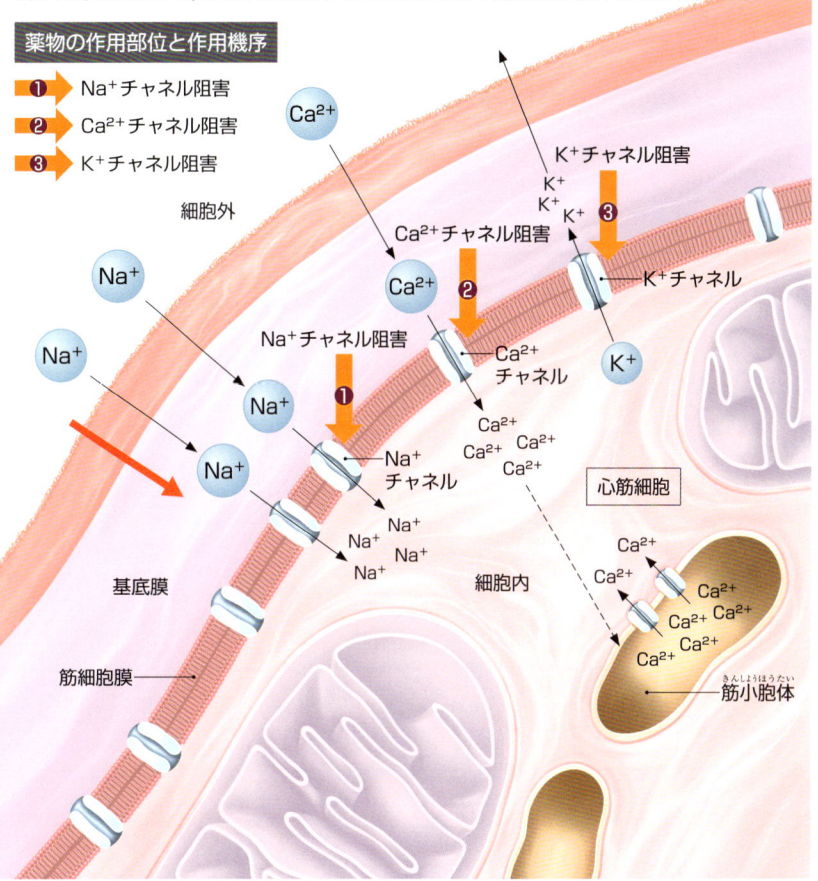

薬物の作用部位と作用機序
- ❶ Na⁺チャネル阻害
- ❷ Ca²⁺チャネル阻害
- ❸ K⁺チャネル阻害

上図は心室の活動電位で，⓪から④の相にいたる電位変化（心筋細胞の収縮と弛緩の過程）を示す．右図に示すように，興奮（→）が心筋細胞に伝わると，まずNa⁺（ナトリウムイオン）を通すNa⁺チャネルが開いて細胞内にNa⁺が流入し，心筋細胞は脱分極（収縮）する．つぎに，Ca²⁺（カルシウムイオン）を通すCa²⁺チャネルが開いてCa²⁺が細胞内に流入することにより細胞の興奮が持続される（収縮の持続＝プラトー）．その後，K⁺（カリウムイオン）を通すK⁺チャネルが開いてK⁺が細胞外へ流出すると興奮が治まり（再分極），細胞は弛緩する．

Na⁺ ナトリウムイオン　Ca²⁺ カルシウムイオン　K⁺ カリウムイオン
イオンチャネル　→ 興奮

Ca²⁺が細胞内に流入すると，筋小胞体からのCa²⁺の放出をうながし，収縮性タンパク質の働きが促進され，収縮は持続する

❹ 抗不整脈薬の分類―おもな働きと適応不整脈

分類		おもな働き（作用）	薬剤例／一般名（おもな商品名）	おもな適応不整脈
Ⅰ群	Ⅰa	Na⁺チャネル阻害（APD延長）	キニジン硫酸塩水和物（硫酸キニジン）	期外収縮，発作性頻拍
			ジソピラミド（リスモダン®）	期外収縮，発作性上室性頻拍
			プロカインアミド塩酸塩（アミサリン®）	期外収縮，発作性頻拍
			アジマリン（アジマリン）	期外収縮，発作性頻拍
			シベンゾリンコハク酸塩（シベノール®）	頻脈性不整脈*
			ピルメノール塩酸塩水和物（ピメノール®）	頻脈性不整脈（心室性）
	Ⅰb	Na⁺チャネル阻害（APD短縮）	メキシレチン塩酸塩（メキシチール®）	頻脈性不整脈（心室性）
			アプリンジン塩酸塩（アスペノン®）	頻脈性不整脈*
	Ⅰc	Na⁺チャネル阻害（APD不変）	フレカイニド酢酸塩（タンボコール®）	頻脈性不整脈*
			プロパフェノン塩酸塩（プロノン®）	頻脈性不整脈*
			ピルジカイニド塩酸塩水和物（サンリズム®）	頻脈性不整脈*
Ⅱ群		交感神経β₁受容体遮断（β遮断薬）	プロプラノロール塩酸塩（インデラル®）	期外収縮，発作性頻拍の予防，洞性頻脈
			アテノロール（テノーミン®）	頻脈性不整脈（洞性頻脈，期外収縮）
Ⅲ群		K⁺チャネル阻害（APD不変）	アミオダロン塩酸塩（アンカロン®）	心室細動*，心室性頻拍*，心房細動*
			ソタロール塩酸塩（ソタコール®）	心室性頻拍*，心室細動*
Ⅳ群		Ca²⁺チャネル阻害（カルシウム拮抗薬）	ジルチアゼム塩酸塩（ヘルベッサー®），ベプリジル塩酸塩水和物（ベプリコール®），ベラパミル塩酸塩（ワソラン®）	おもに上室性不整脈に有効．併用されることが多い

1）注射剤は除く　2）*は生命に危険のある再発性不整脈でほかの抗不整脈薬が無効か，または使用できない場合

分類はVaughan Williams分類による．Ⅰ群はAPDに対する作用からⅠa（APD延長），Ⅰb（APD短縮），Ⅰc（APD不変）の三つに細分される．この分類のほかに，近年，抗不整脈薬をイオンチャネルや受容体などへの作用の観点から分類するシシリアン・ガンビット分類が使用されるようになっている．シシリアン・ガンビット分類は1991年に提唱された比較的新しい不整脈治療戦略であり，Ⅰ群に分類されている薬剤でも実際はK⁺チャネル抑制作用をもつものも多く，Vaughan Williams分類のような単一の作用機序による理解ではなく，さまざまなイオンチャネルや受容体などへの作用から各薬剤を理解する分類法である．この分類法では，従来の経験的な方法とは異なり，不整脈の発生機序を推定し，各薬剤の作用のちがいをよく考慮に入れて科学的に薬剤を選択する方法を提唱している．

不整脈のくすり

循環器・血液系用薬——血圧降下薬

高血圧症のくすり

□治療薬一覧 ☞130㌻の表❹

❶血圧と血管壁の関係

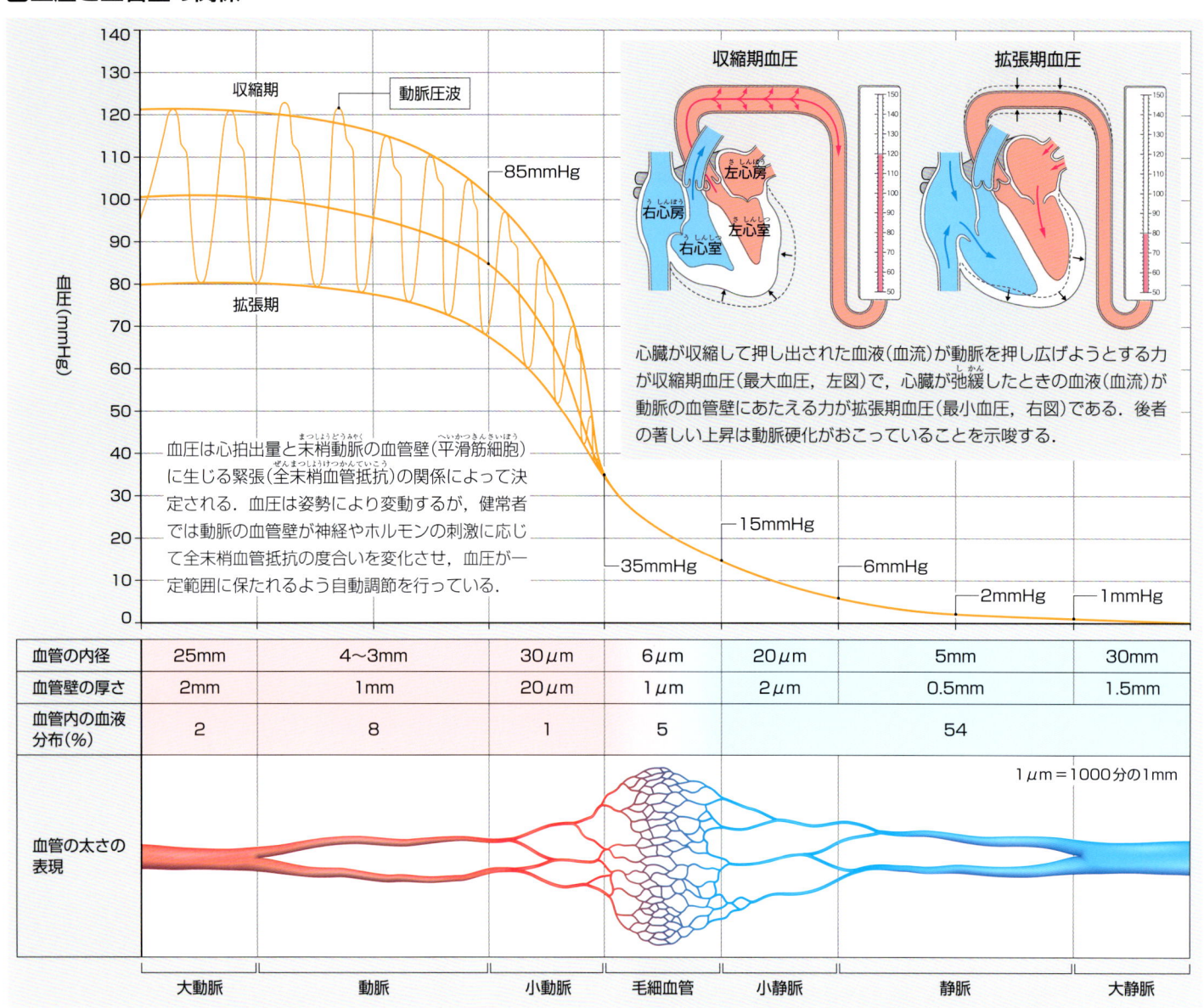

心臓が収縮して押し出された血液(血流)が動脈を押し広げようとする力が収縮期血圧(最大血圧,左図)で,心臓が弛緩したときの血液(血流)が動脈の血管壁にあたえる力が拡張期血圧(最小血圧,右図)である.後者の著しい上昇は動脈硬化がおこっていることを示唆する.

血圧は心拍出量と末梢動脈の血管壁(平滑筋細胞)に生じる緊張(全末梢血管抵抗)の関係によって決定される.血圧は姿勢により変動するが,健常者では動脈の血管壁が神経やホルモンの刺激に応じて全末梢血管抵抗の度合いを変化させ,血圧が一定範囲に保たれるよう自動調節を行っている.

$1\mu m = 1000$分の$1mm$

血管の内径	25mm	4〜3mm	30μm	6μm	20μm	5mm	30mm
血管壁の厚さ	2mm	1mm	20μm	1μm	2μm	0.5mm	1.5mm
血管内の血液分布(%)	2	8	1	5		54	
血管の太さの表現	大動脈	動脈	小動脈	毛細血管	小静脈	静脈	大静脈

❷血圧値の分類と高血圧症

血圧値の分類		収縮期血圧(mmHg)		拡張期血圧(mmHg)
至適血圧		<120	かつ	<80
正常血圧		<130	かつ	<85
正常高値血圧		130〜139	または	85〜89
高血圧症	軽症(1度)高血圧症	140〜159	または	90〜99
	中等症(2度)高血圧症	160〜179	または	100〜109
	重症(3度)高血圧症	≧180	または	≧110

日本高血圧学会のガイドライン(JSH2004)では,高血圧症を3段階に分類している.140/90mmHgのどちらかがそれ以上であれば高血圧症で,これはWHO(世界保健機関)やヨーロッパのものと同じである.一方,アメリカ(JNC7)では120/80mmHg以上を高血圧症に分類しており,120/80mmHgからライフスタイルの修正開始を提唱している.

❸血圧降下薬の分類—おもな種類と働き

おもな種類		働き(作用)
利尿降圧薬	チアジド系利尿薬	尿生成の促進(利尿作用)による降圧効果
	ループ利尿薬	
	カリウム保持性利尿薬	
交感神経抑制薬	β遮断薬	心筋のβ₁受容体に働き,心拍出量の低下,レニン分泌の抑制,交感神経刺激の緩和
	α遮断薬	血管壁(平滑筋細胞)のα₁受容体に働き血管を拡張
	中枢性α作動薬	脳(延髄)のα₂受容体に働き交感神経刺激を緩和し,血管を拡張
カルシウム拮抗薬		血管壁(平滑筋細胞)に働き血管を拡張
ACE阻害薬		アンギオテンシンIIの合成を抑制
アンギオテンシンII受容体拮抗薬		アンギオテンシンIIの作用に拮抗.副作用が少ない

❹おもな血圧降下薬の働く場所と効くしくみ

①利尿降圧薬の作用部位—ネフロン

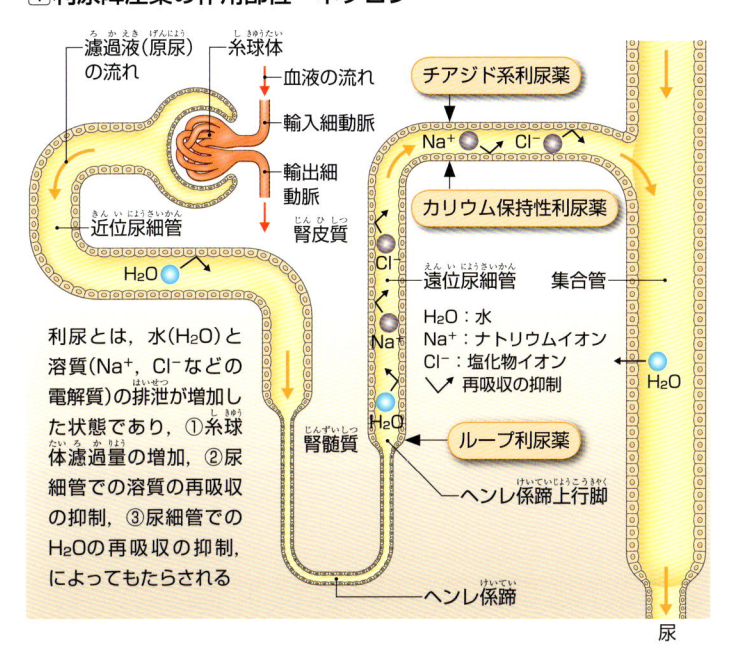

利尿とは，水(H_2O)と溶質(Na^+, Cl^-などの電解質)の排泄が増加した状態であり，①糸球体濾過量の増加，②尿細管での溶質の再吸収の抑制，③尿細管でのH_2Oの再吸収の抑制，によってもたらされる

利尿降圧薬 による降圧のしくみは基本的には，血圧上昇の原因の一つとなっている過剰な循環血漿量を減少させ，また，全末梢血管抵抗を低下させるために，Na^+とCl^-の再吸収をおさえ(▽)，体内に貯留した余分なナトリウムや水(過剰な細胞外液，血漿，組織間液)を尿として体外に排泄させる利尿作用(75ページの図❷参照)にある，と考えられている．

②ACE阻害薬の作用部位—レニンの代謝過程

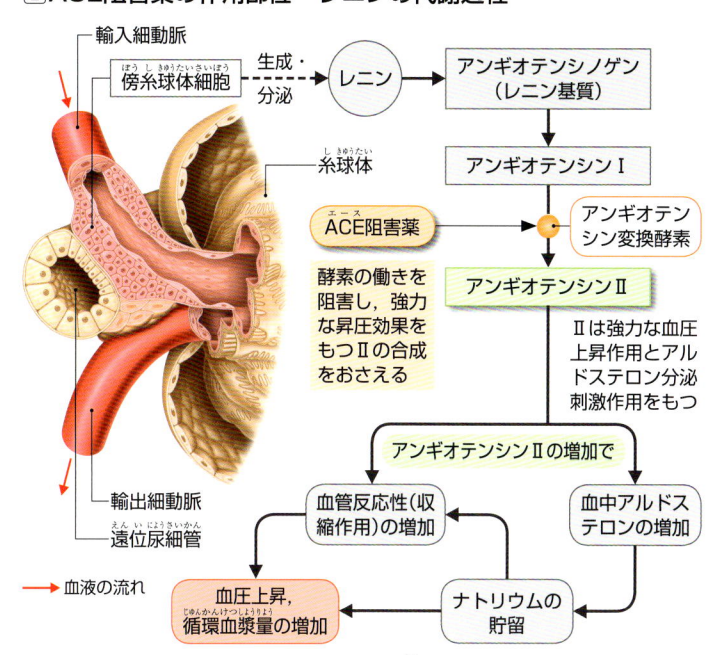

レニン(タンパク質分解酵素)の代謝過程と腎性血圧調節機構におけるACE阻害薬 の作用部位を示す．レニンはレニン基質に働きアンギオテンシンⅠを生成するが，アンギオテンシンⅠは循環血漿中ではアンギオテンシン変換酵素によりアンギオテンシンⅡに変換される．アンギオテンシンⅡには平滑筋収縮作用があり，血圧を上昇させることによって血圧調節機構に関与している．

●高血圧症と血圧降下薬

心臓から送り出された血液量(心拍出量)や循環血漿量，血液の粘性などが要因となって，末梢の小さな動脈にくわわる圧力が血圧(動脈内圧，図❶)で，動脈内圧の高い状態を持続した場合が高血圧症[1](図❷)である．一般に高血圧症は自覚症状に乏しく，高血圧症の状態が長期に固定・持続すると，脳や心臓，血管，腎臓など全身の臓器に弊害をもたらし，脳出血などの脳血管障害(脳卒中)，うっ血性心不全・心筋梗塞などの心臓病，大動脈破裂，腎疾患などのリスクファクター(危険因子)となる．

高血圧症の治療薬である血圧降下薬には図❸に示す種類があり，それぞれ異なった働きや作用機序(効くしくみ)で血圧を下げる．通常，1剤からはじめ，効果をみながら増量するか，作用の異なるほかの薬剤を複数併用していくのが原則である．

●薬物療法の目的とおもな血圧降下薬の効くしくみ

治療の基本は生活習慣の改善，食事療法および運動療法である．それで効果が不十分な場合に，血圧降下薬による薬物療法が開始される．薬物療法の目的は高血圧の根治療法ではなく，血圧を適正なレベルまで下げてその状態を維持し，高血圧の固定・持続によって将来おこるであろう脳卒中や心臓病，腎疾患などの重大な疾患を予防する，といった対症療法にある．血圧降下薬が使用される対象および時期は，血圧値および脂質異常症や糖尿病などの合併症の有無によって異なり，合併症がある場合は，血圧と合併症の管理をいっしょに行うことが重要である．

高血圧症の大部分を占める本態性高血圧症の原因が，複雑多岐で明確でないこともあり，血圧降下薬の作用機序は不明のものが多い．たとえば利尿降圧薬は，腎臓における尿生成の過程に働き(図❹-①)，原尿中のナトリウムイオン(Na^+)や塩化物イオン(Cl^-)，水(H_2O)などの排泄を促進して循環血漿量を減少させる．そのことにより末梢動脈の血管壁の緊張が緩和され血圧が下がると考えられている．またβ遮断薬の長期連用による効果はかなり顕著であるが，その作用機序はよくわかっていない．これらの薬剤に対して，ACE阻害薬[2]は図❹-②のしくみにより血圧上昇をおさえる．

●長期連用による副作用

血圧降下薬の副作用は薬剤の種類や服用者の体質によって異なる．一般に，血圧降下薬は長期にわたり飲みつづけなければならないので，薬剤の効きすぎによる副作用にとくに注意が必要である．薬剤が効きすぎると，血圧が下がりすぎて臓器の血流障害をおこしたり，めまい・立ちくらみ・脳貧血などの症状をともなう起立性低血圧を生じることが多いからである．　　(濱田　潤)

---

[1] 高血圧症の90％以上は原因不明の本態性高血圧症である．原因がはっきりしている場合は二次性高血圧症と呼ばれ，それには腎臓病が原因の腎性高血圧症，副腎腫瘍などを原因とする内分泌性高血圧症，動脈硬化などによる動脈狭窄が原因の血管性高血圧症，ステロイド・グリチルリチン製剤・漢方薬などによる薬剤誘発性高血圧症などがある．原因疾患の治療が優先であり，それによって降圧効果が期待される．[2] アンギオテンシン変換酵素(angiotensin-converting enzyme)阻害薬．

循環器・血液系用薬——利尿薬

尿の出をよくするくすり

１むくみ(浮腫)の病態

①むくみ(浮腫)が出現しやすい場所

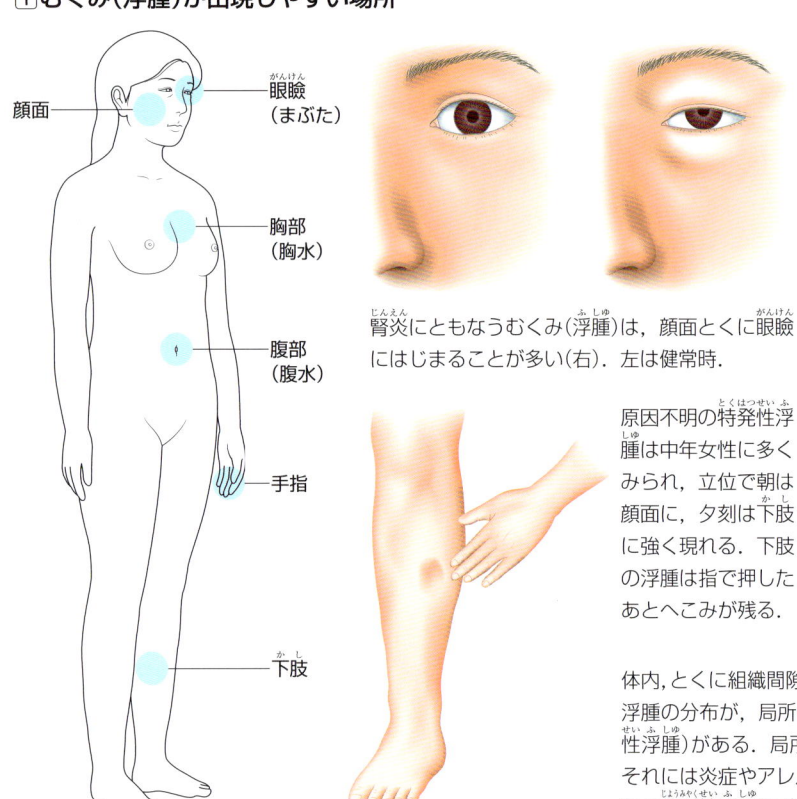

- 顔面
- 眼瞼(まぶた)
- 胸部(胸水)
- 腹部(腹水)
- 手指
- 下肢

腎炎にともなうむくみ(浮腫)は,顔面とくに眼瞼にはじまることが多い(右).左は健常時.

原因不明の特発性浮腫は中年女性に多くみられ,立位で朝は顔面に,夕刻は下肢に強く現れる.下肢の浮腫は指で押したあとへこみが残る.

②全身性浮腫の分類(種類)とおもな原因

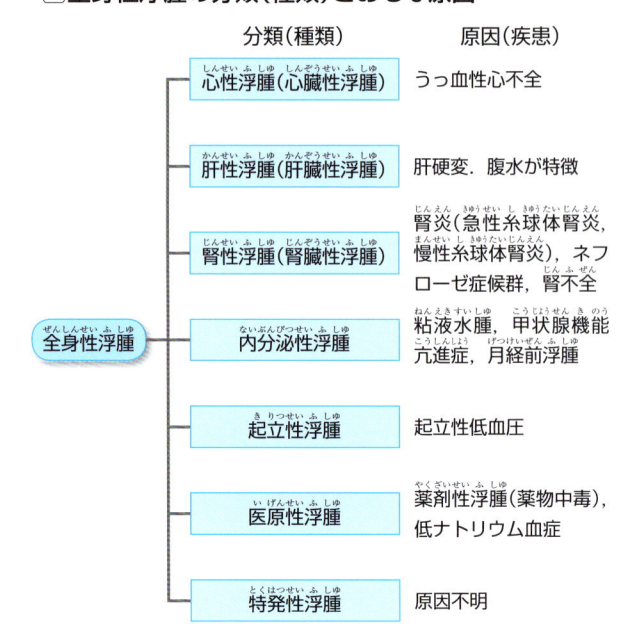

分類(種類)	原因(疾患)
心性浮腫(心臓性浮腫)	うっ血性心不全
肝性浮腫(肝臓性浮腫)	肝硬変,腹水が特徴
腎性浮腫(腎臓性浮腫)	腎炎(急性糸球体腎炎,慢性糸球体腎炎),ネフローゼ症候群,腎不全
内分泌性浮腫	粘液水腫,甲状腺機能亢進症,月経前浮腫
起立性浮腫	起立性低血圧
医原性浮腫	薬剤性浮腫(薬物中毒),低ナトリウム血症
特発性浮腫	原因不明

(全身性浮腫)

体内,とくに組織間隙に水が多量に貯留して外からむくんでみえる状態を浮腫と呼んでいる.浮腫の分布が,局所性で左右非対称性である場合(局所性浮腫)と,全身性である場合(全身性浮腫)がある.局所性浮腫は毛細血管壁での水の出入りやリンパ流などが関係しており,それには炎症やアレルギー・血管炎などにともなう炎症性浮腫,静脈血栓症や静脈瘤にともなう静脈性浮腫などがある.

●利尿薬の二つの働きと利尿薬の種類

腎臓での尿の生成(23ページの図２参照)を増加させ,尿の出をよくする薬剤を利尿薬という.利尿薬の働きは二つある.一つは,尿の生成をうながして体内に貯留した余分な水を排泄し,むくみ(浮腫,図１-①)を改善する利尿作用である.もう一つは,体内の水が多くなると血液の容積も増加して血圧が上昇するので,細胞外液[1],とくに血液中の水の量(循環血漿量)を減らし,二次的に血圧を下げる降圧作用である(利尿降圧薬は72～73ページを参照).

むくみのおもな原因は腎炎(糸球体腎炎)や腎不全であるが,利尿薬の適応となる全身性浮腫には,うっ血性心不全による心性浮腫,肝硬変による肝性浮腫などもふくまれる(図１-②).このような全身性浮腫の改善に用いられる利尿薬には,心臓・血管系に働いて腎血流量や糸球体濾過量を増加させる強心利尿薬[2]や,腎尿細管に働いて尿量を増加させるか,水の体内貯留の増加を予防するチアジド系利尿薬,ループ利尿薬,カリウム保持性利尿薬,炭酸脱水酵素阻害薬,浸透圧利尿薬などの種類がある(図２-①).

●利尿薬の効果的な利尿作用

腎糸球体では血液が濾過され原尿が生成される.その量は健常成人で1日150ℓ前後である.しかし,尿細管を流れる過程で水の再吸収を受け,最終的に尿として排泄される量は1日1.5ℓ前後である.水の再吸収により原尿は約1％に濃縮されるため,利尿薬の利尿作用としては,強心利尿薬のように末梢血管を拡張して糸球体濾過量を増加させるよりも尿細管での水の再吸収をおさえ,尿量を増加させるほうがより効果的である.チアジド系利尿薬などの利尿薬の多くは,尿細管において溶質(ナトリウムイオンや塩化物イオンなどの電解質)の再吸収を阻害するなどの作用機序(効くしくみ,図２-①,②)によって,水の再吸収をおさえる.

前述のように,利尿薬は利尿作用と降圧作用をあわせもつ.チアジド系利尿薬の降圧作用は,溶質や水の排泄が促進されるためであるが,循環血漿量が減少することで末梢の動脈壁の緊張が緩和されるためでもあると考えられている.

●注意すべきおもな副作用

利尿薬は尿量を増加させるのにともない,ナトリウムやカリウムの排泄も促進するので,副作用として低ナトリウム血症や低カリウム血症を引き起こすことがある.前者は頭痛・食欲不振・吐き気や精神症状などが,後者は四肢の脱力感・しびれ感,不整脈などの症状がみられる.やせぐすりとして利尿薬を乱用した場合,偽バーター症候群[3]をおこすおそれがある.(高柳 理早,山田 安彦)

[1]体内の水(体液)は,細胞内液と細胞外液に分けられ,細胞外液は組織間液と循環血漿(血液のうち赤血球や白血球などの血液細胞を除く血漿成分)からなる.[2]うっ血性心不全による心性浮腫に用いられるアミノフィリン(アルビナ®,ネオフィリン®)など.[3]慢性の嘔吐や下痢,利尿薬の乱用などによりナトリウムやカリウムが体外へ排泄され,バーター症候群類似の病態を示す症候群.バーター症候群は腎尿細管障害を一時的な病因として,低カリウム血症やアルカローシス(アルカリの異常な蓄積と酸の喪失),アルドステロンの分泌過剰などを呈する病態をいう.

❷利尿薬の働く場所と効くしくみ

①ネフロンにおける浸透圧利尿と利尿薬のおもな作用部位・作用機序

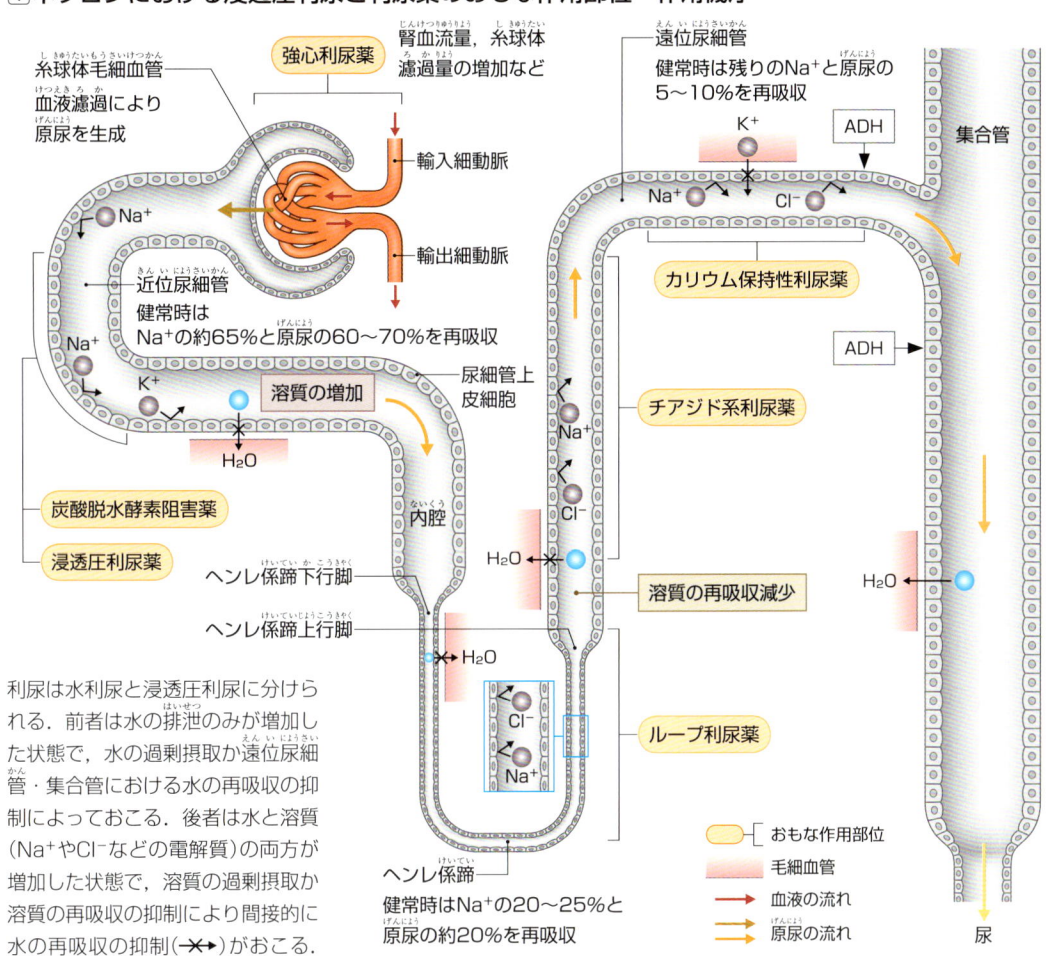

利尿は水利尿と浸透圧利尿に分けられる。前者は水の排泄のみが増加した状態で、水の過剰摂取か遠位尿細管・集合管における水の再吸収の抑制によっておこる。後者は水と溶質（Na^+やCl^-などの電解質）の両方が増加した状態で、溶質の過剰摂取か溶質の再吸収の抑制により間接的に水の再吸収の抑制（→×）がおこる。ネフロン（22ページを参照）における薬物による利尿は、溶質の再吸収の阻害（↘）による浸透圧利尿である。

Na^+：ナトリウム(Na)イオン　Cl^-：塩化物(Cl)イオン　K^+：カリウム(K)イオン
H^+：水素(H)イオン　H_2O：水　CO_2：二酸化炭素　ADH：抗利尿ホルモン

ADHは生体の浸透圧環境と体液量を調節する下垂体後葉ホルモン。作用部位の水透過性を亢進させて水の再吸収をうながし、体液量を保持する（血漿浸透圧濃度の上昇の阻止）

チアジド系利尿薬の作用機序

Cl^-の能動的な再吸収とそれにともなうNa^+の再吸収を阻害するので、H_2Oの再吸収が抑制される。利尿作用は弱いが、降圧作用の有効性が高く高血圧症の第一選択薬である

ループ利尿薬の作用機序

Na^+とCl^-の能動的な再吸収を阻害する結果、ClとNaの尿中排泄が促進されるため、強い利尿作用が現れる。降圧作用は弱い

カリウム保持性利尿薬の作用機序

アルドステロン（副腎皮質ホルモン）が関与するNa^+-K^+ポンプ（Na^+と交換してK$^+$やH$^+$を尿細管内に分泌）に働き、Na^+の能動的な再吸収を阻害してNaの尿中排泄を促進し、Kの尿中排泄を抑制することにより利尿作用を発揮する。利尿作用、降圧作用ともに比較的弱いが、K保持作用がある

炭酸脱水酵素阻害薬の作用機序

Na^+の再吸収に促進的に関与する炭酸脱水酵素（CO_2の分解を触媒する酵素）の働きを阻害する。心性浮腫や肝性浮腫に用いられ、眼圧低下作用もある

浸透圧利尿薬の作用機序

近位尿細管ではNa^+の再吸収は能動的であり、H_2Oの再吸収は受動的である。尿細管内にマンニトールなどの浸透圧物質が存在すると、尿細管内圧が上昇するので等張性をたもつため、Na^+やH_2Oの再吸収が減少する。外傷後や薬物中毒による急性腎不全などに用いられ、眼圧・脳圧低下作用もある

②利尿作用の基本的なしくみ

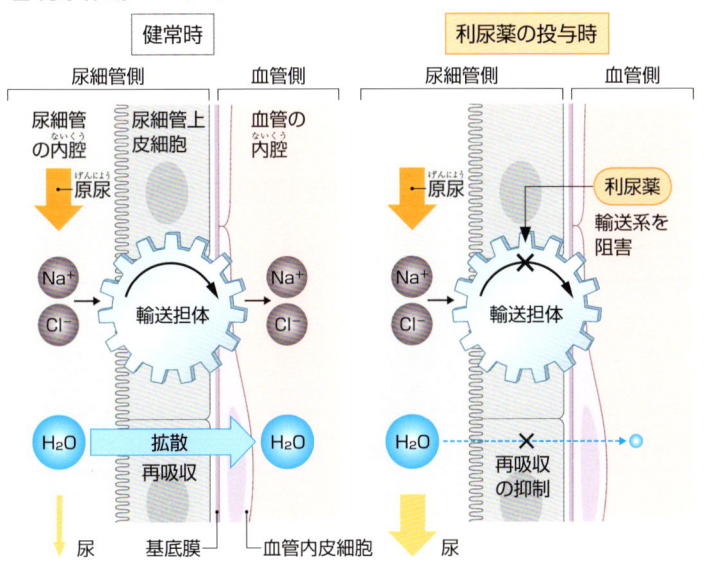

健常時では、糸球体毛細血管での血液濾過により生成された原尿（→）は、腎尿細管を流れる過程でNa^+やCl^-（●）の再吸収とそれにともなうH_2O（○）の再吸収によって、約1％に濃縮される。利尿薬の利尿作用（浸透圧利尿）による尿量の増加は、おもに尿細管での溶質の輸送系（尿細管側から血管側への輸送担体による能動輸送）を阻害し、その結果としてH_2Oの再吸収（おもに拡散による受動輸送）が抑制されることによってもたらされる。

❸おもな利尿薬の利尿作用の比較

分類（種類）	薬剤例／一般名（おもな商品名）	利尿作用（尿量, mL/分）	尿pH
対照（健常者の尿量を1とした場合）		1	6
チアジド系利尿薬（チアジド系類似薬をふくむ）	クロルタリドン（ハイグロトン®）、トリクロルメチアジド（フルイトラン®）、ヒドロクロロチアジド（ダイクロトライド®）、メフルシド（バイカロン®）など	3	7.4
ループ利尿薬	アゾセミド（ダイアート®）、ピレタニド（アレリックス®）、フロセミド（オイテンシン®, ラシックス®）など	8	6
カリウム保持性利尿薬	スピロノラクトン（アルダクトンA®）、トリアムテレン（ジウテレン®, トリテレン®）など	3	7.2
炭酸脱水酵素阻害薬	アセタゾラミド（ダイアモックス®）	3	8.2
浸透圧利尿薬	D-マンニトール（注射剤）など	10	6.5

循環器・血液系用薬——止血薬，抗血栓薬

出血をおさえるくすり，血栓を防ぐくすり

●出血をおさえる治療薬（止血薬）

【出血と止血のしくみ】　出血とは，血管壁が傷ついたり血管透過性が亢進して血液成分が血管外へ出ることであり，体内出血と体外出血がある．通常，血管外へ出た血液は短時間のうちに凝固し，血管の損傷がそれほど大きなものでなければ，血小板血栓（止血血栓）が損傷部位をふさいで出血を止める．この生体のしくみを止血という（図1）．

【止血薬とその働き】　止血薬（図2）には血管強化薬，血漿製剤[1]，抗プラスミン薬などのほか，手術用の外用止血薬があり，鼻出血や外傷による出血，吐血・下血，喀血，手術または内視鏡的処置による出血，炎症による毛細血管からの出血，糖尿病性網膜症による微小出血，血友病[2]による出血などに用いられる．

　血管強化薬のカルバゾクロムスルホン酸は，血管透過性亢進を抑制し，毛細血管壁を強化して血管抵抗値を増強することで止血効果を発揮する．血漿製剤のトロンビンは，フィブリン（線維素：弾性のある糸状タンパク質）の前駆物質である水溶性のフィブリノゲンから不溶性のフィブリンの生成を促進したり，血小板やそのほかの血液凝固因子[3]を活性化してフィブリン網の形成（図1の②〜③）をうながす．血液凝固因子は血友病患者に不足している血漿タンパク質（第Ⅷ因子や第Ⅸ因子）を補うために用いられる．抗プラスミン薬のトラネキサム酸は，血栓を溶解する線溶系（図3-②）のプラスミンなどの働きをおさえ，止血効果を発揮する．ビタミンK_2は血液凝固因子の生成に必要で，凝固を促進させる．

●血栓を防ぐ治療薬（抗血栓薬）

【血液凝固と血栓症】　血管壁の損傷や血流のうっ滞，あるいは透析，カテーテル挿入などの物理的刺激や水分不足，病態などによる血液凝固系の亢進などにより，図1や図3-①のしくみで血管内や心臓内に血の塊（血栓）が形成される．血栓にともなう血管の狭窄や閉塞などの病的状態が血栓症（脳血栓症，動脈閉塞症，肺塞栓症など）である．

【抗血栓薬とその働き】　血栓症の治療と予防のために用いる．血小板の粘着・凝集を阻害する抗血小板薬，血液がかたまるのをおさえる種々の抗凝固薬（図3-①），血栓を溶解・除去する生体反応（線溶系）を活性化する血栓溶解薬（図3-②）などがある（図4）．

●止血薬と抗血栓薬のおもな副作用

　止血薬では薬剤過敏症（湿疹や発熱，嘔吐など）が，抗血栓薬では出血傾向，薬剤過敏症などがみられる．抗血栓薬を服用中は，抜歯や手術の前には一定期間，服用を中止しなければならない場合がある．ワルファリンは納豆などの食品との薬物間相互作用にも注意が必要である．

（野川 聖子）

---

[1] 血液中の血漿成分には種々の成分，たとえばトロンボプラスチンやトロンビンなどの血漿タンパク質が溶け込んでおり，それらを血漿分画といい，それぞれを個々に抽出して製剤化したものが血漿製剤である．[2] 血液凝固因子（第Ⅷ因子や第Ⅸ因子）が遺伝的に欠如しているため出血しやすく，出血するとなかなか止血しにくい病態．[3] 血液中や組織中にあって血液凝固に直接，関与する因子．フィブリノゲン（第Ⅰ因子），プロトロンビン（第Ⅱ因子），組織トロンボプラスチン（第Ⅲ因子）など．

---

❶生体の止血のしくみ——一次血栓から二次血栓へ

①血管の損傷と赤血球の漏出　　　血小板—電子顕微鏡像

血小板は，血液中では通常，円板状であるが，刺激を受けると突起を出してふくらみ，みずからを活性化させる物質や血液凝固を活性化する血小板因子を放出しながら，たがいに融合して凝集する．

②一次血栓（血小板血栓）の形成　　③二次血栓（凝固血栓）の形成

血管壁が損傷を受けると，はじめに血小板の働きにより一次血栓（血小板血栓）が形成され，損傷部位をふさぐ（②）．つぎに血液凝固系（図3-①）の活性化により二次血栓（凝固血栓）が形成され（③），これによって損傷部位の修復がなされる．この際，血管平滑筋の収縮は出血部位の血流を減少させるとともに，血小板血栓や凝固血栓の形成を容易にする．

❷おもな止血薬とその働き

分類（種類）	薬剤例／一般名（おもな商品名）	おもな働き（作用）
血管強化薬	カルバゾクロムスルホン酸ナトリウム水和物（アドナ®）	血管を強化
血漿製剤	血液凝固第Ⅷ因子；オクトコグアルファ（注射剤），乾燥濃縮人血液凝固第Ⅷ因子（注射剤）	血液凝固第Ⅷ因子を補給
血漿製剤	トロンビン（トロンビン）	フィブリンの生成を促進し血液凝固系全体を活性化
抗プラスミン薬	トラネキサム酸（トランサミン®）	プラスミン（タンパク分解酵素）の活性化を阻害
ビタミンK_2製剤	メナテトレノン（ケイツー®）	血液凝固因子の生成を促進
外用止血薬（スポンジ酸化セルロース）	ゼラチン（スポンゼル®，ゼルフィルム®，ゼルフォーム®）	おもに手術時の止血用

❸抗血栓薬の働く場所と効くしくみ

①血液凝固系のしくみと抗凝固薬・抗血小板薬の働き

血液凝固系は血液をかためるための生体のしくみであり，血液中や組織中の種々の血液凝固因子が活性化される過程である．抗血小板薬や抗凝固薬はこの過程に働き，凝固血栓の形成を抑制ないしは阻害する．

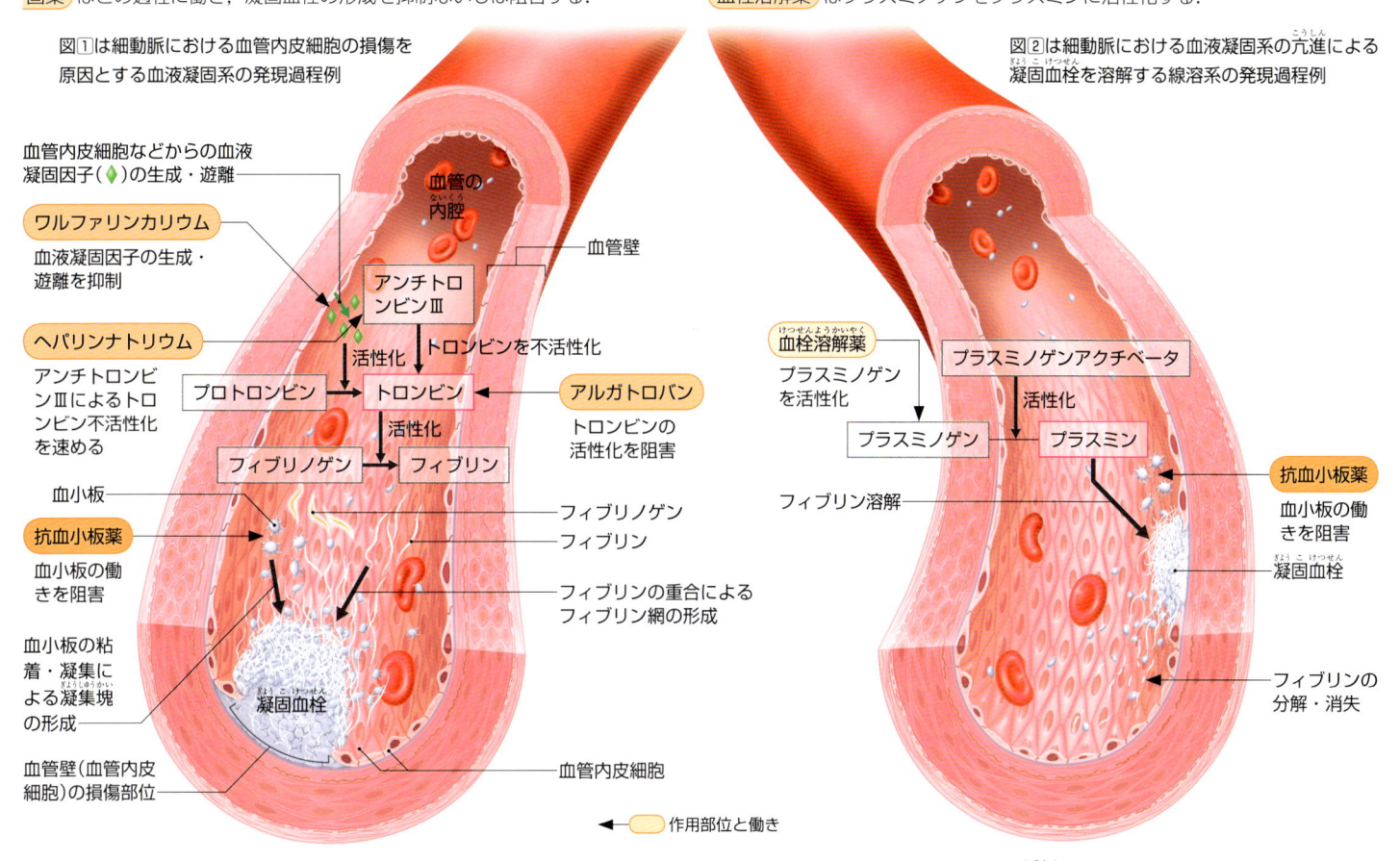

図①は細動脈における血管内皮細胞の損傷を原因とする血液凝固系の発現過程例

- 血管内皮細胞などからの血液凝固因子(♦)の生成・遊離
- **ワルファリンカリウム**：血液凝固因子の生成・遊離を抑制
- **ヘパリンナトリウム**：アンチトロンビンⅢによるトロンビン不活性化を速める
- 血管の内腔
- 血管壁
- アンチトロンビンⅢ → トロンビンを不活性化
- プロトロンビン → 活性化 → トロンビン
- **アルガトロバン**：トロンビンの活性化を阻害
- フィブリノゲン → 活性化 → フィブリン
- 血小板
- **抗血小板薬**：血小板の働きを阻害
- 血小板の粘着・凝集による凝集塊の形成
- 血管壁(血管内皮細胞)の損傷部位
- フィブリノゲン
- フィブリン
- フィブリンの重合によるフィブリン網の形成
- 凝固血栓
- 血管内皮細胞

血液凝固因子が活性化される過程で形成される中間活性物質のトロンボプラスチンは，不活性のプロトロンビンをトロンビンに活性化させる．トロンビンは水溶性のフィブリノゲンを，ゲル状で不溶性のフィブリン(線維素)にかえる酵素であり，トロンビンの活性化によってフィブリン網，すなわち凝固血栓が形成される．凝固血栓は，血管の損傷だけでなく，血流のうっ滞や血液凝固系の亢進などによっても形成される．

②線溶系のしくみと血栓溶解薬・抗血小板薬の働き

線溶系は，フィブリン除去に働くプラスミン(タンパク分解酵素)の活性化により血栓を溶解する一連の生体反応である．抗血小板薬は血小板の働きを阻害し，血栓溶解薬はプラスミノゲンをプラスミンに活性化する．

図②は細動脈における血液凝固系の亢進による凝固血栓を溶解する線溶系の発現過程例

- **血栓溶解薬**：プラスミノゲンを活性化
- プラスミノゲンアクチベータ
- プラスミノゲン → 活性化 → プラスミン
- フィブリン溶解
- **抗血小板薬**：血小板の働きを阻害
- 凝固血栓
- フィブリンの分解・消失

→ 作用部位と働き

フィブリン生成が活発で血液凝固系が亢進すると，過剰なフィブリン網，すなわち凝固血栓が形成されることになる．生体にはこの状態を正常化するためにフィブリンを溶解するしくみがあり，その一連の働きを線溶系あるいはフィブリン溶解と呼ぶ．フィブリン溶解酵素(線溶素)がプラスミンである．通常，循環血液中では前駆物質のプラスミノゲン(糖タンパク質)として存在し，活性化因子であるプラスミノゲンアクチベータの作用によってプラスミンへと活性化する．

❹おもな抗血栓薬とその働き

分類(種類)	薬剤例／一般名(おもな商品名)	おもな働き(作用)，その他
抗血小板薬	イコサペント酸エチル(エパデール®)	血小板の働きを阻害．血清脂質が低下，動脈の伸展性を保持．脂質異常症用薬でもある
	サルポグレラート塩酸塩(アンプラーグ®)，シロスタゾール(プレタール®)，ベラプロストナトリウム(ドルナー®，プロサイリン®)，リマプロストアルファデクス(オパルモン®，プロレナール®)	血小板の働きを阻害．血管を拡張する作用もある
	ジピリダモール(アンギナール®，ペルサンチン®)	血小板の働きを阻害．抗狭心症薬でもあり，血栓や塞栓の予防に用いられる
	アスピリン(バイアスピリン®)，オザグレルナトリウム(注射剤)，硫酸クロピドグレル(プラビックス®)，チクロピジン塩酸塩(パナルジン®)	血小板の働きを阻害

分類(種類)	薬剤例／一般名(おもな商品名)	おもな働き(作用)，その他
抗凝固薬	ワルファリンカリウム(ワーファリン®，ワルファリンカリウム)	血液凝固因子の生成・遊離を抑制．ビタミンKの影響が強く出る納豆やクロレラ，青汁の大量摂取は効果を打ち消す
	ヘパリンナトリウム(注射剤)	アンチトロンビンⅢによるトロンビン不活性化を速める
	アルガトロバン(注射剤)，乾燥濃縮人アンチトロンビンⅢ(注射剤)	トロンビンの活性化を阻害
血栓溶解薬	ウロキナーゼ(注射剤)，t-PA製剤(遺伝子組み換えのアルテプラーゼ，パミテプラーゼなど，いずれも注射剤)，モンテプラーゼ(注射剤)	プラスミンの前駆物質であるプラスミノゲンを活性化して血栓を溶解・除去

t-PA：組織プラスミノゲン活性化因子

呼吸器系用薬——総合感冒薬，解熱鎮痛薬，抗インフルエンザウイルス薬

かぜのくすり

❶かぜ症候群の臨床病型

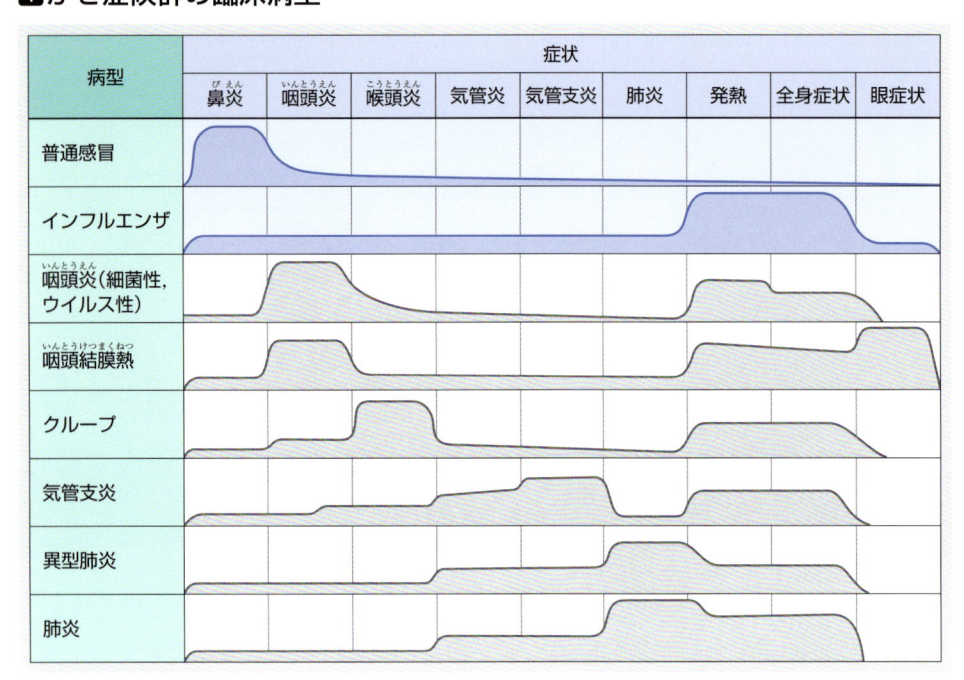

病型	症状								
	鼻炎	咽頭炎	喉頭炎	気管炎	気管支炎	肺炎	発熱	全身症状	眼症状
普通感冒									
インフルエンザ									
咽頭炎（細菌性，ウイルス性）									
咽頭結膜熱									
クループ									
気管支炎									
異型肺炎									
肺炎									

普通感冒は〈鼻かぜ〉と呼ばれることが多いように，通常，ウイルス感染による急性鼻咽頭炎の症状（くしゃみ，鼻水，鼻づまりなど）が強いのが特徴であり，症状は約1週間つづく．そのほか，咽頭炎や喉頭炎，気管・気管支炎の症状である咽頭部の不快感，のどの痛み（咽・喉頭痛），かれ声（嗄声），せき，たんなどがみられる．経過によっては発熱，関節痛，筋肉痛，腰痛，頭痛などの全身症状もみられる．

上気道と下気道

気道は，鼻腔から喉頭までの上気道と，喉頭以下の気管から気管支，肺（肺胞）までの下気道に区分され，普通感冒や鼻炎，咽頭炎，喉頭炎などは上気道炎と総称される．

●〈かぜ〉とはなにか

いわゆる〈かぜ〉あるいは〈鼻かぜ〉とは，かぜ症候群と呼ばれる一群の呼吸器疾患（臨床病型，図❶）の中の普通感冒（感冒）を指し，その病態は鼻腔や副鼻腔，咽頭の粘膜が急性の炎症性腫脹をきたす急性鼻咽頭炎である．原因はウイルス，細菌，マイコプラズマなど病原性微生物の感染による．その90％以上はウイルス感染であり，アデノウイルス，ライノウイルス，コロナウイルスなどが多い．細菌などの二次的な混合感染により経過は長引く．病原性微生物の種類に関係なく，くしゃみ，鼻水（鼻汁），鼻づまり（鼻閉），のどの痛み（咽・喉頭痛），発熱，頭痛，全身倦怠感などの症状が共通しているので一括してかぜ症候群と呼ばれている．

これに対してインフルエンザはインフルエンザウイルス（図❸）の感染によって引き起こされる．感冒と異なり高熱，筋肉痛，関節痛，全身倦怠感などの全身症状が感染後早期に出現し，高齢者や乳幼児などは重症化しやすい．

●かぜの治療薬とその用い方

感冒では，インフルエンザと異なり有効なワクチンや抗ウイルス薬がなく，薬物療法は対症療法が主体となる．一般療法がたいせつで，二次的な細菌感染や合併症の予防のために，安静と保温につとめ，栄養に留意し，水を多めに摂取するのが望ましい．

薬物療法では，かぜの諸症状に対する薬剤（成分）が何種類も配合されている総合感冒薬（図❷）がよく用いられる．通常，熱を下げて痛みをやわらげる成分，鼻水を止める成分，せきをおさえる成分，たんを切りやすくする成分などが配合されている．また，個別の症状の強さにあわせて，たとえば発熱に解熱鎮痛薬，のどの痛みに消毒薬のトローチや含嗽薬，アレルギー性鼻炎などにともなう鼻水の分泌やくしゃみに抗ヒスタミン薬（112㌻の図❷参照），せきやたんに鎮咳薬・去痰薬（81㌻の図❷参照）などが併用される．

細菌感染による混合感染が考えられる場合，あるいは気管支炎や肺炎などの合併症の予防には，細菌の増殖をおさえる目的で抗菌薬（114㌻を参照）が併用されることもある．

●おもな副作用

解熱鎮痛薬として，アスピリンやイブプロフェン，メフェナム酸などの非ステロイド性抗炎症薬を用いる場合，胃粘膜を障害して吐き気・嘔吐・胸やけなどの胃腸障害が現れることがあるので食後の服用を心がける．また，胃・十二指腸潰瘍や気管支喘息の患者は消化管出血やアスピリン喘息[1]をおこすことがあり，近年では副作用の少ないアセトアミノフェンが用いられることが多い．とくに小児ではアスピリンとライ症候群[2]の関連性を疑わせる疫学調査結果が報告されてから，市販薬[3]の小児用かぜ薬や解熱鎮痛薬にアスピリンは用いられなくなっている． （濱田　潤）

[1]110㌻の脚注❸を参照．[2]嘔吐，意識障害，けいれん，高熱などをともなう急性脳症で，肝臓など諸臓器の脂肪変性やCT上脳浮腫が認められる疾患．水痘，インフルエンザなどのウイルス感染症にひきつづき，おもに小児に発症する．[3]OTC薬（over the counter drug）のことで，医師の処方箋なしに売られる医薬品．医師の処方によって調剤される医療用医薬品と区別して，薬局や薬店で直接消費者が購入できる医薬品は一般用医薬品，大衆薬とも呼ばれる．

2 総合感冒薬と解熱鎮痛薬

分類	薬剤例／一般名および商品名	成分および効能・効果	適応症	用法・用量
総合感冒薬	**医療用医薬品―配合剤** PL顆粒®，ピーエイ錠®，PL顆粒®幼児用，ペレックス顆粒®，ペレックス1/6顆粒®，LLシロップ®など	PL顆粒®の例　成分は顆粒1g中 ・サリチルアミド270mg――熱，痛み ・アセトアミノフェン150mg――熱，痛み ・無水カフェイン60mg――痛み ・メチレンジサリチル酸プロメタジン13.5mg――鼻水，くしゃみ	感冒もしくは上気道炎にともなう鼻水，鼻づまり，のどの痛み，頭痛，関節痛，筋肉痛，発熱	成人には 1回1gを1日4回
総合感冒薬	**一般用医薬品（市販薬）** パブロンゴールド®A微粒，プレコール®持続性カプセル，アルペン®ゴールドカプセル，新ルル®Aゴールド，カコナール®2，エスタックイブ®など	新ルル®Aゴールドの例　成分は9錠中 ・クレマスチンフマル酸塩1.34mg―鼻水，くしゃみ ・リゾチーム塩酸塩90mg――鼻やのどの炎症 ・ベラドンナ総アルカロイド0.3mg―鼻水，鼻づまり ・アセトアミノフェン900mg――関節痛，熱 ・ジヒドロコデインリン酸塩24mg――せき ・ノスカピン48mg――せき ・dl-メチルエフェドリン塩酸塩60mg―せき ・無水カフェイン75mg――頭痛 ・ベンフォチアミン24mg――消耗	かぜの諸症状（鼻水，鼻づまり，くしゃみ，のどの痛み，せき，たん，悪寒，発熱，頭痛，関節痛，筋肉痛）の緩和	15歳以上： 1回3錠を1日3回 11～14歳： 1回2錠を1日3回 6～10歳： 1回1錠を1日3回 6歳未満は服用しないこと
解熱鎮痛薬	**医療用医薬品** 感冒あるいは上気道炎の解熱・鎮痛に対して，アスピリンおよびその配合剤（バファリン®錠，E・A・C錠®），イブプロフェン（ブルフェン®錠・顆粒，小児用坐剤としてユニプロン®），ロキソプロフェンナトリウム水和物（ロキソニン®錠・細粒），メフェナム酸（ポンタール®錠ほか）などの非ステロイド性抗炎症薬，配合剤（SG顆粒®），ないしはアセトアミノフェン（ピリナジン®末，カロナール®細粒・錠ほか，小児用坐剤としてアンヒバ®，アルピニー®）など	バファリン®錠の例　成分は1錠中 ・アスピリン（アセチルサリチル酸）330mg――熱，痛み，炎症 ・ダイアルミネート150mg（アルミニウムグリシネート50mg，炭酸マグネシウム100mg）――アスピリンの胃腸障害防止	①頭痛，歯痛，月経痛，感冒の解熱 ②関節リウマチ，リウマチ熱，症候性神経痛	①に対して1回2錠を1日2回 ②に対して1回2～4錠を1日2～3回
解熱鎮痛薬	**一般用医薬品（市販薬）** バファリン®A錠，小児用バファリン®CII，新セデス®錠，ナロンエース®，イブA®錠など	小児用バファリン®CIIの例　成分は1錠中 ・アセトアミノフェン33mg――熱，痛み	悪寒・発熱時の解熱，歯痛・頭痛・腰痛・筋肉痛の鎮痛	11～14歳： 1回6錠を1日3回 7～10歳： 1回4錠を1日3回 3～6歳： 1回3錠を1日3回 空腹時をさけ，4時間以上おいて服用

3 インフルエンザ治療薬（抗インフルエンザウイルス薬）

薬剤例（一般名）	おもな商品名	適応，その他
アマンタジン塩酸塩	シンメトレル®	A型インフルエンザウイルス感染症
ザナミビル水和物	リレンザ®	A型またはB型インフルエンザウイルス感染症
オセルタミビルリン酸塩	タミフル®	A型またはB型インフルエンザウイルス感染症およびその予防

インフルエンザウイルスは気道粘膜の線毛上皮細胞（81ページの図3参照）に結合・感染して，その細胞（宿主細胞）内で増殖する．ウイルス膜表面には，宿主細胞に結合・侵入する際，あるいは増殖後に子孫ウイルスが細胞外へ出芽する際に働くHAとNAの2種類の突起（スパイクと呼ばれる糖タンパク質）がある．ザナミビルやオセルタミビルはNAの働きを阻害したり，子孫ウイルスの出芽を阻害してウイルスの増殖を抑制する．

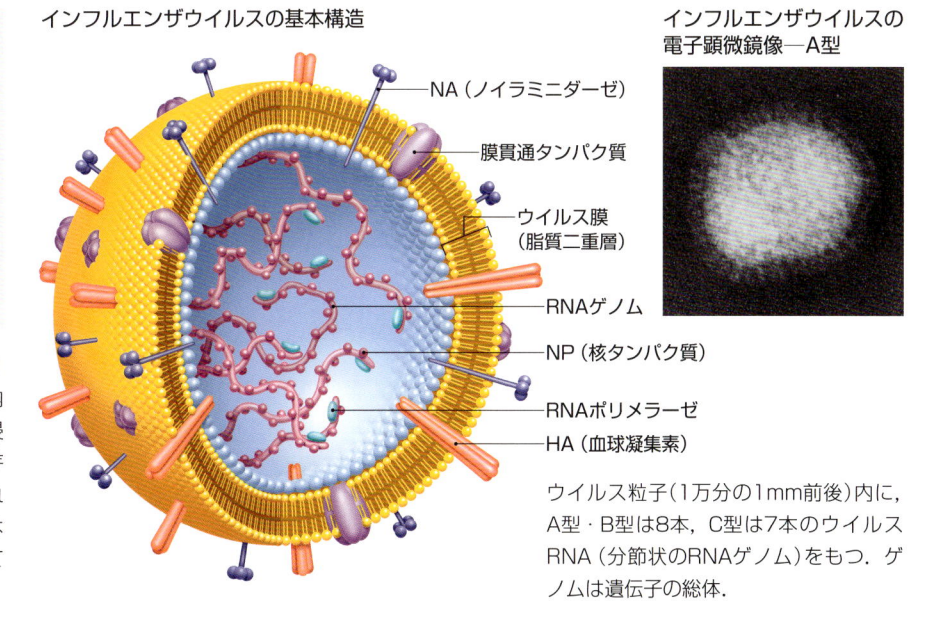

インフルエンザウイルスの基本構造
- NA（ノイラミニダーゼ）
- 膜貫通タンパク質
- ウイルス膜（脂質二重層）
- RNAゲノム
- NP（核タンパク質）
- RNAポリメラーゼ
- HA（血球凝集素）

インフルエンザウイルスの電子顕微鏡像―A型

ウイルス粒子（1万分の1mm前後）内に，A型・B型は8本，C型は7本のウイルスRNA（分節状のRNAゲノム）をもつ．ゲノムは遺伝子の総体．

呼吸器系用薬──鎮咳薬，去痰薬

せきをしずめるくすり，たんを除くくすり

❶せき反射の神経路と鎮咳薬の働く場所

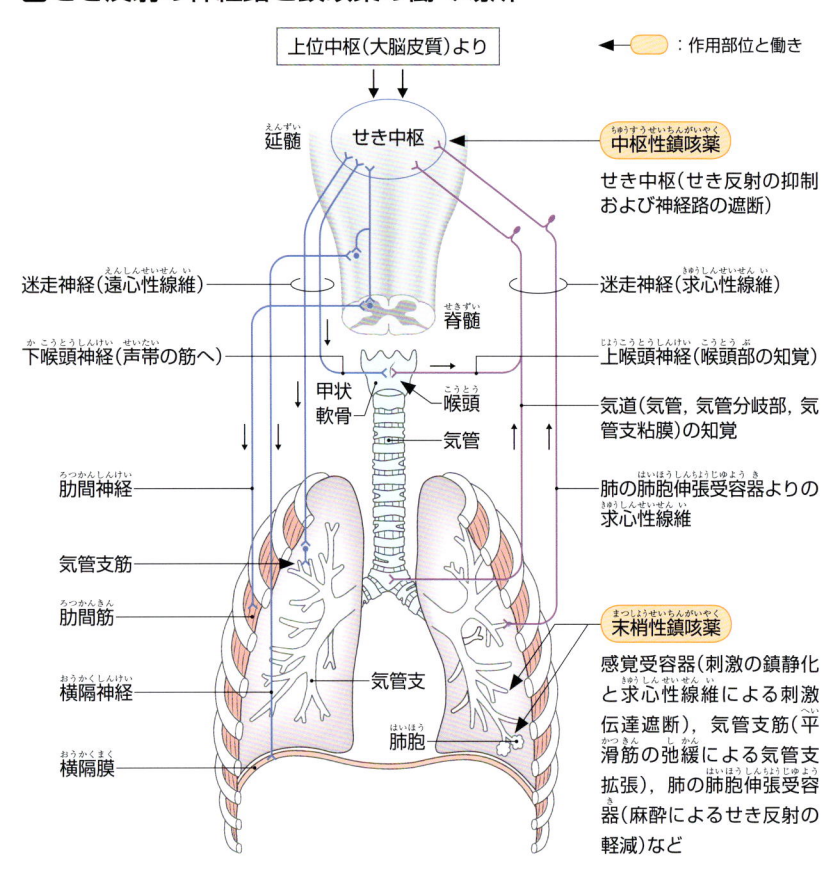

上位中枢（大脳皮質）より
せき中枢
延髄

◀━━ ：作用部位と働き

中枢性鎮咳薬
せき中枢（せき反射の抑制および神経路の遮断）

迷走神経（遠心性線維）
迷走神経（求心性線維）
脊髄
下喉頭神経（声帯の筋へ）
上喉頭神経（喉頭部の知覚）
甲状軟骨
喉頭
気管
気道（気管，気管分岐部，気管支粘膜）の知覚
肋間神経
肺の肺胞伸張受容器よりの求心性線維
気管支筋
肋間筋

末梢性鎮咳薬
気管支
感覚受容器（刺激の鎮静化と求心性線維による刺激伝達遮断），気管支筋（平滑筋の弛緩による気管支拡張），肺の肺胞伸張受容器（麻酔によるせき反射の軽減）など
横隔神経
肺胞
横隔膜

せきの発生─呼出期

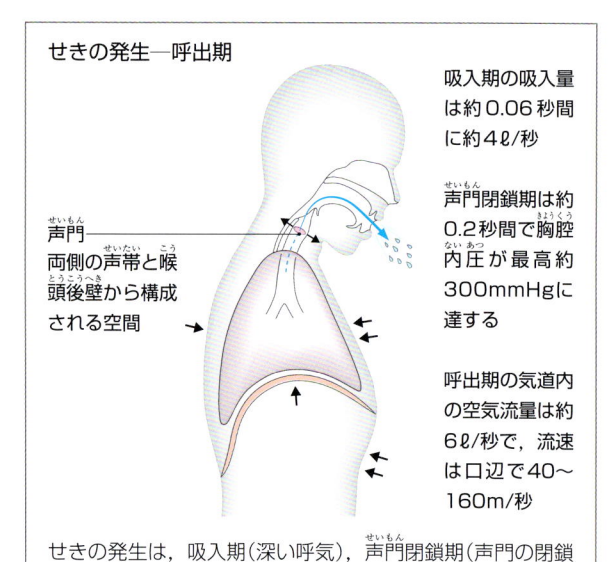

声門
両側の声帯と喉頭後壁から構成される空間

吸入期の吸入量は約0.06秒間に約4ℓ/秒

声門閉鎖期は約0.2秒間で胸腔内圧が最高約300mmHgに達する

呼出期の気道内の空気流量は約6ℓ/秒で，流速は口辺で40〜160m/秒

せきの発生は，吸入期（深い呼気），声門閉鎖期（声門の閉鎖と強い呼出努力），呼出期（声門のとつぜんの開放による爆発的な吐き出し）の3期からなる．

左図はせき反射の神経路で，喉頭，気管・気管支の気道粘膜に分布する感覚受容器が刺激を受けると，細胞が興奮してインパルス（電気信号）を生じる．それが細胞に接続している迷走神経の求心性線維によりせき中枢に伝えられ，せき中枢が興奮してせき反射（せきの生成と呼出）がおこる．せき反射は，生理的には，壁側胸膜，食道，外耳道，鼻腔の刺激，眼球圧迫などでも誘発される．

●せき，たんのおこる原因

せき（咳嗽）は延髄にあるとされるせき中枢（図❶）の興奮によって反射的におこる現象である．気道粘膜の炎症・圧迫や過剰な分泌物，気道内に侵入した異物などが迷走神経末端（神経終末）を刺激し，この刺激がせき中枢に伝達されてせき中枢が興奮し，せき反射がおこる．たんは主として下気道（気管・気管支・肺胞）からの分泌物であり，タンパク成分，細胞成分，異物，膿などをふくみ粘性（ねばりけ）が高く，多くの場合，せきをともなって口から排出（喀出）される．

病気の症状としてのせきやたんは，気道粘膜の炎症をともなう呼吸器疾患に起因するものがほとんどである．そのほか，血圧を下げるACE阻害薬（74㌻を参照）などの薬剤の副作用で，空せきがおこることもある．

●治療薬の種類と働き

せきをしずめる鎮咳薬には中枢性のものと末梢性のものがある（図❷-①）．中枢性鎮咳薬はせき中枢に働いてせき反射をおさえる．末梢性鎮咳薬には，①せきを強めるように作用する肺の肺胞伸張受容器❶に働いてせきを軽くする，②平滑筋（気管支筋）に働いて平滑筋を弛緩させ，せきをしずめる，③せき中枢への刺激伝達を弱めてせき中枢の興奮をおさえる，などの働きがある．

一方，たんを排出させる去痰薬（図❷-②）には，①分泌物に働いて粘液を分解する（粘液溶解作用），②分泌物の性状を生理的粘液に近づける（粘液修復作用），③気道粘膜を湿潤化して分泌物の排出を容易にする（気道粘膜潤滑作用）などの働きがある（図❸-②）．

●用い方のポイント

せきは気道の過剰な分泌物や異物をたんとして排出するのに不可欠な現象なので，たんをともなう湿性せきの場合は鎮咳薬よりまず去痰薬の使用を考え，たんの排出につとめるべきである．たんを出し切ればせきは止まる可能性が高い．たんを排出しやすい体位をとり，水分を多めに補給することも必要である．たんをともなわない乾性せきや呼気閉塞❷がみられるときは，おもに中枢性鎮咳薬が用いられるが，末梢性鎮咳薬や去痰薬などを併用したほうがよい症例もある．気管支喘息では，気管支拡張作用のある末梢性鎮咳薬が用いられ，中枢性鎮咳薬は通常では用いない．

●おもな副作用

鎮咳薬や去痰薬による副作用の発生頻度は比較的小さいとはいえ，鎮咳薬では吐き気・嘔吐，軽度のねむけ，めまい，便秘などが現れることがある．はげしいせき発作に用いられるコデインなどの麻薬性鎮咳薬では，長期反復服用により薬物依存を生じることがあるが，モルヒネよりは軽度である．去痰薬では吐き気・嘔吐，頭痛，薬剤過敏症などがみられる．

（濱田　潤）

❶外界のさまざまな刺激のうち，ある刺激に反応して興奮する特定の細胞を感覚受容器といい，機械受容器（伸張受容器，圧受容器など），化学受容器，光受容器などの区別がある．肺の肺胞伸張受容器は呼吸運動（とくに吸気時）で刺激される．❷呼吸の際，自然に空気を排出するのが困難な状態．

❷鎮咳薬と去痰薬

①おもな鎮咳薬の薬剤例とその働き

分類		一般名	おもな商品名	働き（作用）
中枢性鎮咳薬	麻薬性	コデインリン酸塩水和物	リン酸コデイン	鎮咳・鎮静，鎮痛
		ジヒドロコデインリン酸塩	リン酸ジヒドロコデイン	
		オキシメテバノール	メテバニール®	鎮咳
	非麻薬性	デキストロメトルファン臭化水素酸塩水和物	メジコン®	鎮咳
		ベンプロペリンリン酸塩	フラベリック®	
		ジメモルファンリン酸塩	アストミン®	
		クロペラスチン	フスタゾール®	
		クロフェダノール塩酸塩	コルドリン®	
		ペントキシベリンクエン酸塩	トクレス®	
		エプラジノン塩酸塩	レスプレン®	
		チペピジンヒベンズ酸塩	アスベリン®	鎮咳，去痰
		シャゼンソウ（車前草エキス）	フスタギン®	
		桜皮エキス	ブロチン®	
末梢性鎮咳薬	非麻薬性	テオフィリン	テオドール®，テオロング®，ユニコン®，ユニフィル®	気管支拡張
		プロカテロール塩酸塩水和物	メプチン®	
		エフェドリン塩酸塩	エフェドリン「ナガヰ」®	
		dl-メチルエフェドリン塩酸塩	塩酸メチルエフェドリン，メチエフ®，メチルホエドリン®	

②おもな去痰薬の薬剤例とその働き

一般名	おもな商品名	働き（作用）
ブロムヘキシン塩酸塩	ビソルボン®	気道の粘液溶解／たんの粘液成分に関与する酸性糖タンパクを溶解して去痰作用を促進する
L-メチルシステイン塩酸塩	ペクタイト®	
L-エチルシステイン塩酸塩	チスタニン®	
アセチルシステイン	ムコフィリン®	
L-カルボシステイン	ムコダイン®	気道の粘液修復（調整）
フドステイン	クリアナール®スペリア®	
アンブロキソール塩酸塩	ムコサール®ムコソルバン®	気道粘膜の潤滑／肺サーファクタント（肺表面活性物質）の分泌や気道分泌物の分泌を促進し，線毛運動を亢進する

①や②の適応となる気道粘膜の炎症をともなう呼吸器疾患には，鼻炎・鼻咽頭炎などの急性上気道炎，咽頭炎，喉頭炎，気管支炎（急性，慢性），肺炎，肺結核，胸膜炎，気管支拡張症，気管支喘息などがあげられる．コデインなどの麻薬性鎮咳薬は気管支喘息の患者には禁忌である．また，非麻薬性鎮咳薬には鎮咳作用にくわえ，気道の線毛上皮細胞を刺激して線毛運動を亢進させる働き（鎮咳・去痰作用）もある．

❸たんの生成と去痰薬の働く場所

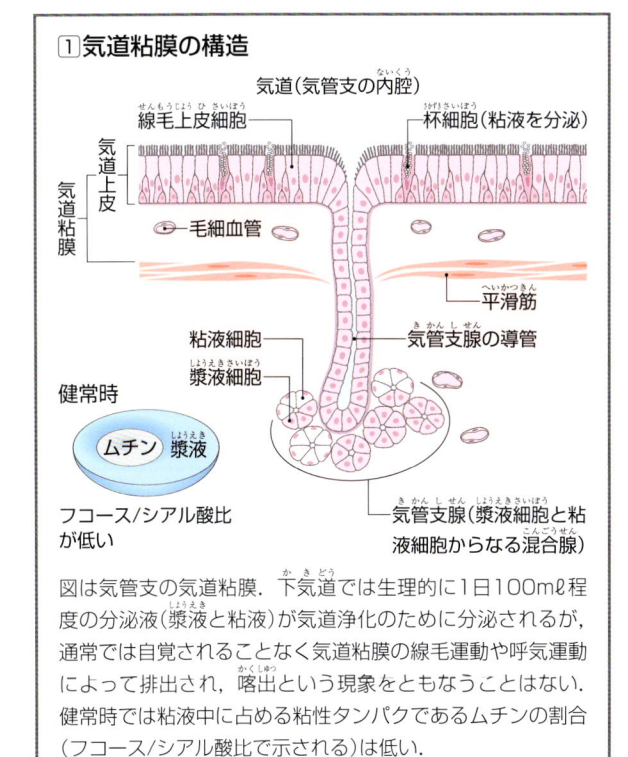

①気道粘膜の構造

図は気管支の気道粘膜．下気道では生理的に1日100mL程度の分泌液（漿液と粘液）が気道浄化のために分泌されるが，通常では自覚されることなく気道粘膜の線毛運動や呼気運動によって排出され，喀出という現象をともなうことはない．健常時では粘液中に占める粘性タンパクであるムチンの割合（フコース/シアル酸比で示される）は低い．

炎症時（とくに慢性の炎症時）では，杯細胞の過形成などによる過剰な粘液分泌がおこり，たんが生成される．杯細胞由来の分泌液は，気道粘膜下の分泌腺（図では気管支腺）からの分泌液よりムチンの割合（フコース/シアル酸比）が高く，気道閉塞などの症状が誘発される．異物や膿などをふくむねばりけのあるたんは，生理的な線毛運動や呼気運動では排出できず，多くの場合，せきを誘発して喀出することになる．

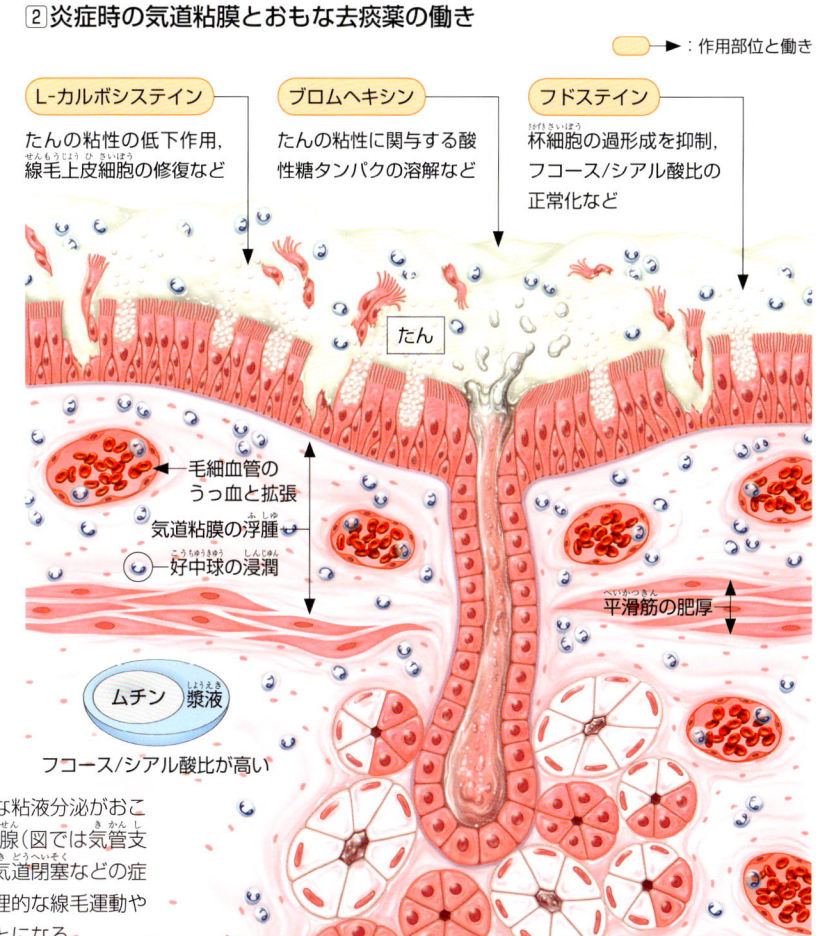

②炎症時の気道粘膜とおもな去痰薬の働き

L-カルボシステイン: たんの粘性の低下作用，線毛上皮細胞の修復など

ブロムヘキシン: たんの粘性に関与する酸性糖タンパクの溶解など

フドステイン: 杯細胞の過形成を抑制，フコース/シアル酸比の正常化など

呼吸器系用薬——気管支拡張・喘息治療薬

気管支喘息のくすり

■気管支喘息の病態とおもな治療薬

①気道リモデリングによる気道の狭窄

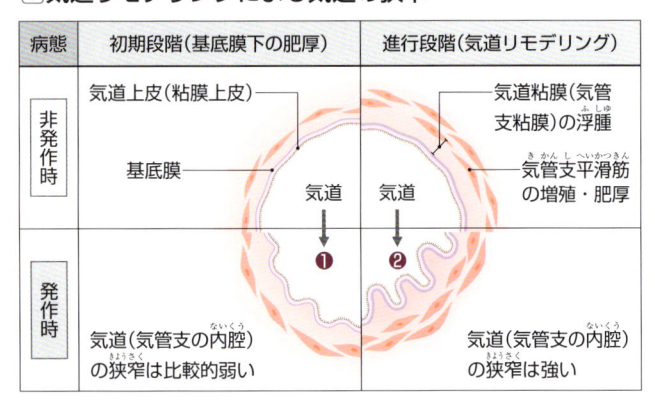

病態	初期段階(基底膜下の肥厚)	進行段階(気道リモデリング)
非発作時	気道上皮(粘膜上皮)／基底膜／気道	気道粘膜(気管支粘膜)の浮腫／気管支平滑筋の増殖・肥厚／気道
発作時	気道(気管支の内腔)の狭窄は比較的弱い	気道(気管支の内腔)の狭窄は強い

気管支喘息の初期段階では気道(図は気管支)の基底膜下に肥厚がみられる程度であるが、進行段階では長期罹患にともない、気道粘膜の浮腫や気管支平滑筋の増殖・肥厚の程度が高くなっている。この病態は気道リモデリングと呼ばれ、非可逆的な気流制限と気道過敏性の原因となると考えられている。

③おもな気管支拡張・喘息治療薬

分類(種類)	薬剤例／一般名(おもな商品名)
ステロイド剤(吸入式喘息治療薬)	ブデソニド(パルミコート®)、フルチカゾンプロピオン酸エステル(フルタイド®ロタディスク、フルタイド®ディスカス、フルタイド®エアー)、ベクロメタゾンプロピオン酸エステル(キュバール®)
キサンチン誘導体	アミノフィリン水和物(アルビナ®、ネオフィリン®)、コリンテオフィリン(テオコリン®)、テオフィリン(テオドール®、テオロング®、ユニコン®、ユニフィル®)、プロキシフィリン(モノフィリン®)など
アドレナリンβ_2受容体刺激薬(β_2刺激薬)	エフェドリン塩酸塩(ヱフェドリン「ナガヰ」®)、サルブタモール硫酸塩(アイロミール®、サルタノール®インヘラー、ベネトリン®)、ツロブテロール(ホクナリン®)、プロカテロール塩酸塩水和物(メプチン®)、ホルモテロールフマル酸塩水和物(アトック®)など
抗コリン薬(副交感神経遮断薬)	イプラトロピウム臭化物水和物(アトロベント®)、オキシトロピウム臭化物(テルシガン®)、チオトロピウム臭化物水和物(スピリーバ®)

②喘息発作時の気道

鼻腔から肺(肺胞)に至る気道の主要部分は気管支である。気管が左右の主気管支に分岐したあと、不規則な2分岐を繰り返してしだいに細くなっていく。8分岐レベルの気管支の内腔は直径約2mm、末端のレベル(終末細気管支)で約0.5mm、肺胞に直結する最末端のレベル(呼吸細気管支)では約0.1mmといわれる。

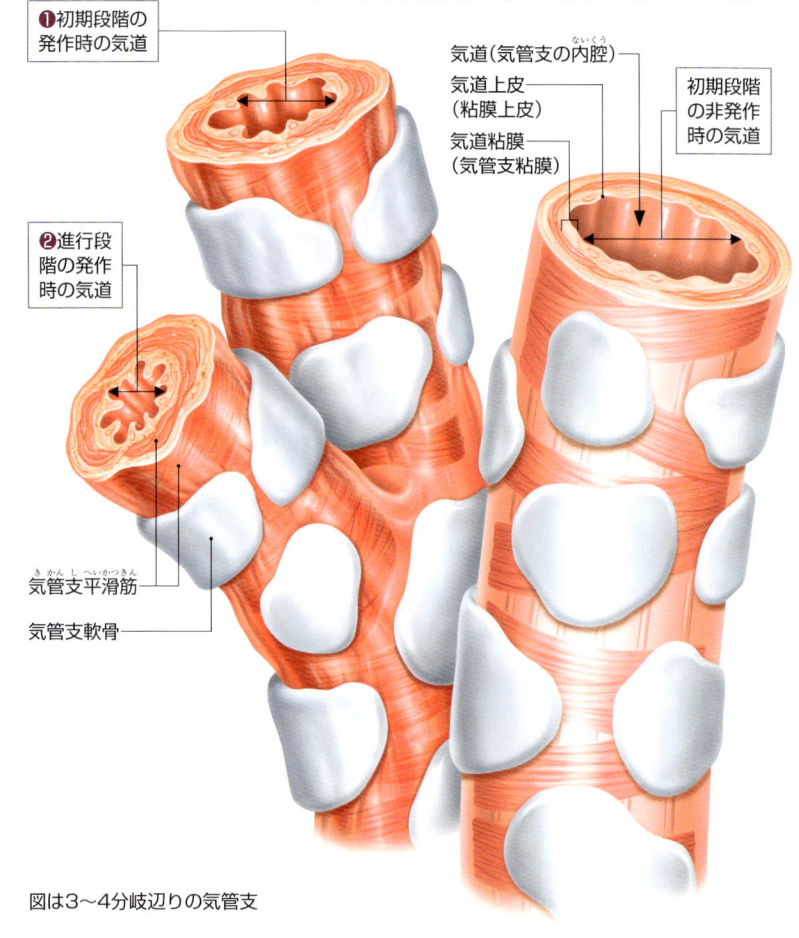

❶初期段階の発作時の気道
❷進行段階の発作時の気道

気道(気管支の内腔)／気道上皮(粘膜上皮)／気道粘膜(気管支粘膜)／初期段階の非発作時の気道／気管支平滑筋／気管支軟骨

図は3～4分岐辺りの気管支

気管支平滑筋は自律神経(交感神経と副交感神経)の調節下にある。交感神経(節後線維はアドレナリン作動性神経)の興奮(刺激)か、副交感神経(節後線維はコリン作動性神経)の抑制によって、気管支平滑筋は弛緩し、気管支は拡張する。逆に、交感神経の抑制か、副交感神経の興奮(刺激)により気管支平滑筋は収縮する。

●喘息と喘息の発作

喘息とも呼ばれる気管支喘息は、気道の慢性的な炎症にともなう気道狭窄や気道過敏性を示し(図■-①)、呼吸困難、笛声喘鳴、せきなどの症状が発作的に生じる呼吸器疾患である。発作時には気管支平滑筋の収縮亢進による気管支けいれんのため、気道は狭窄をおこす(図■-②)。気道粘膜のむくみ(浮腫)が強く粘液分泌が亢進している際は、気道は閉塞する。発作の直接的な原因はⅠ型アレルギー(113ページの図❸-②参照)であり、その病態は、抗体(免疫グロブリンE：IgE)が細菌やダニ、花粉、ハウスダストなどの抗原と反応して引き起こすアレルギー性炎症である。

●薬物療法の目的と治療薬の種類

気管支喘息は原因不明の体質的な疾患ということもあり、幼児期に発症して青年期までもちこした場合や、成人以降に発症した場合は、完全な治癒(回復)は望めないといわれる。

対症療法としての薬物療法では、発作時の気管支を拡張し、気道粘膜の炎症をおさえて発作をしずめることと発作の予防を目的に、気管支拡張・喘息治療薬としてステロイド剤(吸入式喘息治療薬)、キサンチン誘導体、アドレナリンβ_2受容体刺激薬(β_2刺激薬)、抗コリン薬(副交感神経遮断薬)などがおもに用いられる(図■-③)。また、抗アレルギー薬・抗ヒスタミン薬(112ページの図❷参照)、去痰薬(81ページの図❷-②参照)などが併用される。

●おもな治療薬の働きと効くしくみ

テオフィリンなどのキサンチン誘導体は、気管支平滑筋の平滑筋細胞に働き、細胞内伝達物質の一つであるサイクリックAMP

❷ テオフィリンとβ₂刺激薬の働く場所と効くしくみ

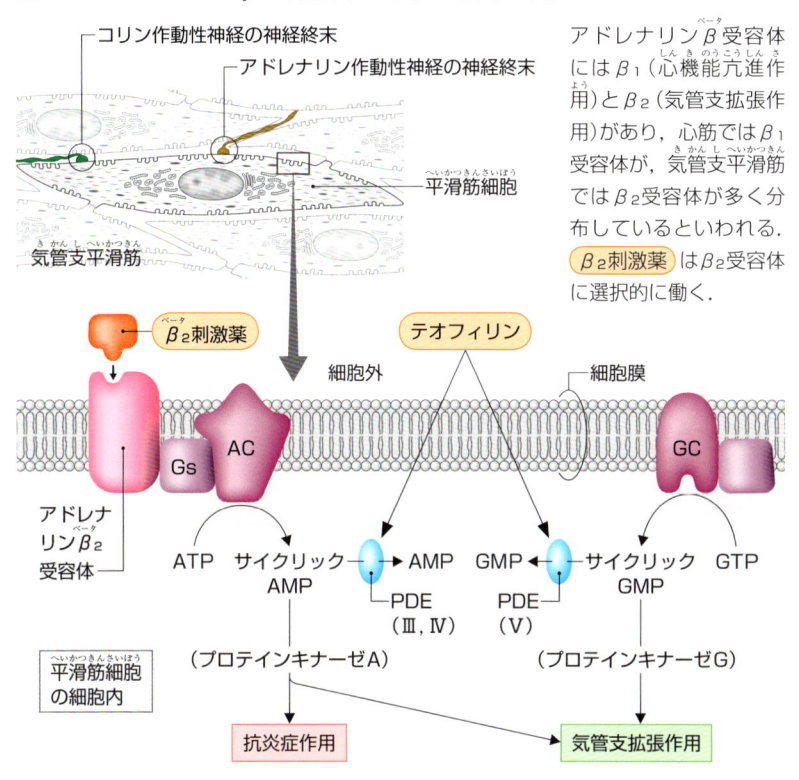

アドレナリンβ受容体にはβ₁(心機能亢進作用)とβ₂(気管支拡張作用)があり,心筋ではβ₁受容体が,気管支平滑筋ではβ₂受容体が多く分布しているといわれる.β₂刺激薬はβ₂受容体に選択的に働く.

Gs:促進性GTP結合タンパク　AC:アデニル酸シクラーゼ　ATP:アデノシン三リン酸
GC:グアニル酸シクラーゼ　GTP:グアノシン三リン酸　PDE:ホスホジエステラーゼ

気管支平滑筋の収縮が過剰に亢進すると,気管支けいれんがおこる.これは,ホルモン作用の際に,ホルモン作用の細胞内伝達に働くサイクリックAMP(cAMP)やサイクリックGMP(cGMP)の細胞内濃度が低下するためである.cAMPやcGMPの細胞内濃度の上昇は,細胞膜を安定させて気管支拡張をもたらすほか,肥満細胞からのヒスタミンなどの生理活性物質(起炎物質)の放出(113ページの図❸参照)を阻害する.

テオフィリンの作用機序

テオフィリンは,作用部位の細胞内で直接,cAMPをAMPへ,またcGMPをGMPへ代謝・分解する酵素(PDE)の働きを阻害することにより,cAMPやcGMPの細胞内濃度を上昇させる

β₂刺激薬の作用機序

アドレナリンβ₂受容体に結合し,促進性GTP結合タンパク(Gs)を介して,酵素のアデニル酸シクラーゼ(AC)を活性化する.これによりエネルギー代謝に関与する物質であるアデノシン三リン酸(ATP)からcAMPへの変換が促進され,cAMPの細胞内濃度が上昇する

❸ 定量噴霧式吸入器の使用法

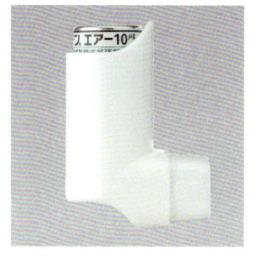

写真はβ₂刺激薬(プロカテロール塩酸塩水和物)の定量噴霧式吸入器(ハンドネブライザー).メプチン®エアー

薬剤の分布状況

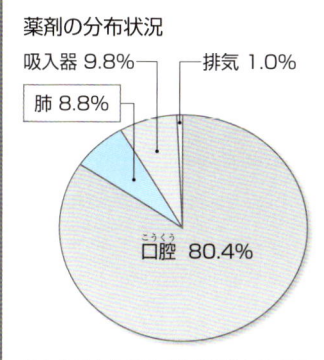

- 吸入器 9.8%
- 排気 1.0%
- 肺 8.8%
- 口腔 80.4%

テクネチウムでラベル(標識)したテフロン粒子を定量噴霧式吸入器で吸入した8人の閉塞性肺疾患患者の結果による

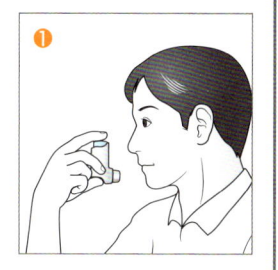

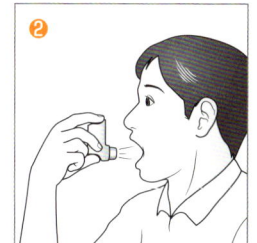

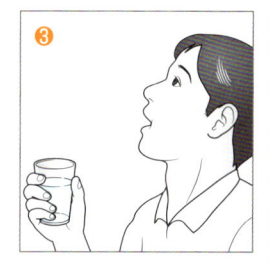

①吸入器の吸入口に異物がないことを確認してからよく振る.
②吸入器と口元(口唇)の間隔を手指2本相当分(4cmくらい)離す(❶).
③すこし前かがみで,おなかをへこませ,息をふつうに吐き出す.
④口を大きく開け,息を吸い始めると同時にひと押し(❷)し,5～6秒間かけてゆっくり吸い込む.
⑤吸い込んだあとすぐに息を吐き出すと,肺に達した薬剤が呼気とともに体外へ出てしまうので,10秒間ほど,苦しくならない程度に息を止める.
⑥ゆっくり息を吐き出す.2回目の吸入が必要なときは3分間ほどおいてから行う.
⑦吸入後は口腔や咽頭に薬剤が付着しており(左上のグラフ),副作用をまねくこともあるので,うがいの習慣をつける(❸).

(cAMP)やサイクリックGMP(cGMP)を代謝する酵素(ホスホジエステラーゼ)を阻害し,cAMPやcGMPの細胞内濃度を上昇させる.サルブタモールなどのβ₂刺激薬は,平滑筋細胞の細胞膜に分布するアドレナリンβ₂受容体の刺激を介して,cAMPの細胞内濃度を上昇させる.その結果,抗炎症作用や気管支拡張作用が発揮されると考えられている(図❷).

一方,抗コリン薬は,気管支平滑筋の収縮❶をもたらす副交感神経(コリン作動性神経)の働きをおさえることによって,気管支平滑筋の収縮を抑制し,気管支を拡張する.ステロイド剤は吸入投与時には直接気道粘膜に作用し,抗炎症作用を発揮する.

●用い方とおもな副作用

キサンチン誘導体を用いる場合,急性の発作には注射剤(静脈注射)や即効性の内服剤,坐剤が選択されるが,発作の予防には徐放性の内服剤が用いられる.キサンチン誘導体は薬剤からの吸収や代謝に個人差があり,薬物血中濃度の治療域が狭く中毒域に達しやすいなどの点から,TDM(薬物血中濃度モニタリング,44ページの図❶-❷参照)を行いながら用いることが望ましい.

一方,β₂刺激薬の過量投与では不整脈や心停止などの重い副作用が現れる危険がある.薬剤には内服剤,坐剤,貼布剤,吸入剤など種々の剤形があるが,発作時に使用される吸入剤,とくにハンドネブライザーなどの定量噴霧式吸入器を用いる場合(図❸)には,医師や薬剤師の指示にしたがうことが不可欠であり,その使い過ぎには注意が必要である.

(上塚 路子)

❶筋収縮のしくみは63ページの図❸-❷,❸(骨格筋の筋収縮のしくみ)を参照.

消化器系用薬──健胃消化薬，胃腸機能調整薬

胃の働きをよくするくすり

❶胃壁の構造・神経系と胃腸機能調整薬の働き

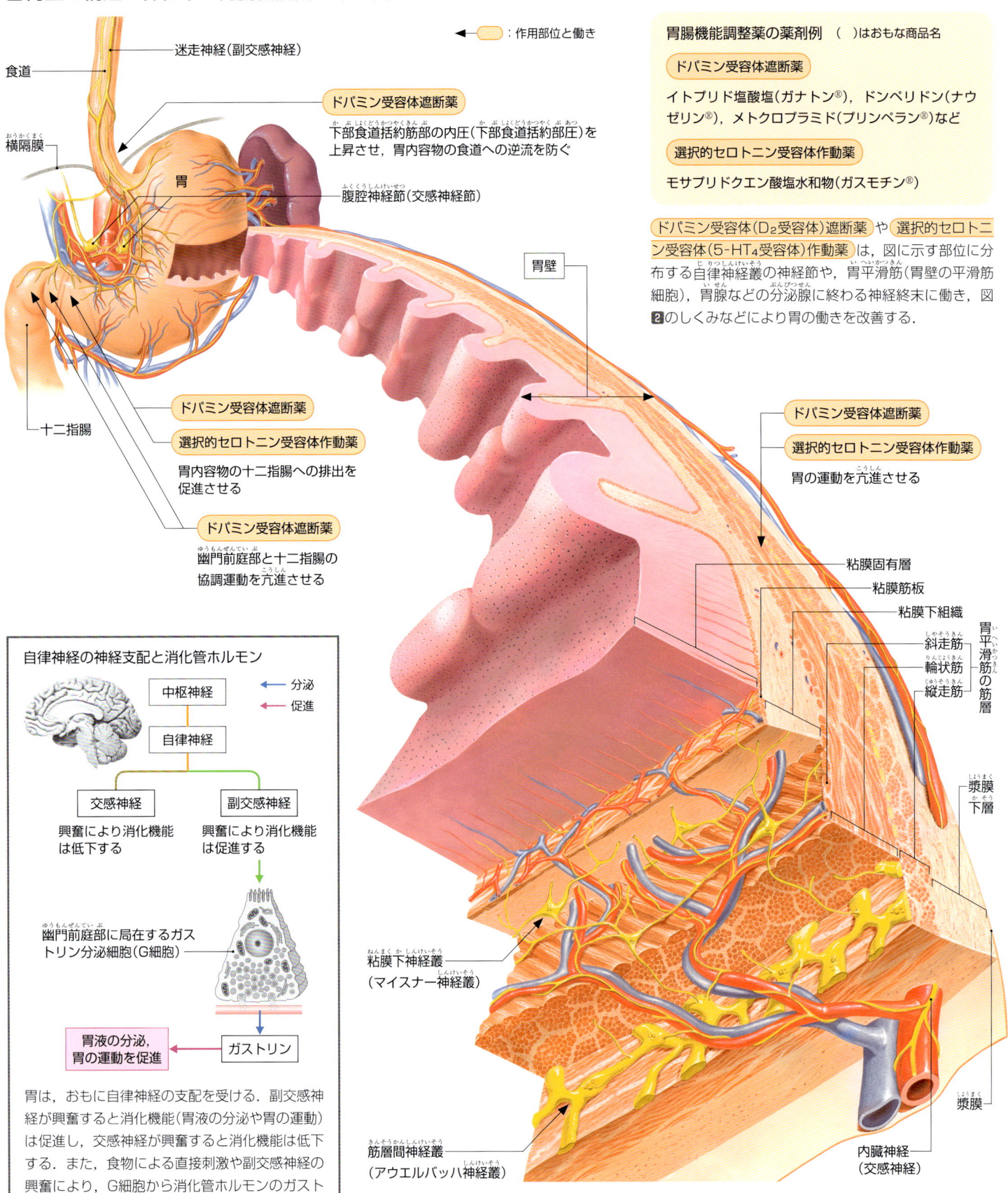

◀──▭ ：作用部位と働き

- 食道
- 迷走神経（副交感神経）
- 横隔膜
- 胃
- 腹腔神経節（交感神経節）
- 十二指腸
- 胃壁
- 粘膜固有層
- 粘膜筋板
- 粘膜下組織
- 斜走筋
- 輪状筋
- 縦走筋
- 胃平滑筋の筋層
- 漿膜下層
- 漿膜
- 粘膜下神経叢（マイスナー神経叢）
- 筋層間神経叢（アウエルバッハ神経叢）
- 内臓神経（交感神経）

ドパミン受容体遮断薬
下部食道括約筋部の内圧（下部食道括約部圧）を上昇させ，胃内容物の食道への逆流を防ぐ

ドパミン受容体遮断薬／選択的セロトニン受容体作動薬
胃内容物の十二指腸への排出を促進させる

ドパミン受容体遮断薬
幽門前庭部と十二指腸の協調運動を亢進させる

ドパミン受容体遮断薬／選択的セロトニン受容体作動薬
胃の運動を亢進させる

胃腸機能調整薬の薬剤例　（　）はおもな商品名

ドパミン受容体遮断薬
イトプリド塩酸塩（ガナトン®），ドンペリドン（ナウゼリン®），メトクロプラミド（プリンペラン®）など

選択的セロトニン受容体作動薬
モサプリドクエン酸塩水和物（ガスモチン®）

ドパミン受容体（D_2受容体）遮断薬 や 選択的セロトニン受容体（5-HT_4受容体）作動薬 は，図に示す部位に分布する自律神経叢の神経節や，胃平滑筋（胃壁の平滑筋細胞），胃腺などの分泌腺に終わる神経終末に働き，図❷のしくみなどにより胃の働きを改善する．

自律神経の神経支配と消化管ホルモン

- 中枢神経
- 自律神経
  - 交感神経：興奮により消化機能は低下する
  - 副交感神経：興奮により消化機能は促進する
- 幽門前庭部に局在するガストリン分泌細胞（G細胞）
- ガストリン → 胃液の分泌，胃の運動を促進

→ 分泌　→ 促進

胃は，おもに自律神経の支配を受ける．副交感神経が興奮すると消化機能（胃液の分泌や胃の運動）は促進し，交感神経が興奮すると消化機能は低下する．また，食物による直接刺激や副交感神経の興奮により，G細胞から消化管ホルモンのガストリンが分泌される．ガストリンは胃腺を構成する壁細胞（86ﾍﾟｰｼﾞの図❶参照）に働き胃液（塩酸）の分泌をうながすほか，胃の運動を促進する．

胃壁には，独立した神経の集合体である消化管内在神経叢と呼ばれる自律神経叢があり，胃液の分泌や胃の運動に関与している．胃壁や腸壁（12ﾍﾟｰｼﾞの図❶参照）の自律神経叢には粘膜下組織に分布する粘膜下神経叢と，輪状筋と縦走筋の間に分布する筋層間神経叢がある．

❷ドパミン受容体遮断薬の効くしくみ

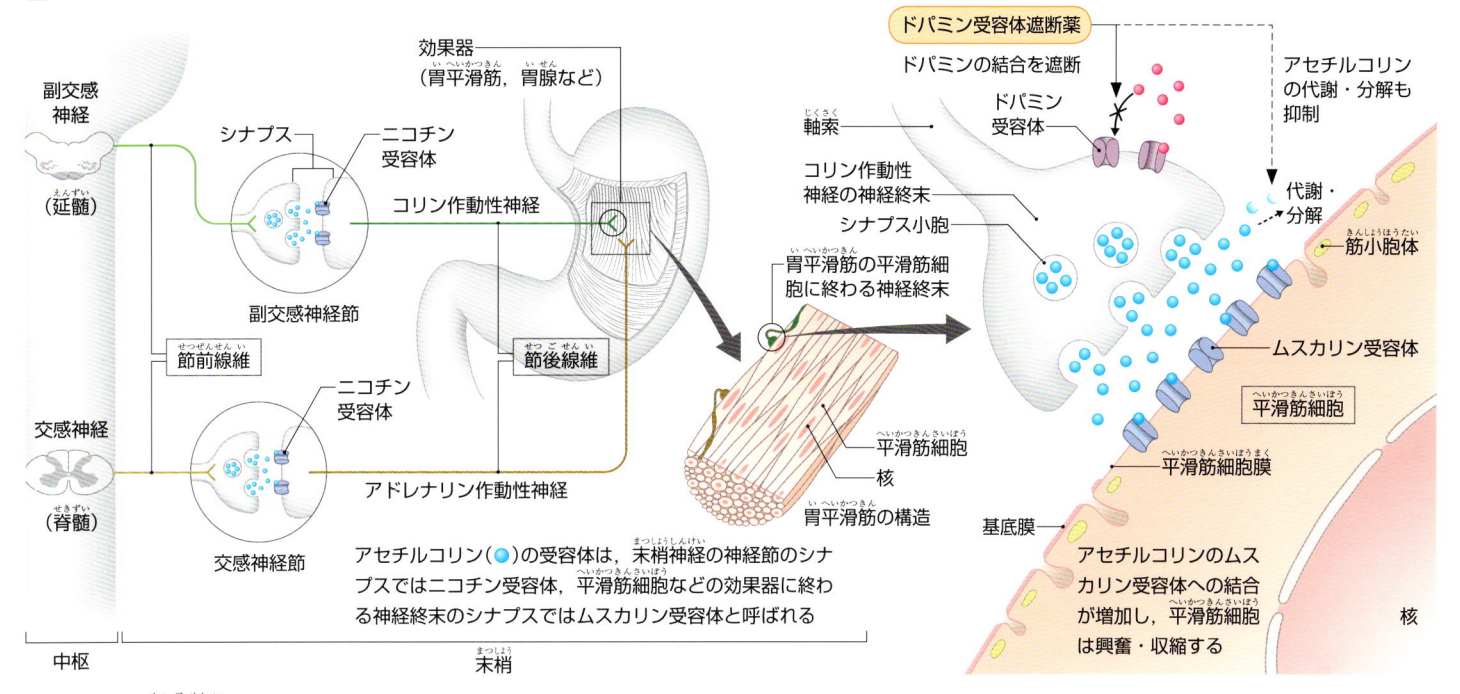

副交感神経の節後線維(コリン作動性神経)の神経終末は，興奮性のアセチルコリンを神経伝達物質とする．副交感神経の興奮により神経終末のシナプス小胞から遊離したアセチルコリン(●)が胃平滑筋の平滑筋細胞膜のムスカリン受容体(■)に結合すると，平滑筋細胞は興奮・収縮し，胃の運動が促進する．しかし，コリン作動性神経の神経終末にはドパミン受容体(■)が分布し，抑制性の神経伝達物質のドパミン(●)が結合すると，アセチルコリンの遊離を抑制する．

ドパミン受容体遮断薬は，このドパミンに拮抗してドパミンの受容体結合を遮断する．その遮断作用によりアセチルコリンの遊離が促進され，アセチルコリンを介する平滑筋細胞の興奮・収縮が亢進して，胃の運動が促進される．

●胃の働きとその調節

胃や腸などの消化器系は，食物を消化吸収して不要物を排泄する働き(機能)をもつ．なかでも胃(図❶)は食物の消化を行う主要臓器であり，胃液を分泌して摂取された食物を消化し，消化された胃内容物を蠕動運動により小腸(十二指腸)に排出する．

このような胃の働きは，胃から分泌される消化管ホルモン(ガストリン)や自律神経の作用によっておもに調節されている(図❶)．なんらかの要因でこれらの調節機構が支障をきたすと，消化機能は低下し，食欲不振や消化不良などがおこる．

●治療薬の種類と働き

健胃消化薬と胃腸機能調整薬に大別される．健胃消化薬は，胃液の分泌や胃の運動の低下により生じる食欲不振や消化不良に用いられる．たとえば，ゲンチアナ❶などの成分をふくむ苦味薬は味覚を直接刺激することで，副交感神経の興奮を介して胃液などの分泌を亢進させ，胃の運動を促進する．桂皮，ハッカなどの芳香性・苦味性の成分をふくむ健胃薬は，内服により直接胃の粘膜を刺激したり，胃液分泌や胃の運動を促進し，食欲を増進させる．また，消化酵素薬は消化の促進を目的とする．ジアスターゼ❷は炭水化物の，パンクレアチン❸は炭水化物・タンパク質・脂肪の消化に働く．これら苦味薬，健胃薬，消化酵素薬などは，近年，総合胃腸薬の成分として配合されて用いられることが多い．

一方，胃腸機能調整薬は，胃もたれ，食欲不振，上腹部の不快感などの改善に用いられる．このような症状の原因として，胃や腸の運動の低下とそれによる胃内容物の停留が考えられるので，胃や腸の運動を促進する働きをもつドパミン受容体遮断薬と，選択的セロトニン受容体作動薬がおもに用いられる．前者は図❷の作用機序(効くしくみ)により胃の運動を促進する．後者のモサプリド(ガスモチン®)は，自律神経叢(図❶)に分布するセロトニン受容体を刺激し，アセチルコリンの遊離を増加させることにより胃の運動および胃内容物の排出を促進する，と考えられている．

●使用上の注意とおもな副作用

健胃消化薬は，近年では，総合胃腸薬のような配合剤で用いられることが多いので，配合成分による薬剤過敏症などに注意が必要な場合がある．消化酵素薬は高温多湿で酵素が不活性化することがあり，保管に注意する．ドパミン受容体遮断薬では特徴的な副作用として，錐体外路症状と呼ばれる症状(からだの運動の調節障害や異常運動など)が現れることがある．また，血液中のプロラクチン(乳腺刺激ホルモン)が増加することがある．

(高柳 理早，山田 安彦)

❶ゲンチアナ根．リンドウ科の多年草の根と根茎を乾燥したもの．❷おもにデンプンを分解する酵素．アミラーゼとも呼ばれる．αとβとがあり，α-アミラーゼは唾液や膵液などの消化酵素として知られる．薬剤のジアスターゼはαとβ両方のアミラーゼをふくむ．❸新鮮なウシやブタの膵臓から得られる消化酵素．薬剤のパンクレアチンはプロテアーゼ(タンパク質分解酵素)，アミラーゼ，リパーゼ(脂肪分解酵素)などをふくむ．

消化器系用薬――抗潰瘍薬

胃潰瘍・十二指腸潰瘍のくすり

❶病態と胃液分泌細胞群

内視鏡（胃カメラ）による胃内腔の検査．図中の胃では急性潰瘍を，十二指腸では慢性潰瘍を示す．図の右は胃粘膜に分布する胃底腺の細胞構築の模式図である．胃酸（塩酸）やペプシン（ペプシノゲン），粘液などを構成成分とする胃液は胃腺と呼ばれる3種類の分泌腺（噴門を取り巻く噴門腺，胃底部と胃体部に分布する胃底腺，幽門前庭部に局在する幽門腺）から分泌される（胃壁の構造は84㌻の図❶参照）．

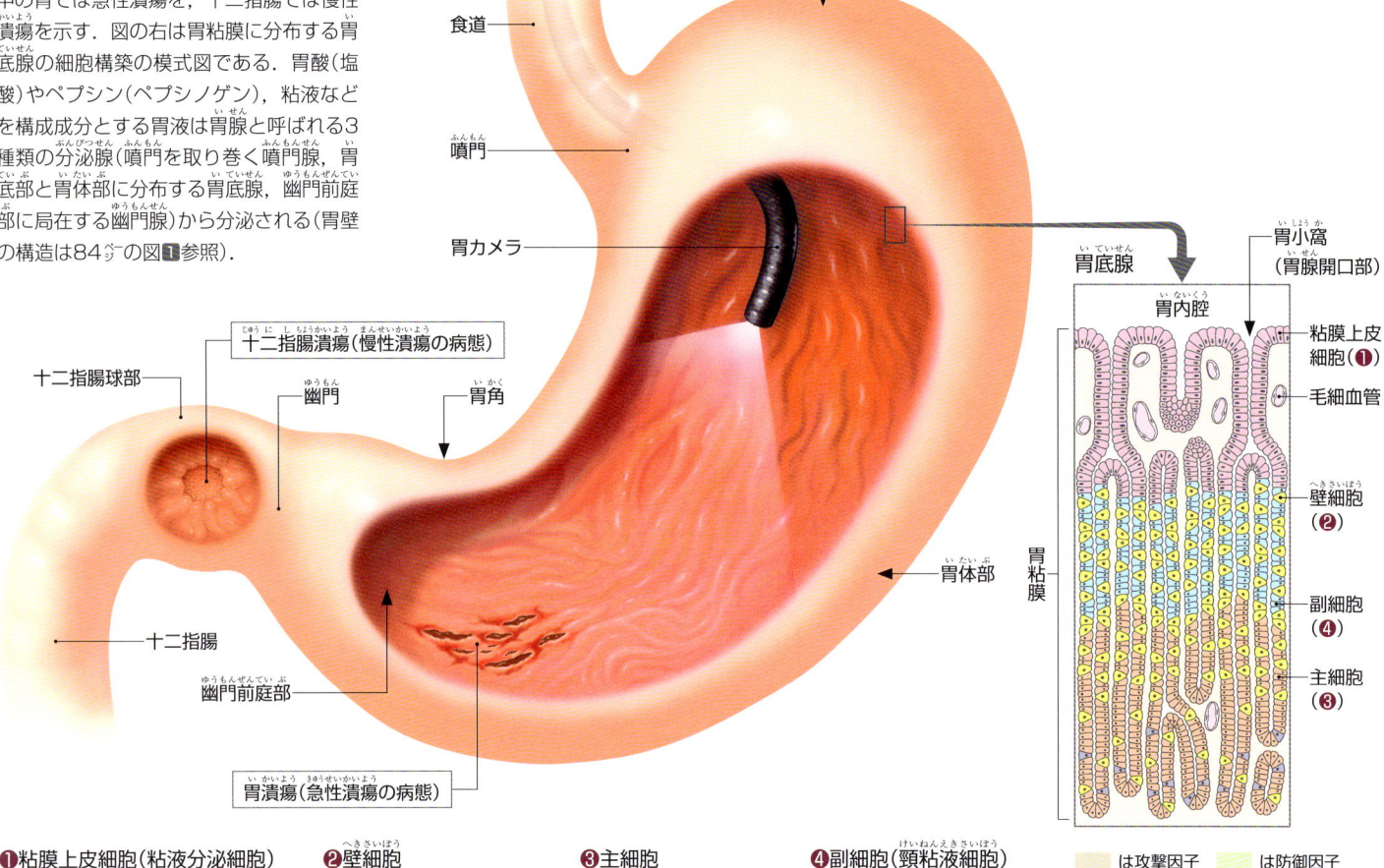

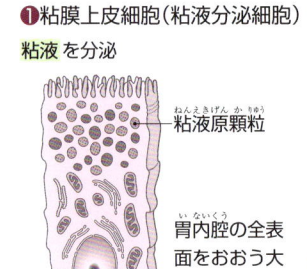

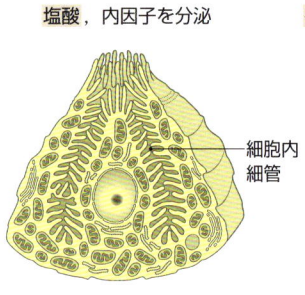

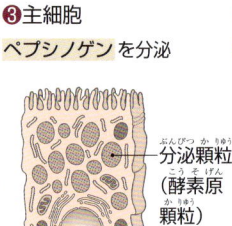

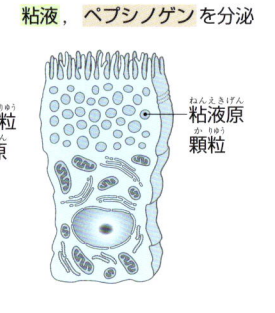

❶粘膜上皮細胞（粘液分泌細胞）
粘液 を分泌
粘液原顆粒
胃内腔の全表面をおおう大量の粘液が粘膜を保護する

❷壁細胞
塩酸，内因子を分泌
細胞内細管

❸主細胞
ペプシノゲン を分泌
分泌顆粒（酵素原顆粒）

❹副細胞（頸粘液細胞）
粘液， ペプシノゲン を分泌
粘液原顆粒

■ は攻撃因子　■ は防御因子

塩酸はペプシノゲンを活性化してペプシンにかえ，ペプシンと協働してタンパク質を消化するほか，糖質の加水分解の促進，殺菌作用などの役割ももつ．内因子は小腸末端（回腸）からのビタミンB_{12}の吸収を促進する．ムコ多糖類をふくむ粘液は，胃粘膜防壁として重要な役割を果たしていると考えられている．

●消化性潰瘍の発生のしくみ

胃潰瘍や十二指腸潰瘍などの消化性潰瘍は，食物を消化する胃液の強力なタンパク消化力によって，胃壁や腸壁が破壊される疾患である．胃粘膜に散在する胃液分泌細胞群（図❶の❶～❹）からは1日に約1～1.5ℓの胃液が分泌されている．ストレスによる自律神経失調などが原因で，胃液の構成成分である胃酸（塩酸）やペプシン（タンパク質分解酵素）などの攻撃因子に対して，胃粘膜を保護する粘液などの防御因子の抵抗力が相対的に弱まると，潰瘍が発生する．また，ヘリコバクター・ピロリ菌の感染により潰瘍発生や再発の危険性が著しく増大する．

●抗潰瘍薬の使用目的と働き

消化性潰瘍治療薬である抗潰瘍薬のおもな使用目的は，腹痛や胸やけなどの自覚症状の改善，潰瘍の治癒促進，出血や胃穿孔などの合併症の予防，および潰瘍の再発防止にある．抗潰瘍薬には種々の働き（作用）をもつ薬物があるが，胃液の過剰な分泌をおさえたり塩酸を中和する攻撃因子抑制薬と，胃粘膜の保護・修復などの働きをもつ防御因子強化薬に大別される（図❷-②）．前者の主要薬がプロトンポンプ阻害薬とH_2受容体拮抗薬である．

胃液分泌細胞の一つである壁細胞（図❶の❷）は，図❷-①のしくみ（プロトンポンプ）を使って塩酸（HCl）を胃内腔に分泌している．プロトンポンプ阻害薬はこのプロトンポンプの働きを阻害し，塩酸の分泌をおさえる．壁細胞における塩酸の合成・分泌は，胃液分泌刺激ホルモンのガストリン[❶]，生体内生成物質で種々の生理活性をもつヒスタミン[❷]，神経伝達物質の一つで胃液などの分

❷ 抗潰瘍薬のおもな働きと種類

① おもな酸分泌抑制薬の働く場所と効くしくみ

塩酸(HCl)分泌のしくみ

消化性潰瘍の主要な攻撃因子である胃酸(塩酸，HCl)は，壁細胞内に豊富にふくまれる炭酸脱水酵素を介して合成された二酸化炭素(CO_2)の代謝反応から合成されると考えられている．HClは，壁細胞の細胞膜に分布し水素イオン(H^+，すなわちプロトン)の流出入に働くプロトンポンプ(H^+, K^+-ATPアーゼと呼ばれる膜構造タンパク質)を介して胃内腔に分泌される．プロトンポンプはカリウムイオン(K^+)を細胞内に取り込むかわりに，H^+を胃内腔に放出するが，同時にK^+と塩化物イオン(Cl^-)が放出され，結果としてHClが分泌される．

HClの合成・分泌は食物の摂取による直接刺激によるが，その合成・分泌は，交感神経(内臓神経)，副交感神経(迷走神経)，消化管ホルモン(ガストリン)などが相互に複雑に関連性をもちながら刺激しあったり抑制しあったりして，たくみに調節されている．また，壁細胞の細胞膜にはヒスタミン受容体やムスカリン受容体が分布し，ヒスタミンやアセチルコリンの結合によりHClの合成・分泌が促進される．

酸分泌抑制薬は，プロトンポンプや受容体に働き，図のような作用機序により塩酸の過剰な合成・分泌をおさえる．

② 抗潰瘍薬の働きによる分類

分類	働き(作用)	薬剤の種類
攻撃因子抑制薬	塩酸の分泌を抑制	酸分泌抑制薬(制酸薬)としてプロトンポンプ阻害薬，H_2受容体拮抗薬，抗ガストリン薬，選択的ムスカリン受容体拮抗薬，抗コリン薬(副交感神経遮断薬)，抗ペプシン薬など
	塩酸の中和	酸中和薬
防御因子強化薬	胃粘膜の被覆保護と修復，粘液の合成・分泌を促進	粘膜保護薬(粘膜抵抗強化薬)・組織修復促進薬，粘液合成・分泌促進薬
	胃粘膜の血流改善	抗ドパミン薬(胃粘膜微小循環改善薬)

薬剤例／一般名(おもな商品名)

プロトンポンプ阻害薬
オメプラゾール(オメプラゾン®，オメプラール®)，ラベプラゾールナトリウム(パリエット®)，ランソプラゾール(タケプロン®)
作用機序：プロトンポンプに働き塩酸の分泌を強力に抑制

H_2受容体拮抗薬
シメチジン(カイロック®，タガメット®)，ニザチジン(アシノン®)，ファモチジン(ガスター®)，ラニチジン塩酸塩(ザンタック®)，ラフチジン(ストガー®，プロテカジン®)，ロキサチジン酢酸エステル塩酸塩(アルタット®)
作用機序：ヒスタミンH_2受容体に結合してヒスタミンの結合を遮断

抗ガストリン薬
プログルミド(プロミド®)
作用機序：ガストリン受容体に結合して，ガストリンの結合を遮断

選択的ムスカリン受容体拮抗薬
ピレンゼピン塩酸塩水和物(ガストロゼピン®)
作用機序：ムスカリンM_1受容体に結合して，アセチルコリンの結合を遮断

(図の凡例)
→ 塩酸(HCl)の合成・分泌を促進
→ 作用部位と働き
Cl^-：塩化物イオン
K^+：カリウムイオン
H^+：水素イオン

泌亢進に働くアセチルコリンなどにより調節されている．H_2受容体拮抗薬はヒスタミンがヒスタミン受容体(H_2受容体)に結合するのを遮断し，塩酸の過剰な合成・分泌をおさえる(図❷-①)．

胃潰瘍の再発防止にはヘリコバクター・ピロリ菌の除去が重要であり，除菌治療にはプロトンポンプ阻害薬と抗菌薬が併用される❸．プロトンポンプ阻害薬の効き方には個人差があるので，プロトンポンプ阻害薬を代謝する酵素の遺伝子型を判定して，確実に除菌できる薬用量を患者ごとに決めることもある．

● 用い方とおもな副作用

潰瘍にともなう腹痛や胸焼けなどの自覚症状は，抗潰瘍薬の服用によって急速に改善される．しかし，潰瘍の治癒(組織破壊の修復)にはある程度の期間，通常では4～8週間ほどが必要である．

再発を防止するためには，自覚症状が消失しても，前記の期間は服用をつづけなければならない．

H_2受容体拮抗薬の副作用として，骨髄の造血機能障害による無顆粒球症(好中球減少症)，血小板減少症などの血液障害が現れることがある．プロトンポンプ阻害薬でも同様の副作用が報告されている．

(山本 康次郎)

❶幽門前庭部に局在するG細胞(ガストリン分泌細胞)から血液中に分泌される消化管ホルモン．胃内の食物の直接刺激がG細胞に働いて分泌されるが，副交感神経刺激などによっても分泌される．❷胃酸分泌促進作用以外に，炎症誘発など種々の生理活性作用がある．胃粘膜以外の部位に分布するヒスタミンの受容体(H_1受容体)は壁細胞の受容体(H_2受容体)とは作用が異なっており，H_1受容体を遮断する薬物がいわゆる抗ヒスタミン薬(112～113㌻を参照)である．❸たとえば，プロトンポンプ阻害薬のランソプラゾールと，抗菌薬のアモキシシリン水和物，クラリスロマイシンとの配合剤であるランサップ®など．

消化器系用薬——下剤

便秘のくすり

❶腸の働きと運動

①大腸における吸収と腸内容物の状態—液状から便塊の形成へ

機能区分の第1の分岐点はキャノン・ベーム点で，この分岐点より口側（盲腸より）は吸収部結腸と呼ばれ，水の吸収がさかんである．第1の分岐点から第2の分岐点（骨盤直腸括約部）までは，便塊の形成とその輸送（収縮運動）が主機能になるので，送便部結腸と呼ばれる．

■ は機能別にみた大腸の区分

○ は食後の到達時間と腸内容物の形状

← 吸収（水・電解質など）
← 分泌（粘液とK⁺など）

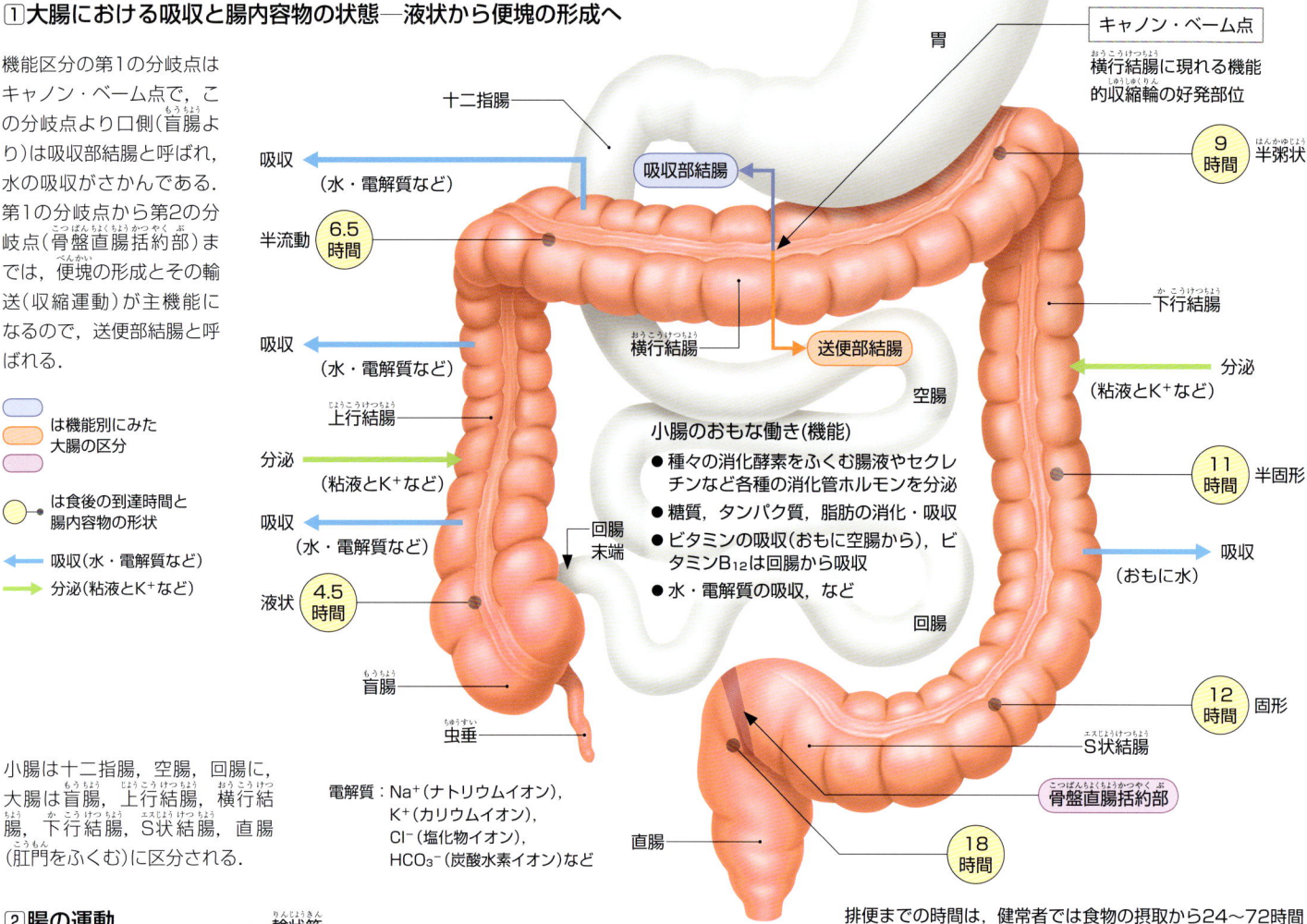

胃
十二指腸
吸収（水・電解質など）
吸収部結腸
半流動 6.5時間
吸収（水・電解質など）
横行結腸
送便部結腸
上行結腸
分泌（粘液とK⁺など）
吸収（水・電解質など）
回腸末端
液状 4.5時間
盲腸
虫垂

キャノン・ベーム点
横行結腸に現れる機能的収縮輪の好発部位
9時間 半粥状
下行結腸
分泌（粘液とK⁺など）
空腸
小腸のおもな働き(機能)
● 種々の消化酵素をふくむ腸液やセクレチンなど各種の消化管ホルモンを分泌
● 糖質，タンパク質，脂肪の消化・吸収
● ビタミンの吸収（おもに空腸から），ビタミンB₁₂は回腸から吸収
● 水・電解質の吸収，など
11時間 半固形
吸収（おもに水）
回腸
12時間 固形
S状結腸
骨盤直腸括約部
直腸
18時間

小腸は十二指腸，空腸，回腸に，大腸は盲腸，上行結腸，横行結腸，下行結腸，S状結腸，直腸（肛門をふくむ）に区分される．

電解質：Na⁺（ナトリウムイオン），K⁺（カリウムイオン），Cl⁻（塩化物イオン），HCO₃⁻（炭酸水素イオン）など

排便までの時間は，健常者では食物の摂取から24〜72時間

②腸の運動

腸粘膜
輪状筋
縦走筋
①口側
腸管腔
腸内容物
肛門側
筋層間神経叢

②収縮輪／弛緩
③

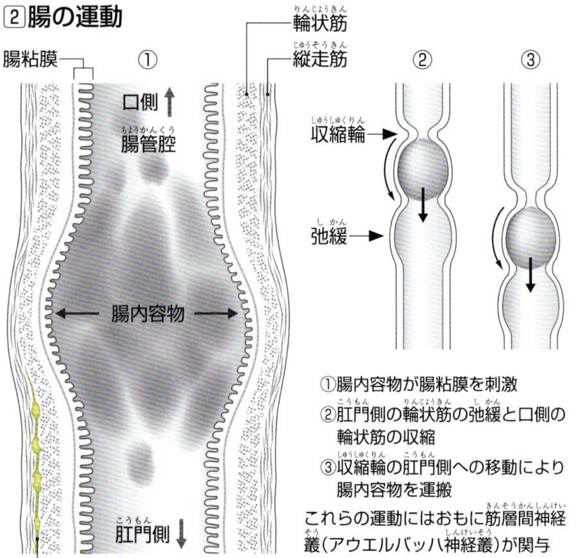

①腸内容物が腸粘膜を刺激
②肛門側の輪状筋の弛緩と口側の輪状筋の収縮
③収縮輪の肛門側への移動により腸内容物を運搬

これらの運動にはおもに筋層間神経叢（アウエルバッハ神経叢）が関与

腸内容物を口側より肛門側へ運ぶ小腸や大腸の運動には蠕動運動（蠕動）と律動運動（分節運動，振子運動）がある．蠕動は主として輪状筋の収縮により腸管に収縮輪（くびれ）が生じ，その収縮輪が肛門側へ向かって移動する運動である．分節運動はおもに輪状筋によっておこり，腸内容物を消化液や粘液とよく混和する．振子運動は縦走筋が周期的に収縮と弛緩を繰り返す運動である．大腸の蠕動はとくに大蠕動と呼ばれる．図は大腸の例．

胃や小腸で消化・吸収を受けた腸内容物は，回腸末端（回盲部）から大腸に入り，横行結腸へ移動する過程でさらに水や電解質などが吸収されて便塊を形成しつつ，徐々にS状結腸に送られてそこに貯留される．通常，胃や小腸に食物が入ると，大蠕動が促進され，便塊が直腸に送り出される．その際，直腸壁が伸展し，便意が引き起こされ，排便反射と随意的に腹筋や横隔膜を収縮させることにより腹圧が高められて排便が行われる．

❷機能性便秘の病態

けいれん性便秘

精神的緊張などが原因で副交感神経が過度に興奮すると，大腸がけいれん性の収縮をおこして機能的狭窄を生じる．下痢と便秘を交互に繰り返すタイプが多い．

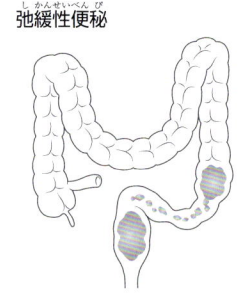

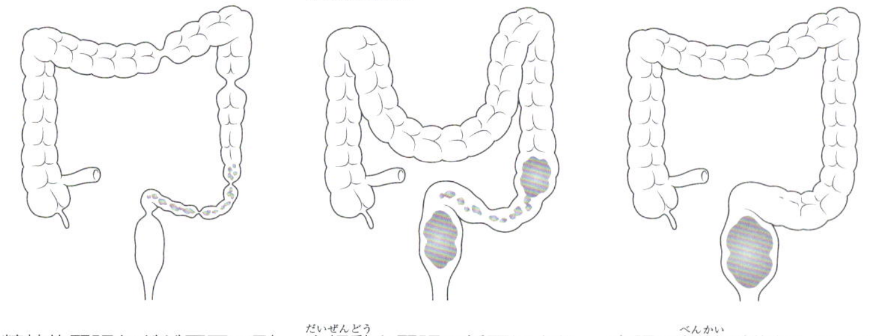

弛緩性便秘

大蠕動と緊張の低下により腸内容物（便塊）の通過が遅れ，水の吸収が増大して便秘がおこる．副交感神経の興奮の低下が関与していると考えられている．

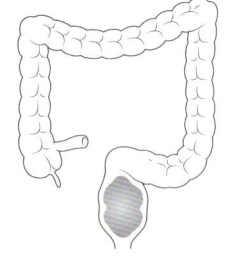

直腸性便秘（習慣性便秘）

直腸に便塊が移行しても便意がおこらず，排便反射もないため排便が困難になる．多忙な人や，痔疾患などの直腸・肛門部病変による排便痛のある人などに多い．

❸おもな下剤の働く場所と効くしくみ

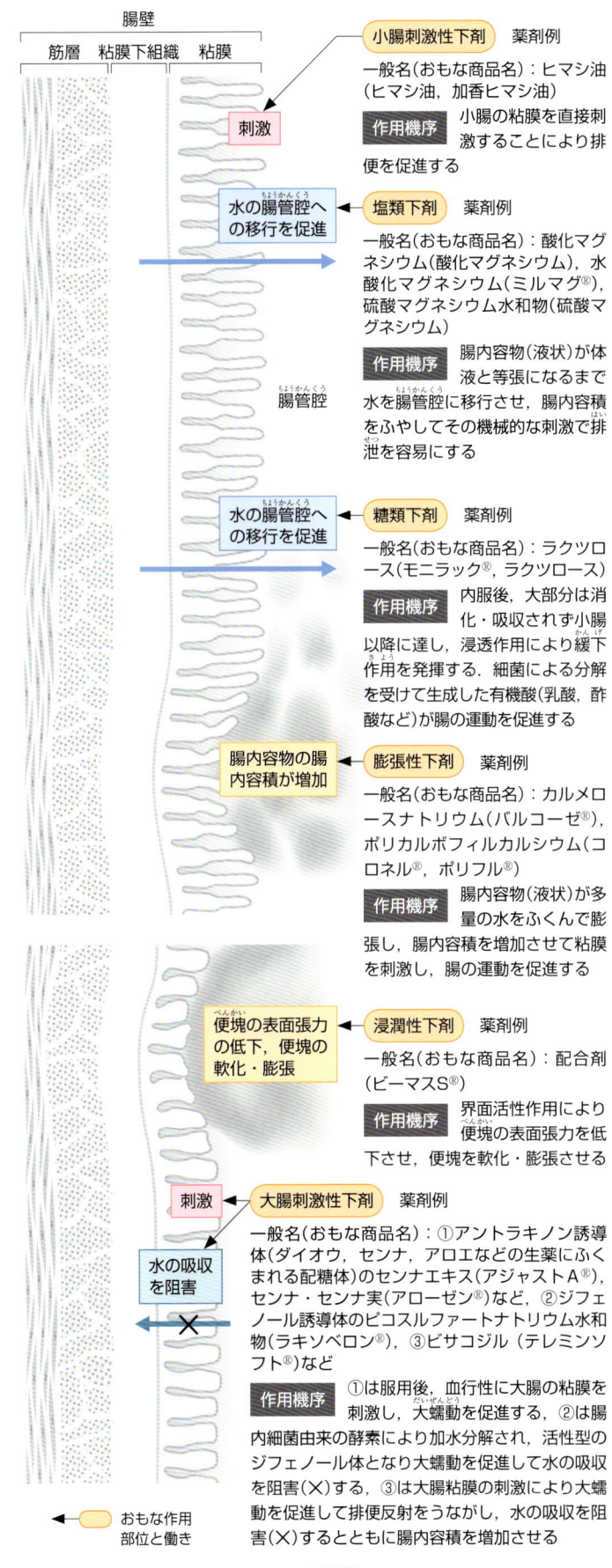

作用部位	薬剤分類	薬剤例・作用機序
刺激	小腸刺激性下剤	一般名（おもな商品名）：ヒマシ油（ヒマシ油，加香ヒマシ油） **作用機序** 小腸の粘膜を直接刺激することにより排便を促進する
水の腸管腔への移行を促進	塩類下剤	一般名（おもな商品名）：酸化マグネシウム（酸化マグネシウム），水酸化マグネシウム（ミルマグ®），硫酸マグネシウム水和物（硫酸マグネシウム） **作用機序** 腸内容物（液状）が体液と等張になるまで水を腸管腔に移行させ，腸内容積をふやしてその機械的な刺激で排泄を容易にする
水の腸管腔への移行を促進	糖類下剤	一般名（おもな商品名）：ラクツロース（モニラック®，ラクツロース） **作用機序** 内服後，大部分は消化・吸収されず小腸以降に達し，浸透作用により緩下作用を発揮する．細菌による分解を受けて生成した有機酸（乳酸，酢酸など）が腸の運動を促進する
腸内容物の腸内容積が増加	膨張性下剤	一般名（おもな商品名）：カルメロースナトリウム（バルコーゼ®），ポリカルボフィルカルシウム（コロネル®，ポリフル®） **作用機序** 腸内容物（液状）が多量の水をふくんで膨張し，腸内容積を増加させて粘膜を刺激し，腸の運動を促進する
便塊の表面張力の低下，便塊の軟化・膨張	浸潤性下剤	一般名（おもな商品名）：配合剤（ビーマスS®） **作用機序** 界面活性作用により便塊の表面張力を低下させ，便塊を軟化・膨張させる
刺激／水の吸収を阻害	大腸刺激性下剤	一般名（おもな商品名）：①アントラキノン誘導体（ダイオウ，センナ，アロエなどの生薬にふくまれる配糖体）のセンナエキス（アジャストA®），センナ・センナ実（アローゼン®）など，②ジフェノール誘導体のピコスルファートナトリウム水和物（ラキソベロン®），③ビサコジル（テレミンソフト®）など **作用機序** ①は服用後，血行性に大腸の粘膜を刺激し，大蠕動を促進する，②は腸内細菌由来の酵素により加水分解され，活性型のジフェノール体となり大蠕動を促進して水の吸収を阻害（×）する，③は大腸粘膜の刺激により大蠕動を促進して排便反射をうながし，水の吸収を阻害（×）するとともに腸内容積を増加させる

← おもな作用部位と働き

上記の下剤のほか，グリセリン（液・浣腸液）が用いられる．薬液を直腸に注入し，直腸粘膜を直接刺激して排便をおこさせる．なお，マグネシウムをふくむ下剤と一部の抗菌薬などを併用すると，抗菌薬の作用が低下するので注意が必要である．

●大腸の働きと便秘

胃や腸の働き（機能）は栄養物質などの消化・吸収にあるが，なかでも大腸のおもな働き（図❶-①）は，水を吸収して便塊を形成・貯留し，適切な時期に便として排泄することにある．なんらかの要因で大腸が通過障害をおこすと，腸内容物が長く停滞して水が過剰に吸収されるため，便塊が大腸粘膜を刺激することでおこる反射的な大蠕動（強い収縮運動）が低下する．とくに便塊を直腸へ送り出す大蠕動の低下は便秘の大きな原因の一つである．

便秘は排便回数が減少した状態であり，便の量が少ない，便がかたい，排便が困難である，残便感があるなどの訴えがみられるが，便秘の症状や診断基準はかならずしも明確ではない．

●便秘の病態と薬物療法開始の要点

便秘は器質性便秘と機能性便秘に大別される．前者は，炎症やがん（大腸がんや直腸がん）などにより狭窄や閉塞が生じ，便の通過障害をおこすものをいう．後者は大腸の働きになんらかの異常が生じて便の通過障害がおこるものであり，それには大腸の緊張や大蠕動の亢進によるけいれん性便秘，緊張や大蠕動の低下による弛緩性便秘などがある（図❷）．また，全身性の疾患や薬剤の副作用などが原因で便秘がおこることもある．

薬物療法の開始にあたっては，便秘の病態を確認する必要がある．機能性便秘の場合は安易に薬剤を用いず，生活・排便習慣や食事の改善，運動療法などがたいせつであり，これらが困難か改善がみられない場合にはじめて，薬剤を用いることとされている．

●下剤のおもな種類と働き

便秘の治療に用いられる薬剤（下剤）には，腸内容物の容量をふやしたり，便塊をやわらかくするなどして排便を容易にするものや，腸の運動の異常を調整して便塊の停滞をおさえ排便をうながすものなどがある．その働きや作用機序（効くしくみ，図❸）から，おもに機械的下剤（塩類下剤，糖類下剤，膨張性下剤，浸潤性下剤など）と，刺激性下剤（小腸刺激性下剤，大腸刺激性下剤など）に分けられる．そのほか，自律神経系作用薬として，たとえばネオスチグミン（ワゴスチグミン®）やベタネコール（ベサコリン®）などの副交感神経刺激薬が弛緩性便秘に対して用いられ，副交感神経を刺激して腸の運動（図❶-②）を促進する．

●使用上の注意と副作用

常習性の便秘では同じ下剤を長期間連用すると習慣性便秘をおこす場合があるので，作用の異なる下剤を組み合わせたり，種類をかえたりして用い，排便が正常になってきたら，徐々に減量ないしは中止する．

通常，急性腹症や器質性便秘，腸狭窄，腸閉塞の患者には下剤は禁忌（使用できないこと）である．マグネシウムをふくむ塩類下剤では，腎不全や心臓病などの患者はまれに高マグネシウム血症[1]をおこすことがあり，注意が必要である．

（高柳 理早，山田 安彦）

[1] 筋肉（骨格筋，平滑筋），心臓（刺激伝導系）および交感神経節が障害される疾患．おもな症状として，悪心・嘔吐，嗜眠傾向，筋緊張の低下，深部腱反射の消失，排尿・排便困難，徐脈などがみられる．

消化器系用薬──肝臓疾患用薬，利胆薬

慢性肝炎のくすり，胆石症のくすり

1 慢性肝炎の病態と進展──慢性肝炎から肝硬変へ

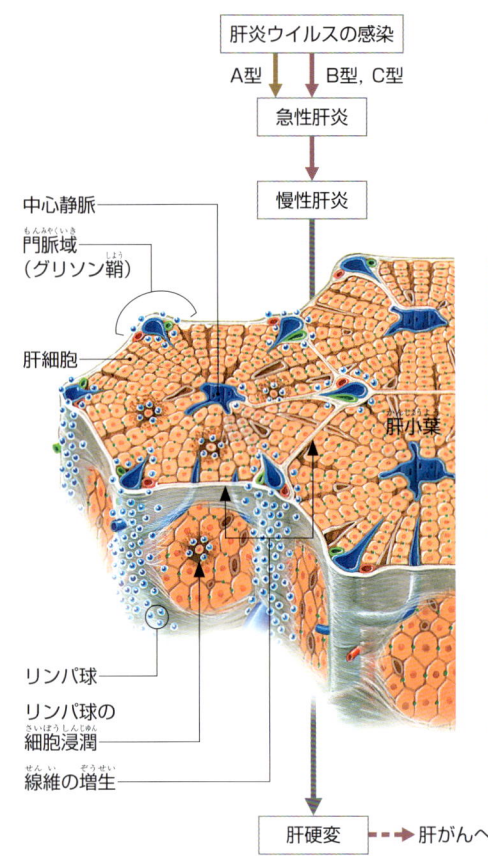

肝炎ウイルスの感染
A型 ↓ B型, C型
急性肝炎
↓
慢性肝炎
↓
肝硬変 ⇢ 肝がんへ

ウイルス性肝炎にはA型，B型，C型のほかに，D型，E型，G型も知られているが，D・E・G型は患者数が少ない．

慢性肝炎の肝臓の表面

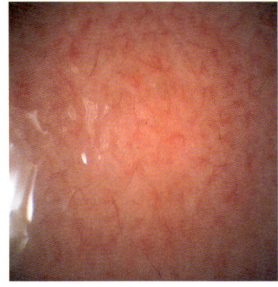

▲写真は腹腔鏡による．慢性肝炎では，左図に示すように，門脈域（グリソン鞘）に線維が増生し，これが膜状にのびて門脈域相互，またところにより中心静脈と結合している．間質（結合組織）にはリンパ球を主体とした細胞浸潤がみられる．

（図中ラベル：中心静脈，門脈域（グリソン鞘），肝細胞，肝小葉，リンパ球，リンパ球の細胞浸潤，線維の増生）

肝小葉の構造については24ページの図4－1を参照

慢性肝炎とは，6ヵ月以上の肝機能検査値の異常（血清アミラーゼ値の高値持続やプロトロンビン時間の延長など）と，ウイルス感染が持続している病態をいう．慢性肝炎が重篤化すると肝硬変（42ページの図1－1参照）となり，肝不全，肝性脳症，食道静脈瘤からの出血などが続発する．

2 おもな肝臓疾患用薬

分類（種類）	薬剤例／一般名（おもな商品名）	おもな働き（作用）
肝庇護薬	アミノエチルスルホン酸（タウリン®散），ウルソデオキシコール酸（ウルソ®），グリチルリチン製剤（グリチロン錠®，リコチオン®），グルタチオン（タチオン®），プロトポルフィリンニナトリウム（プロルモン®），漢方薬の小柴胡湯	肝機能の改善．たとえばウルソデオキシコール酸は慢性肝炎による肝機能の低下（血清トランスアミラーゼのAST・ALTの上昇）の改善，グリチルリチン（甘草成分）の製剤はIFN誘発作用や免疫細胞の活性化によりウイルス感染細胞の増殖を抑制など
肝臓製剤	肝臓加水分解物（レバイデン®G，配合剤としてプロヘパール®錠），肝臓抽出エキス（配合剤としてアデラビン®9号）	肝細胞の保護と再生を促進して肝機能を強化
免疫賦活薬	プロパゲルマニウム（セロシオン®）	インターロイキン（リンパ球産生の液性因子で免疫調節に関与）やIFNの産生を増強し，免疫細胞を活性化してB型肝炎ウイルス感染細胞を破壊
抗ウイルス薬	インターフェロン製剤（注射剤）：インターフェロンアルファ，インターフェロンアルファ-2a・2b，インターフェロンアルファコン-1，インターフェロンベータ，インターフェロンベータ-1b，インターフェロンガンマ-n1，インターフェロンガンマ-1a，ペグインターフェロンアルファ-2a・2bなど	肝炎ウイルスの増殖阻止（抗ウイルス作用，図3－1を参照），抗腫瘍作用，免疫増強作用
	ラミブジン（エピビル®，ゼフィックス®），リバビリン（レベトール®）	肝炎ウイルスの増殖阻止（ラミブジンは抗HBV作用，リバビリンは抗HCV作用と免疫調節作用）

AST（アスパラギン酸アミノトランスフェラーゼ）とALT（アラニンアミノトランスフェラーゼ）は生体のあらゆる組織に存在する酵素

3 抗ウイルス薬の働く場所と効くしくみ

1 インターフェロン（IFN）の作用機序

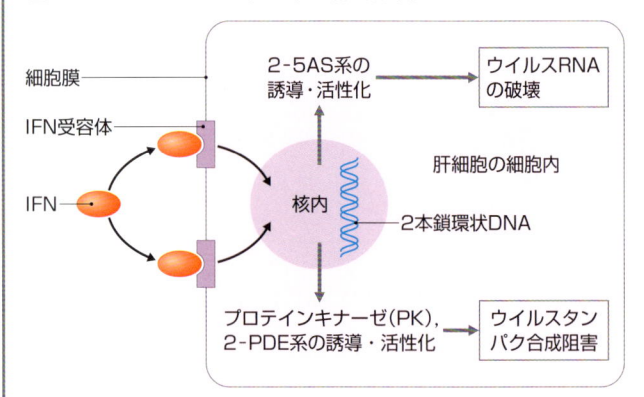

細胞膜 — IFN受容体 — IFN
核内 — 2本鎖環状DNA
肝細胞の細胞内
2-5AS系の誘導・活性化 → ウイルスRNAの破壊
プロテインキナーゼ（PK），2-PDE系の誘導・活性化 → ウイルスタンパク合成阻害

2-5AS：2-5オリゴアデニル酸合成酵素　2-PDE：2-ホスホジエステラーゼ
PKはタンパク質リン酸化酵素

ウイルスに感染した肝細胞の細胞膜のIFN受容体（■）にIFN（●）が結合すると，その情報が核内に伝わり，遺伝子やタンパク質の合成に関与する細胞内の諸酵素（2-5AS，PK，2-PDEなど）が誘導・活性化される．それによって増殖過程におけるウイルスRNAの破壊やウイルスタンパク合成が阻害され，抗ウイルス作用が発現すると考えられている．

2 B型肝炎ウイルス（HBV）粒子の基本構造とラミブジンの作用機序

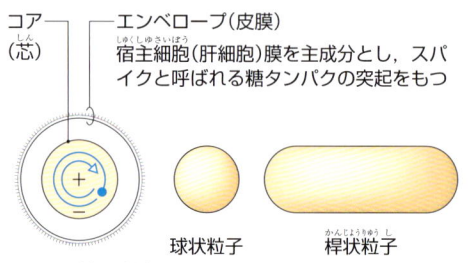

コア（芯）— エンベロープ（皮膜）
宿主細胞（肝細胞）膜を主成分とし，スパイクと呼ばれる糖タンパクの突起をもつ

球状粒子　桿状粒子

ウイルス粒子本体
ウイルス粒子本体の直径は42nm
（1nmは10億分の1m＝100万分の1mm）

── DNA（デオキシリボ核酸）　● DNAポリメラーゼ　△ プリマープロテイン＋－
dCTP：デオキシシチジン5'-三リン酸

電子顕微鏡像
▲写真は血液中のHBVの各粒子．→が粒子本体．

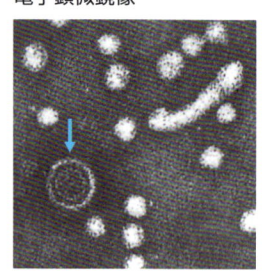

HBVはウイルスゲノムとして不完全な2本鎖環状DNAをもつため，その増殖にはDNA→RNAの逆反応をになう逆転写酵素のRNA依存性DNAポリメラーゼが必要となる．ラミブジンは，肝細胞内で活性体（ラミブジン5'-三リン酸）に転換し，DNAポリメラーゼによるDNA鎖へのRNA合成の前駆体（dCTP）の取り込みを競合的に阻害する，などによって抗ウイルス作用（抗HBV作用）を発現する．

4 胆石症の病態とおもな利胆薬

1 胆嚢結石と総胆管結石

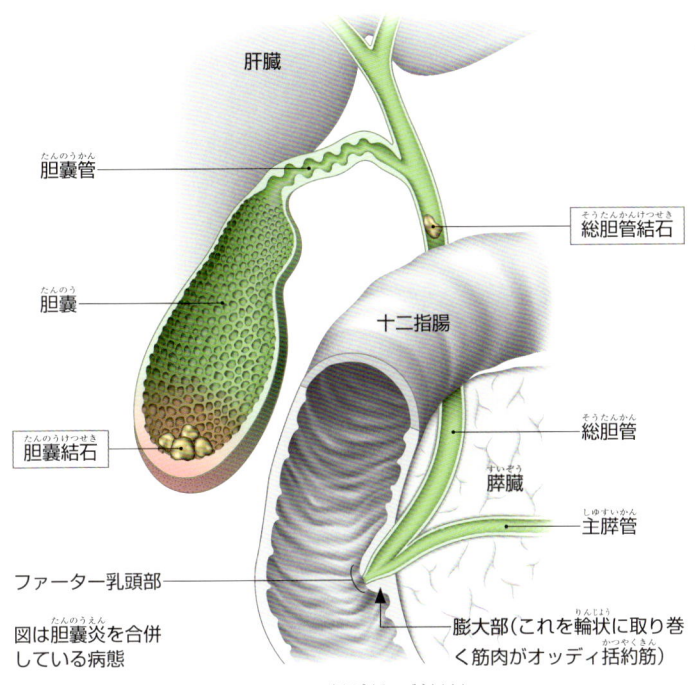

図は胆嚢炎を合併している病態

胆嚢結石やそのかけらが流れ出し、胆嚢管や総胆管につまると、発作性のはげしい腹痛（胆石仙痛と呼ばれるけいれん性の痛み）などの症状が出やすい．

2 おもな利胆薬

分類（薬効）	薬剤例／一般名（おもな商品名）	おもな働き（作用）
利胆・鎮痙	トレピブトン（スパカール®）、ヒメクロモン（エーデシン・C®、トリデモン®）、フロプロピオン（コスパノン®）	胆汁の排出促進、鎮痙効果
胆石溶解	ウルソデオキシコール酸（ウルソ®）、ケノデオキシコール酸（チノ®）	胆汁成分の分泌促進、コレステロール系胆石の溶解

3 C型肝炎ウイルス（HCV）粒子の基本構造とリバビリンの作用機序

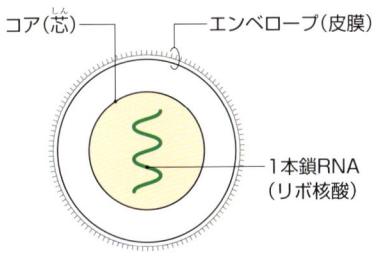

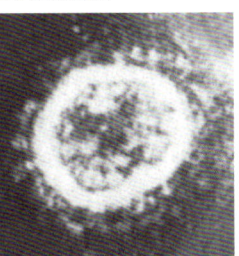

コア（芯）
エンベロープ（皮膜）
電子顕微鏡像
1本鎖RNA（リボ核酸）

ウイルス粒子の直径は55～65nm

肝細胞内でウイルスが増殖する場合、ウイルスのDNAやRNAの遺伝情報はまずRNAに複製、転写される．この転写反応を触媒する遺伝情報転写酵素がRNAポリメラーゼであり、DNAの情報を転写するDNA依存性RNAポリメラーゼと、RNAの情報を転写するRNA依存性RNAポリメラーゼがある

HCVは1本鎖RNAをもち、その増殖（ウイルス遺伝子群の情報発現）にはRNAポリメラーゼが必要である．リバビリンは、RNAウイルスの複製、転写を触媒するRNA依存性RNAポリメラーゼによるGTP（グアノシン三リン酸）のRNAへの取り込みを抑制する一方で、HCVのRNAに取り込まれることにより抗ウイルス作用（抗HCV作用）を発現すると考えられている．

慢性肝炎の多くは肝炎ウイルスの感染によるウイルス性肝炎である．ウイルス性肝炎は、肝炎ウイルスの種類によってA型肝炎、B型肝炎、C型肝炎などに分けられる．A型はほとんどが急性肝炎であるが、B型の一部とC型の多くは慢性化する．慢性肝炎を放置すると、肝臓の働き（肝機能）が極端に低下する肝硬変や肝がんに進展する場合が少なくない（図1）．

● 慢性肝炎の治療薬（肝臓疾患用薬）とその特徴

慢性肝炎のおもな治療薬（肝臓疾患用薬）を図2に示す．肝庇護薬や肝臓製剤は対症療法であり、生物学的製剤で抗ウイルス作用のあるインターフェロン（IFN）[1]の補助療法として、あるいはIFNによる副作用発現時やIFN適応外の症例に用いられる．

肝炎ウイルスの増殖阻止（抗ウイルス作用）を期待する場合は、抗ウイルス薬のIFNやラミブジン、リバビリンを用いることがある．IFNはB型、C型の慢性肝炎に効果があり、ウイルス量が減少するなど根治療法としての有効性が報告されている．しかし、その反面、副作用としてうつなどの精神症状が現れることがあり、うつ病の既往・家族歴のある患者は注意が必要である．

ラミブジンはB型慢性肝炎に、リバビリンはインターフェロンアルファ-2bなどとの併用によりC型慢性肝炎に有効とされる．

● 抗ウイルス薬の働きと効くしくみ

抗ウイルス薬の働きは、ウイルスの増殖に関与する遺伝情報発現を阻害する抗ウイルス作用にある（図3）．

IFNは、肝炎ウイルスに感染した肝細胞に働き、図3-1の作用機序（効くしくみ）によりウイルスの増殖をおさえると考えられている．ラミブジンは、B型肝炎ウイルス（図3-2）の逆転写酵素の働きを阻害するなどによりウイルスの増殖をおさえる．リバビリンの作用機序の詳細は明らかではないが、C型肝炎ウイルス（図3-3）の増殖過程に働き、ウイルスのRNAゲノム（リボ核酸と呼ばれる遺伝子の総体）を不安定にするなどにより、抗ウイルス作用を発現すると考えられている．

● 胆石症とその治療薬（利胆薬）

肝臓の肝細胞で合成・分泌され、脂肪の分解・吸収に働く胆汁（その大部分は胆汁酸）の流れがわるくなって、ビリルビンやコレステロール、無機物などの胆汁成分が結晶となり、胆道（胆嚢や胆管）に結石を形成したものが胆石症である（図4-1）．

胆石症の治療薬（利胆薬）には、胆汁の流れをよくし、胆石（結石）を溶かす働きをもつウルソデオキシコール酸などがある（図4-2）．また、けいれん性の痛みをしずめる鎮痙などの補助療法として、オッディ括約筋弛緩薬[2]や抗コリン薬（副交感神経遮断薬）などが併用されることがあり、急性炎症の痛みには非ステロイド性抗炎症薬（110ページを参照）が用いられる．　　　（杉山 恵理花）

---

[1] ウイルスの感染・増殖により体細胞で産生される生理活性物質．ウイルス抑制因子とも呼ばれる．ウイルスの感染細胞内増殖を阻止する効果（抗ウイルス作用）のほかに、抗腫瘍作用、免疫増強作用があるとされる．生物学的製剤としてヒト末梢血液中の白血球などを利用して大量生産される．[2] オッディ（Oddi）括約筋は、総胆管（胆膵管）が十二指腸に開口する部位を輪状に取り巻く括約筋のことであり、胆石症などで狭窄をおこしたこの括約筋を弛緩させて胆汁の排出を促進し、鎮痙効果を発揮する薬剤．フロプロピオン（コスパノン®）などがある．

痔疾用薬，坐薬

痔のくすり，坐薬一覧

●痔のくすり（痔疾用薬）

　痔は肛門病（痔疾患）の総称であり，代表的な肛門病には痔核と裂肛がある．痔核はいぼ痔とも呼ばれ，肛門周囲の小静脈のかたまりである肛門静脈叢（内・外痔静脈叢）がうっ血をおこし，瘤状に変化したものである（図1）．裂肛は切れ痔とも呼ばれ，肛門皮膚の裂傷あるいは慢性の潰瘍である．痔核は細菌感染により血栓性静脈炎を合併すると，痔核も大きくなり痛みもはげしい．

【痔疾用薬の目的と働き】　保存的療法[1]としての痔疾用薬（図3）には，局所作用を目的とする坐薬と，全身作用を目的とする内服薬がある．坐薬の基剤型坐剤や肛門内注入用軟膏などは肛門から直腸に挿入する．挿入された薬剤は，体温や分泌液で徐々に軟化し溶解する．溶解により放出された薬物は，患部に直接接触・作用して創傷治癒を促進し，患部の炎症による腫れ（腫脹）をしずめ，出血を止め，痛み（疼痛）をやわらげる．肛門周囲の湿疹やかゆみ（瘙痒）の緩和には，坐薬のほかに肛門皮膚に塗布する軟膏も用いられる．

　内服薬には，消炎・鎮痛の抗炎症薬や，殺菌目的の抗菌薬が用いられる．炎症をしずめ，痛みやむくみ（浮腫）を軽減し，うっ血などの末梢血流障害を改善して門脈圧を下げる，などの全身作用により痔核や裂肛の症状を緩和する．

●坐薬一覧

【坐薬の目的】　外用薬の中で，肛門（直腸），腟または尿道に用いる剤形の薬剤が坐薬である．肛門病，腟炎，尿道炎などの局所の炎症部位に作用し，患部の消炎・鎮痛，収斂[2]，麻酔，殺菌などの局所作用を目的とする坐薬と，発熱や痛み，気管支喘息による呼吸困難の改善などの全身作用を目的とする坐薬がある（図4）．

【坐薬選択の理由】　全身作用を目的とするにもかかわらず，内服薬ではなく坐薬の剤形が選択されるのは，①胃粘膜に対する刺激効果を避けることができる，②直腸粘膜から血液中に吸収された薬物の大部分は肝臓を通過せずに，したがって初回通過効果（45ページの図2の❸参照）を受けずに直接全身へ循環するので（図2），肝臓で代謝や胆汁中排泄されやすい内服薬の代替薬としてつごうがよい，③内服薬では吐き気・嘔吐をおこしやすい患者や乳幼児には有効な剤形である，などの場合である．

　しかし，薬剤によっては血中濃度が上昇して効果が内服薬より格段に大きくなるので，用量には注意が必要である．

【坐薬の剤形】　坐薬のおもな剤形には，①基剤型坐剤（油性または水溶性の基剤中に薬物を均等に混和して一定の形状に成型し，肛門または腟に挿入），②カプセル型坐剤（カプセルが肛門内の分泌液で軟化・溶解し，内溶液が放出される），③肛門内注入用軟膏，④注腸液（肛門から直腸に注入する液剤）がある．　　　　（青山　隆夫）

[1] 痔核では手術や非観血的療法（注射，結紮，電気凝固など）が適応である場合が少なくないが，腫れや痛みがそれほどでなければ薬物療法を中心として温浴，安静，便通の調節などの保存療法が行われる．[2] 皮膚や粘膜の創傷面・潰瘍に用いて局所保護，乾燥，止血の効果を，あるいは腸管においては下痢止め（止瀉）の効果などを発揮する薬物の働きをいう．このような薬理作用をもつ薬剤が収斂剤である．

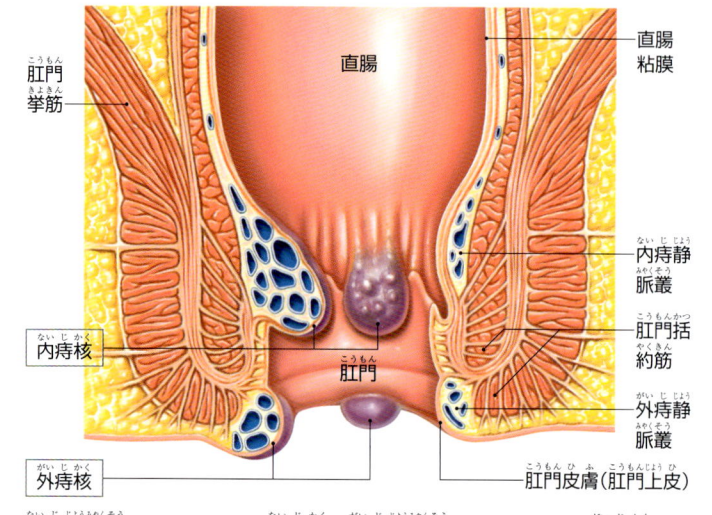

1 痔核の病態

内痔静脈叢に発生するのが内痔核，外痔静脈叢に発生するのが外痔核である．内痔核は腫れて大きくなると肛門外へ脱出するようになる．

2 坐薬の吸収経路と血液循環

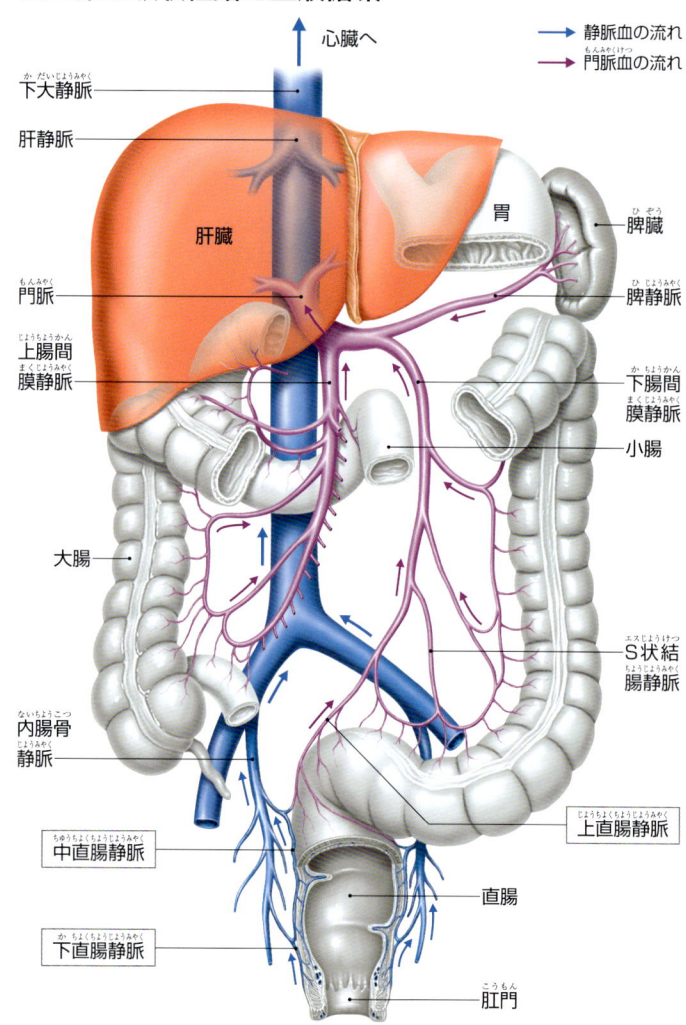

門脈とは，胃や腸，膵臓，脾臓などの消化器系から肝臓に集まる静脈を指す．直腸粘膜から下・中直腸静脈に吸収された薬物は静脈血（→）として，図のような経路で直接，心臓へ向かう．上直腸静脈に吸収されれば，門脈血（→）に乗ってまず肝臓に移行・分布する．

❸ おもな痔疾用薬―薬剤例と適応症

	一般名	おもな商品名とその剤形	おもな適応症，その他
坐薬	大腸菌死菌	ポステリザン®軟膏	痔核・裂肛の症状(出血，疼痛，腫脹，瘙痒)の改善
	大腸菌死菌・ヒドロコルチゾン	強力ポステリザン®軟膏，ポステリザン®F坐剤	痔核・裂肛の症状(出血，疼痛，腫脹，瘙痒)の改善および肛門周囲の湿疹・皮膚炎の改善
	ロートエキス・タンニン酸	ロートエキス・タンニン坐剤	肛門疾患における鎮痛・鎮痙，肛門のびらん・炎症
	配合剤	ボラザ®G坐剤・軟膏	坐剤は内痔核にともなう症状の改善，軟膏は痔核・裂肛の症状(出血，疼痛，腫脹)の改善
		ボラギノール®N坐剤・軟膏，ヘルミチン®S坐剤	痔核・裂肛の症状(出血，疼痛，腫脹，瘙痒)の改善
		プロクトセディル®坐剤・軟膏	痔核・裂肛の症状(出血，疼痛，腫脹，瘙痒)の改善，肛門周囲の湿疹・皮膚炎の改善(軟膏のみ)
		ネリプロクト®坐剤・軟膏	痔核の症状(出血，疼痛，腫脹)の改善
内服薬	トリベノシド	ヘモクロン®カプセル	内痔核にともなう出血や腫脹
	静脈血管叢エキス	ヘモリンガル®舌下錠	痔核の症状(出血，疼痛，腫脹，瘙痒)の改善
	メリロートエキス	タカベンス®錠	痔核の症状(出血，疼痛，腫脹，瘙痒)の改善など
	配合剤	エスベリベン®錠，サーカネッテン®錠	痔核の症状(出血，疼痛，腫脹，瘙痒)の改善
		ヘモナーゼ®錠	痔核・裂肛の症状(出血，疼痛，腫脹，瘙痒)の改善など
注腸(浣腸)液	グリセリン	グリセリン液・浣腸液	便秘，腸疾患時の排便

坐剤=基剤型坐剤　軟膏=肛門内注入用軟膏

❹ おもな坐薬一覧―薬剤例と適応症

作用分類	働き(作用)	一般名	おもな商品名とその剤形	おもな適応症，その他
全身作用	催眠・鎮静，抗不安	抱水クロラール	エスクレ®カプセル型坐剤	超短期作用型
		ジアゼパム	ダイアップ®坐剤	小児用．熱性けいれんおよびてんかんのけいれん発作の改善
		フェノバルビタールナトリウム	ルピアール®坐剤，ワコビタール®坐剤	経口投与が困難な小児に対して使用
	解熱・鎮痛・消炎	アセトアミノフェン	アンヒバ®坐剤，アルピニー®坐剤	小児科領域の急性熱性疾患に対する解熱
		アスピリン	サリチゾン®坐剤	頭痛・歯痛・関節痛・筋肉痛などの鎮痛，急性上気道炎の解熱・鎮痛
		イブプロフェン	ユニプロン®坐剤	小児科領域における急性上気道炎の解熱
		インドメタシン	イドメシン®坐剤，インテバン®坐剤	関節リウマチ，変形性関節症の消炎・鎮痛，手術後の炎症および腫脹の緩解
		ジクロフェナクナトリウム	ボルタレン®坐剤，レクトス®注腸軟膏	高齢者や小児には少量から開始
		ケトプロフェン	オルヂス®坐剤，メナミン®坐剤	関節リウマチ，変形性関節症，腰痛症，頸肩腕症候群など
		ピロキシカム	バキソ®坐剤，フェルデン®坐剤	
	鎮痛	ブプレノルフィン塩酸塩	レペタン®坐剤	術後あるいは各種がんにともなう疼痛の鎮痛
		モルヒネ塩酸塩水和物	アンペック®坐剤	各種がんにともなう疼痛の鎮痛
	鎮痙	ブチルスコポラミン臭化物	ブスコパン®坐剤	胃・十二指腸潰瘍などにおけるけいれん，運動機能亢進
	気管支拡張	アミノフィリン水和物	アルビナ®坐剤	気管支喘息などにおける呼吸困難
	消化管運動改善	ドンペリドン	ナウゼリン®坐剤	小児は周期性嘔吐症，乳幼児下痢症など，成人は術後の消化器症状など
	抗菌	セフチゾキシムナトリウム	エポセリン®坐剤	急性気管支炎，肺炎，膀胱炎
局所作用	抗真菌	クロトリマゾール	エンペシド®腟錠	カンジダに起因する腟炎，外陰腟炎
		オキシコナゾール硝酸塩	オキナゾール®V腟錠	
	潰瘍性大腸炎(直腸炎型)	ベタメタゾン	リンデロン®カプセル型坐剤	副腎皮質ホルモン
		ベタメタゾンリン酸エステルナトリウム	ステロネマ®注腸液	限局性腸炎，潰瘍性大腸炎

痔疾用薬を除く．坐剤=基剤型坐剤

泌尿器・生殖器系用薬──前立腺肥大・排尿障害治療薬

前立腺肥大症のくすり

❶前立腺の構造と病態

①縦断面（上）と水平面（下）

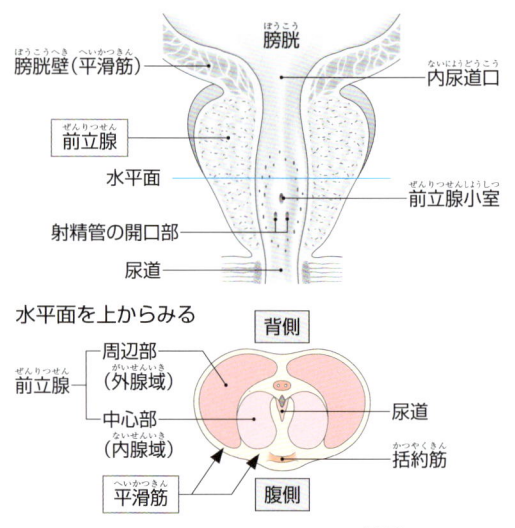

膀胱/膀胱壁（平滑筋）/内尿道口/前立腺/水平面/前立腺小室/射精管の開口部/尿道

水平面を上からみる：前立腺（周辺部（外腺域）、中心部（内腺域））/背側/腹側/尿道/括約筋/平滑筋

男性のみに存在する生殖器官（副性器）．膀胱の前方下方に位置するクリの実形の組織塊であり，重量は成人で約20g．中央前方寄りを尿道がつらぬく．男性ホルモン依存性がもっとも高く，精子を庇護して運動エネルギーを与える精漿の大部分を分泌するなどの働きがある．平滑筋にはアドレナリンα_1受容体が豊富に分布する．

②残尿発生期の前立腺肥大症

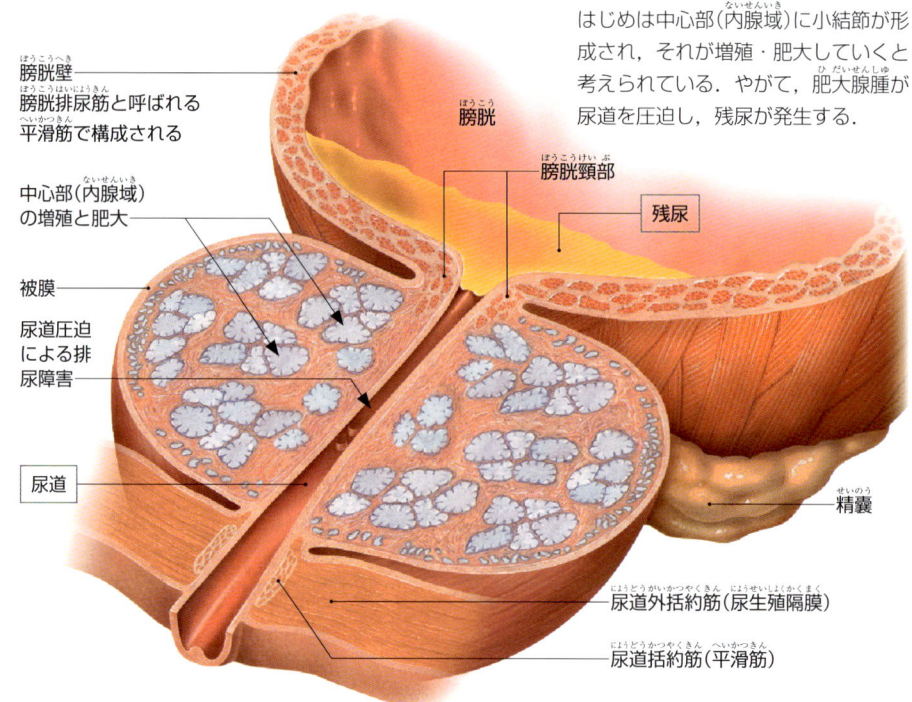

はじめは中心部（内腺域）に小結節が形成され，それが増殖・肥大していくと考えられている．やがて，肥大腺腫が尿道を圧迫し，残尿が発生する．

膀胱/膀胱壁/膀胱排尿筋と呼ばれる平滑筋で構成される/中心部（内腺域）の増殖と肥大/被膜/尿道圧迫による排尿障害/尿道/膀胱頸部/残尿/精嚢/尿道外括約筋（尿生殖隔膜）/尿道括約筋（平滑筋）

●前立腺肥大症とその治療薬

前立腺肥大症は，男性のみにある副性器の前立腺（図❶-①）が加齢にともない増殖・肥大し（図❶-②），結節性腫瘤（腺腫）をつくる泌尿器・生殖器疾患である．尿道を圧迫するため尿が出にくく，夜間頻尿，残尿感，尿意切迫，尿閉などの排尿障害の症状が現れる．腺の過形成と肥大の原因の一つとして，男性ホルモン（アンドロゲン．その大部分はテストステロン）と女性ホルモン（120ページを参照）のバランスが崩れるなどの内分泌異常が考えられている．病期（図❷-①）の進展により排尿障害の程度が強まる．

前立腺肥大症は良性の疾患であるが，腎機能への影響も大きく，高齢者では前立腺がんを合併している場合も少なくないので，根治療法としては手術療法が一般的である．しかし，排尿障害が軽度にとどまっている場合は薬物療法が適応であり，排尿障害の改善を目的に，生薬製剤，アミノ酸製剤，α遮断薬（アドレナリンα受容体遮断薬），抗男性ホルモン剤などの前立腺肥大・排尿障害治療薬が用いられている．

●排尿障害のしくみと治療薬の効くしくみ

尿を排泄するための排尿運動には複雑な神経機構が働いている（図❸-①）．腺の肥大にともなう排尿障害のおもなしくみとして，①膀胱頸部や前立腺，尿道に密に分布するアドレナリンα受容体（α_1受容体❶）が関与する機能的尿道閉塞と，②テストステロンや各種増殖因子が関与して発生した腺の肥大による機械的尿道閉塞，の二つが考えられている．①の場合は，前立腺肥大がそれほどでなくとも，膀胱の尿充満や腺の肥大などによる刺激が大脳皮質の高位排尿中枢を興奮させ，その興奮が末梢の交感神経末端（アドレナリン作動性神経の神経終末）に伝えられ，神経伝達物質のノルアドレナリンを介して興奮の伝達が促進される．その結果，膀胱頸部や前立腺，尿道は強い収縮をおこし，尿道内圧が上昇する．

①の機能的尿道閉塞に対してはおもにα遮断薬が用いられる．α遮断薬は，前立腺などの平滑筋のα受容体に働き，ノルアドレナリンを介する興奮の伝達を遮断し（図❸-②），平滑筋（の細胞）の興奮・収縮をおさえ，尿道内圧を低下させて尿の流れをよくする．

一方，②の機械的尿道閉塞に対しては抗男性ホルモン剤が用いられる．テストステロンの前立腺細胞への取り込みや，細胞内でのテストステロンの代謝を阻害するなどの作用機序（効くしくみ，図❸-③）によって，肥大腺腫を縮小させると考えられている．

●α遮断薬や抗男性ホルモン剤のおもな副作用

α遮断薬は，末梢血管壁の血管平滑筋に分布するα_1受容体にも結合して，ノルアドレナリンの受容体結合を遮断する．その結果，血管収縮がおさえられ，血管は弛緩し拡張する．このようなα遮断薬のもう一つの働き（血管拡張作用）のため，副作用として低血圧，とくに起立性低血圧をおこしやすく，めまい，立ちくらみなどが現れることがある．抗男性ホルモン剤の副作用には，肝機能障害，性機能障害，女性化乳房などがある．

（山田 安彦）

❶アドレナリン受容体にはα（α_1，α_2）受容体とβ（β_1，β_2，β_3）受容体がある．前者のα_1受容体は内臓や血管の平滑筋を興奮・収縮させる働き（α_1受容体作用）があり，後者のβ_2受容体はそれらの平滑筋を弛緩（心筋では収縮）させる働き（β_2受容体作用）がある．α遮断薬には，α受容体に非選択的に働く薬剤と，α_1受容体に選択的に働く薬剤がある．

❷病状の進展と前立腺肥大・排尿障害治療薬

１病期

病期	第１病期(刺激期)→	第２病期(残尿発生期)→	第３病期(完全尿閉期)
症状	腺の肥大による尿道刺激で，会陰部不快感や夜間頻尿，排尿開始の遅延など軽度の排尿困難がみられるが，排尿自体はほぼ正常に行われるので残尿はない	排尿困難が強まり，排尿後に膀胱尿の一部(50～150m/程度)が残るようになる(図❶-❷参照)．過度の飲酒後に，尿が1滴も出ない急性完全尿閉がおこることがある	尿道閉塞が強くなり，残尿量の増加(300～400m/以上)で膀胱が拡張し，尿がすこしずつもれる溢流性尿失禁の状態となる．腎機能障害を生じる

排尿障害が軽度で残尿も少ない第2病期はじめまでは，薬物療法をふくむ保存的療法が適応である．導尿(急性尿閉に対する救急措置)，ホルモン療法などもある．

２おもな前立腺肥大・排尿障害治療薬　薬剤例(注：注射剤)

- **生薬製剤**：一般名(おもな商品名)：セルニチンポーレンエキス(セルニルトン®)，配合剤(エビプロスタット®)など
- **アミノ酸製剤**：一般名(おもな商品名)：L-グルタミン酸・L-アラニン・アミノ酢酸の配合剤(パラプロスト®)など
- **α遮断薬**：一般名(おもな商品名)：タムスロシン塩酸塩(ハルナール®D)，ナフトピジル(アビショット®，フリバス®)，プラゾシン塩酸塩(ミニプレス®)など
- **抗男性ホルモン剤**：一般名(おもな商品名)：アリルエストレノール(パーセリン®)，オキセンドロン(プロステチン®注)，ゲストノロンカプロン酸エステル(デポスタット®注)，クロルマジノン酢酸エステル(プロスタール®，ルトラール®)など

❸α遮断薬と抗男性ホルモン剤の働く場所・効くしくみ

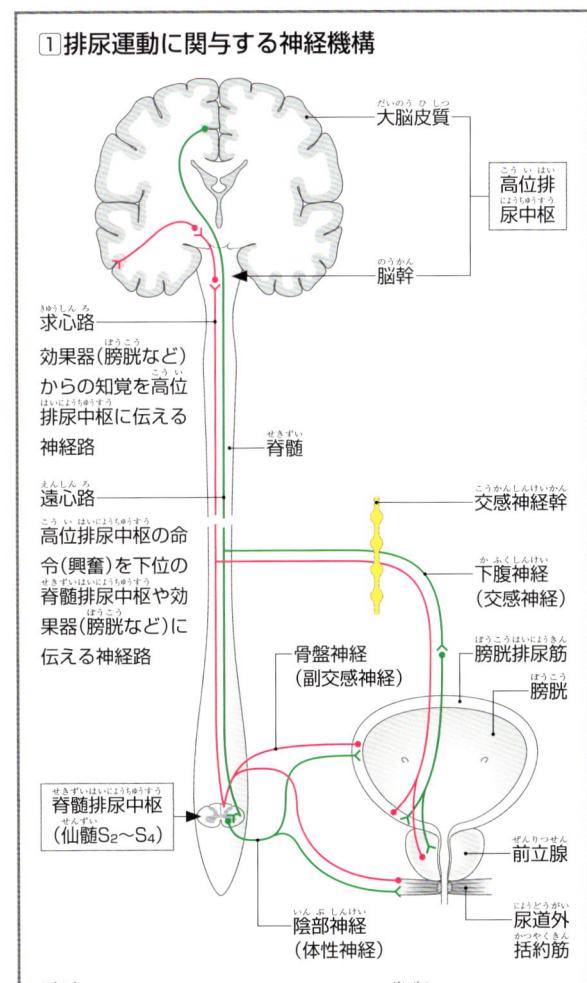

１排尿運動に関与する神経機構

膀胱に一定量の尿が貯留すると，それを排泄するための排尿運動がおこる．排尿運動は，膀胱排尿筋(平滑筋)が収縮すると同時に，膀胱頸部の周囲や尿道の括約筋群(平滑筋)が弛緩するという相反する反射現象によって営まれる．その排尿反射には，高位排尿中枢やその調節下にある脊髄排尿中枢などの複雑な神経機構が働いている．膀胱排尿筋の収縮にはおもに骨盤神経(副交感神経)が関与し，下腹神経(交感神経)は蓄尿(膀胱排尿筋の弛緩と膀胱頸部の周囲や尿道の括約筋群の収縮)に関与すると考えられている．

２α遮断薬の作用部位と作用機序

前立腺や膀胱頸部の周囲，尿道には交感神経(節後線維のアドレナリン作動性神経)の神経終末が分布する．下腹神経の興奮(刺激)がノルアドレナリンの受容体結合を介して前立腺などの平滑筋細胞に伝達されると，細胞は興奮・収縮し，尿道は圧迫される．α遮断薬(●)はアドレナリン受容体(❙)に結合することによりノルアドレナリン(●)の受容体結合を阻害して興奮の伝達を遮断し，細胞の興奮・収縮をおさえる．プラゾシンはα受容体に非選択的に働き，タムスロシンやナフトピジルはα₁受容体に選択的に働く．

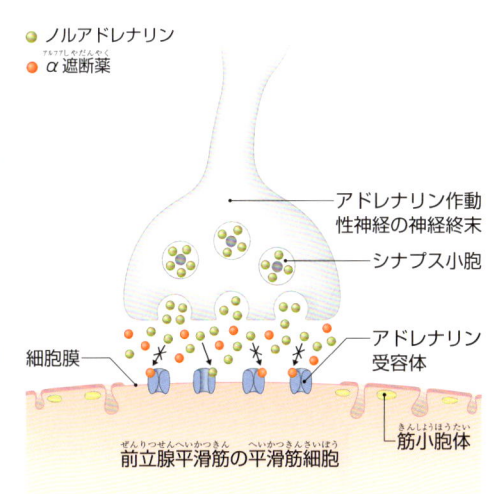

３抗男性ホルモン剤の作用部位と作用機序

通常，循環血液中のテストステロン(T)は前立腺細胞内に選択的に取り込まれて代謝され，その代謝産物(5α-DHT)が細胞内のホルモンレセプターであるアンドロゲンレセプターと複合体を形成したのち，核内に入ってホルモン作用(核酸やタンパク質の合成)を発現するが，その5α-DHTが腺の過形成と肥大に関与していると考えられている．抗男性ホルモン剤は，❶T(●)の選択的細胞内取り込みを阻害する，❷5α-還元酵素の働き(活性)を阻害する，❸5α-DHT(●)と細胞質のアンドロゲンレセプター(❨)の結合を阻害する，などの作用機序により腺の過形成を抑制，あるいは肥大腺腫を縮小させる，と考えられている．

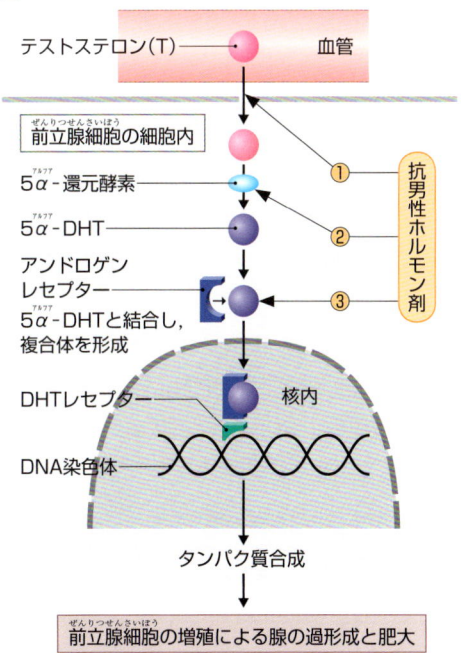

DHT：ジヒドロテストステロン

泌尿器・生殖器系用薬—子宮収縮薬，子宮弛緩薬，ホルモン療法薬

子宮に働くくすり，子宮の病気のくすり

●治療薬の種類

子宮に働き，子宮の運動機能（収縮と弛緩）を改善する治療薬には，おもに分娩後の子宮（図1）の運動をうながす子宮収縮薬と，子宮の運動をおさえる子宮弛緩薬がある．また，子宮内膜組織が子宮腔以外の部位で発生・増殖する子宮内膜症や，子宮平滑筋に発生する良性の腫瘍である子宮筋腫に対する治療薬には，ホルモン様作用をもつホルモン関連物質の子宮内膜症治療薬とゴナドトロピン放出ホルモン[1]（Gn-RH）誘導体などのホルモン療法薬がある．

●おもな治療薬の働きと効くしくみ

【子宮収縮薬】 子宮収縮薬（図2-①）は，おもに，分娩後の子宮の運動が正常におこらない子宮収縮不全（産褥における子宮復古不全）に，あるいは流産後ないしは人工妊娠中絶時に用いられ，子宮の収縮を促進する．また，分娩直後の子宮収縮不全による子宮弛緩症でおこる弛緩出血や，中絶による子宮出血を予防する．たとえば，メチルエルゴメトリンは子宮平滑筋に働き，子宮収縮を促進して弛緩出血を予防する．

妊娠末期の分娩誘発（陣痛の誘発・促進）に対しては，ジノプロストンベータデクスなどのプロスタグランジン（PG）の薬剤が用いられる．このPGにはPGEとPGFがあり，妊娠時の子宮平滑筋を強く収縮させる作用があるが，これらは分娩後の弛緩出血における子宮収縮薬としても用いられる．

【子宮弛緩薬】 子宮弛緩薬（図2-①）は，早産や流産がいままさにはじまろうとしている状態の切迫早産・切迫流産などに用いられ，子宮平滑筋を弛緩させて子宮の収縮をおさえる．たとえば，リトドリンは子宮平滑筋の平滑筋細胞膜の受容体（アドレナリンβ_2受容体，図2-②）に働き，β_2受容体を介する平滑筋弛緩作用を高め，切迫早産や切迫流産時の子宮の収縮を抑制する．

【ホルモン療法薬】 子宮内膜症や子宮筋腫は性ホルモン（女性ホルモン[2]）依存性疾患である．ホルモン療法薬（子宮内膜症治療薬，図3）のダナゾールは，下垂体からのゴナドトロピンの分泌をおさえ，卵巣でのエストロゲン合成を低下させ，排卵を停止して無月経状態にみちびき，子宮腔以外の部位に発生した子宮内膜組織の増殖を低下あるいは停止させる．また，Gn-RH誘導体のブセレリン（注射剤）は，反復投与によりゴナドトロピンおよび卵巣ホルモンの分泌をおさえ，子宮内膜症の治療効果を発揮するとともに，子宮筋腫を縮小させる．その結果，子宮内膜症や子宮筋腫にともなう過量月経，腰痛，下腹部痛，貧血などの症状が改善される．

●妊娠に禁忌の子宮収縮薬

子宮収縮薬のメチルエルゴメトリンは，子宮平滑筋の収縮作用により胎児への悪影響や流産のおそれがあるので，分娩陣痛の誘発・促進には用いられない．

（西原　カズヨ）

[1] 下垂体からのゴナドトロピンの分泌を調節する上位の視床下部ホルモン．ゴナドトロピンは性腺刺激ホルモンの総称であり，卵胞刺激ホルモン（FSH）と黄体化ホルモン（LH）からなる．FSHとLHは卵巣に働き，卵巣ホルモンの合成・分泌と排卵機構を調節する．[2] おもなものは卵巣から合成・分泌される卵巣ホルモンで，それにはエストロゲン（卵胞ホルモン）とプロゲステロン（黄体ホルモン）がある．

1 分娩後の子宮の変化—子宮復古

① 分娩直後の子宮

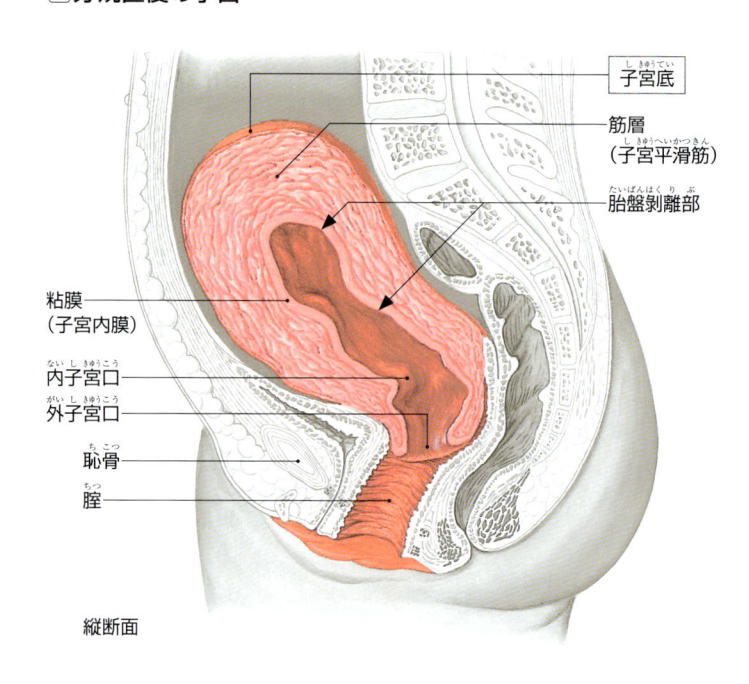

縦断面

分娩直後の子宮の大きさは，長さ（子宮底の高さ）約15cm，幅約12cm，厚さ約8〜10cmである．

② 分娩後の子宮底の高さ

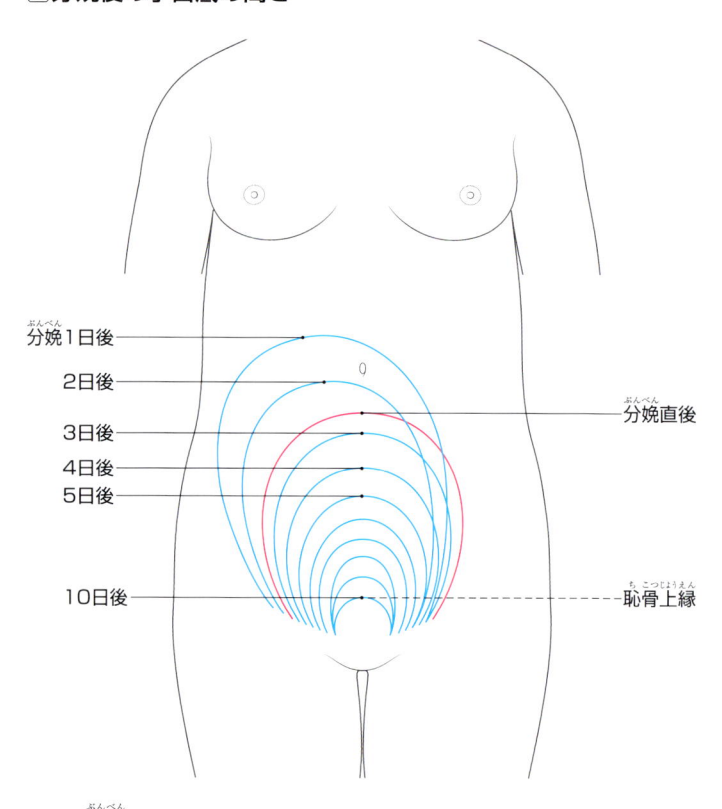

妊娠・分娩により変化した子宮は，分娩後6〜8週間で妊娠前の状態にほぼ回復（復古）する．この期間を産褥と呼ぶ．未妊婦の子宮の大きさは，長さ約7cm，幅約5cm，厚さ約2.5cm，子宮腔容積2〜3mℓ（妊娠末期の子宮腔容積4000〜5000mℓ）である．分娩後8週たっても子宮収縮が不良で，その回復が障害される場合は子宮復古不全（子宮退縮不全）と呼ばれる．

2 おもな治療薬の働く場所と効くしくみ

1 子宮・卵巣の構造と子宮収縮薬, 子宮弛緩薬

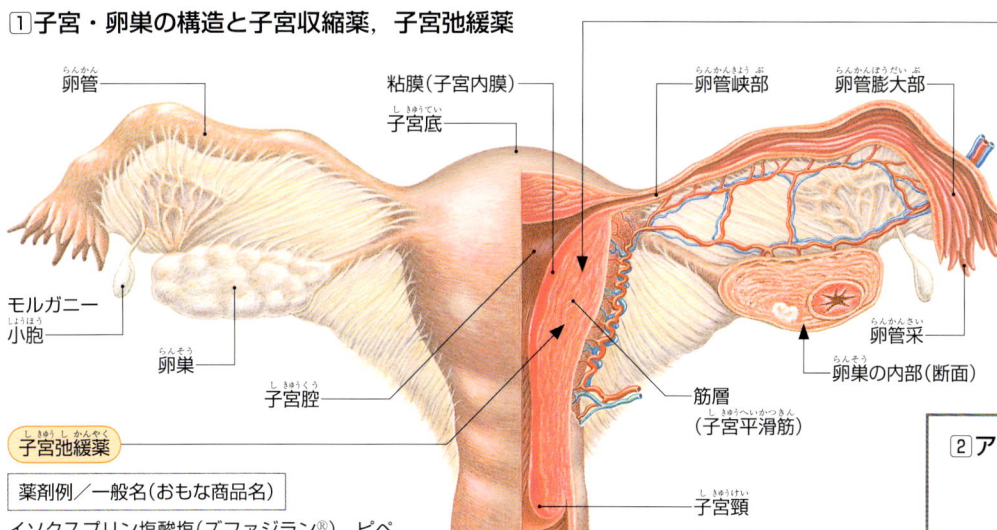

子宮収縮薬

薬剤例／一般名（おもな商品名）

ゲメプロスト（プレグランディン®），ジノプロストン（プロスタグランジンE_2，プロスタルモン・E®），メチルエルゴメトリンマレイン酸塩（デルガニン®，パルタンM®，メチレジール®，メテナリン®，メテルギン®）などのほかにエルゴメトリンマレイン酸塩（注射剤），ジノプロスト（注射剤）など

作用機序　子宮平滑筋に選択的に働き，子宮平滑筋の収縮作用を高め，子宮の運動を促進する

子宮弛緩薬

薬剤例／一般名（おもな商品名）

イソクスプリン塩酸塩（ズファジラン®），ピペリドレート塩酸塩（ダクチル®），リトドリン塩酸塩（ウテメリン®）など

作用機序　いずれも子宮平滑筋の収縮を抑制する．リトドリンは図2に示す子宮平滑筋の平滑筋細胞のアドレナリンβ_2受容体に働き，細胞内のカルシウムイオン（Ca^{2+}）の筋小胞体への取り込みを促進して子宮平滑筋を弛緩させ，子宮の収縮を抑制する

図は実際の配置と異なり，卵管と卵巣を横に引き伸ばしている．向かって右半分は断面

2 アドレナリンβ_2受容体

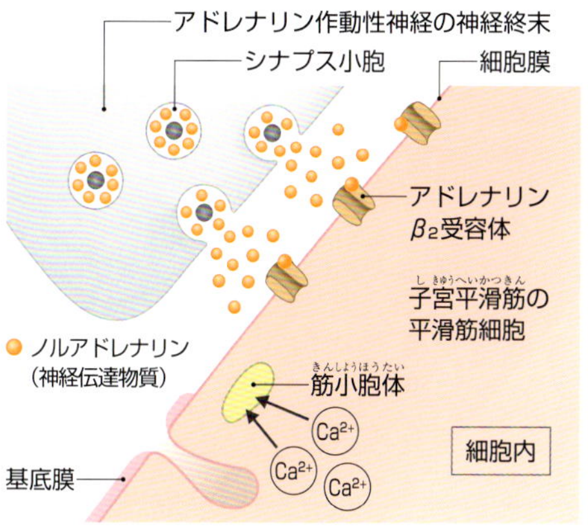

カルシウムイオン（Ca^{2+}）と筋小胞体の関係については63ページの図3および71ページの図3も参照

3 ホルモン調節とホルモン療法薬

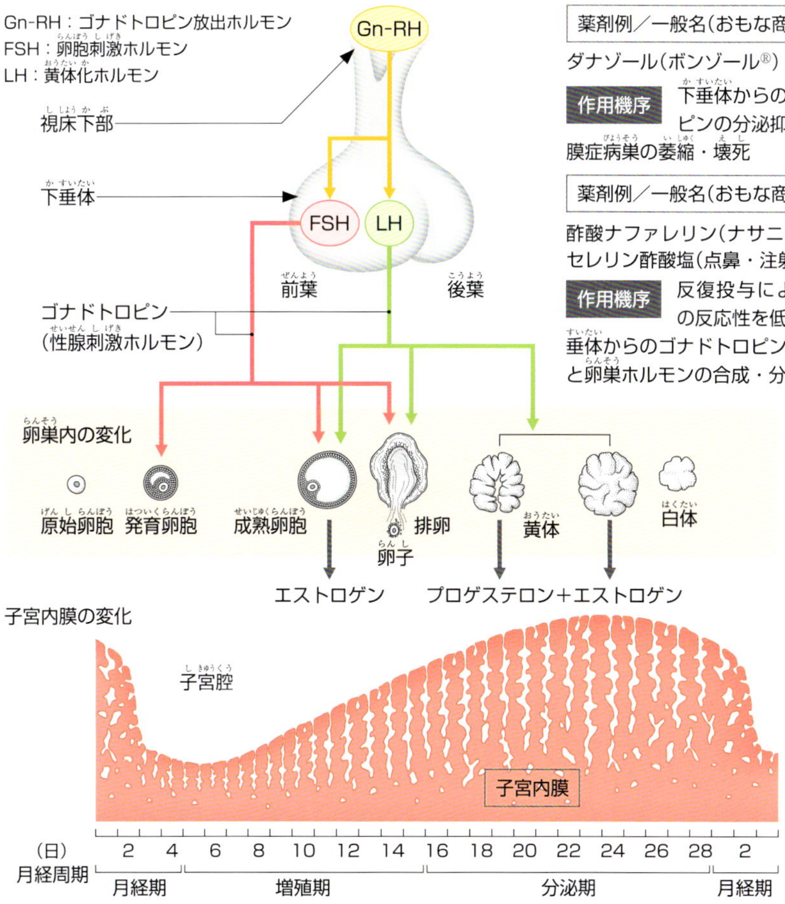

Gn-RH：ゴナドトロピン放出ホルモン
FSH：卵胞刺激ホルモン
LH：黄体化ホルモン

ホルモン療法薬

薬剤例／一般名（おもな商品名）

ダナゾール（ボンゾール®）

作用機序　下垂体からのゴナドトロピンの分泌抑制と子宮内膜症病巣の萎縮・壊死

薬剤例／一般名（おもな商品名）

酢酸ナファレリン（ナサニール®），ブセレリン酢酸塩（点鼻・注射剤）など

作用機序　反復投与によりGn-RHの反応性を低下させ，下垂体からのゴナドトロピンの分泌抑制と卵巣ホルモンの合成・分泌を抑制

子宮内膜症

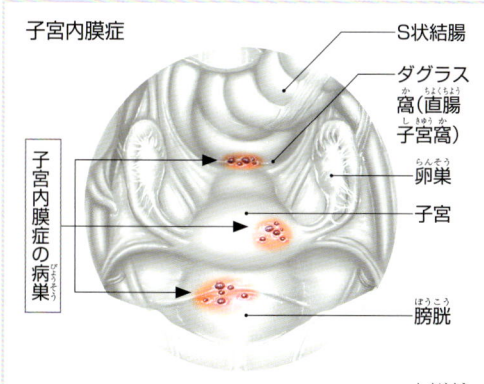

月経周期による子宮内膜組織の変化（ ）が子宮腔以外の部位に発生する．

おもな子宮筋腫の種類

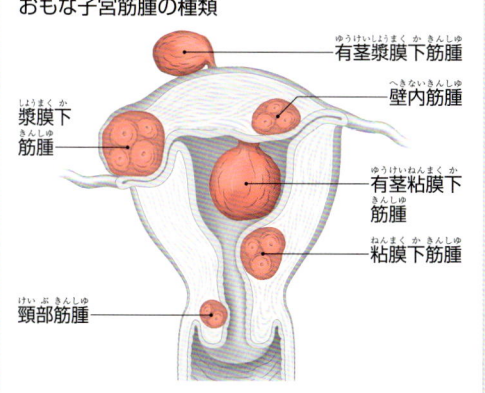

図はホルモン調節と子宮・卵巣の周期的変化の関係を示す．下垂体から分泌されるゴナドトロピン（FSHやLH）の刺激によって，卵巣では周期的に左右交互に卵胞の成熟と卵子の放出が行われるが，その過程で合成・分泌される卵巣ホルモン（エストロゲンやプロゲステロン）の影響で，子宮腔の粘膜である子宮内膜は周期的に増殖・剥離・出血を繰り返す．この変化が月経周期である．

代謝・内分泌系用薬——脂質異常症用薬

脂質異常症のくすり

❶脂質異常症の病態と診断基準

①血中LDLと血中HDLからみた脂質異常症

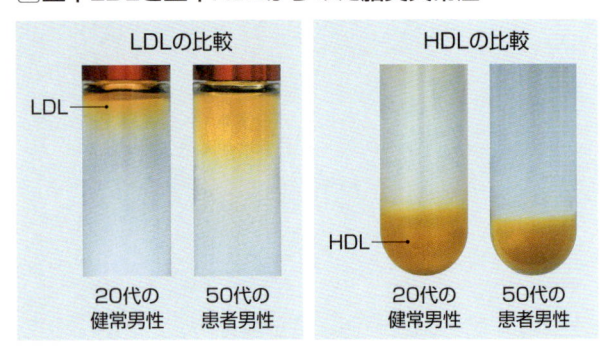

▲写真は20代の健常男性と50代の脂質異常症男性患者の血中LDL（低比重リポタンパク）と血中HDL（高比重リポタンパク）を比較したもの．脂質異常症患者では健常男性にくらべてLDLが多く，HDLが少ない．LDLは肝臓以外の末梢組織（全身の臓器・組織）にコレステロールを運ぶリポタンパク質であり，LDL高値では過剰なコレステロールを運んでしまうため動脈硬化を促進することから〈悪玉コレステロール〉と呼ばれる．HDLは，動脈内壁などの末梢組織の余分なコレステロールを肝臓に運んで処理する働きをもつので〈善玉コレステロール〉と呼ばれる．

②脂質異常症の診断基準

病態	血清脂質値（空腹時採血）	
高LDLコレステロール血症	LDLコレステロール	140mg/dℓ以上
低HDLコレステロール血症	HDLコレステロール	40mg/dℓ未満
高トリグリセリド血症	トリグリセリド（中性脂肪）	150mg/dℓ以上
従来の高コレステロール血症	総コレステロール	220mg/dℓ以上

表の上3段は日本動脈硬化学会の『動脈硬化性疾患予防ガイドライン2007年版』による診断基準．脂質異常症には，〈悪玉コレステロール〉のLDLコレステロールが高い高LDLコレステロール血症，〈善玉コレステロール〉のHDLコレステロールが低い低HDLコレステロール血症，トリグリセリド（中性脂肪）が高い高トリグリセリド血症，総コレステロール（図❷の遊離型の遊離コレステロールと，長鎖脂肪酸が結合したエステル型のコレステロールエステルをあわせたもの）が高い高コレステロール血症がある．

❷リポタンパクの構造と動脈硬化性病変

1Å（オングストローム）＝1億分の1cm

VLDL（300〜700Å）
肝臓で合成されたコレステロールを肝臓以外の末梢組織に運ぶ．トリグリセリドの含有量が多い

LDL（180〜300Å）
血液中ではVLDLと同じ役割をもつ．コレステロールの含有量が多く，肝細胞内に取り込まれればコレステロール合成を調節する

HDL（50〜120Å）
おもに肝細胞内で合成され血液中に放出される．リン脂質の含有量が多く，末梢組織から肝臓にコレステロールを運ぶ

キロミクロン（750〜1万2000Å）
食事の摂取により小腸から吸収されたコレステロールを運ぶ．トリグリセリドの含有量が多い

アテローマ（粥状硬化巣）
血栓
コレステロールの沈着

リポタンパク（LDL）の構造
ビタミンE／リン脂質／アポタンパク／コレステロールエステル／トリグリセリド（中性脂肪）／遊離コレステロール

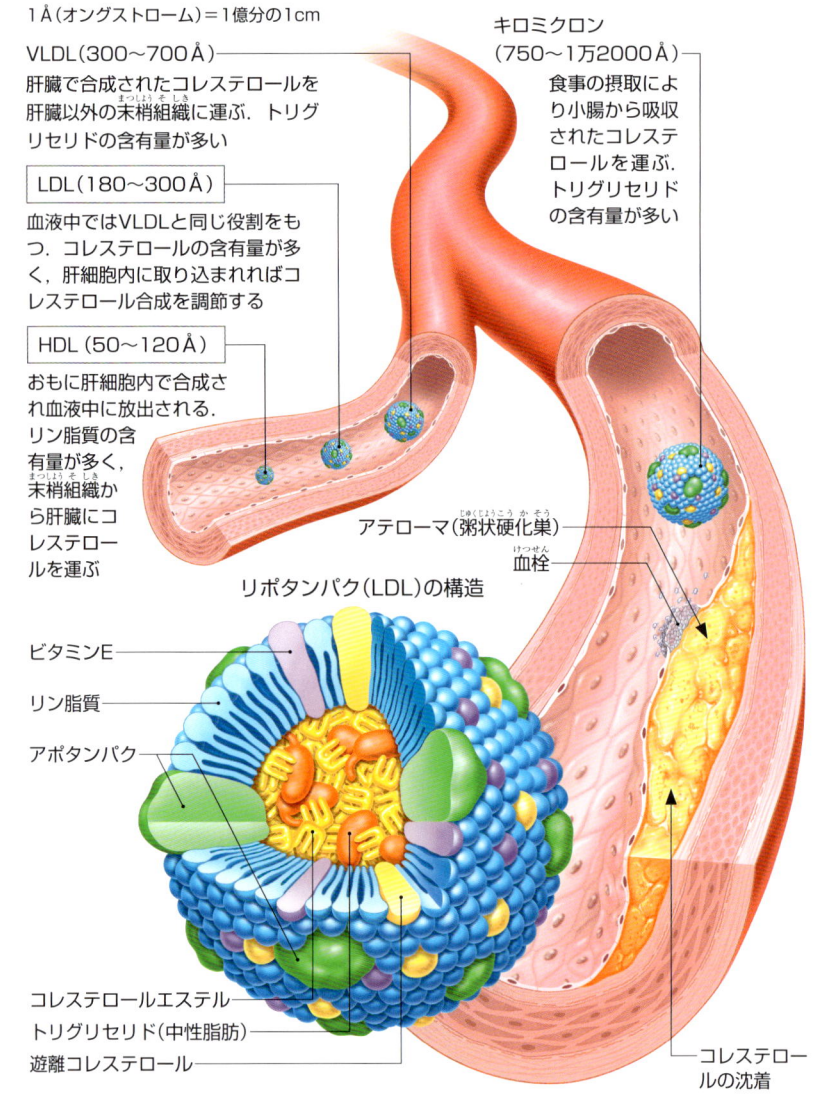

図の血管は細動脈で，血管を流れるリポタンパクは実際より大きく描いてある

コレステロールなどの主要な脂質は，血液中では特殊なタンパク質であるアポタンパクと結合し，大きさ（密度）を異にする水溶性のリポタンパクと呼ばれる構造（粒子）をつくって流れている．リポタンパクには，キロミクロン（乳状脂粒），VLDL（超低比重リポタンパク），LDL（低比重リポタンパク），HDL（高比重リポタンパク）などの種類がある．血中コレステロールの大半はLDL中に，残りの大部分はHDL中に取り込まれている．

● 脂質異常症とその治療薬

血液中にコレステロールやトリグリセリド（中性脂肪）などの脂質❶が増加する病態が脂質異常症❷である．脂質異常症の状態がつづくと，心臓の冠状動脈をはじめ全身の動脈の内壁に，コレステロールの沈着によるアテローマ（粥状硬化巣，図❷）などの動脈硬化性病変が形成される原因となる．動脈の内腔は狭くなり，血液の流れがわるくなって，種々の動脈硬化性疾患（狭心症・心筋梗塞などの虚血性心疾患や脳梗塞などの脳血管障害）を引き起こす．

脂質異常症の治療に用いられる脂質異常症用薬は，血液中のコレステロールやトリグリセリドの量を減らして，動脈硬化を予防ないしは改善する働きをもつ．それには，おもにコレステロールを減少させるHMG-CoA還元酵素阻害薬，コレスチラミン，プロブコールなどと，おもにトリグリセリドを減少させるフィブラート系やニコチン酸系の薬剤がある（図❸）．

● おもな脂質異常症用薬の働きと効くしくみ

血中コレステロールの一部は食事の摂取による❸が，大部分は肝臓の細胞（肝細胞）内でコエンザイムA（CoA，補酵素A）により活性化された酢酸から二十数段階の酸化還元反応を経て合成され（図❹−①），血液中に放出されたものである．

HMG-CoA還元酵素阻害薬は，肝臓においてコレステロール合成の段階の途中（律速段階）に存在し，その合成を触媒するHMG-CoA還元酵素の働き（活性）を特異的に阻害することによりコレス

❸おもな脂質異常症用薬

HMG-CoA還元酵素阻害薬　薬剤例

一般名(おもな商品名)：アトルバスタチンカルシウム水和物(リピトール®)，シンバスタチン(リポバス®)，ピタバスタチンカルシウム(リバロ®)，プラバスタチンナトリウム(メバロチン®)，フルバスタチンナトリウム(ローコール®)

作用機序　図❹-②を参照

フィブラート系製剤　薬剤例

一般名(おもな商品名)：クリノフィブラート(リポクリン®)，クロフィブラート(ビノグラック®)，トコフェロールニコチン酸エステル(ユベラ®N)，フェノフィブラート(トライコア®，リピディル®)，ベザフィブラート(ベザトールSR®，ベザリップ®)

作用機序　血清脂質低下作用，リポタンパク代謝改善作用，およびコレステロール合成におけるHMG-CoAからメバロン酸に至る律速段階(図❹-①)の抑制など

ニコチン酸系製剤　薬剤例

一般名(おもな商品名)：ニコモール(コレキサミン®)，ニセリトロール(ペリシット®)

作用機序　小腸からのコレステロールおよび中性脂肪の吸収の抑制など

陰イオン交換樹脂　薬剤例

一般名(おもな商品名)：コレスチラミン(クエストラン®)，コレスチミド(コレバイン®)

作用機序　腸管内で胆汁酸と結合してコレステロールの便中排泄を促進など

そのほかの製剤　薬剤例

一般名(おもな商品名)：プロブコール(シンレスタール®，ロレルコ®)

作用機序　コレステロールの胆汁中排泄の促進，コレステロール合成の初期段階の抑制など

❹HMG-CoA還元酵素阻害薬の働きと効くしくみ

① コレステロールの合成

酢酸 → HMG-CoA → メバロン酸 → コレステロール

HMG-CoA還元酵素(律速酵素)
コレステロール過剰摂取時のフィードバック阻害
律速段階

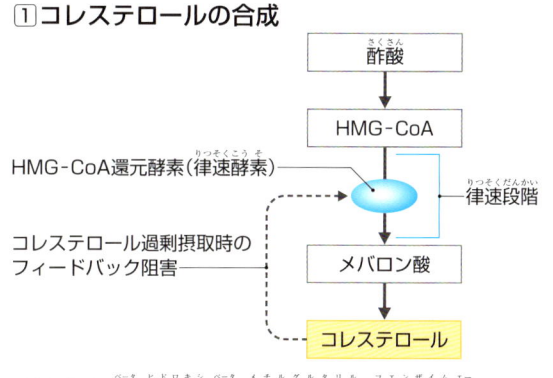

HMG-CoA：β-hydroxy-β-methylglutaryl coenzyme A

コレステロールの合成はおもに肝臓で行われている．そのほか，腸管，副腎皮質，皮膚などでも合成される．その量は成人1日あたり1.2〜2gである．コレステロールはリン脂質とともに全身の細胞の細胞膜(生体膜)を構成するほか，胆汁酸やステロイドホルモンの合成材料としても利用される．肝細胞内で合成されたコレステロールは細胞内に一時貯蔵(プール)され，必要に応じておもにリポタンパク(大部分はVLDL，一部はHDL)に組み込まれて血液中に放出される．

② 作用部位と作用機序

HMG-CoAからメバロン酸への酸化還元反応の代謝過程(図①)は，律速段階(代謝速度を規制している段階)となっている．HMG-CoA還元酵素阻害薬は，この段階を速めるように働く律速酵素(これがHMG-CoA還元酵素)を阻害し，コレステロールの合成を抑制するなどのしくみ(❶〜❹)によって，過剰な血中コレステロールを減少させる．

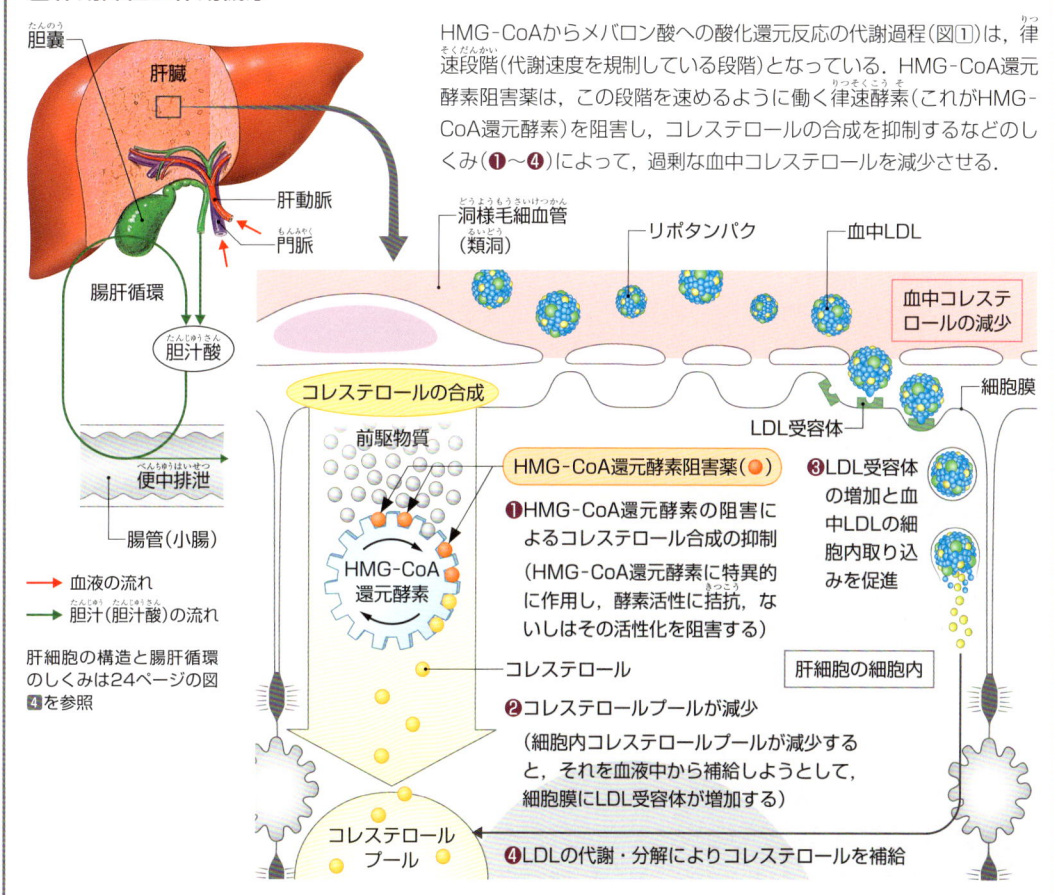

胆嚢／肝臓／肝動脈／門脈／腸肝循環／胆汁酸／便中排泄／腸管(小腸)

→ 血液の流れ
→ 胆汁(胆汁酸)の流れ

肝細胞の構造と腸肝循環のしくみは24ページの図❹を参照

洞様毛細血管(類洞)／リポタンパク／血中LDL／血中コレステロールの減少／LDL受容体／細胞膜

コレステロールの合成／前駆物質／HMG-CoA還元酵素阻害薬(●)／HMG-CoA還元酵素／コレステロール／コレステロールプール／肝細胞の細胞内

❶HMG-CoA還元酵素の阻害によるコレステロール合成の抑制(HMG-CoA還元酵素に特異的に作用し，酵素活性に拮抗，ないしはその活性化を阻害する)

❷コレステロールプールが減少(細胞内コレステロールプールが減少すると，それを血液中から補給しようとして，細胞膜にLDL受容体が増加する)

❸LDL受容体の増加と血中LDLの細胞内取り込みを促進

❹LDLの代謝・分解によりコレステロールを補給

テロールの合成をおさえる．合成が抑制され，肝細胞内のコレステロールが不足すると，コレステロール含有量がもっとも多い血中LDL (低比重リポタンパク，図❷)を取り込むためのLDL受容体が細胞膜に増加し，受容体を介して血中LDLの細胞内取り込みが促進される．このような作用機序(効くしくみ，図❹-②の❶〜❹)によって血中コレステロールは減少する．また，陰イオン交換樹脂のコレスチラミンは，肝臓から小腸に排出される胆汁酸(コレステロールが合成材料)に結合し，腸肝循環による再吸収を阻害してコレステロールの便中排泄を促進する．

一方，フィブラート系はトリグリセリドの合成過程や血中リポタンパクの代謝過程に働き，ニコチン酸系はリポタンパク合成を阻害して，おもに血中トリグリセリドを減少させる．

●おもな副作用

HMG-CoA還元酵素阻害薬やフィブラート系では消化器症状，筋肉痛や脱力感などの前駆症状をともなう横紋筋融解症，ミオパシー(筋障害)などが，ニコチン酸系では皮膚のかゆみ・発疹，食欲不振，下痢などがおこることがある．

(澤田　康文)

❶血液中に溶け込んでいる脂質(血清脂質)には，コレステロール，トリグリセリド(中性脂肪)，リン脂質，遊離脂肪酸などがある．❷従来は高脂血症あるいは高脂質血症と呼ばれた．それぞれの脂質が単独で増加するときには高コレステロール血症，高トリグリセリド血症，高リン脂質血症などと呼ばれる．❸摂取した食事にふくまれるコレステロールは小腸から吸収され，おもにリポタンパクのキロミクロン(乳状脂粒)に取り込まれる．1日の成人の摂取量は0.3〜0.5gである．

代謝・内分泌系用薬―糖尿病用薬

糖尿病のくすり

●糖尿病の病態と薬物療法の目的

糖尿病は〈インスリン[1]の作用が不足することにより慢性的に血糖値が高い状態となる代謝異常の病気〉である．なぜインスリン作用が不足するかにより1型，2型などに分類される[2]．高血糖状態がつづくと細い血管がおかされ，さまざまな合併症[3]が生じる．血糖値の変動が大き過ぎることも好ましくない．

インスリンの分泌には，つねに一定量保たれている基礎分泌，摂食により血液中に吸収されたブドウ糖をすみやかに組織に取り込むための食後の追加分泌がある（図❶）．1型糖尿病の治療では，インスリン分泌の不足分を補うためにインスリン製剤を用い，理想の状態に近づける．生活習慣病ともいわれる2型糖尿病の場合にはまず食事療法と運動療法が優先され，どうしても改善されない場合に薬物療法を適応する（図❷）．合併症の治療には血圧降下薬や利尿薬などを併用する（図❸）．病状が進行すると合併症もふえていくため，生活の質を保ち生命予後を良好にするためにはなるべく初期の段階で進行を食い止めることが重要である．

●インスリン製剤（注射剤）と経口糖尿病薬

薬物の選択のしかたは個々の病態に応じてさまざまである．インスリン製剤には，長時間作用，短時間作用，両者混合のものがある．個々のインスリン分泌のパターンにあわせて種類や投与量が決められるので，血糖自己測定が欠かせない．一方，内服薬には〈糖の吸収をおさえる／肝臓からの糖の放出をおさえる／膵臓からのインスリン分泌をうながす／インスリンの効きのわるい状態を改善する〉などの作用をもつ薬剤がある．それらの働きや薬剤例，おもな副作用を図❷に示す．病態に応じ，単剤あるいは組み合わせて使用する．食直前に服用する必要のある薬剤などがあり，服用のしかたにも注意が必要である．当然のことながら，医師の指示なく服用量や服用のしかたを変更してはならない．

かぜなどで具合がわるくなったとき（シックデイ）の栄養の取り方，薬剤の使用法なども主治医とよく相談しておくとよい．小児糖尿病では，年齢に応じ自己管理を導入していく必要がある．

●注意すべき副作用

低血糖は，経口糖尿病薬を飲み過ぎたり，インスリン過量あるいは注射のタイミングがずれてしまった場合などにおき，手のふるえ，空腹感，発汗などの症状が発現する．血糖値を回復するためにブドウ糖などを携帯するのがよいが，主治医に対処法を確認しておくことが重要である．副作用はかならずおきるものではない．副作用を気にする余り服薬しなくなるほうが危険である．気になることは医師・薬剤師に相談する．

（野川 聖子）

[1]膵臓のβ細胞（B細胞）から分泌されるペプチドホルモン．肝臓や筋肉，脂肪組織などで糖質・タンパク質・脂質代謝の調節に働いている．[2]糖尿病には，β細胞の破壊により発症（1型），インスリン分泌不足とインスリン抵抗性（インスリンの感受性が低下すること）により発症（2型），遺伝やそのほかの原因により発症，妊娠を機に発症の4タイプがある．[3]糖尿病性網膜症，糖尿病性腎症，脳卒中，心筋梗塞，下肢壊疽といった重大な合併症が発症する．高血糖を放置すると，感染症にかかりやすくなったり，下肢切断，失明，透析など生活の質を著しく損なう状態に進行するため，早期の治療が重要である．

❶インスリンと血糖値の関係

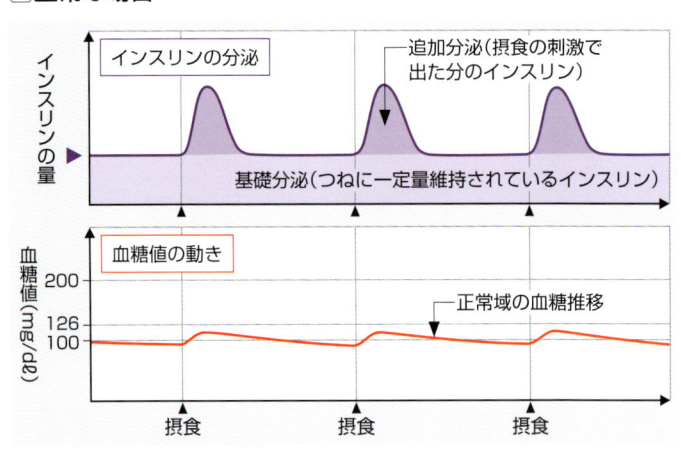

① 正常な場合

摂食からの糖質の吸収が刺激となりインスリンがすみやかに分泌され，糖が利用ないしは貯蔵されるので，血糖値の上昇が抑制される．

② インスリンの量・効果が不足している場合（例：2型糖尿病）

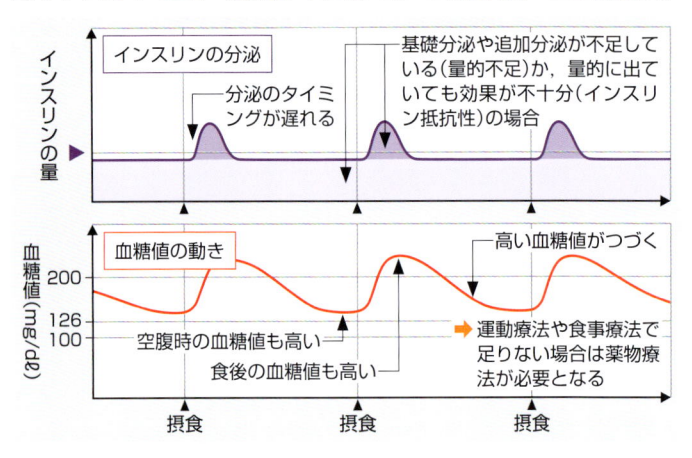

インスリンが量的に出ているにもかかわらず，高い血糖値がつづく場合には，インスリン抵抗性の状態にある．適切な運動療法によりその状態から脱却できる．食事の摂り過ぎの場合は栄養指導を受け，適切な食事療法により血糖値をコントロールできる．

③ インスリン分泌不全の場合（例：1型糖尿病）

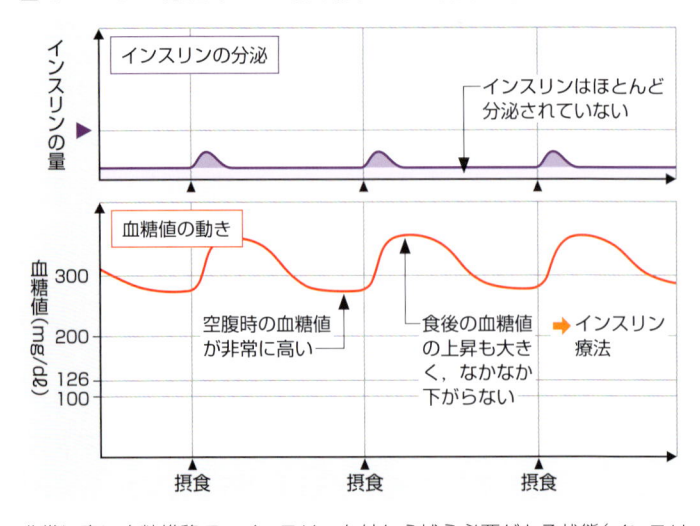

非常に高い血糖推移で，インスリンを外から補う必要がある状態（インスリン依存状態）．インスリン療法が必要である．

❷おもな糖尿病用薬の働く場所と効くしくみ

2型糖尿病に対しては病態の進展状況などに応じて，おもに図に示す①〜⑤の経口血糖降下薬の中から最適薬が選択・併用される．高血糖の一時的な改善を目的に⑥のインスリン製剤（注射剤）が用いられることもある．インスリンの分泌がほとんどないか，まったくない分泌不全の1型糖尿病に対しては，インスリン療法として⑥のインスリン製剤（注射剤）が用いられる．

③ビグアナイド系血糖降下薬

おもな働き（作用） 解糖系の促進，糖新生系と肝臓からの糖放出を抑制

一般名（おもな商品名） 薬剤例：ブホルミン塩酸塩（ジベトスB®），メトホルミン塩酸塩（グリコラン®，メルビン®）

おもな副作用 乳酸アシドーシス（血液中の乳酸が異常に増加），低血糖，肝機能障害など

④α-グルコシダーゼ阻害薬

おもな働き（作用） 腸管での糖質の消化・吸収の遅延（食後過血糖の改善）．食物と混ざって腸管で作用するために食直前に服用する必要がある（31ページの図❼参照）．低血糖時には砂糖では効かないのでブドウ糖が必要

一般名（おもな商品名） 薬剤例：アカルボース（グルコバイ®），ボグリボース（ベイスン®），ミグリトール（セイブル®）

おもな副作用 腹部膨満，放屁増加（服用をはじめて1〜2ヵ月におきることが多い），低血糖，肝機能障害など

⑤インスリン抵抗性改善薬

おもな働き（作用） インスリンの働きの改善（抵抗性の低下促進）

一般名（おもな商品名） 薬剤例：ピオグリタゾン塩酸塩（アクトス®）

おもな副作用 むくみ（浮腫），心電図異常，筋肉痛，肝機能障害など

⑥インスリン製剤（ヒトやウシ，ブタなどのインスリンを用いて合成）

おもな働き（作用） 不足しているインスリンを外部から補給

一般名（おもな商品名）
超速効型（透明）の薬剤例：インスリンアスパルト（ノボラピッド®），インスリンリスプロ（ヒューマログ®）
速効型（透明）の薬剤例：中性インスリン注射液（ノボリンR®，ペンフィルR®，イノレットR®，ヒューマカートR®，ヒューマリンR®）
混合型（透明と白濁の二相）の薬剤例：生合成ヒト二相性イソフェンインスリン水性懸濁注射液（ノボリン30R®，ヒューマカート3/7®，ペンフィル30R®，ヒューマログN®など）
中間型（白濁）の薬剤例：イソフェンインスリン水性懸濁注射液（ペンフィルN®，ノボリンN®，ヒューマカートN®など）
超持続型（透明）の薬剤例：インスリングラルギン（ランタス®）

インスリン製剤によるインスリン療法の例

超持続型インスリン製剤：24時間効果がつづく — 注射 毎日1回，一定の時間に注射（基礎分泌のかわり）

＋

超速効型インスリン製剤：15分ぐらいで効きはじめる／30〜40分で最大量／3〜4時間で消失 — 注射 食事の直前に打つ（追加分泌のかわり）

→ 組み合わせにより理想のインスリンパターンに近づく

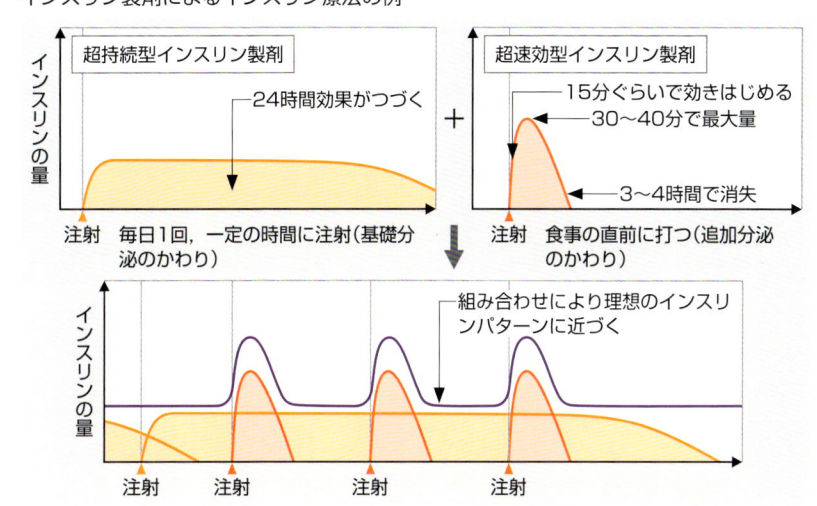

図❶-①の正常な場合の血糖値に近づけることができる．注射するインスリンの量は，血糖自己測定（SMBG：self monitoring of blood glucose）の結果により，医師の指示通り増減する．

（図中ラベル：筋肉，肝臓，脂肪組織，小腸，膵尾部，膵臓）

①スルホニル尿素系血糖降下薬（SU薬）

おもな働き（作用） β細胞（B細胞）を刺激してインスリンの分泌を促進

一般名（おもな商品名） 薬剤例：アセトヘキサミド（ジメリン®），グリクラジド（グリミクロン®），グリブゾール（グルデアーゼ®），グリベンクラミド（オイグルコン®，ダオニール®），トルブタミド（ブタマイド®，ヘキストラスチノン®）など

おもな副作用 低血糖，肝機能障害など

②速効型インスリン分泌促進薬

おもな働き（作用） β細胞（B細胞）に作用して速効的にインスリン分泌を促進．食後の服用では吸収がわるく，空腹時にすみやかに吸収されすぐに効果を発揮するため，食事前に服用する必要がある

一般名（おもな商品名） 薬剤例：ナテグリニド（スターシス®，ファスティック®），ミチグリニドカルシウム水和物（グルファスト®）

おもな副作用 腹部膨満，低血糖，肝機能障害など

❸糖尿病合併症の治療に使われる薬剤例　［　］はおもな商品名

疾患・症状名	おもな治療薬の分類，その他
高血圧症（72ページを参照）	ACE阻害薬（イミダプリル塩酸塩［タナトリル®］など）やアンギオテンシンⅡ受容体拮抗薬：腎症の発症や進展を予防する作用がある／長時間作用型カルシウム拮抗薬／利尿薬など
脂質異常症（98ページを参照）	HMG-CoA還元酵素阻害薬／クロフィブラート製剤／陰イオン交換樹脂／ニコチン酸製剤／EPA（エイコサペンタエン酸）製剤など
網膜症	血管強化薬のカルバゾクロムスルホン酸ナトリウム水和物［アドナ®］：血管強化作用などによる止血／カリジノゲナーゼ［カリクレイン®］：眼の血流などの改善／血栓予防効果のアスピリン［バイアスピリン®］など：血管内血栓予防
末梢循環障害	抗血小板薬
痛み（疼痛），しびれ，神経障害	アルドース還元酵素阻害薬：エパルレスタット［キネダック®］／神経障害治療薬：メキシレチン塩酸塩［メキシチール®］／プロスタグランジン製剤：リマプロストアルファデクス［オパルモン®，プロレナール®］／ビタミンB₁₂製剤／メコバラミン［メチコバール®］など

代謝・内分泌系用薬—抗痛風薬

痛風のくすり

❶痛風の病態と炎症発生のしくみ

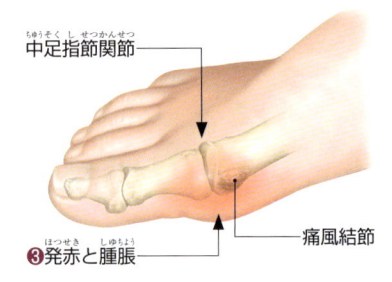

中足指節関節
痛風結節
❸発赤と腫脹

痛風の初期症状である足の指の関節炎．痛風発作の初回発症部位は90％が下肢であり，その70％は足の指とくに第1指の中足指節関節といわれる．痛風発症後数年すると痛風結節をみる．

関節内における免疫反応と炎症発生のしくみ

関節内に尿酸の針状結晶（尿酸塩結晶）が析出（❶）すると，これを異物として排除しようとする生体の防衛反応として，好中球などの白血球の血管外への遊出と異物に向かっての遊走，異物の貪食（飲み込み），セロトニンやインターロイキンなどの生理活性物質の放出などの免疫反応（❷）がおこる．生理活性物質は炎症を誘発・増強する起炎物質として作用するので，免疫反応に随伴して炎症が発生する．血管拡張や血管透過性亢進，血液成分（血漿成分や白血球）の滲出などのため，炎症部位は発赤し，熱をおびる．痛風発作が発症すると間をおかずにはげしく痛み，発赤や腫脹（❸）が強まる．

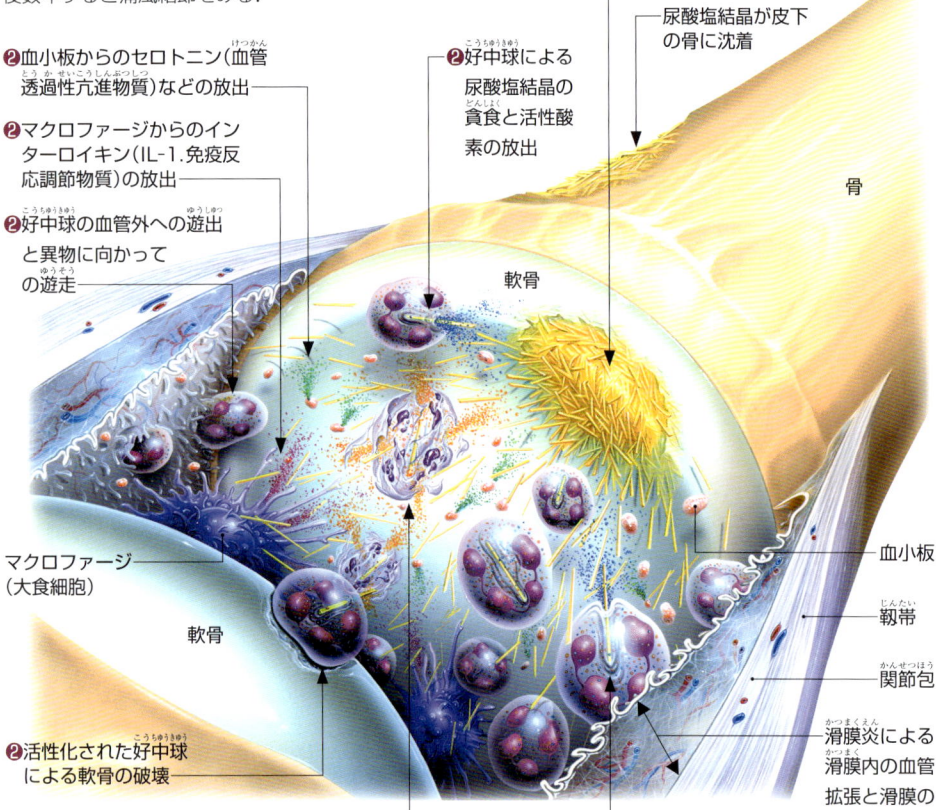

❷血小板からのセロトニン（血管透過性亢進物質）などの放出
❷マクロファージからのインターロイキン（IL-1，免疫反応調節物質）の放出
❷好中球の血管外への遊出と異物に向かっての遊走
❶軟骨内に析出した尿酸塩結晶
尿酸塩結晶が皮下の骨に沈着
❷好中球による尿酸塩結晶の貪食と活性酸素の放出
骨
軟骨
マクロファージ（大食細胞）
軟骨
血小板
靱帯
関節包
滑膜炎による滑膜内の血管拡張と滑膜の増殖・肥厚
❷活性化された好中球による軟骨の破壊
❷好中球の自己溶解によるリソソーム酵素（タンパク質などの分解酵素）の放出
❷好中球による尿酸塩結晶の貪食

❷尿酸の貯留（プール）と排泄

①尿酸プール

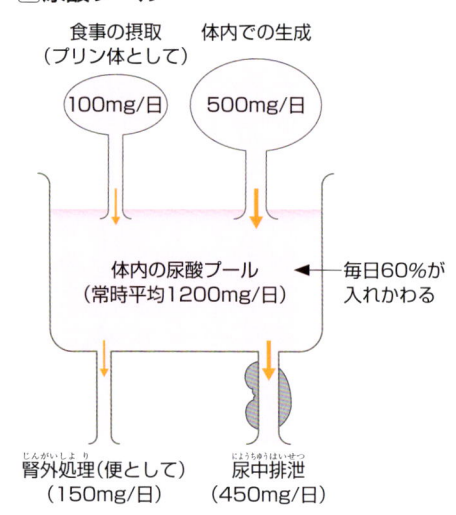

食事の摂取（プリン体として）100mg/日
体内での生成 500mg/日
体内の尿酸プール（常時平均1200mg/日）
毎日60％が入れかわる
腎内処理（便として）150mg/日
尿中排泄 450mg/日

②尿中排泄のしくみ

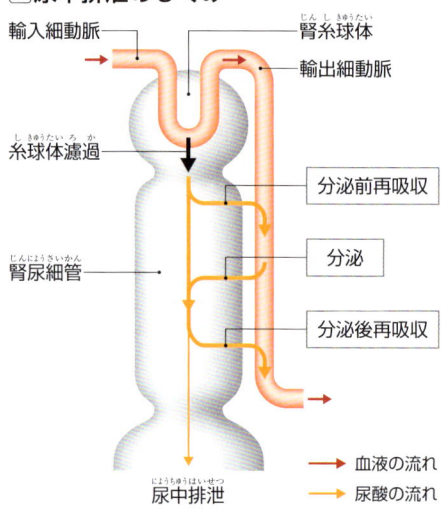

輸入細動脈
腎糸球体
輸出細動脈
糸球体濾過
分泌前再吸収
分泌
分泌後再吸収
腎尿細管
尿中排泄

→ 血液の流れ
→ 尿酸の流れ

腎糸球体における血液濾過（糸球体濾過）により尿酸は腎尿細管に排出される．尿細管（近位尿細管と遠位尿細管，23㌻の図❷参照）を流れる段階で，分泌前再吸収，分泌，分泌後再吸収を受け，生体に不必要な量が尿として体外へ排泄される．毎日の尿中排泄の量は生成量とほぼ同じである．

●痛風とはどんな病気か

痛風は，血液中の尿酸の濃度（血清尿酸値❶）が上昇する高尿酸血症が基盤にあり，尿酸の針状結晶の析出（形成，図❶）により急性に発症する関節炎を特徴とする代謝性疾患である．発症のはじめに，多くは足の指とくに第1指（親指）の関節が赤く腫れ（発赤と腫脹，図❶の左上），はげしく痛む痛風発作がみられる．

尿酸はプリン体の最終代謝産物であり，プリン体は全身の細胞の核にふくまれる核酸（遺伝子DNAの本体）の主要構成成分である．尿酸は毎日，プリン体の代謝産物（アデニル酸やグアニル酸）から生成されているが，生成量とほぼ同じ量が腎臓から尿中に排泄されており（図❷-①，②），健常時では尿酸の生成と排泄は平衡に保たれている（図❷-①）．なんらかの原因で尿酸が過剰に生成されるか，尿中排泄の量が減少すると，尿酸が体内に貯留して血清尿酸値が上昇する．高尿酸血症の状態（9mg/dℓ以上）がつづくと，約90％の例で数年内に痛風が発症するといわれる．

●薬物療法の基本とおもな抗痛風薬

痛風の薬物療法の基本は，①尿酸の過剰な生成をおさえるか，または尿酸の尿中排泄を促進して，体内に貯留した尿酸を減少させる高尿酸血症に対する尿酸コントロールと，②痛風発作をおこす炎症の予防，ないしは炎症反応の結果として現れる症状（発赤，腫脹，痛み，発熱など）の改善にある．抗痛風薬として，①に対しては高尿酸血症治療薬（尿酸生成阻害薬と尿酸排泄促進薬）が，

③おもな抗痛風薬の働く場所と効くしくみ

①尿酸生成阻害薬の作用部位と作用機序

薬剤例／一般名（おもな商品名）：
アロプリノール（ザイロリック®）

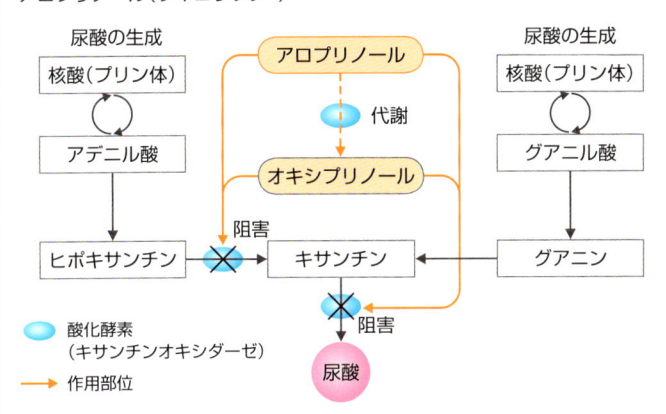

尿酸は、プリン体の分解形であるアデニル酸、グアニル酸から生成される。尿酸生成の最終段階では、尿酸の酸化還元反応を触媒する酸化酵素（キサンチンオキシダーゼ）を介してヒポキサンチン→キサンチン→尿酸に代謝される。アロプリノールはこの酸化酵素の働き（活性）を阻害（×）して、尿酸の生成を抑制する。アロプリノールはオキシプリノールに代謝されるが、オキシプリノールも尿酸の生成を抑制する。

③コルヒチンの作用部位と作用機序

薬剤例／一般名（おもな商品名）：
コルヒチン（コルヒチン）

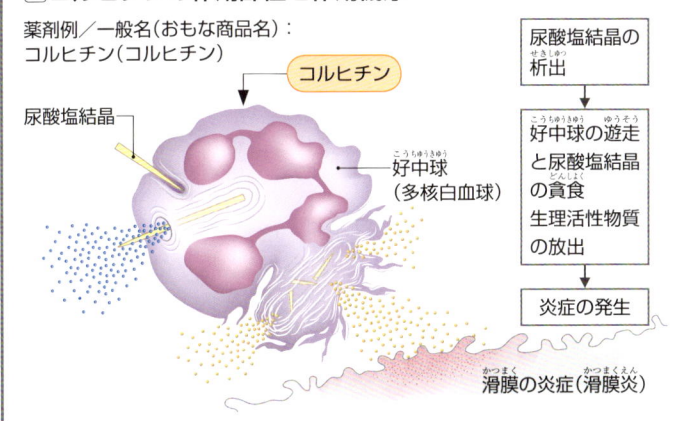

尿酸塩結晶の析出により図①のような免疫反応に随伴して炎症が発生する。コルヒチンは、異物（尿酸塩結晶）への遊走化をもたらすロイコトリエンなどの走化性因子に対する好中球の反応性を低下させ、尿酸塩結晶の貪食と活性酵素の放出などを抑制すると考えられることから、炎症の発生とその経過が引き金となる痛風発作の予防に効果があるとされる。

②尿酸排泄促進薬の作用部位と作用機序

薬剤例／一般名（おもな商品名）：
プロベネシド（ベネシッド®）、ベンズブロマロン（ユリノーム®）

通常、尿酸は腎臓において糸球体濾過により腎尿細管（近位尿細管と遠位尿細管）に排出されるが、その大部分は血管側に再吸収される。プロベネシドやベンズブロマロンはおもに近位尿細管における尿酸の再吸収を抑制（×）し、尿酸の尿中への排泄を高める。

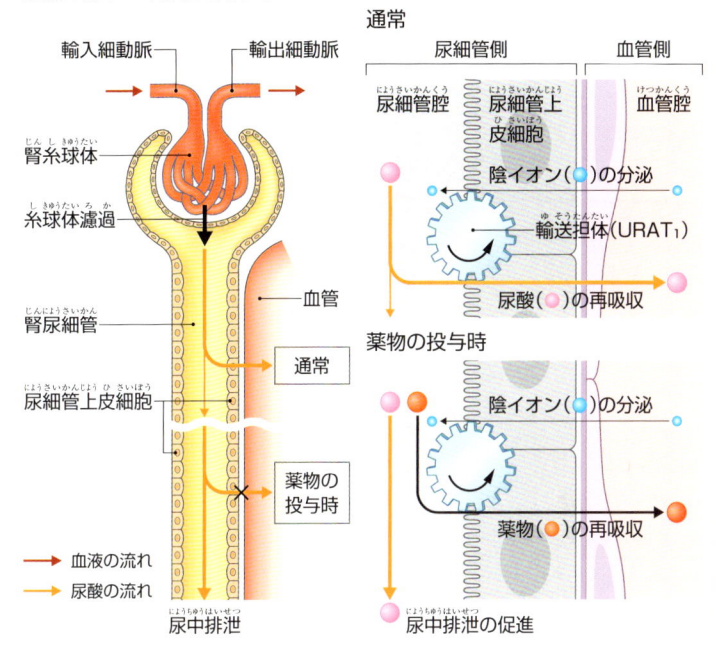

作用機序 $URAT_1$ はurate（尿酸塩）transporter（輸送担体）1の略称。この輸送担体（運び屋）は、血管側の乳酸やニコチン酸などの陰イオンを尿細管側に分泌するのと交換に、尿細管側の尿酸を血管側に再吸収する。プロベネシドやベンズブロマロン（●）は尿酸（●）に拮抗してURAT₁により再吸収されるので、結果として尿酸の再吸収が抑制され、尿酸の尿中排泄が促進される

④非ステロイド性抗炎症薬の薬剤例と作用機序

一般名（おもな商品名）	作用機序
インドメタシン（インダシン®、インテバン®）、ナプロキセン（ナイキサン）、プラノプロフェン（ニフラン®）、ロキソプロフェンナトリウム水和物（ロキソニン®）など	血管透過性を亢進させ、痛みや発熱を増強するプロスタグランジンは、炎症局所の組織の細胞で産生（生合成）される。その産生・放出を阻害することにより抗炎症作用（111ページの図④参照）を示す

---

②に対してはコルヒチン（痛風発作の特効薬といわれる）や非ステロイド性抗炎症薬などがおもに用いられる。

高尿酸血症治療薬では、投与初期に尿酸の移動により痛風発作が一時的に増強する場合があるので、発作が完全に治まってから用いるのが望ましい。その際、尿アルカリ化薬❷を用いて尿量を多くし（1日2ℓを維持）、尿酸の排泄をうながすことも重要である。

●おもな抗痛風薬の働きと効くしくみ

尿酸生成阻害薬は、尿酸の生成（代謝過程）の最終段階において、尿酸の前駆物質であるヒポキサンチンやキサンチンの代謝に働く酸化酵素を阻害し（図③-①）、尿酸の生成をおさえる。尿酸排泄促進薬は、腎尿細管（おもに近位尿細管）に働き、尿細管再吸収をおさえることにより尿酸の尿中排泄を促進する（図③-②）。

コルヒチンの抗痛風発作作用の詳細な作用機序（効くしくみ）は不明であるが、炎症反応に関与する種々の生理活性物質（起炎物質）の産生・放出をおさえると考えられている（図③-③）。

●おもな副作用と注意

高尿酸血症治療薬とコルヒチンの副作用には、胃痛・下痢などの胃腸障害、発疹・発熱などの薬剤過敏症がある。また、アロプリノールとコルヒチンは催奇形性が疑われるので、妊婦には前者は慎重投与、後者のコルヒチンは投与禁忌である。（保土田 雅子）

❶基準値は男性3.0～7.7mg/dℓ、女性2.0～5.5mg/dℓ。❷クエン酸カリウム・クエン酸ナトリウム水和物（ウラリット®）。使用時は総量を少なく、高血圧の誘発に注意。

代謝・内分泌系用薬──リウマチ治療薬

関節リウマチのくすり

❶関節のしくみと典型的症状

①基本構造

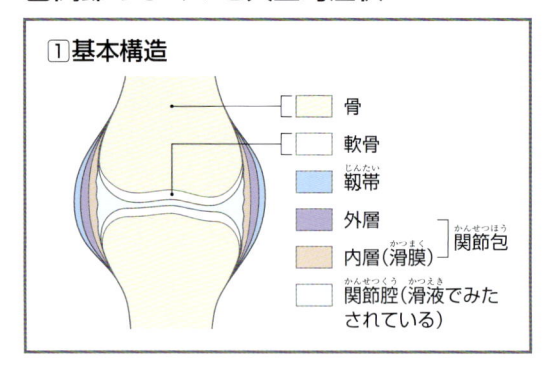

- 骨
- 軟骨
- 靱帯
- 外層 ┐
- 内層(滑膜) ┘ 関節包
- 関節腔(滑液でみたされている)

②関節の変形—スワンネック変形

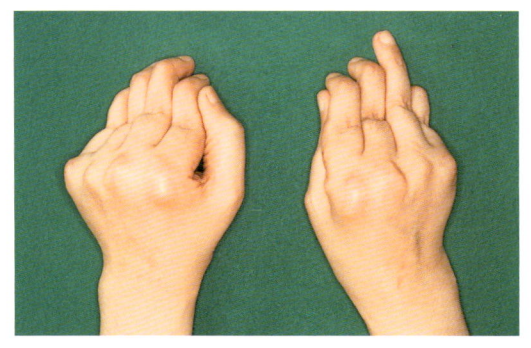

関節が脱臼や亜脱臼をきたすため，手指の付け根から小指側に屈曲する尺側偏移や，写真のように曲がった指が白鳥の首のようにみえるスワンネック変形などが現れる．

❷リウマチ治療薬による薬物療法と経過分類

①薬物療法—病態と治療薬の関係

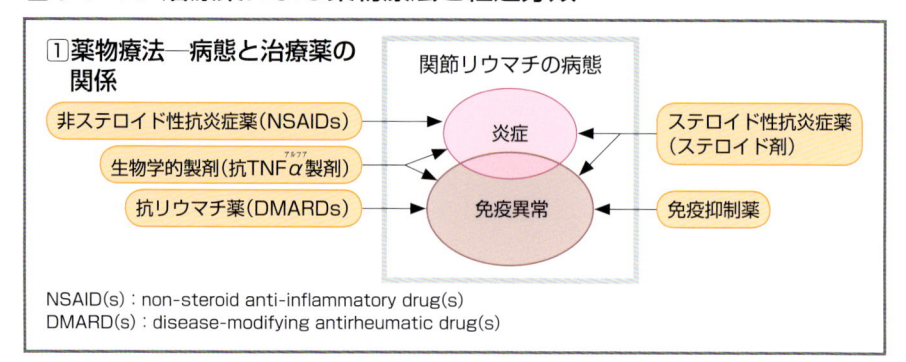

関節リウマチの病態

- 非ステロイド性抗炎症薬(NSAIDs) → 炎症
- 生物学的製剤(抗TNFα製剤) → 炎症／免疫異常
- 抗リウマチ薬(DMARDs) → 免疫異常
- ステロイド性抗炎症薬(ステロイド剤) → 炎症
- 免疫抑制薬 → 免疫異常

NSAID(s): non-steroid anti-inflammatory drug(s)
DMARD(s): disease-modifying antirheumatic drug(s)

②経過分類とその特徴・頻度

分類	病期				特徴	頻度
	Ⅰ期(初期)	Ⅱ期(中等度)	Ⅲ期(高度)	Ⅳ期(末期)		
単周期型					一時的にはげしい炎症症状を示すが，1～2年でほとんどが寛解	30%
多周期寛解型					周期的にはげしい炎症症状を繰り返すが，やがて快方に向かう	30%
多周期増悪型					周期的にはげしい炎症症状を繰り返しながら，徐々に悪化	30%
進行性増悪型					薬物療法に反応せず，関節破壊が進行していく	10%

抗リウマチ薬は，Ⅰ期やⅡ期の活動期の炎症反応(リウマチ症状)の寛解導入薬として抗炎症薬と併用されることが多く，通常では不可逆性の関節破壊が進行するⅢ期以降の重症例には用いられない．

●関節リウマチの病態

関節リウマチは，発症時に通常，手指の複数の関節(図❶-①)がこわばって痛み，病状が進展すると関節の破壊・変形(図❶-②)や皮下に結節(リウマトイド結節)が生じる慢性関節炎である．

初期症状とその後の進展(滑膜の活動性の慢性炎症)には自己免疫と呼ばれる免疫異常が考えられることから，関節リウマチは炎症性の自己免疫疾患であるといわれる．原因は不明である．病期の経過と病状の進展には情動が深くかかわっており，関節の痛みや腫れ(腫脹)，熱感，変形などの局所の炎症症状にとどまらず，疲れやすい，発熱，貧血などの全身症状をともなう．

●経過・進展によるリウマチ治療薬の選択

関節リウマチは難治性の炎症性疾患であるため，長期にわたり心身両面からの全人的治療が必要である．一般に，理学療法❶や外科療法に並行して，リウマチ治療薬による薬物療法(図❷-①)が行われる．軽症例では消炎・鎮痛を目的に抗炎症薬がおもに用いられる．抗炎症薬は種類が多く，患者によって奏功する薬剤が異なるので病期や炎症の経過(図❷-②)などを判断基準に，服用を継続しながら最適な薬剤を選択していく必要がある．

薬物療法開始当初は抗炎症薬の中でも非ステロイド性抗炎症薬(110ﾍﾟｰｼﾞを参照)が主体となる．ステロイド性抗炎症薬(ステロイド剤，108ﾍﾟｰｼﾞを参照)はきわめて強力な抗炎症作用を発揮するが副作用も強いため，炎症反応のさかんな活動期の進行性病変に用いられる．これらの抗炎症薬と併用してメトトレキサートなどの抗リウマチ薬が用いられる．抗リウマチ薬は遅効性であり，効果が現れるまでに1ヵ月程度かかるうえ，患者によっては効果を示さない場合もある．重症例ではミゾリビンなどの免疫抑制薬や，炎症や関節破壊をおさえる新しい薬物療法として注目されている生物学的製剤のインフリキシマブが併用される．

●おもなリウマチ治療薬の働きと効くしくみ

抗炎症薬は，炎症を誘発し炎症部位の痛み・発熱を増強するプロスタグランジン❷などの産生・放出を阻害し(111ﾍﾟｰｼﾞの図❹参照)，図❸に示す免疫反応や炎症反応(❶～❽)をおさえるなどにより抗炎症作用を発揮する．抗リウマチ薬は免疫異常(自己免疫による免疫反応)を改善すると考えられている．臓器移植後の免疫異常の抑制に用いられる免疫抑制薬は，関節リウマチに対してはその免疫抑制作用を利用して少量適用が行われる．

●注意が必要な抗リウマチ薬

抗リウマチ薬は皮膚，肺，胃腸，肝臓，腎臓，造血器などに障害のある患者には要注意である．また，妊婦あるいは妊娠の可能性のある患者に対しては禁忌であるものが多い．服用に際しては医師の指示にしたがうことが必要である． (保土田 雅子)

❶治療体操，温熱療法，水治療法などがある．並行して関節の変形を予防・矯正支持するための装具療法も行われる．❷生体内の広範囲の臓器・組織にふくまれるホルモン様の生理活性物質．種々の生理作用があり，炎症を誘発・増強する起炎物質として作用する．その産生(生合成)過程は111ﾍﾟｰｼﾞの図❹を参照．

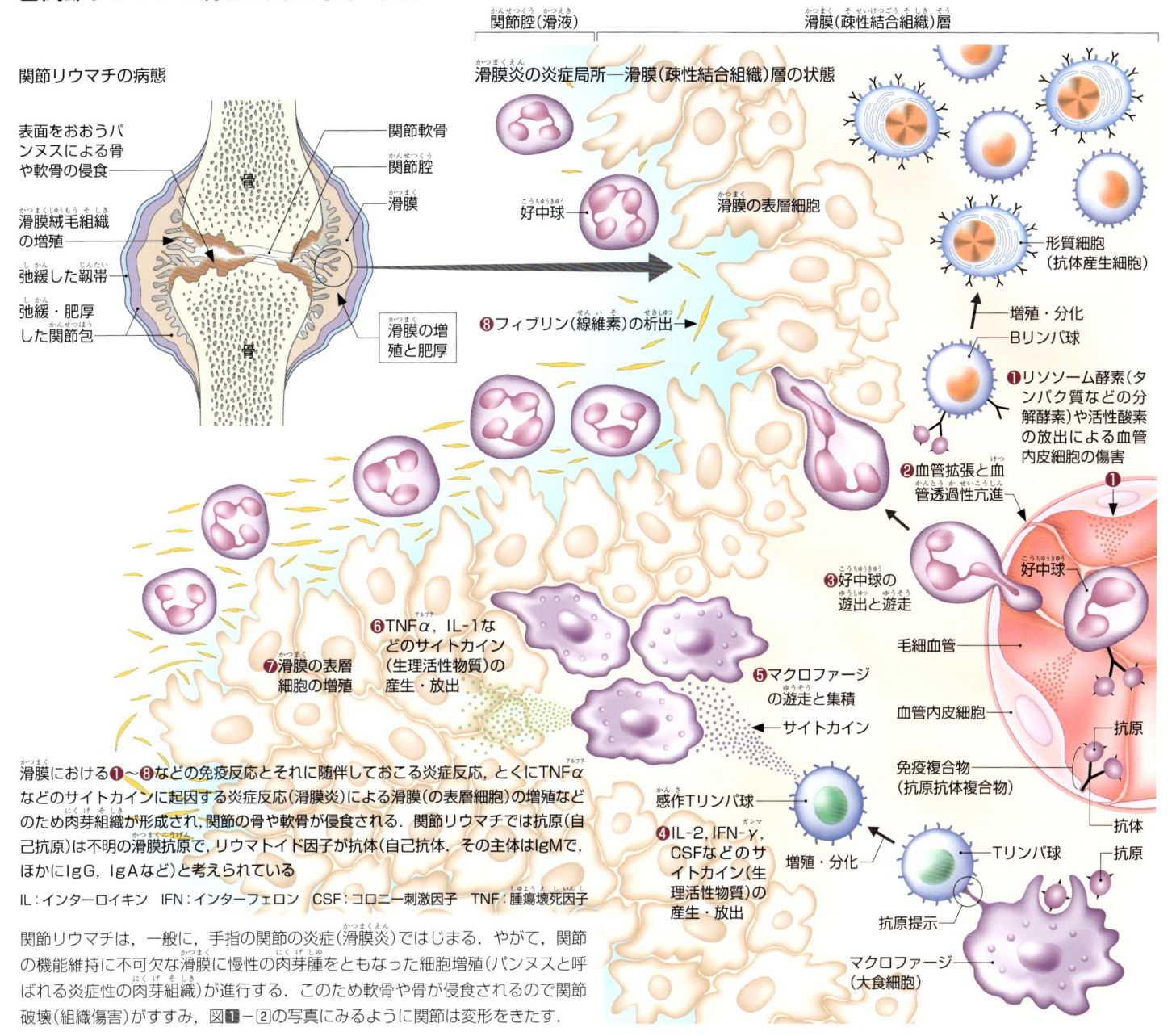

❸関節リウマチの病態と炎症局所の状態

関節リウマチの病態

- 表面をおおうパンヌスによる骨や軟骨の侵食
- 関節軟骨
- 関節腔
- 滑膜
- 滑膜絨毛組織の増殖
- 弛緩した靱帯
- 弛緩・肥厚した関節包
- 滑膜の増殖と肥厚

滑膜炎の炎症局所－滑膜（疎性結合組織）層の状態

関節腔（滑液） ／ 滑膜（疎性結合組織）層

- 好中球
- 滑膜の表層細胞
- ❽フィブリン（線維素）の析出
- 形質細胞（抗体産生細胞）
- 増殖・分化
- Bリンパ球
- ❶リソソーム酵素（タンパク質などの分解酵素）や活性酸素の放出による血管内皮細胞の傷害
- ❷血管拡張と血管透過性亢進
- ❸好中球の遊出と遊走
- 好中球
- 毛細血管
- 血管内皮細胞
- 免疫複合物（抗原抗体複合物）
- 抗原
- 抗体
- 抗原
- ❻TNFα，IL-1などのサイトカイン（生理活性物質）の産生・放出
- ❼滑膜の表層細胞の増殖
- ❺マクロファージの遊走と集積
- サイトカイン
- 感作Tリンパ球
- ❹IL-2，IFN-γ，CSFなどのサイトカイン（生理活性物質）の産生・放出
- 増殖・分化
- Tリンパ球
- 抗原提示
- マクロファージ（大食細胞）

滑膜における❶～❽などの免疫反応とそれに随伴しておこる炎症反応，とくにTNFαなどのサイトカインに起因する炎症反応（滑膜炎）による滑膜（の表層細胞）の増殖などのため肉芽組織が形成され，関節の骨や軟骨が侵食される．関節リウマチでは抗原（自己抗原）は不明の滑膜抗原で，リウマトイド因子が抗体（自己抗体，その主体はIgMで，ほかにIgG，IgAなど）と考えられている

IL：インターロイキン　IFN：インターフェロン　CSF：コロニー刺激因子　TNF：腫瘍壊死因子

関節リウマチは，一般に，手指の関節の炎症（滑膜炎）ではじまる．やがて，関節の機能維持に不可欠な滑膜に慢性の肉芽腫をともなった細胞増殖（パンヌスと呼ばれる炎症性の肉芽組織）が進行する．このため軟骨や骨が侵食されるので関節破壊（組織傷害）がすすみ，図❶-❷の写真にみるように関節は変形をきたす．

❹おもなリウマチ治療薬と効くしくみ

非ステロイド性抗炎症薬（NSAIDs）　薬剤例

一般名（おもな商品名）：インドメタシンファルネシル（インフリー®），エトドラク（オステラック®，ハイペン®），ジクロフェナクナトリウム（ボルタレン®），スリンダク（クリノリル®），ロキソプロフェンナトリウム水和物（ロキソニン®）など

作用機序　シクロオキシゲナーゼの活性化を阻害して，炎症を誘発・増強するプロスタグランジンの産生・放出を抑制（111ページの図❹参照）

ステロイド性抗炎症薬（ステロイド剤）　薬剤例

一般名（おもな商品名）：デキサメタゾン（デカドロン®），トリアムシノロン（レダコート®），プレドニゾロン（プレドニン®），ベタメタゾン（リンデロン®）など

作用機序　アラキドン酸の遊離を触媒する酵素（ホスホリパーゼA_2）の活性化を阻害して，炎症を誘発・増強するプロスタグランジンやロイコトリエンの産生・放出を抑制（111ページの図❹参照）

抗リウマチ薬（DMARDs）　薬剤例（注：注射剤）

金製剤／一般名（おもな商品名）：オーラノフィン（リドーラ），金チオリンゴ酸ナトリウム（シオゾール®注）

作用機序　マクロファージや好中球の貪食の抑制やリソソーム酵素（タンパク質などの分解酵素）放出の阻害などが考えられている

SH基剤／一般名（おもな商品名）：ペニシラミン（メタルカプターゼ®），ブシラミン（リマチル®）

作用機序　S-S結合（タンパク質分子の立体構造を安定化するジスルフィド結合）を分解，Tリンパ球の活性化を抑制など

サルファ薬／一般名（おもな商品名）：サラゾスルファピリジン（アザルフィジンEN®）など

作用機序　マクロファージやTリンパ球の活性化を抑制，プロスタグランジンやロイコトリエンの産生・放出抑制など

核酸代謝拮抗剤／一般名（おもな商品名）：メトトレキサート（リウマトレックス®），レフルノミド（アラバ®）

作用機序　リンパ球のDNA合成阻害による増殖の抑制

生物学的製剤（抗TNFα製剤）　薬剤例（注：注射剤）

一般名（おもな商品名）：インフリキシマブ（レミケード®注），エタネルセプト（エンブレル®注）

作用機序　TNFαを受容体から解離させるなどして炎症や関節破壊を抑制

免疫抑制薬　薬剤例

一般名（おもな商品名）：ミゾリビン（ブレディニン®），タクロリムス水和物（プログラフ®）

作用機序　Bリンパ球やTリンパ球などの増殖を抑制，サイトカインの産生を抑制など

代謝・内分泌系用薬——抗甲状腺薬，甲状腺ホルモン剤

甲状腺の病気のくすり

●甲状腺ホルモンとその過不足でおこる病気

甲状腺(図1-1)は，頸部の前面にあるホルモン分泌器官で，チロキシン(T_4)とトリヨードチロニン(T_3)の2種類の甲状腺ホルモンを合成・分泌する．甲状腺ホルモンは，末梢組織(全身の臓器・組織)の細胞での熱量産生を高めて体内の基礎代謝を上昇させるなど，末梢組織におけるその働き(図2)は多岐にわたる．

甲状腺ホルモンの過不足が原因で発症する甲状腺疾患は，ホルモンの過剰分泌により末梢組織の新陳代謝が亢進する甲状腺機能亢進症と，分泌不足のために逆に新陳代謝が低下する甲状腺機能低下症に大別される(図1-2)．

●おもな甲状腺疾患とその治療薬

甲状腺機能亢進症(大部分はバセドウ病)に対しては，ホルモンの過剰な合成・分泌をおさえる抗甲状腺薬(図3-1)が用いられ，リチウム炭酸塩(リーマス®)[1]が併用されることもある．機能亢進症にともなう心悸亢進や頻脈などの症状軽減にはβ遮断薬が，悪性眼球突出症にはプレドニゾロン(プレドニン®)などのステロイド剤が併用される．一方，甲状腺機能低下症(粘液水腫など)に対してはホルモンの分泌不足を補うために，合成甲状腺ホルモン製剤である甲状腺ホルモン剤など(図3-2)が用いられる．

抗甲状腺薬の服用により分泌不足に陥って機能低下症をおこし，用量を減らすとまたすぐ機能亢進症を再発するような症例に対しては，抗甲状腺薬と甲状腺ホルモン剤が併用される．

●おもな治療薬の働きと効くしくみ

抗甲状腺薬は，図4に示すように甲状腺細胞に働き，甲状腺ホルモンの合成過程を阻害して甲状腺ホルモンの分泌をおさえる(作用機序①)．また，末梢組織の細胞におけるT_4からT_3への転換[2]を阻害し(作用機序②)，T_4より数倍もホルモン作用の強いT_3を減少させる．

これに対して甲状腺ホルモン剤の乾燥甲状腺[3]は，血中T_4・T_3の末梢組織の細胞への取り込みを促進し，末梢組織における酸素消費を高め基礎代謝を上昇させる．また，糖質・脂質・タンパク質の代謝を促進する．T_4の化学的合成製剤であるレボチロキシンナトリウムはおもにホルモン補充療法に用いられ，T_3の化学的合成製剤であるリオチロニンナトリウムは，タンパク質合成促進効果が大きく，粘液水腫性昏睡[4]の回復などに対して即効性がある．

●注意すべき副作用

抗甲状腺薬では無顆粒球症や再生不良性貧血などが発症することがあり，発熱，全身倦怠感，咽頭痛などに注意する必要がある．甲状腺ホルモン剤では狭心症やショックなどが続発することがあり，胸痛などの症状に要注意である(図3-1, 2)．(西原 カズヨ)

[1] 躁病の治療薬であるが，甲状腺ホルモンの合成・分泌を抑制し，血液中のホルモン濃度を低下させる効果がある．[2] 血液中のトリヨードチロニン(T_3)の約80％は甲状腺から分泌されたものではなく，末梢組織の細胞における代謝段階でチロキシン(T_4)のヨウ素が一つとれてT_3になった(これを転換と呼ぶ)ものである．[3] ウシやブタの甲状腺をすりつぶして50℃以下で乾燥したあと粉末にした薬剤．[4] 甲状腺機能低下症の代表的疾患である粘液水腫の患者にみられる重い意識障害．

1 甲状腺と甲状腺疾患

1 位置と形

成人の重量は平均15〜20g．通常，皮膚面から触知されないが，1.5〜2倍に腫大してかたさを増すと容易に触知される．

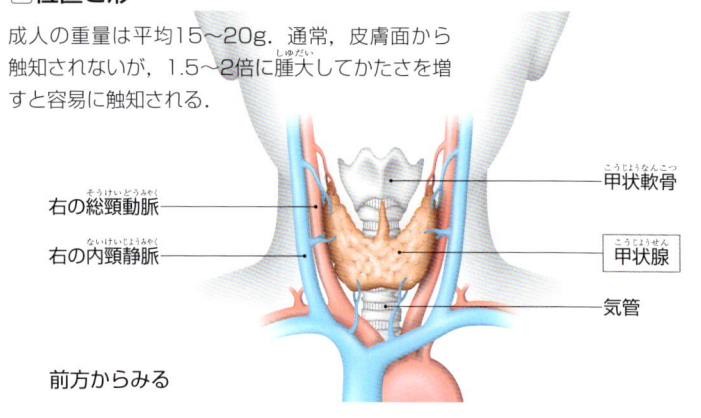

右の総頸動脈
右の内頸静脈
甲状軟骨
甲状腺
気管

前方からみる

2 甲状腺ホルモンの分泌調節とおもな甲状腺疾患

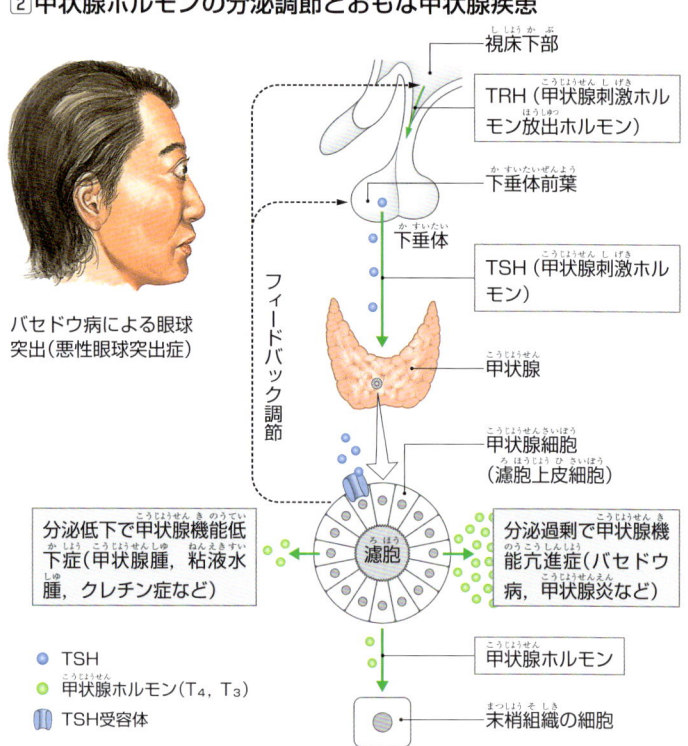

視床下部
TRH(甲状腺刺激ホルモン放出ホルモン)
下垂体前葉
下垂体
TSH(甲状腺刺激ホルモン)
フィードバック調節
甲状腺
甲状腺細胞(濾胞上皮細胞)
分泌低下で甲状腺機能低下症(甲状腺腫，粘液水腫，クレチン症など)
濾胞
分泌過剰で甲状腺機能亢進症(バセドウ病，甲状腺炎など)
甲状腺ホルモン
末梢組織の細胞

バセドウ病による眼球突出(悪性眼球突出症)

○ TSH
● 甲状腺ホルモン(T_4, T_3)
▮ TSH受容体

甲状腺ホルモン(●)の合成・分泌は，脳の下垂体前葉から分泌されるTSH(○)によって調節されており，また，TSHは脳の視床下部から分泌されるTRHによって調節されている．いずれもフィードバック調節が働き，健常時は，甲状腺ホルモンの合成・分泌が適正量に維持されている．

2 甲状腺ホルモンのおもな働き—ホルモン作用

- 脾臓や睾丸，脳以外の末梢組織(の細胞)に働き，酸素消費量を増加させ，熱量産生を高めて基礎代謝や体温を維持する
- からだの成長や脳・神経系の発育と機能維持に不可欠である
- 成長・発育に必要なタンパク質の合成を促進．ホルモン過剰ではその合成が抑制され分解が促進される
- 小腸からの糖質の吸収を促進．ホルモン過剰では肝細胞に貯蔵されているグリコゲンの分解(ブドウ糖への転化)が促進される
- コレステロールの胆汁中排泄を促進．これにより血中コレステロールを減少させると考えられている
- 心拍数や心収縮力を増加させ，循環血液量をふやし，血管を拡張させる(交感神経刺激作用)など

❸おもな治療薬と副作用

①抗甲状腺薬—薬剤例とおもな副作用

一般名	おもな商品名	おもな副作用
チアマゾール(MMI)	メルカゾール®	重い副作用として無顆粒球症(好中球減少症)，再生不良性貧血，低プロトロンビン血症，血小板減少性紫斑病，白血球減少症など そのほかの副作用として発疹・発熱などの薬剤過敏症，かゆみ・毛髪の脱落・色素沈着・紅斑などの皮膚症状，嘔吐・下痢・食欲不振などの消化器障害，頭痛・めまいなどの精神神経症状など
プロピルチオウラシル(PTU)	チウラジール® プロパジール®	

②甲状腺ホルモン剤—薬剤例とおもな副作用

一般名	おもな商品名	おもな副作用
乾燥甲状腺	チラーヂン® チレオイド®	重い副作用として狭心症，うっ血性心不全，ショック そのほかの副作用として心悸亢進・脈拍増加・不整脈，手足のふるえ(振戦)・めまい，不眠，頭痛，発汗，嘔吐・食欲不振，筋肉痛，発熱など
リオチロニンナトリウム	チロナミン®	
レボチロキシンナトリウム	チラーヂンS®	

❹抗甲状腺薬の働く場所と効くしくみ

甲状腺は無数の濾胞の集まった組織である．図の甲状腺では比較のためバセドウ病の病態と正常の濾胞の状態を示している．

甲状腺機能亢進症のバセドウ病は自己免疫による甲状腺ホルモン過剰症ともいわれ，自己の甲状腺を刺激して甲状腺刺激ホルモン(TSH)とよく似た働きをする抗体がつくられるために，その自己抗体(TSH受容体抗体)の刺激により甲状腺ホルモンが過剰に合成・分泌されてしまう．

甲状腺ホルモン(T_4, T_3)の合成・分泌のしくみ

甲状腺は，甲状腺刺激ホルモン(TSH)の刺激により血液中のヨウ素を取り込み，糖タンパク質のチログロブリン(Tg)を合成し，両者を作用させて甲状腺ホルモンを合成する．それを貯蔵し，必要に応じ血液中に分泌する．血液中の甲状腺ホルモンは，末梢組織(全身の臓器・組織)に運ばれて細胞に取り込まれ，ホルモン作用を発揮する．

食物として摂取された生体の必須構成元素であるヨウ素(ヨード，I_2)は，無機ヨウ素(ヨウ化物イオン，I^-)として血液中に吸収され，その一部が甲状腺細胞に取り込まれる．I^-は酸化還元酵素の甲状腺ペルオキシダーゼにより酸化され，細胞内で合成されたTgのチロシン基と結合する(ヨウ素の有機化＝ヨウ素化)．その際，チロキシン(T_4)，トリヨードチロニン(T_3)と，それらの前駆体と考えられるモノヨードチロシン(MIT)，ジヨードチロシン(DIT)も合成される．DITの2個の縮合したものがT_4，DITとMITの縮合したものがT_3である．

ヨウ素化されたTgは濾胞内のコロイド中に貯蔵されるが，必要に応じ，コロイド中のTgがコロイド小滴として細胞内に現れる．細胞内のTgは加水分解により遊離し，T_4とT_3が甲状腺ホルモンとして血液中に分泌され，DITとMITは再利用される．血液中に分泌されたT_4やT_3は，タンパク質と結合して末梢組織の細胞に運ばれる

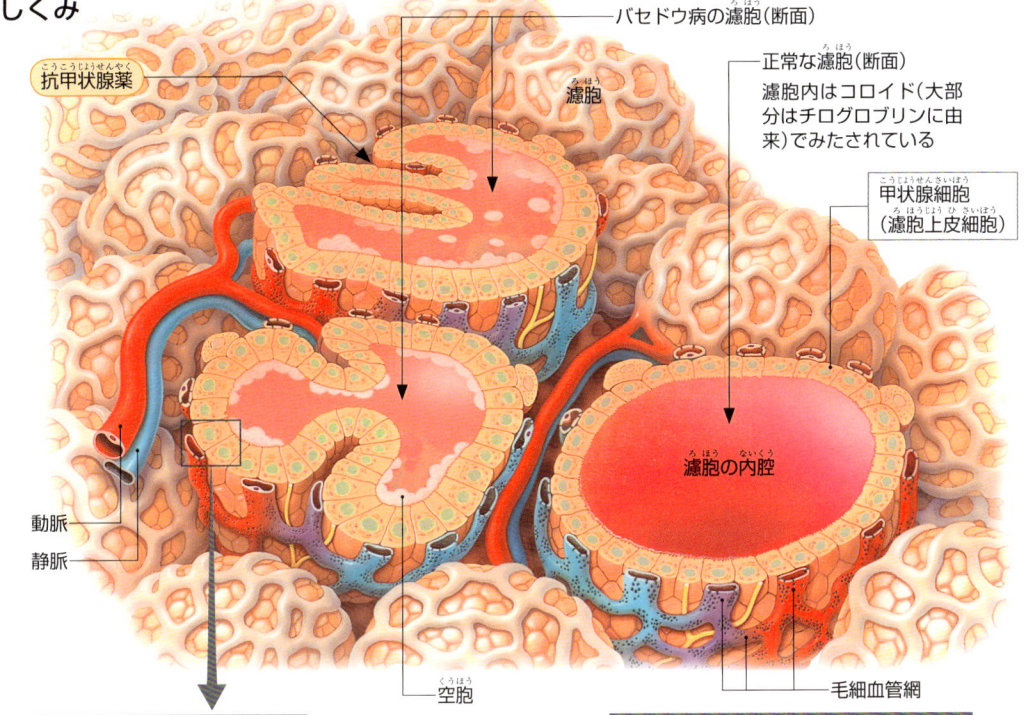

バセドウ病の濾胞(断面)
正常な濾胞(断面)
濾胞内はコロイド(大部分はチログロブリンに由来)でみたされている
甲状腺細胞(濾胞上皮細胞)
抗甲状腺薬
濾胞
動脈
静脈
濾胞の内腔
空胞
毛細血管網

作用機序①—T_4の合成阻害

血管／甲状腺細胞／濾胞
甲状腺ペルオキシダーゼ
ヨウ素化と縮合
コロイド小滴
加水分解
分泌
細胞内

作用機序②—T_4からT_3への転換阻害

血管／末梢組織の細胞
タンパク結合ヨウ素
プロピルチオウラシル(PTU)
転換を阻害
細胞内

● TSH(甲状腺刺激ホルモン)　Y TSH受容体抗体　TSH受容体
I^-：ヨウ化物イオン　I_2：ヨウ素　Tg：チログロブリン　MIT：モノヨードチロシン　DIT：ジヨードチロシン　p：タンパク質

抗甲状腺薬は，I^-からI_2への代謝段階に働く酸化還元酵素の甲状腺ペルオキシダーゼ(●)の酵素活性を阻害(不活性化)し，チログロブリン(Tg)のヨウ素化(T_4の合成)を抑制することにより甲状腺ホルモンの合成をおさえる．

血液中のT_4やT_3は末梢組織の細胞に取り込まれ，T_4はよりホルモン作用の強いT_3に転換される．プロピルチオウラシルは，大量ではこの転換を阻害し，血液中のT_3の量を減少させる．

炎症・アレルギー治療薬――ステロイド剤（副腎皮質ホルモン製剤）

副腎皮質ホルモンのくすり

□治療薬一覧
内服・坐薬・注射用のステロイド剤☞133ページの表5-①，
皮膚用のステロイド剤☞133ページの表5-②

❶副腎の位置・構造と副腎皮質ホルモン

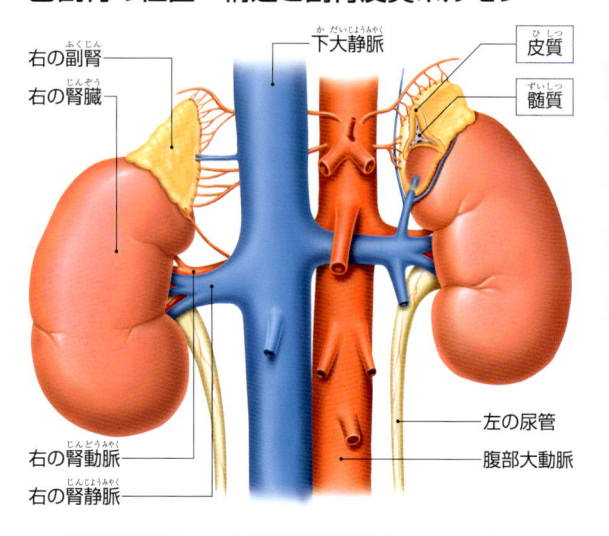

副腎皮質ホルモン：鉱質コルチコイド（アルドステロンなど），糖質コルチコイド（コルチゾール，コルチゾンなど），性ホルモン（アンドロゲン，エストロゲンなど）

副腎は左右の腎臓の上端に接する内分泌器官．皮質と髄質から構成され，皮質からは副腎皮質ホルモン（副腎皮質ステロイド）が，髄質からは副腎髄質ホルモン（カテコールアミンであるアドレナリンとノルアドレナリン）が合成・分泌される．それらの合成・分泌は，脳の視床下部から分泌される副腎皮質刺激ホルモン放出ホルモン（CRH）と脳の下垂体前葉から分泌される副腎皮質刺激ホルモン（ACTH）によって調節されている．

❷ステロイド剤の働きと適応疾患

①糖質コルチコイドのおもな薬理作用―ステロイド剤の作用

抗炎症作用	炎症反応による毛細血管拡張や血管透過性亢進，むくみ（浮腫），好中球の遊出と遊走，フィブリン沈着，線維芽細胞の増殖，肉芽組織の形成などを抑制
抗アレルギー・免疫抑制作用	免疫担当の血液細胞（リンパ球やマクロファージなど）による細胞性免疫，抗体グロブリン（免疫グロブリン）による体液性免疫をともに抑制．マクロファージの集積・抗原処理の抑制，Tリンパ球増殖因子であるインターロイキン-2（IL-2）の産生の抑制と，IL-2の抑制による拒絶反応の抑制など
血液に対する作用	骨髄・脾臓などから末梢血流への流出阻害によるリンパ球や単球・好酸球の減少，白血病などの病的リンパ球の破壊など
物質代謝作用	糖新生の促進と末梢組織でのグルコース利用の抑制，タンパク質分解の促進と合成の抑制，脂肪組織からの脂肪動員・移動など

②治療対象領域―おもな適応疾患

治療対象領域	適応疾患
皮膚，耳・鼻	湿疹・接触皮膚炎などの各種皮膚炎，アレルギー性鼻炎，アレルギー性皮膚炎，アレルギー性中耳炎など
結合組織	関節リウマチ，リウマチ熱，膠原病（全身性エリテマトーデス，多発性筋炎）などの自己免疫疾患
呼吸器	気管支喘息，全身性の肉芽腫性疾患（サルコイドーシス）など
消化器	潰瘍性大腸炎，重症肝炎など
血液	特発性血小板減少性紫斑病，溶血性貧血などの自己免疫疾患，急性リンパ性白血病，骨髄腫など
内分泌器官	アジソン病，急性副腎不全など
その他	臓器移植後の拒絶反応抑制，薬剤過敏症（薬剤アレルギー），アナフィラキシーショックなど

●副腎皮質ホルモンとステロイド剤

ヒトの副腎（図❶）の皮質から分泌される副腎皮質ホルモンは，生命維持に不可欠なステロイドホルモンである．それには鉱質コルチコイド，糖質コルチコイド，性ホルモンがふくまれるが，その主体は糖質コルチコイド（大部分はコルチゾール）であり，多彩な薬理作用がある（図❷-①）．しかし，天然の糖質コルチコイドは，弱い鉱質コルチコイド作用[1]をもっているので，副腎皮質ホルモン製剤として実際に用いられているのは，その作用を弱めた合成糖質コルチコイド製剤（以下ステロイド剤と表記）である．

●ステロイド剤の働きと効くしくみ

ステロイド剤は，抗炎症作用，抗アレルギー作用，免疫抑制作用など種々の働きをもち，その治療対象領域と適応疾患は広範囲におよぶ（図❷）．なかでも主要な働きは抗炎症薬[2]としての抗炎症作用と抗アレルギー作用であり，消炎・鎮痛や細胞性免疫機構への作用（影響）を目的に，感染症やアレルギーに起因する炎症性疾患，免疫異常による自己免疫疾患などにおもに用いられている．

ステロイド剤の全体的な作用機序（効くしくみ）はいまだ明確ではないが，ホルモン作用の発現経路で合成される特異タンパク質[3]を介するアラキドン酸の遊離を阻害する過程と，アレルギー性炎症におけるステロイド剤の働きや作用機序を図❸に示す．必須脂肪酸の一つであるアラキドン酸は，炎症反応を誘発・増強するプロスタグランジンやロイコトリエンなどの生理活性物質（起炎物質）の前駆物質でもあり，炎症局所の細胞[4]の細胞膜を構成するリン脂質から過剰に遊離される（111ページの図❸，❹参照）．

●用い方とおもな副作用

ステロイド剤は種類が多く，その剤形には内服，注射，外用などがある．注射ではショック時に静脈投与が，関節リウマチに対しては関節腔内投与が行われる．外用では皮膚疾患に軟膏・クリーム・ローションが，眼科疾患には点眼剤，気管支喘息には吸入剤，潰瘍性大腸炎には注腸剤が繁用されている．

ステロイド剤は副作用の多い薬物として知られている（図❹）．それはホルモン作用が全身のほとんどの細胞におよぶためで，それだけに作用が強力であり，大量に使用する際は注意が必要である．

ステロイド剤を用いる場合は，適応疾患の種類や病態，年齢，薬剤の作用特性などから最適な薬剤選択が求められている．また，ステロイド剤の急激な減量あるいは突然の中止により原疾患の症状が悪化するステロイド離脱症状などの副作用をさけるために，使用薬剤の減量あるいは中止は慎重に行う必要がある．副作用をおそれるあまり勝手に中止することは厳禁である．（保土田 雅子）

[1] 腎尿細管における水電解質作用で，ナトリウムの再吸収とカリウムの排泄によって尿量を調節するなど，生体の電解質バランスと体液（水）の保持に関与する作用．
[2] 非ステロイド性抗炎症薬（110ページを参照）に対してステロイド性抗炎症薬と呼ばれる．
[3] 抗炎症タンパク質などとも呼ばれる．リポコルチンとバソコルチンが知られている．
[4] 生体組織を構成する細胞（生体細胞）．たとえば血管内皮細胞や好塩基球などの血液細胞，組織中の細胞，皮膚の表皮細胞，腺細胞など．

3 ステロイド剤の働く場所と効くしくみ

1 ホルモン作用と作用発現経路

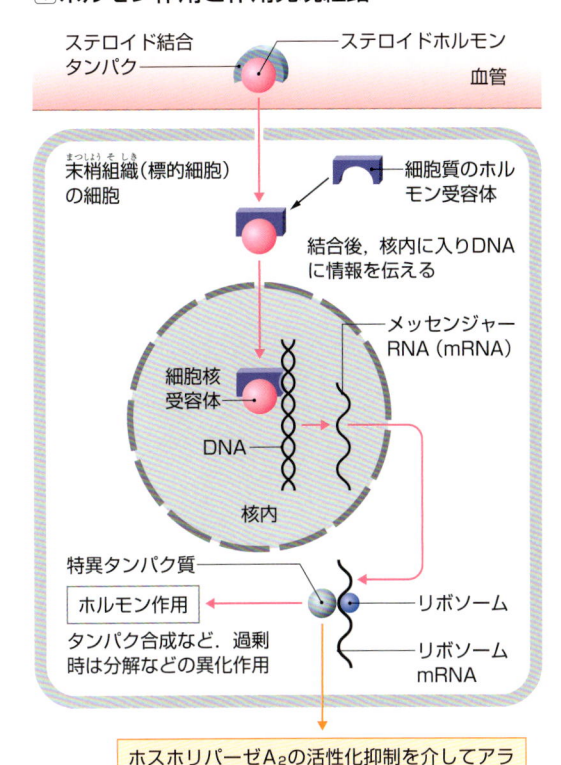

ステロイドホルモンが末梢組織（標的細胞）の細胞内に取り込まれ，細胞質のホルモン受容体と結合して核内へ移行すると，遺伝子DNA（デオキシリボ核酸）に情報が伝えられ，特異タンパク質が合成される．そのタンパク質を介してホルモン作用（タンパク合成などの物質代謝作用）が発現すると考えられている．

ステロイド剤 は，ホルモン作用に働く特異タンパク質を介して，ロイコトリエンなどの生理活性物質産生の第1段階であるアラキドン酸の遊離を促進するホスホリパーゼA_2の酵素活性を阻害することから（111ページの図4参照），強力な抗炎症作用を発揮すると考えられている．

ホスホリパーゼA_2の活性化抑制を介してアラキドン酸の遊離を阻害→ロイコトリエン，プロスタグランジンの減少→抗炎症作用を発揮

→ ステロイドホルモンの作用発現経路
→ 抗炎症作用の発現経路

2 I型アレルギー（即時型過敏反応）における作用機序

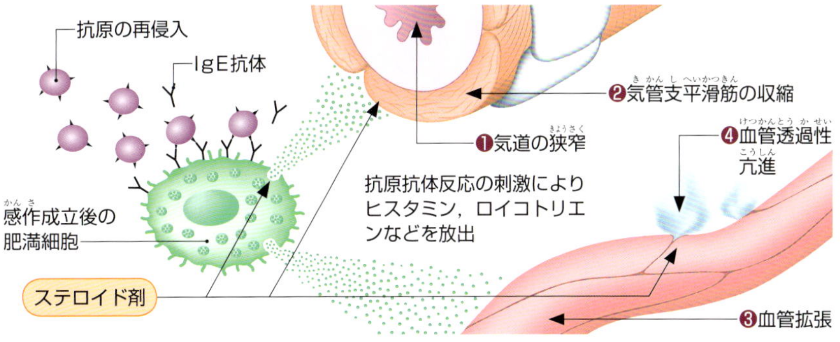

I型アレルギーにより肥満細胞からアレルギー性炎症反応（❶～❹など）を誘発・増強する生理活性物質（ヒスタミン，セロトニン，ロイコトリエンなど）が放出される（113ページの図3-1，2参照）． ステロイド剤 は，①肥満細胞に働き生理活性物質の放出を抑制する，②血管内皮細胞に働き血管透過性亢進を抑制する，③気管支平滑筋のアドレナリンβ_2受容体を増加させて喘息治療時のβ_2刺激薬の働きを高める．

3 IV型アレルギー（遅延型過敏反応）における作用機序

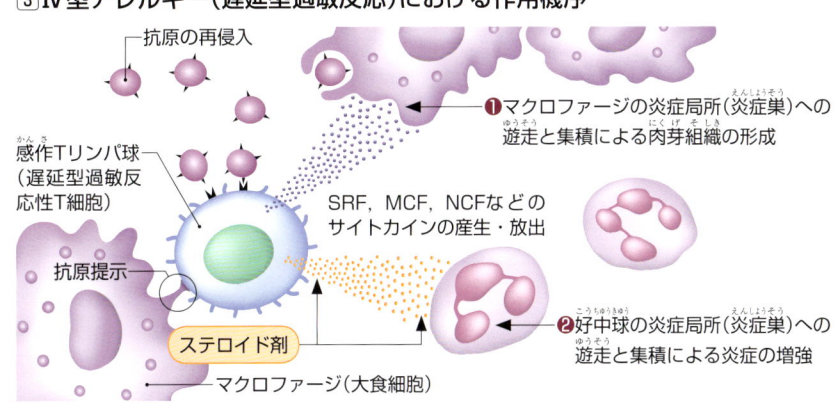

SRF (skin reactive factor)：皮膚反応因子で血管拡張と血管透過性亢進を促進
MCF (macrophage chemotactic factor)：マクロファージ遊走因子
NCF (neutrophil chemotactic factor)：好中球遊走因子

IV型アレルギーは抗原に感作されたTリンパ球（遅延型過敏反応性T細胞）を介する過剰反応．感作Tリンパ球は，マクロファージの関与により抗原と反応してSRF，MCF，NCFなどのサイトカイン（生理活性物質）を産生・放出し，❶や❷の免疫反応に随伴して炎症反応（ツベルクリン反応，接触皮膚炎，移植拒絶反応など）を引き起こす． ステロイド剤 はおもにサイトカインの放出を抑制するが，サイトカインの働き（活性）をも不活性化すると考えられている．

4 おもな副作用と副作用発症のしくみ

おもな副作用	発生機序，その他
感染症の悪化・誘発	長期連用による免疫抑制作用の継続により免疫機能が低下するため，感染症患者では感染症が悪化．また，肺結核，細菌・真菌性肺炎，敗血症，骨髄炎などを併発しやすくなる
消化性潰瘍	胃酸分泌亢進や肉芽組織の形成の抑制により胃潰瘍や十二指腸潰瘍（ステロイド潰瘍と呼ばれる）がおこりやすくなる
骨粗鬆症	骨芽細胞の増殖の抑制，尿中カルシウム排泄の増加，腸管からのカルシウム吸収の低下などにより骨吸収が亢進し，骨のカルシウム不足のため骨折しやすくなる
糖尿病の悪化・誘発	肝臓での糖新生亢進と末梢組織でのグルコース抑制による過血糖のため，糖尿病が悪化ないしは誘発される
満月様顔貌	脂肪組織からの脂肪動員・移動を生じ，顔面や肩部，背部などに脂肪が沈着する
その他	水電解質作用の亢進によりむくみ（浮腫）・高血圧，動脈硬化，精神障害，成長抑制など

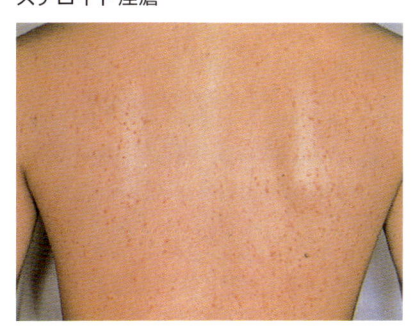

満月様顔貌（ムーンフェイス）はステロイド剤を大量，長期に用いた場合に現れることがある円形の顔貌．通常，あから顔や痤瘡（にきび）などをともなう．ステロイド痤瘡はステロイド剤の内服や外用により，多くは3～5週で急激に生じる毛包炎．紅色丘疹や小膿疱が胸部や背部，頸部などに初発する．

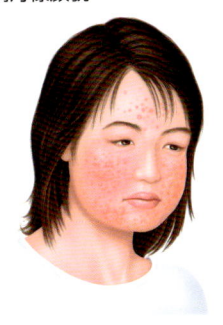

副腎皮質ホルモンのくすり

炎症・アレルギー治療薬――非ステロイド性抗炎症薬

炎症性の病気のくすり

□治療薬一覧　ステロイド剤☞133ページの表5
非ステロイド性抗炎症薬☞135ページの表6

●炎症とはなにか

皮膚や粘膜が赤く腫れ（発赤と腫脹），熱をおび，痛むなどの症状を炎症といい，図1に示す外因性・内因性の種々の原因（侵襲）により組織や細胞が損傷されて誘発される．たとえば，細菌が体内に侵入すると生体の防衛反応として，図3-2に示すような免疫反応がおこる．その際，免疫担当細胞や細菌感染部位の生体細胞から生理活性物質が産生・放出され，炎症反応を誘発・増強する一方で起炎物質としても作用するので，免疫反応にともない炎症反応がおこり，痛みが発生し，発熱するのである．

●抗炎症薬の種類と治療の目的

抗炎症薬は，おもに抗炎症・免疫抑制を目的とするステロイド剤（副腎皮質ホルモン製剤，108ページを参照）と，非ステロイド性抗炎症薬（NSAIDs）に大別される．NSAIDsの多くは解熱・鎮痛・消炎の三つの効果をあわせもち，効果の持続時間により長時間作用型から短時間作用型まで，種々の薬剤があり（図2），種々の炎症性疾患に適応される．また，剤形には内服薬，湿布薬，塗り薬があり，炎症の特徴や腎機能などに応じて使い分けられる[1]．

細菌感染症の場合は，炎症の原因を取り除くために抗菌薬により細菌の増殖をおさえ，あわせて感染性侵襲による炎症にともなう痛みや発熱に対しては，対症療法として抗炎症薬が用いられる．

解熱鎮痛薬，消炎酵素薬（図2）も炎症性疾患に用いられる．NSAIDsは小児のインフルエンザ脳症を増悪（悪化）させる可能性があるため，インフルエンザ治療では必要に応じて解熱鎮痛薬のアセトアミノフェン（坐薬，内服薬）が用いられる．

●非ステロイド性抗炎症薬の効くしくみ

炎症部位では，炎症反応に関与するプロスタグランジン（PG）が過剰に産生・放出される（図3）．PGには血管拡張作用や血管透過性亢進作用があり，ほかの生理活性物質と協働して発熱や痛みを増強する．NSAIDsは細胞内でPGの産生段階に働く酵素（COX[2]）の働きを阻害し（図4），PGの過剰な産生を抑制することにより熱を下げ（解熱），痛みをしずめ（鎮痛），炎症をおさえる（消炎）．

●おもな副作用と薬物間相互作用

NSAIDsの副作用には，消化管障害，腎障害，肝障害，白血球減少，アスピリン喘息[3]，薬剤過敏症などがある．頻度の高い消化管障害を防ぐには空腹時の服用を避け，多めの水で服薬し，必要であれば胃粘膜保護薬を併用する．長時間作用型は1日の服用回数が少なくすむ一方で，飲み過ぎた場合は体内に蓄積しやすいので注意する．アセトアミノフェンのおもな副作用は過量服用時の肝障害である．NSAIDsは，多くの薬剤との薬物間相互作用が知られており，飲み合わせにも注意が必要である．　　（野川 聖子）

[1]急性の炎症や痛みにはすぐに吸収される坐薬を用いたり，NSAIDsの多くは腎臓から排泄されるので，腎機能の低下した患者や高齢者では服用量を減らすか，外用薬に切りかえる．[2]cyclo-oxygenase（COX）．COXのうちCOX-1は消化管粘膜保護に関与し，COX-2は炎症部位に存在して炎症性物質の生成に関与している．COX-1阻害による消化管障害は，COX-2選択性のNSAIDsでは少なくなると期待される．[3]アスピリンなどの酸性非ステロイド性抗炎症薬により発作が誘発される喘息．成人の気管支喘息患者の約10％を占めるといわれる．

1 炎症の原因（侵襲）と炎症性疾患の例

外因性
- 物理的侵襲として打撲・捻挫・脱臼・骨折・裂傷などの外傷，手術・抜歯後の傷害など
- 感染性侵襲として病原体（細菌，ウイルス，真菌，寄生虫など）の感染による感染症，昆虫による虫刺症など
- X線や紫外線などの放射エネルギーによる傷害，感電による傷害，温熱による火傷，寒冷による凍傷など

内因性
- 痛風，自己免疫疾患（関節リウマチ，全身性エリテマトーデス，リウマチ熱などの膠原病）など
- 肩関節周囲炎，腱鞘炎，腰痛，筋肉痛，神経痛，関節炎など
- 気管支喘息，アレルギー性疾患，皮膚疾患，血小板凝集作用の亢進を示す一過性脳虚血性発作，脳血栓症など各種の血栓症

2 おもな抗炎症薬と関連消炎鎮痛薬

ステロイド剤（副腎皮質ホルモン製剤）　133ページの表5を参照

非ステロイド性抗炎症薬（NSAIDs）　薬剤例

分類		一般名（おもな商品名）	特徴，その他
長時間作用型	プロピオン酸系	オキサプロジン（アルボ®）	作用の持続時間が非常に長い
	オキシカム系	テノキシカム（チルコチル®）	作用の持続時間が長い
		アンピロキシカム（フルカム®），ピロキシカム（バキソ®，フェルデン®），メロキシカム（モービック®）	
	アリール酢酸系	エトドラク（オステラック®，ハイペン®）ナブメトン（レリフェン®）	作用の持続時間が中等度．エトドラクは消化管障害が少ない．スリンダクは鎮痛・抗炎症作用が強いが腎障害は少ない
	インドール酢酸系	インドメタシンファルネシル（インフリー®）スリンダク（クリノリル®）	
		インドメタシン（インダシン®，インテバン®）	作用の持続時間は短いが，効果が現れるのが速い．ジクロフェナクは作用が強い反面，消化管障害や腎障害が少なくないので長期の服用はさける．メフェナム酸は比較的作用が強い．ロキソプロフェンは消化管障害が，イブプロフェンは抗リウマチ作用は少ない．ケトプロフェンは腎臓以外で代謝されるので高齢者に適応
	サリチル酸系	アスピリン（アスピリン）	
	フェニル酢酸系	ジクロフェナクナトリウム（ナボールSR®，ボルタレン®）	
	フェナム酸系	メフェナム酸（ポンタール®）	
短時間作用型	プロピオン酸系	イブプロフェン（ブルフェン®）ケトプロフェン（メナミン®）ロキソプロフェンナトリウム水和物（ロキソニン®）	
	塩基性	エピリゾール（メブロン®）チアラミド塩酸塩（ソランタール®）	作用が緩和で抗リウマチ作用は少ない

解熱鎮痛薬　薬剤例／一般名（おもな商品名）

ピリン系：スルピリン水和物（スルピリン，メチロン），配合剤（SG顆粒®）
非ピリン系：アセトアミノフェン（ピリナジン®，カロナール®），メシル酸ジメトチアジン（ミグリステン®），配合剤（PL顆粒®，バファリン®）

消炎酵素薬＊　薬剤例／一般名（おもな商品名）

セミアルカリプロテイナーゼ（セアプローゼS-AP®，ゼオエース®），セラペプターゼ（ダーゼン®），ブロメライン（キモタブS®，ブロメライン），プロナーゼ（エンピナース，ガスチーム®），リゾチーム塩酸塩（ノイチーム®，リフラップ®，レフトーゼ®）

＊消炎酵素薬はタンパク質や多糖類などの生体高分子の分解酵素であり，炎症巣（とくに慢性炎症の病巣）に組織や細胞の傷害により蓄積した壊死組織や変性タンパクなど（これらは生体にとって異物的存在）を分解して，循環の正常化をもたらすと考えられている

3 炎症反応のしくみ

1 打撲などによる物理的侵襲の例

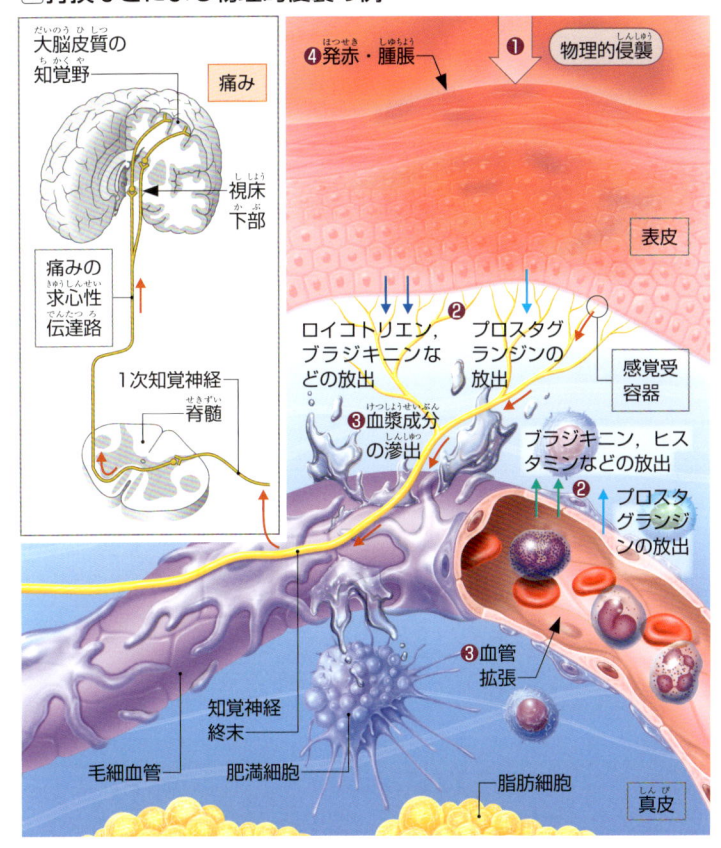

打撲などによる炎症反応と痛みの発生

皮膚組織や細胞が損傷を受けると(❶)，損傷部位の細胞から炎症を誘発する生理活性物質(ロイコトリエン，ヒスタミン，ブラジキニンなど)が放出(❷)されて炎症反応(血管拡張，血管透過性亢進，血漿成分の滲出など．❸)が引き起こされるため，皮膚は赤く腫れる(❹)．とくにブラジキニンは内因性発痛物質であり，末梢の知覚神経末端(感覚受容器)を刺激して痛みの電気信号(→)を発生させる．それが大脳皮質の知覚野に伝えられ，痛みを感じる．知覚神経末端付近で過剰に放出されるプロスタグランジン(PGE-2)がその刺激を増強する．

4 非ステロイド性抗炎症薬の効くしくみ—作用機序

NSAIDs：non-steroidal anti-inflammatory drug(s)

2 細菌の侵入による感染性侵襲の例

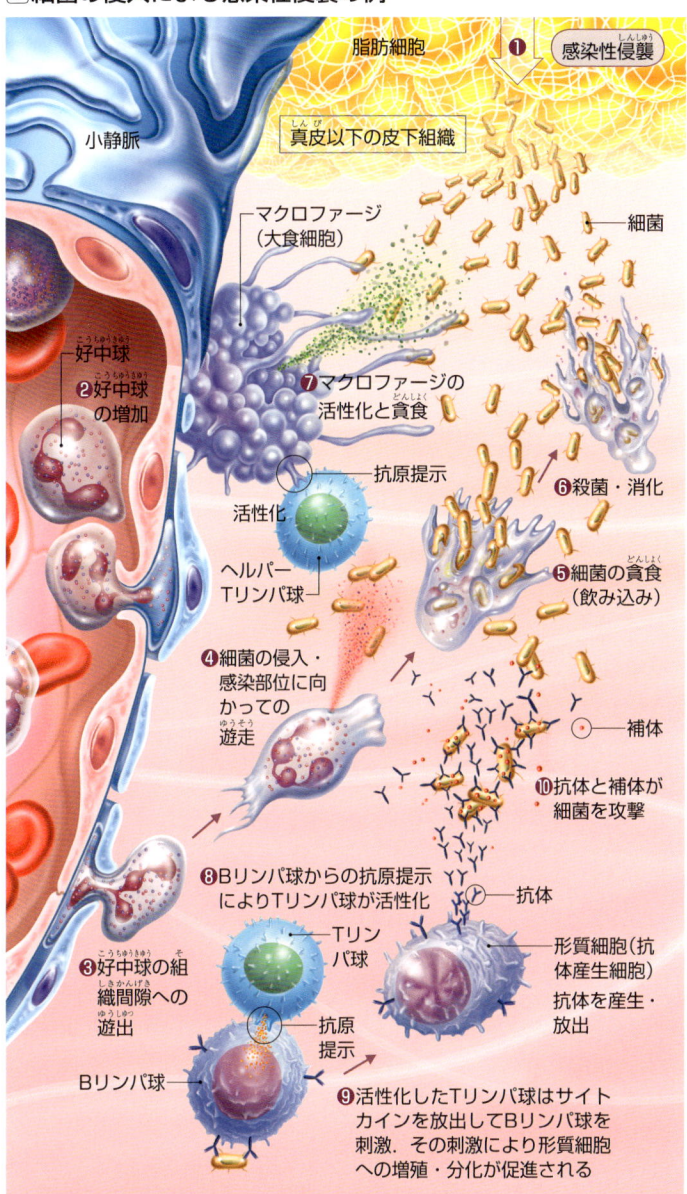

細菌の侵入・感染による炎症反応と発熱や痛みの発生

細菌が体内に侵入すると(❶)，生体の防衛反応としてその周囲の小静脈から組織間隙(結合組織)に遊出した好中球などの白血球が，ロイコトリエンや補体分解産物などの走化性因子によって細菌の侵入・感染部位に向かい遊走する，などの免疫反応(図の❷〜❿)がおこる．その際，好中球やマクロファージ，Tリンパ球などからインターロイキン(IL-1)や腫瘍壊死因子(TNF)，インターフェロン(IFN-γ)などのサイトカインと呼ばれる生理活性物質が放出される．IL-1やTNFは内因性発熱物質であり，脳の視床下部に作用し，プロスタグランジン(PGE-2)の産生・放出をうながし，PGE-2が視床下部の体温調節中枢を刺激することで発熱する．また，PGE-2は①の場合と同様に，痛みを増強する(痛風の免疫反応と炎症発生のしくみは102㌻の図❶，関節リウマチの免疫反応と炎症発生のしくみは105㌻の図❸参照)．

図では炎症反応を誘発・増強する生理活性物質の産生の過程と薬物の作用部位を示す．炎症反応時に，細胞膜のリン脂質に結合しているアラキドン酸(PGの前駆物質)からPG合成酵素のCOXを介してPGが，リポキシゲナーゼを介してLTが過剰に産生される．NSAIDsはCOXの働きを阻害(×)してPGの産生を抑制する．一方，ステロイド剤は，ホスホリパーゼA₂の働きを阻害(×)し，リン脂質に結合しているアラキドン酸の遊離を抑制することによって(109㌻の図❸-①も参照)，より強力な抗炎症作用を発揮する．

炎症・アレルギー治療薬——抗アレルギー薬，抗ヒスタミン薬

かゆみ止めのくすり

❶かゆみのおもな原因とかゆみの悪循環

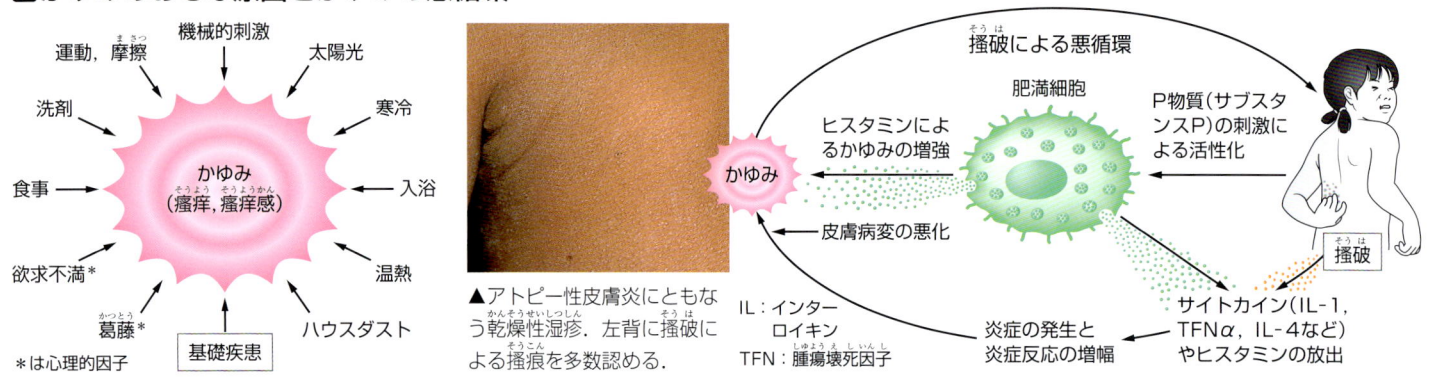

かゆみ（瘙痒，瘙痒感）の要因：運動，摩擦，機械的刺激，太陽光，寒冷，入浴，温熱，ハウスダスト，基礎疾患，葛藤*，欲求不満*，食事，洗剤
*は心理的因子

基礎疾患：皮膚病（湿疹や蕁麻疹などの炎症性皮膚疾患や，細菌・ウイルスなどの感染性皮膚疾患），肝障害（黄疸），胃腸障害，腎障害，糖尿病，痛風，内分泌障害，婦人病，ビタミン欠乏症，悪性腫瘍，神経症など

▲アトピー性皮膚炎にともなう乾燥性湿疹．左背に搔破による搔痕を多数認める．

IL：インターロイキン
TFN：腫瘍壊死因子

かゆい部分を爪で引っ搔く（搔破）と搔痕（左の写真）を生じる．表皮・真皮境界域を刺激して，表皮細胞や肥満細胞などからヒスタミンなどの生理活性物質の産生・放出をうながすため，炎症反応が増幅されてさらにかゆみが強まる．

❷かゆみのおもな治療薬

ステロイド剤（ステロイド軟膏など）
治療薬は133ページの表❺-②を参照

抗アレルギー薬

抗ヒスタミン薬（第一世代の） 薬剤例
一般名（おもな商品名）：アリメマジン酒石酸塩（アリメジン®），クレマスチンフマル酸塩（タベジール®），クロルフェニラミンマレイン酸塩（アレルギン®，クロダミン®，ネオレスタミン®，ヒスタール®，ポララミン®），ジフェニルピラリンテオクル酸塩（プロコン®），ジフェンヒドラミン塩酸塩（ベナ®，レスタミン®），シプロヘプタジン塩酸塩水和物（ペリアクチン®），トリプロリジン塩酸塩水和物（ベネン®），プロメタジン（ヒベルナ®，ピレチア®），ホモクロルシクリジン塩酸塩（ホモクロミン®）など

そのほかの鎮痒薬 薬剤例
一般名（おもな商品名）：アンモニア水，アミノ安息香酸エチル（アネステジン®，アミノ安息香酸エチル），カンフル（カンフル精），クロタミトン（オイラックス®），酸化亜鉛（ウイルソン®軟膏，亜鉛華軟膏），ジフェンヒドラミン（レスタミン®軟膏），ジフェンヒドラミンラウリル硫酸塩（ベナパスタ®）など

①抗ヒスタミン作用をもたないおもな抗アレルギー薬の薬剤例と適応症（●）

一般名（おもな商品名）	アレルギー性鼻炎	アトピー性皮膚炎	湿疹・皮膚炎	蕁麻疹	気管支喘息
アンレキサノクス（ソルファ®）	●				●（成人）
クロモグリク酸ナトリウム（インタール®）	●				
スプラタストトシル酸塩（アイピーディ®）	●	●			●（成人）
トラニラスト（リザベン®）	●	●			●
ペミロラストカリウム（アレギサール®，ペミラストン®）	●				

②抗ヒスタミン作用をもつおもな抗アレルギー薬（第二世代抗ヒスタミン薬）の薬剤例と適応症（●）

一般名（おもな商品名）	アレルギー性鼻炎	アトピー性皮膚炎	湿疹・皮膚炎	蕁麻疹	気管支喘息
アゼラスチン塩酸塩（アゼプチン®）	●	●	●	●	●
エバスチン（エバステル®）	●		●	●	
エピナスチン塩酸塩（アレジオン®）	●	●	●	●	●（成人）
エメダスチンフマル酸塩（ダレン®，レミカット®）	●		●	●	
オキサトミド（セキタール®，セルテクト®）	●	●	●	●	●（小児）
ケトチフェンフマル酸塩（ザジテン®）	●		●	●	●
フェキソフェナジン塩酸塩（アレグラ®）	●			●	
メキタジン（ゼスラン®，ニポラジン®）	●		●	●	●（成人）

内科的疾患にともなうかゆみに対しては，外皮用製剤と内服薬の併用療法が行われる．
②の薬剤は皮膚瘙痒症にも適応である．

●かゆみの原因とかゆみ止めの治療薬

皮膚感覚としてのかゆみ（瘙痒，瘙痒感）の原因は複雑多岐にわたる（図❶）．環境因子や心理的因子を原因としてかゆみのみを訴える場合（知覚神経症である皮膚瘙痒症）をはじめ，基礎疾患として皮膚病（湿疹などの炎症性皮膚疾患や感染性皮膚疾患），肝臓病・腎臓病などの内臓疾患，糖尿病・神経症などの全身性疾患が関与している場合が少なくない．しかし，近年では，アレルギー性疾患，なかでも免疫グロブリンE抗体（IgE抗体）を産生しやすいアトピー体質を背景としたかゆみの強いアトピー性疾患（アレルギー性鼻炎，アトピー性皮膚炎，湿疹，蕁麻疹など）がふえており，患者数は全人口の20〜30％にもおよぶといわれる．

これらのアトピー性疾患にともなうかゆみの改善には，ステロイド剤の皮膚用薬（ステロイド軟膏など，133ページの表❺-②参照）と内服の抗アレルギー薬（図❷）がおもに用いられるが，本項では気管支喘息の治療薬でもある後者の抗アレルギー薬を中心に解説する[1]．

●かゆみのおこるしくみと抗アレルギー薬の働き

アトピー性疾患では，花粉やダニなどを抗原としておこるⅠ型アレルギー（反応）[2]によって，皮下や粘膜下組織の炎症局所に分布する肥満細胞からヒスタミンなどの生理活性物質（炎症を誘発する起炎物質）が放出される．ヒスタミンには血管透過性亢進や平滑筋（気管支平滑筋や血管平滑筋）収縮などの作用があり，知覚神経終末を刺激してかゆみや痛みをおこす（図❸-①）．

ヒスタミンにより引き起こされる炎症（反応）をヒスタミン作用

3 Ⅰ型アレルギーにともなうかゆみのおこるしくみと抗アレルギー薬の効くしくみ

1 抗アレルギー薬の作用部位と作用機序

再侵入した抗原が肥満細胞に付着しているIgE抗体に結合して架橋を形成すると，肥満細胞は興奮して図に示すような種々の生理活性物質を産生・放出する．なかでもヒスタミンはかゆみを誘発する起痒性物質でもあり，知覚神経終末を刺激し，刺激の強弱によりかゆみや痛みをおこす．

抗アレルギー薬

作用および作用機序

抗ヒスタミン作用（×）：
❶の阻害
抗アレルギー作用（×）：
❷～❺の阻害

アラキドン酸の遊離からロイコトリエン産生の過程は111ページの図❸-❷を参照

2 Ⅰ型アレルギーのおこるしくみ—感作の成立

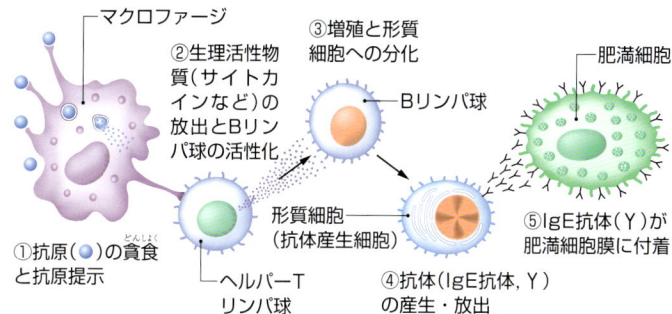

抗原（●）が体内に侵入すると，種々の免疫担当細胞が活性化し，図のような経過でその抗原に対する抗体（Ⅰ型アレルギーではIgE抗体，Y）がつくられる．結合組織中の肥満細胞の細胞膜にはIgEに対する特異的な受容体があるので，IgE抗体は肥満細胞膜に付着する（感作の成立）．再度，抗原が侵入し，肥満細胞膜に付着したIgE抗体が抗原の結合により架橋されると，ただちにその架橋形成のシグナルによって脱顆粒がおこり，生理活性物質が放出される．その生理活性物質に起因して，発疹や発熱，ショックなどの病的現象がみられることがあり，その現象をⅠ型アレルギー（反応）と呼ぶ．

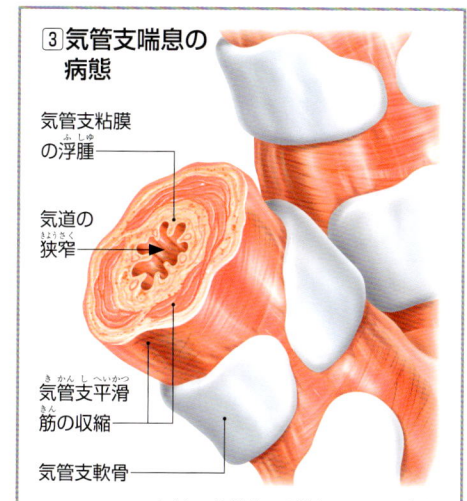

3 気管支喘息の病態

気管支粘膜の浮腫や腺分泌が亢進している気管支喘息では，Ⅰ型アレルギー反応により肥満細胞からヒスタミンが放出されるため，気管支平滑筋がけいれん性収縮をおこし，気道は狭窄ないしは閉塞する（82ページの図❶-❷参照）．

[ ]は生理活性物質のおもな作用
〜〜 架橋によるシグナル
Ca^{2+}：カルシウムイオン
PAF：血小板活性化因子

かゆみの症状の強いアトピー性疾患の発症には，種々の生理活性物質の中でもヒスタミンがもっとも関係が深いと考えられている．ヒスタミンには血管透過性亢進作用や平滑筋収縮作用があるほか，ヒスタミンは知覚神経終末を刺激してかゆみや痛みをおこすなど，ほかの生理活性物質と協働してアレルギー性炎症を誘発・増強する．抗アレルギー薬は肥満細胞におけるヒスタミンなどの産生・放出段階（上図の❶～❺）に働き，それらの放出を阻害することなどにより抗炎症効果（抗ヒスタミン作用や抗アレルギー作用）を発揮する．

と呼ぶ．このヒスタミン作用を強力におさえる薬剤が，抗アレルギー薬の中でも抗ヒスタミン作用をもつ第二世代の抗ヒスタミン薬[3]である．おもに肥満細胞に働き，ヒスタミンなどの産生・放出をおさえることなどによって，Ⅰ型アレルギーとそれに随伴するアレルギー性炎症にともなうかゆみなどの症状を改善する．

●抗アレルギー薬の用い方とおもな副作用

皮膚局所のかゆみ止めに用いられるステロイド軟膏は，皮膚過敏症の改善を目的としたスキンケアと，アレルギー性炎症をコントロールする薬剤として有効である．しかし，漫然と長期にわたり連用した場合，さまざまな副作用が現れるので，効果（抗炎症作用）の強さによって5段階に分類されており，年齢や投与部位・季節などを考慮して，最適薬剤の選択が必要とされる．内服中心の第二世代の抗ヒスタミン薬によくみられる副作用はねむけである．そのほか，めまい，胃腸障害などが現れることがある．エピナスチン（アレジオン®，アレルナシン®）やエバスチン（エバステル®）は，ねむけは少ないとされているが，個人差があるので注意が必要である．

（小瀧　一）

[1]皮膚搔痒症などのかゆみ止めにおもに用いられる治療薬は鎮痒薬あるいは止痒薬と呼ばれる．近年では鎮痒効果とともに鎮痛・収斂・消炎効果をあわせもつ薬剤が多い．[2]Ⅰ型アレルギー（反応）は1～2分後に現れ，15～30分が最大で，60分後には多くは消失することから即時型過敏反応とも呼ばれる．[3]ヒスタミンH_1受容体に働き，ヒスタミンの放出を抑制する薬剤が抗ヒスタミン薬（H_1受容体拮抗薬）であり，それには従来の第一世代（古典的）の抗ヒスタミン薬と，抗アレルギー薬に分類される第二世代の抗ヒスタミン薬がある．なお，胃の壁細胞のH_2受容体に働く抗ヒスタミン薬（H_2受容体拮抗薬＝H_2ブロッカー）は胃酸分泌抑制作用が強く，胃・十二指腸潰瘍の治療薬（87ページの図❷-❶参照）である．

感染症治療薬──抗菌薬(抗生物質・合成抗菌薬)

細菌感染症のくすり

□治療薬一覧 抗菌薬☞137ページの表7

❶感染経路と細菌の種類および細菌感染症の例

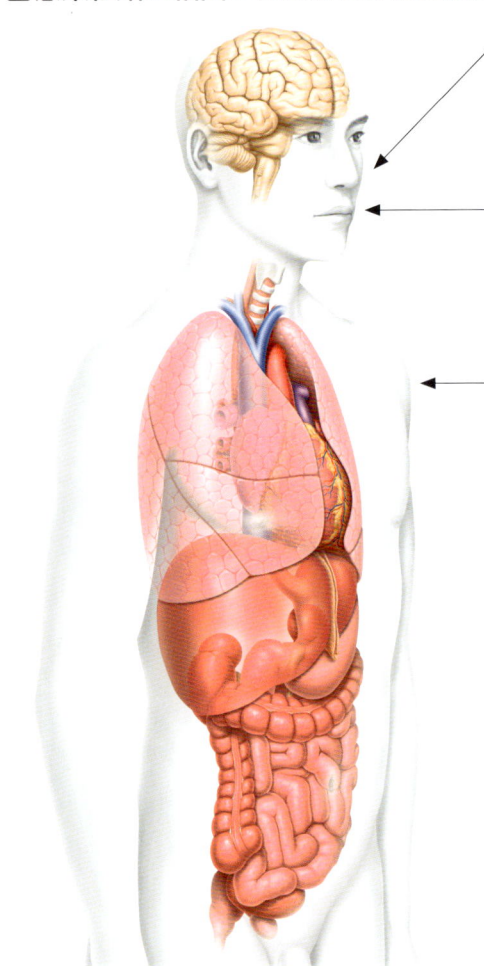

経鼻・気道感染(空気感染,飛沫感染)

おもな細菌の種類(菌種):ブドウ球菌[1],インフルエンザ菌[2],緑膿菌[2],肺炎球菌[1],結核菌[1],ジフテリア菌[1],クラミジア,マイコプラズマなど

おもな感染症:急性鼻咽頭炎,急性扁桃炎,急性副鼻腔炎,急性気管支炎,急性中耳炎,肺炎,肺結核,百日咳,髄膜炎,トラコーマ,結膜炎など

経口・腸内感染

おもな細菌の種類(菌種):大腸菌[2],ブドウ球菌[1],サルモネラ[2],O-157などの病原性大腸菌[2],コレラ菌[2],緑膿菌[2],腸炎ビブリオ[2],ボツリヌス菌[1],赤痢菌[2],腸チフス菌[2],パラチフス菌[2],クラミジアなど

おもな感染症:急性胃腸炎(急性下痢症),食中毒,急性化膿性腹膜炎,赤痢,腸チフス,クラミジア腸炎,オウム病,尿路感染症など

接触・皮膚・創傷感染

おもな細菌の種類(菌種):大腸菌[2],ブドウ球菌[1](表皮ブドウ球菌,黄色ブドウ球菌など),A群溶血性連鎖球菌[1],破傷風菌[1],淋菌[2],スピロヘータ[2]など

おもな感染症:膀胱炎,皮膚感染症は化膿(膿瘍形成)が特徴であり,急性化膿性炎(癤や癰),伝染性膿痂疹(とびひ),毛包炎,尋常性毛瘡,蜂窩織炎(蜂巣炎),化膿性汗孔周囲炎(あせものより),丹毒(浮腫性化膿性炎),破傷風,性行為感染症(淋疾,梅毒,尿道炎など)など

1)はグラム陽性菌(細菌染色法であるグラム染色により脱色されず,暗紫色または濃紫色に観察される菌)
2)はグラム陰性菌(グラム染色の過程で脱色され,サフラニン染色により紅色に染色される菌)

細菌細胞の基本構造

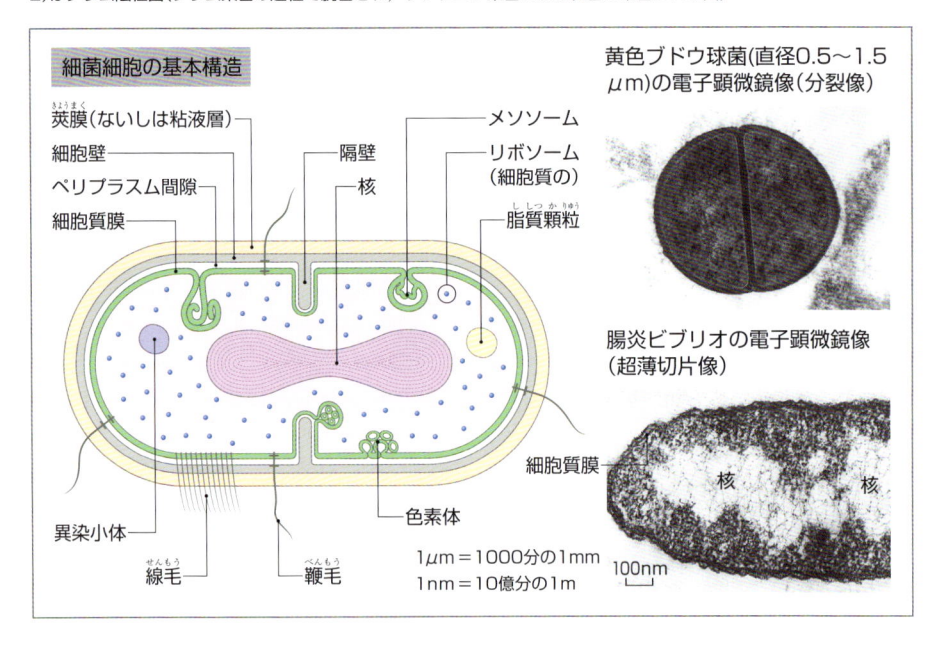

莢膜(ないしは粘液層),細胞壁,ペリプラズム間隙,細胞質膜,隔壁,核,メソーム,リボソーム(細胞質の),脂質顆粒,異染小体,線毛,鞭毛,色素体,細胞質膜

黄色ブドウ球菌(直径0.5〜1.5μm)の電子顕微鏡像(分裂像)

腸炎ビブリオの電子顕微鏡像(超薄切片像)

$1\mu m = 1000$分の$1 mm$
$1 nm = 10$億分の$1 m$

細菌はその外形により球菌,桿菌(棒状または桿状),らせん菌の3基本形に分けられる.細菌細胞は原核細胞で,真菌(117ページの図3-❷参照)以上の高等細胞にみられるような核膜,有糸分裂装置,ミトコンドリア,小胞体,ゴルジ体などをもっていない.菌によっては表層付属器官として鞭毛と線毛があり,耐久体としての芽胞(細菌芽胞,119ページの図❸参照)を形成するものもある.

●細菌感染症と薬物療法の目的

感染症を引き起こす細菌は多岐にわたり,かぜや中耳炎,膀胱炎,下痢など症状・疾患もさまざまである(図❶).細菌が体内に侵入すると,鼻水,くしゃみ,胃酸による殺菌などの生体防御機構が細菌を排除しようとする.腸内や皮膚の常在菌(善玉菌)は悪玉菌が定着するのを阻止している.さらに免疫系が活性化して細菌を攻撃することで通常は細菌の増殖がおさえられるが,抵抗力が弱い❶と,細菌の増殖がおさえられず,数日から数週間の潜伏期間を経て症状が発現する.たとえば,食中毒の原因の一つであるO-157(腸管出血性大腸菌)は経口で感染し,無症状あるいは腹痛・下痢で治まる場合もあるが,溶血性尿毒症症候群や脳症といった合併症が発現すると致命的になることがある.したがって,細菌感染症では早期の診断と薬物による治療が重要である.

薬物療法の目的は,原因菌の増殖をおさえ(原因療法),免疫系の活性化にともなう炎症反応をおさえる(対症療法)ことにある.細菌の増殖をおさえる薬剤は抗菌薬と呼ばれる.抗菌薬(図❷)を用いるには,経験的に選択する場合と,細菌検査により同定された原因菌にもとづき選択する場合がある.感染部位への移行性(薬物が臓器・組織に行き着くかどうか)も考慮して薬剤が選択される.

●細菌感染症の治療薬

細菌の増殖をおさえるために抗菌薬を,また免疫反応に付随した炎症反応にともなう痛み,発熱をおさえるために非ステロイド性抗炎症薬(110ページを参照)を併用する.症状に応じてほかの薬剤も用いるが,感染症の下痢の場合,生体の反応自体に細菌を体外に排出する役目があるので止瀉薬は決して用いず,脱水症状に対して水分補給し,重症の場合は輸液などを用いる.

❷抗菌薬の分類―抗生物質と合成抗菌薬

抗生物質のおもな種類

殺菌作用をもつ抗生物質：β-ラクタム抗生物質*（ペニシリン系，セフェム系，カルバペネム系，ペネム系），アミノグリコシド系，ホスホマイシン系，グリコペプチド系（バンコマイシン塩酸塩），ポリミキシンB硫酸塩など

静菌作用をもつ抗生物質：テトラサイクリン系，クロラムフェニコール系，マクロライド系，リンコマイシン系，ケトライド系

*β-ラクタム抗生物質（構造上β-ラクタム環をもつ抗生物質）のβ-ラクタム環を不活性化する酵素であるβ-ラクタマーゼを産生する菌には，β-ラクタマーゼ阻害剤の配合された抗菌薬を用いる

合成抗菌薬のおもな種類

狭義の合成抗菌薬（キノロン系抗菌薬，ニューキノロン系抗菌薬），抗結核薬，サルファ薬，スルファメトキサゾール・トリメトプリム（ST合剤）など

❸薬物血中濃度と効果の関係

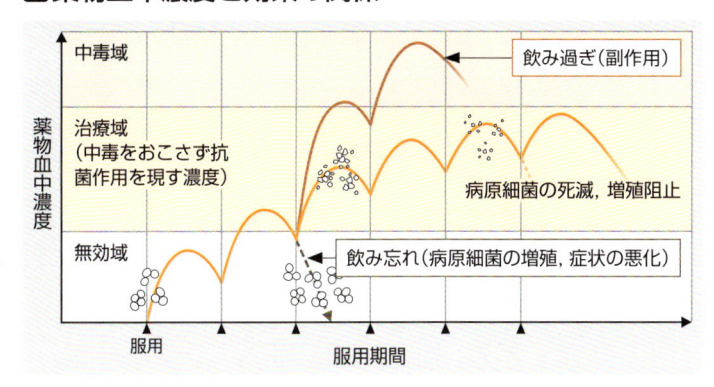

病原細菌を死滅させ増殖を阻止するには一定の期間，用法・用量を守って飲みつづけなければならない．飲み忘れがあると，有効な薬物血中濃度（治療域）が得られず，病原細菌が増殖して効果が期待できなくなる．

❹抗菌薬の働く場所と効くしくみ―作用機序，適応菌種例

細菌は分裂によって増殖し，理論的には1個の細胞は10世代で1024（2^{10}）個となる．1個の細胞が隔壁を境に分裂して2個の細胞（娘細胞，図❶の黄色ブドウ球菌の写真参照）となるためには，遺伝子DNA（デオキシリボ核酸）の複製とRNA（リボ核酸）やタンパク質量がふえなくてはならない．また，細胞壁の合成が必要である．したがって，それらを阻害すれば細菌の増殖をおさえることができる．

①細胞壁合成阻害

作用機序　細菌細胞の細胞壁の合成を阻害して殺菌効果を発揮し，増殖を抑制
おもな適応菌種：β-ラクタム抗生物質のペニシリン系はグラム陽性菌など，セフェム系はグラム陽性菌・グラム陰性桿菌など，カルバペネム系はグラム陽性菌・グラム陰性菌など，モノバクタム系はグラム陰性桿菌など

③DNAジャイレース阻害による核酸合成阻害

作用機序　細菌細胞の核酸（遺伝子DNA）の複製などに働く酵素であるDNAジャイレース阻害により核酸合成を阻害し，細菌の増殖を抑制
おもな適応菌種：抗結核薬は結核菌，ニューキノロン薬は緑膿菌・クラミジア・マイコプラズマなど

②タンパク質合成阻害

作用機序　細胞内タンパク質合成器官であるリボソームに結合して，細菌細胞の分裂・増殖に必要なタンパク質の合成を阻害
おもな適応菌種：テトラサイクリン系はリケッチア・クラミジア・マイコプラズマ，マクロライド系はクラミジア・マイコプラズマ・レジオネラ，アミノグリコシド系はグラム陰性桿菌など

④葉酸合成阻害

作用機序　細菌細胞の遺伝子DNAに必要な葉酸合成を阻害．サルファ薬は好気性病原放線菌であるノカルジアによるノカルジア症の特効薬，ST合剤は尿路感染症，インフルエンザ菌による気道感染症などに適用

抗菌薬の抗菌作用は，薬剤の暴露時間に依存するか，薬物血中濃度に依存する．多くはMIC（細菌の発育を阻止する最小濃度）以上を維持すればよい（β-ラクタム抗生物質，グリコペプチド系，マクロライド系）が，吸収された薬物総量依存（キノロン系）や，PAE（post antibiotic effect．細菌が一定濃度以上の薬剤に一度暴露されると，薬物濃度が下がったあとも増殖抑制作用がつづく作用）をもつもの（アミノグリコシド系）もある．

抗菌薬は漫然と使用をつづけてはならない．乱用により薬剤が効かなくなった強力な耐性菌が出現し，院内感染や保育所での感染拡大が問題となっており，適切な使用が求められている．

●**抗菌薬の働きと効くしくみ**

抗菌薬は図❹に示す細菌増殖のための各段階（①～④）を阻害することで抗菌作用を発揮する．それには増殖をおさえる静菌的な抗菌薬と，細胞壁を破壊して死滅させる殺菌的な抗菌薬がある．抗菌活性は薬剤ごとに異なり，原因菌のわからない感染症では幅広い抗菌スペクトル（118ページの脚注❶参照）をもつ薬剤を用い，病原菌が同定されたり薬剤感受性が判定された場合には抗菌スペクトルの狭い薬剤を用いて，耐性菌や日和見感染❷を防ぐ．

●**おもな副作用と薬物間相互作用**

ペニシリン系やセフェム系はアレルギー反応（薬剤過敏症❸）など，アミノグリコシド系では耳鳴り・難聴・めまいなどの感覚器障害，腎毒性など，テトラサイクリン系では胃腸障害，肝障害，光線過敏症など，マクロライド系では肝障害などの副作用がみられる．抗菌薬は腎臓から排泄されるものが多いため，腎機能の低下している患者は注意が必要である．また，一部の抗菌薬は制酸薬の一部，解熱鎮痛薬，そのほかの薬剤との薬物間相互作用によって抗菌薬の働きが低下したり，思わぬ副作用が現れることがあるので，飲み合わせにも注意が必要である．

（野川　聖子）

❶小児や高齢者，またストレスや疲労，糖尿病などの基礎疾患により免疫力が低下していたり，HIV感染症などで免疫不全の場合に感染症をおこしやすい．❷ウイルス感染症や薬物療法の影響などで免疫不全の状態にあるとき，通常では感染しない細菌に感染すること．❸かゆみや発疹などの皮膚症状が90％と多いが，全身症状を示す場合もあり，ペニシリンショックなどのアナフィラキシーショック，発熱，肝障害などが知られている．

感染症治療薬——抗ウイルス薬，抗真菌薬

ウイルス感染症と真菌感染症のくすり

●ウイルス感染症と真菌感染症

体内に侵入したウイルス（図❶）が宿主の細胞に吸着・侵入し，その細胞（宿主細胞という）の遺伝子DNAを利用して増殖，細胞外へ進出（出芽）することをウイルス感染という．一部は免疫機構（111ページの図❸-❷参照）で排除されるが，出芽したウイルスはさらに周辺の細胞へと感染を広げていき，ある程度まで増殖すると高熱や悪寒，筋肉痛などを発症する．感染から発症までに要する時間を潜伏期間という．宿主となる細胞はさまざまで，アデノウイルスは眼やのどの粘膜に感染して炎症をおこし，HIVは免疫を担当する細胞（Tリンパ球）に感染するため免疫不全を引き起こす．

真菌感染症はカビや酵母が原因の感染症（真菌症）であり，みずむし，たむしなどの白癬やカンジダ症などがあげられる（図❹）．ヒトの真菌症の多くは皮膚で発生するが（表在性），ときに内臓や髄膜にまで病変を生じて（深在性），重症化することもある．妊娠や糖尿病などの疾病により免疫力が弱まっているとかかりやすい．

●薬物療法の目的と抗ウイルス薬・抗真菌薬

ウイルスや真菌の増殖阻止のために抗ウイルス薬や抗真菌薬（図❷，図❺）を用いる．増殖に不可欠な段階（DNA合成，タンパク質合成など）を阻害する．また，細胞膜を破壊して殺菌的に作用する抗真菌薬もある．抗ウイルス薬は宿主細胞をおかさないことが重要であるため，抗菌薬（114ページを参照）とくらべて開発がむずかしい．そのため水痘・肝炎・HIVなどのごく一部のウイルスに対する薬剤に限られる．さらに，ウイルスの突然変異により薬剤が無効になることがある．HIV感染症ではさまざまな段階に働く薬剤（図❸）を組み合わせて服用する．副作用も多いが，耐性ウイルスの出現を阻止するためにも服薬を継続する必要がある．

アデノウイルスなど，抗ウイルス薬のない無数のウイルス感染症に対しては，症状を緩和する対症療法として発熱・痛みには解熱・鎮痛・抗炎症薬（110ページを参照）を，抵抗力が弱まり細菌感染（二次感染）の恐れのある場合は抗菌薬を用いる．発熱や下痢による脱水症状に対し水分補給は欠かせないが，重度の場合には輸液を行う必要がある．このほかに，抗ウイルス作用をもつ薬剤にはインターフェロンがありウイルス性肝炎の治療に用いられる．

ワクチンが開発されているウイルス感染症（麻疹，風疹，日本脳炎，水痘，ポリオ，インフルエンザなど）では，予防接種❶で免疫をつけることが，重症化や全国的な流行拡大を阻止するためにも非常に有益である．接種の際は副反応（副作用）に注意したい．免疫力を維持するためには，通常，何度か追加接種が必要である．

●おもな副作用と薬物間相互作用

抗ウイルス薬の副作用は発疹や皮膚炎などの薬剤過敏症，骨髄抑制，肝障害，腎障害，幻覚，下痢など，抗真菌薬では肝障害，骨髄抑制，薬剤過敏症などである．また，他剤の効果を増強するなどの薬物間相互作用があるので注意が必要である．　（野川 聖子）

❶ウイルスが体内に侵入すると抗体ができ免疫が獲得される．このしくみを利用したのが予防接種である．HIVのような変異の頻度の高いウイルスでは，つぎつぎとワクチンが無効になるため，予防接種は有効ではない．

❶ウイルス粒子の基本構造

ウイルス粒子の基本構造は核酸（DNAまたはRNA）とそれを取り巻くタンパク質から構成される．エンベロープをもつものともたないものがある．エンベロープにはウイルス糖タンパク質が埋め込まれ，外側に突出している．この突起はスパイクと呼ばれ，宿主細胞への吸着・侵入などに働く．

- 核酸（細胞の核を構成する核タンパク質で，遺伝子の本体．DNAかRNAのいずれかを核酸としてもつ）
- ヌクレオカプシド（カプシドとウイルス核酸の複合体）
- コア（芯）
- エンベロープ（被膜）（ウイルス膜で，宿主細胞由来の脂質二重層とウイルス糖タンパク質からなる．外殻とも呼ばれる）
- カプシド（ウイルス核酸を包むタンパク質の層）
- スパイク（糖タンパク質の突起）

ウイルス粒子の大きさは0.02〜0.3μm

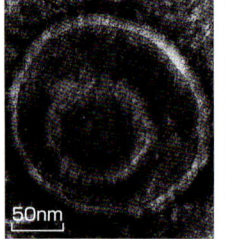

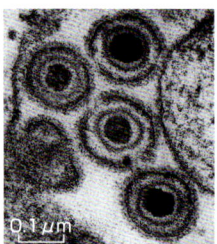

◀写真左はエンベロープをかぶった単純ヘルペスウイルスの電子顕微鏡像．右は感染した細胞内のウイルス粒子の形状．

1nm=100万分の1mm
1μm=1000分の1mm

❷おもな抗ウイルス薬と適応ウイルス，適応感染症

分類	一般名（おもな商品名）	適応ウイルス	適応感染症
ヘルペスウイルス感染症治療薬，水痘−帯状疱疹ウイルス感染症治療薬 発症初期に近いほど効果が得られる*1	アシクロビル（ゾビラックス®）	単純ヘルペスウイルス 水痘−帯状疱疹ウイルス	内服：単純疱疹，骨髄移植における単純疱疹の発症抑制，帯状疱疹，水痘
			注射：脳炎・髄膜炎，悪性腫瘍・自己免疫疾患などで免疫機能が低下した患者に発症した単純疱疹・水痘・帯状疱疹
			クリーム・軟膏：単純疱疹
		単純ヘルペスウイルス	眼軟膏：角膜炎
	バラシクロビル塩酸塩（バルトレックス®）	単純ヘルペスウイルス 水痘−帯状疱疹ウイルス	内服：単純疱疹，帯状疱疹，性器ヘルペスの再発抑制，水痘
	ビダラビン（アラセナ-A）	単純ヘルペスウイルス 水痘−帯状疱疹ウイルス	注射：単純ヘルペス脳炎，免疫抑制患者における帯状疱疹
			軟膏：帯状疱疹，単純疱疹
サイトメガロウイルス感染症治療薬	ガンシクロビル（デノシン注）点滴静注）	サイトメガロウイルス	後天性免疫不全症候群（AIDS*2）・臓器移植・悪性腫瘍による重篤なサイトメガロウイルス感染症
	バルガンシクロビル塩酸塩（バリキサ®）		後天性免疫不全症候群（AIDS）患者におけるサイトメガロウイルス網膜炎
HIV感染症治療薬	右ページの図❸参照	HIV	HIV感染症
インフルエンザ治療薬	79ページの図❸参照	A型・B型インフルエンザウイルス 発症初期に近いほど効果が得られる*1	
B型・C型肝炎治療薬	90ページの図❷参照	B型・C型肝炎ウイルス	

*1：作用のしくみからも理解できるように，一般的に抗ウイルス薬は感染初期に投与するのが効果的であり，期待する効果を得るためには発症から数日以内に服用を開始しなければならない薬剤もある．　*2：acquired immunodeficiency syndrome（後天性免疫不全症候群）

❸HIVの感染・増殖と抗HIV感染症治療薬の効くしくみ

細胞性免疫の担当細胞であるTリンパ球（CD4陽性T細胞）に吸着したHIV粒子は，Tリンパ球の細胞膜と融合して細胞内に侵入し，図に示す❶〜❼のしくみによって増殖・出芽する．出芽した子孫HIV粒子（❽）は周囲のTリンパ球につぎつぎ感染していき，感染されたTリンパ球は破壊される．このため，免疫力が低下して，カリニ肺炎，カンジダ食道炎，サイトメガロウイルス感染症などの日和見感染症をおこしやすくなる．

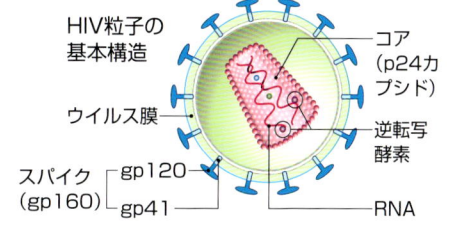

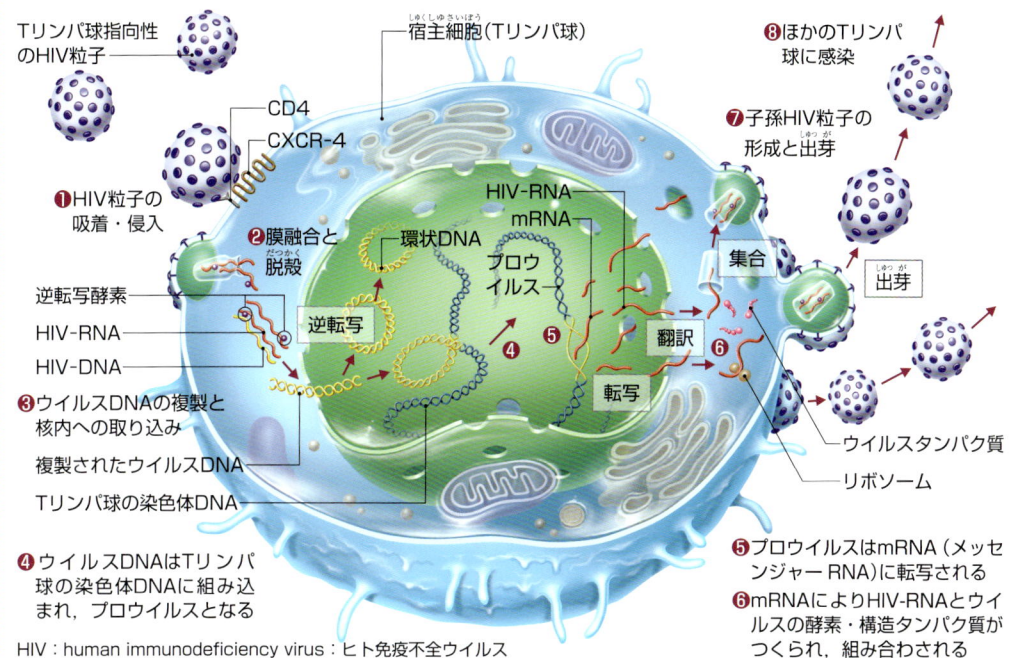

HIV粒子の基本構造
- コア（p24カプシド）
- ウイルス膜
- スパイク（gp160）: gp120, gp41
- 逆転写酵素
- RNA

- Tリンパ球指向性のHIV粒子
- 宿主細胞（Tリンパ球）
- ❽ほかのTリンパ球に感染
- CD4
- CXCR-4
- ❶HIV粒子の吸着・侵入
- ❼子孫HIV粒子の形成と出芽
- ❷膜融合と脱殻
- 環状DNA
- HIV-RNA, mRNA
- プロウイルス
- 集合
- 出芽
- 逆転写酵素
- HIV-RNA
- HIV-DNA
- 逆転写
- 翻訳
- 転写
- ❸ウイルスDNAの複製と核内への取り込み
- 複製されたウイルスDNA
- Tリンパ球の染色体DNA
- ウイルスタンパク質
- リボソーム
- ❹ウイルスDNAはTリンパ球の染色体DNAに組み込まれ，プロウイルスとなる
- ❺プロウイルスはmRNA（メッセンジャーRNA）に転写される
- ❻mRNAによりHIV-RNAとウイルスの酵素・構造タンパク質がつくられ，組み合わされる

HIV：human immunodeficiency virus：ヒト免疫不全ウイルス

逆転写酵素阻害薬 薬剤例

一般名（おもな商品名）：非ヌクレオシド系；エファビレンツ（ストックリン®），デラビルジンメシル酸塩（レスクリプター®），ネビラピン（ビラミューン®） ヌクレオシド系；アバカビル硫酸塩（ザイアジェン®），エムトリシタビン（エムトリバ®），サニルブジン（ゼリット®），ザルシタビン（ハイビッド®），ジダノシン（ヴァイデックス®），テノホビル ジソプロキシルフマル酸塩（ビリアード®），ジドブジン・ラミブジン（コンビビル®）など

作用機序 HIVの逆転写酵素（RNA依存性DNAポリメラーゼ）に結合して，RNAからDNAの複製（図の❸）を抑制し，増殖を阻止

プロテアーゼ阻害薬（プロテアーゼインヒビター） 薬剤例

一般名（おもな商品名）：アタザナビル硫酸塩（レイアタッツ®），インジナビル硫酸塩エタノール付加物（クリキシバン®），サキナビル（インビラーゼ，フォートベイス®），ネルフィナビルメシル酸塩（ビラセプト®），ホスアンプレナビルカルシウム水和物（レクシヴァ®），リトナビル（ノービア®），ロピナビル・リトナビル（カレトラ®）など

作用機序 HIV粒子の構造をつくる酵素（プロテアーゼ）や逆転写酵素に働き，ウイルスタンパク質の合成（図の❻）を阻害し，増殖を阻止．高頻度に発現する頭痛，吐き気・下痢などの副作用のために服薬アドヒアランスが低下しやすいが，耐性ウイルスの出現を阻止するためにも継続服用が必要である

❹真菌の構造とおもな真菌感染症

真菌細胞はヒトと同じ真核細胞（遺伝子が膜におおわれている細胞）である．原核細胞（遺伝子が膜におおわれていない細胞）の細菌にくらべて細胞が大きく，細胞分化が高度である．

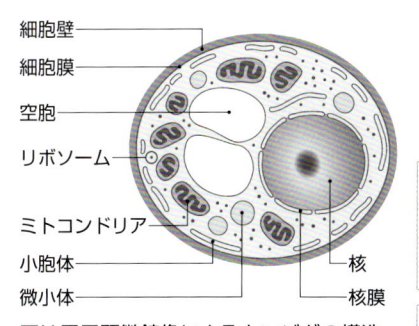

- 細胞壁
- 細胞膜
- 空胞
- リボソーム
- ミトコンドリア
- 小胞体
- 微小体
- 核
- 核膜

図は電子顕微鏡像によるカンジダの構造

一般に真菌は病原性は弱いが，高齢者や生体の抵抗力・免疫力が落ちている患者，乳幼児の感染では重症化することも少なくない．真菌の種類（菌種）には皮膚糸状菌（白癬菌など），カンジダ，アスペルギルス，クリプトコッカスなどがある．

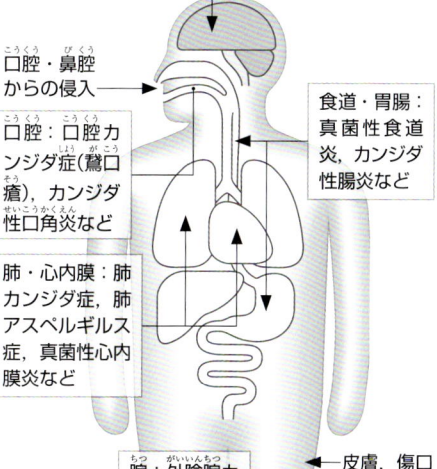

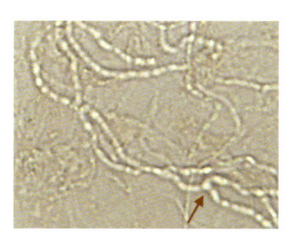

▶写真は表皮（角質層）の白癬菌で，→は分岐性菌糸

おもな真菌症
- 脳・脊髄：カンジダ性髄膜炎，クリプトコッカス性髄膜炎，脳クリプトコッカス症など
- 口腔・鼻腔からの侵入
- 口腔：口腔カンジダ症（鵞口瘡），カンジダ性口角炎など
- 食道・胃腸：真菌性食道炎，カンジダ性腸炎など
- 肺・心内膜：肺カンジダ症，肺アスペルギルス症，真菌性心内膜炎など
- 腟・外陰腟カンジダ症
- 尿道：カンジダ性尿道炎
- 皮膚，傷口からの侵入
- 皮膚：表在性の白癬（しらくも，ぜにたむし，いんきんたむし，みずむし），カンジダ間擦疹，カンジダ性爪周囲炎，カンジダ性肉芽腫など

❺おもな抗真菌薬とその働き

分類	一般名（おもな商品名・剤形）	働き（作用）	おもな適応症
アリルアミン系	テルビナフィン塩酸塩（ラミシール®錠・クリーム・液・スプレー）	細胞膜破壊（殺菌的）	錠剤：深在性皮膚真菌症，表在性皮膚真菌症（白癬，カンジダ症）
ポリエンマクロライド系	アムホテリシンB[*1]（アムビゾーム®点滴静注，ファンギゾン®内服錠・シロップ・注射用）	細胞膜破壊（殺菌的）	注射：深在性感染症 内服：消化管カンジダ症
アゾール系	ミコナゾール（フロリード®腟坐剤・ゲル経口用・F注・F点滴静注用，フロリードD®クリーム・液）	細胞膜合成阻害	ゲル経口：口腔カンジダ症，食道カンジダ症，注射：深在性感染症，腟坐剤：腟カンジダ症
	フルコナゾール（ジフルカン®カプセル・静注液）		カプセル・注射：深在性真菌症
	イトラコナゾール（イトリゾール®カプセル・内用液・注）		深在性真菌症，深在性皮膚真菌症
フロオロウラシル系	フルシトシン（アンコチル®錠）	核酸合成阻害	深在性真菌症
キャンディン系	ミカファンギンナトリウム（ファンガード®点滴用）	β-Dグルカン（細胞壁の主要構成成分）合成阻害	深在性真菌症

[*1]：経口で吸収されない抗真菌薬の経口剤は，口腔・食道などの消化管カンジダ症に適応される．

感染症治療薬──消毒薬
消毒のくすり

■皮膚の構造と皮膚細菌叢
①皮膚の基本構造

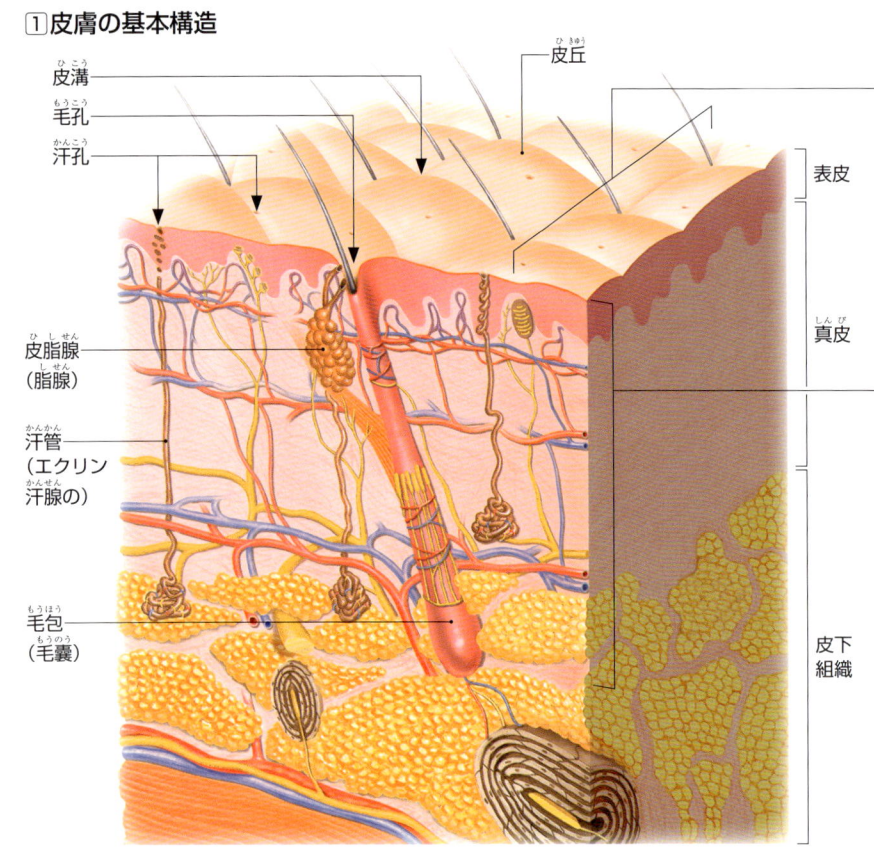

（図中ラベル）皮溝、毛孔、汗孔、皮脂腺（脂腺）、汗管（エクリン汗腺の）、毛包（毛囊）、皮丘、表皮、真皮、皮下組織

②通過菌叢と常在菌叢

通過菌叢のゾーンと菌種
皮溝などの皮膚表面，大部分はおもに爪，頭，足，臍，会陰部などのひだやしわ構造の場所．菌種は連鎖球菌属（化膿性連鎖球菌など），ブドウ球菌（黄色ブドウ球菌など），グラム陰性桿菌，グラム陽性桿菌など

常在菌叢のゾーンと菌種
皮膚では皮脂腺内，毛包内，汗管内など．検出頻度の高い菌種はブドウ球菌（おもに表皮ブドウ球菌），ミクロコッカスなど

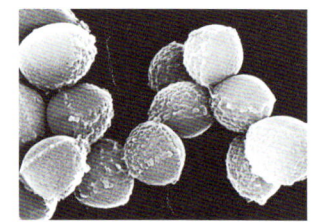

ブドウ球菌の電子顕微鏡像
1μm　1μm＝1000分の1mm

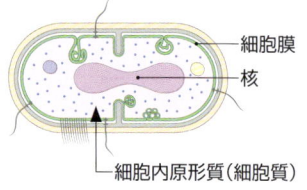

細菌細胞の基本構造
（ラベル）細胞膜、核、細胞内原形質（細胞質）
詳細は114ページの図■を参照

通過菌は，空気や地面，動植物，昆虫，水，器具・物品類などの外界環境に触れることで付着するものが多いが，皮膚自身の静菌作用や防御作用により細菌の発育がおさえられるうえ，皮膚表面の乾燥や太陽光の紫外線などで死滅するなど，通常は長時間，皮膚表面に定着することはできない．これに対して常在菌は皮脂腺内や毛包内などに半恒久的に潜伏している．
　ブラシによる手指・皮膚の洗浄で600万〜5000万の細菌が洗い落とされるといわれる．

●消毒と皮膚細菌叢

消毒とは，手指や皮膚，粘膜（口腔や鼻などの）に付着した細菌などの病原体を除去したり，けがなどによる創傷や抜歯・手術の際に傷口からの病原体の侵入・感染を阻止し，感染後の発症を未然に防ぐ手段をいう．それにはおもに消毒薬を用いる．消毒薬の用途（消毒の対象物）は，人体だけでなく医療器具，室内（家具・物品類，床など），汚物（排泄物），上・下水などにもおよぶ．
　皮膚（図■-①）に付着している病原体は細菌が大部分を占める．皮膚付着菌群は，数種類の細菌が混在して一つの菌群をつくっているので皮膚細菌叢と呼ばれ，一時的に定着する通過菌叢と，常在あるいは定住する常在菌叢に分けられる（図■-②）．

●おもな消毒薬の働きと効くしくみ

消毒薬のおもな働きは殺菌作用である．①グルタラールなどは，病原体の細胞内タンパク質と結合して細胞機能を阻害する．②オキシドール，次亜塩素酸ナトリウム，ポビドンヨード，ヨードチンキなどは酸化により細胞機能を阻害する．③消毒用エタノールなどは細胞内原形質を溶解する．④イソプロパノール，クレゾール，フェノール，ホルマリンなどは，細胞内タンパク質を凝固または変性して細胞機能を阻害する．⑤アクリノール水和物，ベンザルコニウム塩化物，ベンゼトニウム塩化物，クロルヘキシジングルコン酸塩などは，細胞の分裂と増殖に必須な酵素の働きを阻害する．図②におもな消毒薬の薬剤例と適応病原体，用途などを示す．

●用い方の例と消毒効果に影響を与える要因

一般に，手指の消毒や皮膚の創傷部位の消毒には，たとえばクロルヘキシジングルコン酸塩液（5％液は手指，0.05％液は皮膚の創傷部位），ベンゼトニウム塩化物またはベンザルコニウム塩化物0.05％液，ポビドンヨード液（7.5％液は手指，10％液は皮膚の創傷部位），アクリノール水和物0.1％液（化膿局所の消毒）などが用いられる．
　消毒薬は，使用する条件により消毒効果に差が出る．効果に影響をあたえるおもな要因として，病原体の種類と菌量があげられる．病原体の中で消毒薬に感受性が高いのは，消毒薬の抗菌スペクトル[1]からみても一般細菌（芽胞を形成しない栄養型細菌）であり，細菌芽胞がもっとも強い抵抗性を示す（図③，図④）．
　使用濃度の変化は消毒効果や副作用の発現に影響する．かならず指定された濃度で用い，指定濃度（使用濃度）に希釈するには計量器を使って正確に行う．通常，温度が高いほど消毒効果は強くなり，20℃以下では期待する消毒効果が得られない場合がある．
　また，消毒する手指や粘膜，創傷面，器具・物品類に血液や土などの有機物が付着していると，消毒効果に影響をあたえることがある．消毒開始前に，水道水などでそれらの汚染を洗浄してから消毒薬を用いることが必要である．
（青山 隆夫）

[1]細菌の発育を阻止する最小阻止濃度の測定にもとづいて，抗菌薬（抗生物質・合成抗菌薬）の病原体に対する効果の範囲（作用範囲で，抗菌薬に対する細菌の感受性の程度）を一覧表にしたもの．

❷おもな消毒薬—薬剤例と適応病原体，用途など

消毒薬成分	おもな商品名	適応病原体(病原体の種類)	用途(消毒の対象物)	禁忌，その他
アクリノール水和物	アクリノール末 0.1%アクリノール液	一般細菌，とくに化膿菌に有効	皮膚の化膿局所および手術・感染部位，粘膜の手術部位，口腔の粘膜，うがい	光により黄色から褐色に変色
イソプロパノール	50%イソプロパノール	一般細菌・結核菌，ウイルス，リケッチャ，スピロヘータに有効，細菌芽胞には無効	手指・皮膚，医療器具，ガラス，プラスチック，革製品など	毒性は消毒用エタノールよりやや強く，皮膚の創傷部位および粘膜には使用しない
オキシドール(過酸化水素)	オキシドール オキシフル®液3%	一般細菌・結核菌，真菌，ウイルスに有効であるが，効果が不十分の場合がある	皮膚・粘膜の創傷部位，口腔・耳・鼻の粘膜など	長期間または広範囲に使用しない
クロルヘキシジングルコン酸塩	ステリクロン® ヒビテン®	一般細菌，一部の真菌(酵母)に有効，ウイルスには無効	手指・皮膚，皮膚の手術部位，眼(結膜嚢)，医療器具，室内の家具・物品類など	口腔・耳などの粘膜には使用しない
グルタラール	グルトハイド® ステリゾール®	一般細菌・結核菌，細菌芽胞，真菌，ウイルスに有効	医療器具，室内の家具・物品類など	人体には使用しない
クレゾール	クレゾール石ケン液	一般細菌・結核菌，一部の真菌(皮膚糸状菌・酵母)に有効，細菌芽胞，ウイルスには無効	手指・皮膚，皮膚の手術部位，医療器具，室内の家具・物品類，汚物(排泄物)など	皮膚の創傷部位には使用しない
次亜塩素酸ナトリウム	ヤクラックスD液1%	一般細菌，真菌，ウイルスに有効，結核菌には無効	手指・皮膚，皮膚・粘膜の手術部位，医療器具，室内の家具・物品類，汚物(排泄物)，プール水など	直射日光や有機物により有効塩素が減少．金属を腐食
消毒用エタノール	消毒用エタノール	一般細菌・結核菌，ウイルス，リケッチャ，スピロヘータに有効，細菌芽胞には無効	手指・皮膚，皮膚の手術部位，医療器具，ガラス，プラスチック，革製品など	毒性はほとんどないが，皮膚の創傷部位および粘膜には使用しない
ベンザルコニウム塩化物	オスバン®10% 0.025%オスバン®	一般細菌・結核菌，一部の真菌(酵母)，一部のウイルス(HIV*)に有効，細菌芽胞には無効	手指・皮膚，皮膚の創傷・手術・感染部位，粘膜の創傷・手術部位，医療器具，室内の家具・物品類など	せっけんや一部の合成洗剤により沈殿物を生じて殺菌力が低下するので両者を混合しない
ベンゼトニウム塩化物	エンゼトニン®液0.025% ハイアミン®液	一般細菌，一部の真菌(酵母)に有効，結核菌，ウイルス，細菌芽胞には無効	手指・皮膚，皮膚の創傷・手術・感染部位，粘膜の創傷・手術部位，医療器具，室内の家具・物品類など	
フェノール	液状フェノール フェノール水	一般細菌・結核菌，一部の真菌(酵母)に有効，細菌芽胞，ウイルスには効果が期待できない	手指・皮膚，医療器具，室内の家具・物品類，汚物(排泄物)など	
ポビドンヨード	イソジン®ガーグル	一般細菌・結核菌，真菌，ウイルスに有効	口腔(うがい)	粘膜の部位によっては0.4%前後に希釈
	イソジン®液		皮膚の創傷・手術・熱傷・感染部位，粘膜の創傷・手術部位など	
ホルマリン	ホルマリン	一般細菌・結核菌，真菌，ウイルスに有効	歯科領域，医療器具，室内の家具・物品類，ガス消毒(室内)など	歯科領域以外は人体に使用しない
ヨウ素(ポロクサマーヨード)	ヨードチンキ	一般細菌・結核菌，真菌，ウイルスに有効	手指・皮膚および皮膚の創傷部位，口腔の粘膜	
ヨードチンキ(ヨウ素，ヨウ化カリウム，エタノールを含有)	希ヨードチンキ	一般細菌・結核菌，真菌，一部のウイルス(HIV*)に有効，細菌芽胞には無効	手指・皮膚および皮膚の創傷，口腔の粘膜など	エタノール含有のため粘膜の創傷・炎症部位には長期間または広範囲に使用しない．金属を腐食

*HIV：human immunodeficiency virus (ヒト免疫不全ウイルス＝エイズウイルス)

❸芽胞形成菌の生活環と消毒薬の感受性・抵抗性

芽胞の切片の電子顕微鏡像

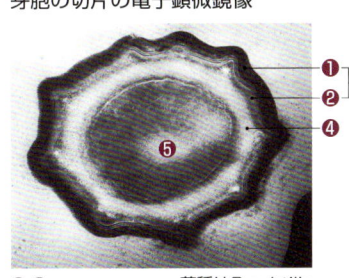

0.2μm 菌種はB.subtilis

❶外殻 ❷内殻 ❸芽胞殻 ❹皮層 ❺芽胞原形質

芽胞形成菌の生活環

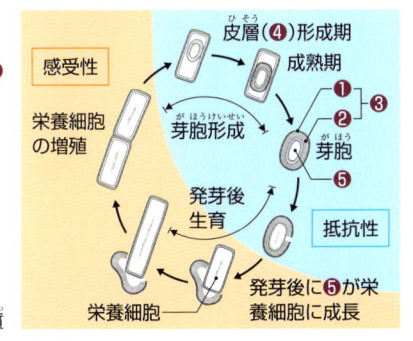

感受性：栄養細胞の増殖 → 芽胞形成 → 皮層(❹)形成期・成熟期 → 芽胞

抵抗性：発芽後❺が栄養細胞に成長 → 栄養細胞 → 発芽後生育

細菌の一部には生活環の一段階で，細胞内に芽胞と呼ばれる耐久型細胞をつくるものがある．芽胞を形成する芽胞形成菌の細菌芽胞はじょうぶな厚いから(芽胞殻，❸)をもち，乾燥，高温，消毒薬の刺激に対して強い抵抗性を示す．

❹病原体の消毒薬抵抗性の強さと消毒薬の抗菌スペクトル

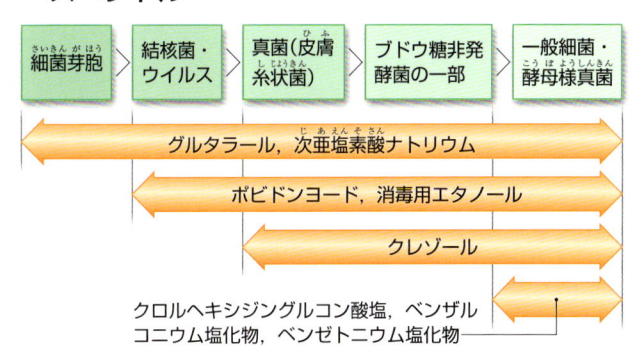

細菌芽胞 ＞ 結核菌・ウイルス ＞ 真菌(皮膚糸状菌) ＞ ブドウ糖非発酵菌の一部 ＞ 一般細菌・酵母様真菌

- グルタラール，次亜塩素酸ナトリウム
- ポビドンヨード，消毒用エタノール
- クレゾール
- クロルヘキシジングルコン酸塩，ベンザルコニウム塩化物，ベンゼトニウム塩化物

消毒薬に対しては，一般細菌(栄養型細菌)にくらべて細菌芽胞がもっとも強い抵抗性を示す．しかし，芽胞形成菌でも芽胞殻を破った分裂・増殖期の栄養細胞は，一般細菌と同様，消毒薬の感受性が高い．

ホルモン薬，ビタミン薬──性ホルモン剤

女性ホルモンと男性ホルモンのくすり

❶性ホルモンの分泌調節と内分泌器官

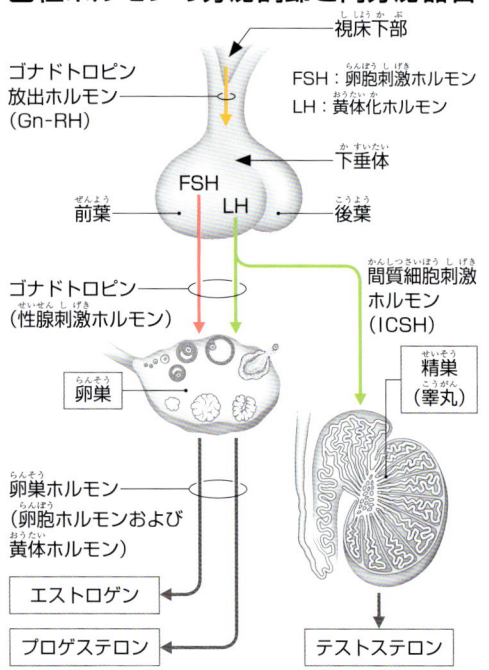

視床下部
ゴナドトロピン放出ホルモン(Gn-RH)
FSH：卵胞刺激ホルモン
LH：黄体化ホルモン
下垂体
FSH／LH　前葉　後葉
ゴナドトロピン（性腺刺激ホルモン）
間質細胞刺激ホルモン(ICSH)
卵巣
精巣（睾丸）
卵巣ホルモン（卵胞ホルモンおよび黄体ホルモン）
エストロゲン
プロゲステロン
テストステロン

脳の視床下部で分泌されるGn-RHによって刺激を受けた下垂体から放出されるゴナドトロピンにより，性ホルモンの合成・分泌は制御される．ゴナドトロピンはFSHとLHからなり，FSHはエストロゲンの合成をうながし，LHは女性ではエストロゲンの分泌，排卵の促進，黄体形成，黄体からのプロゲステロン分泌を促進する．男性ではLHは間質細胞刺激ホルモン(ICSH)と呼ばれ，テストステロン分泌を促進する．

❷性周期（卵巣周期）と性ホルモンの分泌

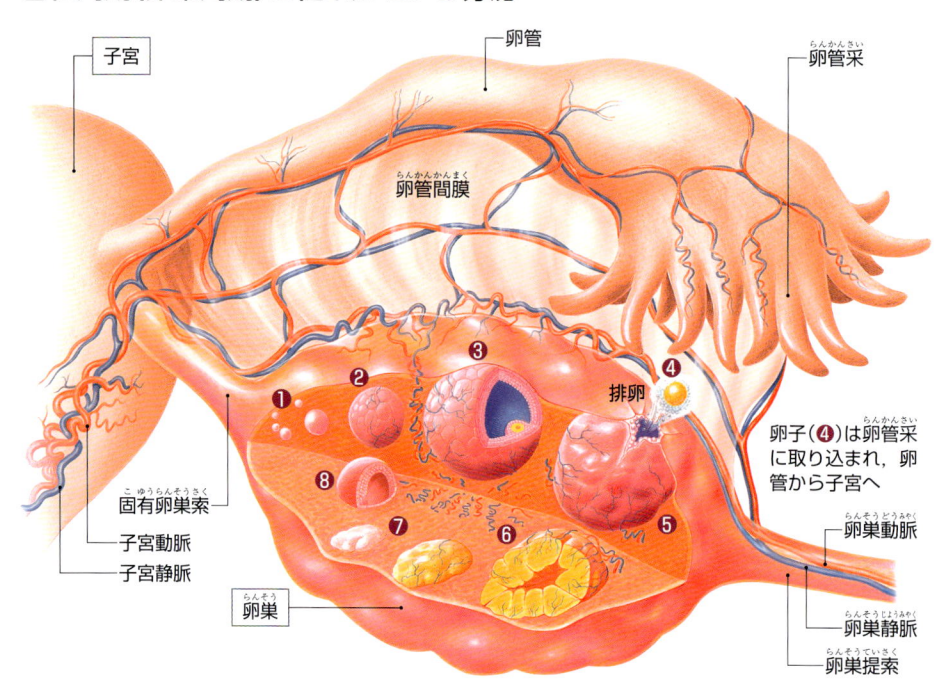

子宮／卵管／卵管采／卵管間膜／排卵／卵子(❹)は卵管采に取り込まれ，卵管から子宮へ／固有卵巣索／子宮動脈／子宮静脈／卵巣／卵巣動脈／卵巣静脈／卵巣提索

❶原子卵胞　❷発育卵胞　❸成熟卵胞　❹卵子
❺排卵直後の卵胞　❻黄体　❼白体　❽閉鎖卵胞

卵巣周期：FSHとLHの調節下に，月経周期中に卵胞期，排卵期，黄体期という三つの時期を繰り返すこと

性周期（卵巣周期）における卵胞の発育は，FSHとLHにより制御されている．エストロゲンであるエストラジオールは成熟卵胞(❸)から合成・分泌され，エストラジオールが一定量以上になるとLHが分泌されて排卵をうながす．排卵後，卵胞(❺)は黄体(❻)となり黄体からはエストラジオールとプロゲステロンが分泌される．これらのホルモンは受精卵の着床を可能にするように働く．一方男性では，LH(ICSH)の刺激によって，精巣の間質細胞からテストステロンが分泌される．

●性ホルモンと性ホルモンの薬剤

ホルモンは，特定の内分泌器官で合成・分泌され，血液を介して全身の臓器・組織（の標的細胞）に運ばれてごく微量で固有の生理作用を発揮する生理活性物質である．ホルモンにはさまざまな種類が存在し，そのうち性ホルモンには，女性ホルモン（卵胞ホルモンおよび黄体ホルモン）と，男性ホルモンがある（図❶）．

性ホルモンの薬剤である性ホルモン剤には，天然のホルモン（ホルモンそのもの）と，天然のホルモンを化学修飾した合成ホルモン剤があるが，天然のホルモンは経口投与されると肝臓で代謝されて不活性化されてしまうため，経口投与が可能な合成ホルモン剤が広く用いられている．そのほか，ホルモンの働きをおさえたり，合成を阻害したりする抗ホルモン剤も臨床では用いられている．

●女性ホルモン剤の働きとその適応症

卵胞ホルモン（エストロゲン）と黄体ホルモン（プロゲステロン）は性周期（図❷）にそって分泌され，卵胞の成熟，排卵，子宮粘膜の増殖に関与している．また，妊娠によっても女性ホルモンの分泌は変化する．エストロゲンの大部分はエストラジオールであり，体内ではエストロンに転換される．胎盤からは妊娠性エストロゲンとも考えられるエストリオールが分泌される．

図❸-①におもな女性ホルモン剤の働きと適応症などを示す．

エストロゲンは，内・外性器の機能に対するものだけでなく，代謝や乳腺などへの作用や男性の前立腺への作用も有するなど多彩な働きをもっているので，その薬剤の使用に際しては適応症を確認して用いる必要がある．また，子宮がんや乳がんの発がん作用を有する可能性もあるため，十分な観察下で使用しなければならない．プロゲステロンには子宮内膜の維持作用があり，その薬剤は切迫流・早産などに用いられる．合成黄体ホルモン剤も切迫流・早産に用いられるほか，男性ホルモン拮抗作用を有することから男性の前立腺肥大症の治療薬としても使用されている．

抗エストロゲン剤は，エストロゲンの働きをおさえて排卵を促進するので，不妊症やエストロゲン依存性乳がんの治療に用いられる．また，卵胞ホルモンと黄体ホルモンの配合剤である経口避妊薬は，月経周期（97㌻の図❸参照）に合わせて服用すると排卵をおさえ，避妊の効果が得られる．

●男性ホルモン剤の働きとその適応症

男性ホルモンはアンドロゲンとも呼ばれ，おもなものとしてテストステロンがある．精子生成・性器発育作用といった男性性器に対する作用のほかに，タンパク同化作用を有する．男性ホルモンに拮抗する薬剤としては，前立腺がんや前立腺肥大症に用いられる抗男性ホルモン剤がある（図❸-②）．　　（山田 治美）

❸ おもな女性ホルモン剤と男性ホルモン剤

① 女性ホルモン剤の薬剤例とおもな働き・おもな適応症

分類(種類)	一般名(おもな商品名)	おもな働き(作用)	おもな適応症	禁忌(使用できない人)
天然卵胞ホルモン(エストロゲン)剤	エストラジオール(エストラダーム®, エストラーナ®, フェミエスト®)	女性副性器(子宮, 卵管など)・乳腺の発育促進, 骨吸収(骨からのカルシウム遊離)の抑制, 子宮内膜の増殖作用, 経口避妊薬として黄体ホルモンと併用される	閉経後の骨粗鬆症, 更年期障害, 腟炎など(薬剤により適応が異なるので注意)	妊婦, エストロゲン依存性腫瘍(乳がん, 子宮内膜がん)の患者, 血栓性静脈炎や肺塞栓症の患者, 妊婦または妊娠している可能性のある女性および授乳婦, 重篤な肝障害などホスフェストロールは血栓性静脈炎や肺塞栓症の患者
	エストリオール(エストリール®, ホーリン®)			
合成卵胞ホルモン剤	エストラジオール安息香酸エステル(オバホルモン®*)		卵胞ホルモン補充療法(無月経, 月経不順, 更年期障害)	
	エチニルエストラジオール(プロセキソール®)	抗前立腺作用	前立腺がん, 閉経後の末期乳がん	
	ホスフェストロール(ホンバン®)		前立腺がん	
黄体ホルモン(プロゲステロン)剤	プロゲステロン(プロゲホルモン®*)	子宮内膜を増殖期から分泌期に移行させる, 子宮筋を安定化させる, LH分泌をおさえ排卵を抑制する	黄体機能不全による不妊症, 切迫流・早産, 習慣性流・早産, 無月経など	重篤な肝障害・肝疾患の患者, 妊婦など
	メドロキシプロゲステロン酢酸エステル(ヒスロン®, プロベラ®, ヒスロンH®)		黄体機能不全による不妊症, 無月経などヒスロンH®は乳がん・子宮体がん(薬剤により適応症が異なるので注意)	脳梗塞, 心筋梗塞, 血栓性静脈炎などの血栓性疾患の患者, 重篤な肝障害・肝疾患の患者など
合成黄体ホルモン剤	クロルマジノン酢酸エステル(プロスタール®, プロスタール®L)	強力な黄体ホルモン作用を有するが, 卵胞ホルモン作用はない. 直接的前立腺作用により前立腺肥大の抑制・萎縮作用を示す	前立腺肥大症・前立腺がん(薬剤により適応症が異なるので注意)	重篤な肝障害・肝疾患の患者
	ノルエチステロン(ノアルテン®, プリモルトN®)	黄体ホルモン作用を有するが, 妊娠持続作用はない	黄体機能不全による不妊症, 無月経, 月経周期変更など	重篤な肝障害・肝疾患の患者, 妊婦または妊娠している可能性のある女性など
抗エストロゲン剤	クロミフェンクエン酸塩(クロミッド®)	エストロゲン受容体でエストロゲンと競合的に拮抗し, ゴナドトロピンの分泌を促進する	排卵障害にもとづく不妊症の排卵誘発	卵巣腫瘍および多嚢胞性卵巣症候群を原因としない卵巣の腫大のある患者, 肝障害または肝疾患の患者, 妊婦
	タモキシフェンクエン酸塩(ノルバデックス®)	乳がん組織のエストロゲン受容体でエストロゲンと競合的に拮抗し, 抗エストロゲン作用を示し, 抗がん作用を発揮する	乳がん, 閉経後乳がん	妊婦または妊娠している可能性のある女性トレミフェンは前者および授乳婦
	トレミフェンクエン酸塩(フェアストン®)			
卵胞ホルモン合成阻害剤	ファドロゾール塩酸塩水和物(アフェマ®)	エストロゲン合成に必要な酵素のアロマターゼを阻害し, エストロゲン合成を阻害する	閉経後乳がん	妊婦または妊娠している可能性のある女性, 授乳婦
	アナストロゾール(アリミデックス®)			

□ 天然卵胞ホルモンのエストロンの薬剤は, 現在のところ製品化されていない. おもな商品名の*は注射剤

② 男性ホルモン剤の薬剤例とおもな働き・おもな適応症

分類(種類)	一般名(おもな商品名)	おもな働き(作用)	おもな適応症	禁忌(使用できない人)
合成男性ホルモン剤	メチルテストステロン(エナルモン®)	男性副性器の発育, 精子形成の促進, タンパク同化作用	男子性腺機能不全(類宦官症), 不妊症, 末期女性器がんの痛み(疼痛)の緩和など	アンドロゲン依存性腫瘍(前立腺がん)の患者, 妊婦, 肝障害の患者など
	テストステロンエナント酸エステル(エナルモン®デポー*)		男子性腺機能不全(類宦官症), 不妊症, 再生不良性貧血など	
タンパク同化ステロイド剤	メテノロン酢酸エステル(プリモボラン®)	テストステロン類似構造を有し, タンパク同化作用を強くかつ男性化作用を減弱してある	骨粗鬆症, 悪性腫瘍, 慢性腎疾患による消耗状態など	アンドロゲン依存性腫瘍(前立腺がん)の患者, 妊婦
	メスタノロン(メサノロン®)			
抗男性ホルモン剤(男性ホルモン拮抗剤)	クロルマジノン酢酸エステル(プロスタール®, プロスタール®L)	合成黄体ホルモンで, 前立腺内に選択的に取り込まれ, 前立腺細胞のアンドロゲン受容体でアンドロゲンと拮抗する	前立腺肥大症, 前立腺がん(薬剤により適応症が異なるので注意)	重篤な肝障害・肝疾患の患者
	オキセンドロン(プロステチン®*)	抗アンドロゲン作用	前立腺肥大症	——
	フルタミド(オダイン®)	前立腺のアンドロゲン受容体でアンドロゲンと拮抗し, アンドロゲンの作用を阻害する	前立腺がん	肝障害の患者
	ビカルタミド(カソデックス®)			小児および女性

□ テストステロンのおもな働きは, アンドロゲン結合タンパクと結合して造精系の細胞増殖・分化を促進することである. 現在のところ天然のテストステロンの薬剤は製品化されていない. おもな商品名の*は注射剤

ビタミンのくすり

性ホルモン薬，ビタミン薬——ビタミン薬

❶おもなビタミン一覧とビタミン薬

	ビタミンの名称	化学名	おもな働き（生理作用）	欠乏症ないしは症状，および過剰症	所要量（18〜69歳）
脂溶性ビタミン	ビタミンA	レチノール	成長，視覚（網膜中に取り込まれて視物質として作用），生殖機能の維持，上皮組織の分化	夜盲症，角膜乾燥症，皮膚炎，発育の停止，貧血．過剰症では脱毛や皮膚剥奪	男性600μgRE（2000IU） 女性540μgRE（1800IU）
	ビタミンD（活性型ビタミンD_3）	カルシフェロール	腸管からのカルシウムやリン酸の吸収促進，骨の硬化，腎尿細管におけるカルシウムやリン酸の吸収促進	くる病（骨軟骨の石灰化の障害による骨の変化），骨軟化症．過剰症では高カルシウム血症や口渇，多尿，意識混濁	男性2.5μg（100IU） 女性2.5μg（100IU）
	ビタミンE	トコフェロール	不飽和脂肪酸の酸化の防止（生体膜の酸化的障害の防御），細胞増殖機能の維持，発育・成長の促進	溶血性貧血	男性10mgα-TE 女性8mgα-TE
	ビタミンK	フィトナジオン（K_1） メナテトレノン（K_2）	プロトロンビン（血液凝固反応に働く酵素）の生成を促進して血液凝固機能を正常に維持	血液凝固遅延（出血傾向）	男性65μg 女性55μg
水溶性ビタミン	ビタミンB_1	オクトチアミン フルスルチアミン	ピルビン酸の脱炭酸，グルタミン酸の代謝などおもに糖代謝における補酵素	脚気，多発性神経炎などの末梢神経・中枢神経障害	男性1.1mg 女性0.8mg （男女共0.42mg/1000kcal）
	ビタミンB_2	リボフラビン	フラビン酵素の補酵素（酸化還元反応を触媒），抗口角炎因子，抗皮膚炎因子	口角炎，口唇炎，口内炎，舌炎，皮膚炎	男性1.2mg 女性1.0mg （男女共0.48mg/1000kcal）
	ビタミンB_5	パントテン酸	コエンザイムA（CoA）の構成成分，糖質の酸化		男性5mg 女性5mg （男女共0.42mg/1000kcal）
	ビタミンB_6	ピリドキシン ピリドキサール ピリドキサミン	アミノ基転移酵素・アミノ酸脱炭酸酵素の補酵素としてアミノ酸代謝に関与，脂質代謝	末梢神経炎，貧血	男性1.6mg 女性1.2mg （男女共0.014mg/タンパク質1g）
	ビタミンB_{12}	コバラミン	悪性貧血に有効，赤血球の生成，核酸・タンパク質の合成や糖・脂肪代謝に関与	悪性貧血をふくむ巨赤芽球性貧血，末梢神経障害	男性2.4μg 女性2.4μg
	ナイアシン（ビタミンB群）	ニコチン酸 ニコチン酸アミド	脱水素酵素の補酵素（生体内酸化還元反応を触媒），末梢血管の拡張作用	ペラグラ（強度のナイアシン欠乏症で，痛みをともなう赤い舌，皮膚炎などの症状が特徴）	男性16〜17mgNE 女性13mgNE （男女共6.3mgNE/1000kcal）
	葉酸（ビタミンB群）	プテロイルグルタミン酸	核酸の代謝，貧血の予防	悪性貧血，肝障害	男性200μg 女性200μg
	ビタミンH（ビタミンB複合体）	ビオチン	脂肪酸の合成，糖新生における炭酸固定酵素の成分	皮膚炎，脱毛	男性30μg 女性30μg
	ビタミンC（抗壊血病性ビタミン）	アスコルビン酸	補酵素様の作用（酸化還元反応を触媒），コラーゲンの生成，アミノ酸・葉酸の代謝に関与	壊血病（出血），骨の発育不全	男性100mg 女性100mg

所要量は「第6次改定日本人の栄養所要量について」（公衆衛生審議会答申）による．　　RE：レチノール当量　　α-TE：α-トコフェロール当量　　NE：ナイアシン当量　　IU：国際単位

●ビタミンとビタミン薬の使用目的

ビタミンは，糖質・脂質・タンパク質などの栄養素の体内代謝を調節する，生体にとって不可欠な物質であり，代謝における化学反応を触媒する酵素，あるいは補酵素（酵素の構成要素）として働く．多くは生体内で合成されず，合成されてもその量はごくわずかであるため，体外から食物として摂取する必要がある．これが不足するといろいろな病的状態（ビタミン欠乏症）をおこす．通常，脂溶性ビタミンと水溶性ビタミンに分けられる（図❶）．

ビタミン薬の製剤には，個々のビタミン単独の製剤（図❶の薬剤例欄）のほかに，各種ビタミンが一定の割合でふくまれる混合ビタミン剤がある（図❸）．ビタミン薬の使用目的（適応症）は，直接的にはビタミンの不足によっておこるビタミン欠乏症の治療，および予防であるが，ビタミン特有の生理作用を増強することによるビタミン不足，あるいはその代謝障害が関与していると推定される疾患（たとえば骨粗鬆症など）の治療薬としても用いられる．

●過量使用に注意が必要な脂溶性ビタミン薬

脂溶性ビタミン薬は，その脂溶性のゆえに尿中に排泄されにくく❶，大量に使用した場合は体内（脂肪組織や肝臓）に蓄積しやすい．とくにビタミンAやDの製剤の過量使用では過剰症をおこすことがある．これに対して水溶性ビタミン薬は吸収されやすく，尿中に排泄されやすいので，かりに大量に使用したとしても過剰症はおこりにくいと考えられている．なお，点滴静注による高カ

薬剤例／一般名（おもな商品名，注射剤を除く）	おもな適応症，その他
レチノールパルミチン酸エステル（チョコラA®）	ビタミンA欠乏症の予防および治療．過量使用による過剰症に注意
アルファカルシドール（アルファロール®，ワンアルファ®），カルシトリオール（ロカルトロール®）	ビタミンD代謝異常にともなう低カルシウム血症，骨痛など諸症状の改善，骨粗鬆症
トコフェロール酢酸エステル（ユベラ®）	ビタミンE欠乏症の予防および治療
トコフェロールニコチン酸エステル（ユベラ®N）	高血圧にともなう随伴症状，脂質異常症
フィトナジオン（カチーフN®，ケーワン®）	ビタミンK欠乏症の予防および治療
メナテトレノン（ケイツー®）	新生児低プロトロンビン血症，分娩時出血
オクトチアミン（ノイビタ®），ジセチアミン塩酸塩水和物（ジセタミン®），ビスベンチアミン（ベストン®），フルスルチアミン（アリナミンF®），ベンフォチアミン（ビオタミン®）	ビタミンB₁欠乏症の予防および治療
フラビンアデニンジヌクレオチド（フラビタン®），リボフラビン酪酸エステル（ハイボン®），リボフラビン（強力ビスラーゼ®，ホスフラン®）	ビタミンB₂欠乏症の予防および治療
パンテチン（パントシン®），パントテン酸カルシウム（パンカル®）	パントテン酸の欠乏または代謝障害が関与すると推定される疾患・症状
ピリドキサールリン酸エステル水和物（アデロキザール®，ピドキサール®），ピリドキシン塩酸塩（アデロキシン®）	ビタミンB₆欠乏症の予防および治療
コバマイド（カロマイド®，コバマイド®，ハイコバール®），ヒドロキソコバラミン酢酸塩（ドセラン®）	ビタミンB₁₂欠乏症の予防および治療
メコバラミン（コバメチン®，バンコミン®，メチコバール®）	末梢神経障害
ニコチン酸（ナイクリン®），ニコチン酸アミド（ニコチン酸アミド）	ニコチン酸欠乏症（ペラグラなど）の予防および治療
葉酸（フォリアミン®）	葉酸欠乏症の予防および治療
ビオチン（ビオチン）	急性湿疹・慢性湿疹，小児湿疹，接触皮膚炎
アスコルビン酸（アスコルビン酸，ハイシー®，ビスコリン®）	ビタミンC欠乏症（壊血病など）の予防および治療

❷薬物間相互作用の例

ビタミンKの還元反応／血液凝固反応

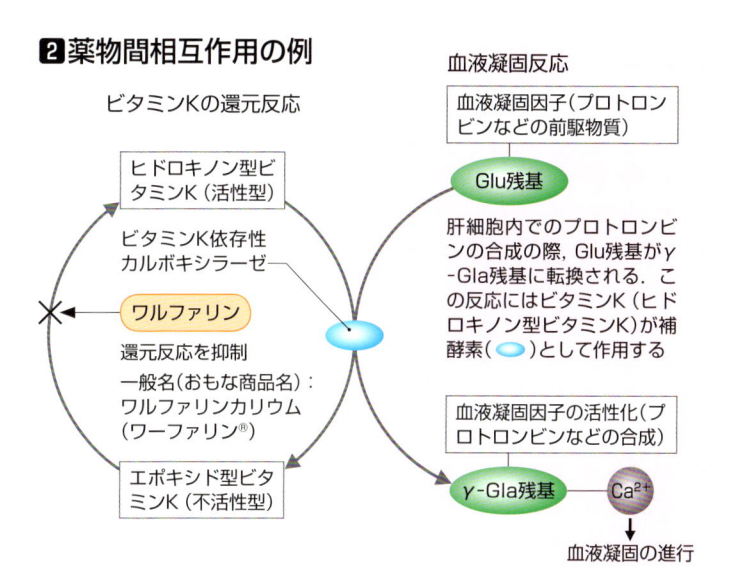

Glu：グルタミン酸　γ-Gla：γ-カルボキシルグルタミン酸　Ca²⁺：カルシウムイオン

ワルファリンには，ビタミンKの還元反応を抑制して，ビタミンKに依存した血液凝固反応を阻害し，血液がかたまるのを防ぐ抗凝固作用がある．したがってワルファリンの服用中にビタミンKを多く摂取すると，活性型のヒドロキノン型ビタミンKがふえて血液凝固反応が促進されるため，ワルファリンの働きが弱まることになる．

❸混合ビタミン剤　製剤例

配合剤の成分		おもな商品名（配合剤では注射剤を除く）
ビタミンB₁・B₆・B₁₂		デポタミンN®，トリドセラン，ビタメジン®
ビタミンB₁・B₂・B₆・B₁₂		ノイロビタン®，ビタノイリン®
ビタミンB₂・B₆		強力ビフロキシン
ビタミンB₂・B₆，ニコチン酸，パントテン酸		複合パンカル顆粒®
ビタミンC，パントテン酸		シナール®
ビタミンB₁・B₂・B₆・C，ニコチン酸，パントテン酸		ワッサーV顆粒®
総合ビタミン剤	経口用	調剤用パンビタン®
	点滴静注用	M.V.I.-3®，M.V.I.-12キット®，オーツカMV®，ソービタ®，ネオラミン・マルチV®，ビタジェクト®，マルタミン®

総合ビタミン剤の経口用は，妊産婦，授乳婦，消耗性疾患などで製剤にふくまれるビタミン類の需要が増大し，食事からの摂取が不十分な場合の補給に，点滴静注用（高カロリー輸液用）は，経口・経腸管栄養補給が不能または不十分で，高カロリー静脈栄養に頼らざるを得ない場合のビタミン補給に用いられる．

ロリー輸液療法中にビタミンB₁を併用しなかったため，代謝性アシドーシス❷を生じて死亡した例が報告されている．高カロリー輸液療法を行う際に，ビタミンB₁を経口摂取できない場合は，その輸液中補給が必要である．

●ほかの治療薬との併用，食事による影響

ビタミン薬の中にはほかの治療薬と併用した場合，薬物間相互作用（28ﾍﾟｰｼﾞを参照）によって効果（作用）が弱まったり，反対に効果が強く出すぎることがある．活性型ビタミンD₃薬はしばしばカルシウム薬と併用されるが，その場合，高カルシウム血症をおこすことがある．また，ビタミンK薬は，血栓や塞栓の治療に用いられる抗凝固薬のワルファリンの働きと拮抗するため（図❷），ワルファリンが効きにくくなるので，ワルファリンを服用している患者はビタミンKを多くふくむ食品に注意が必要である．

脂溶性ビタミンの内服薬は腸管から脂肪とともに吸収される．したがって，腸管内に一定量の脂肪がないと吸収がすすまない．たとえば骨粗鬆症における骨量・痛み（疼痛）の改善に用いられるビタミンK₂のメナテトレノン製剤のグラケー®軟カプセル15mgは，食事の影響を受けやすく，空腹時では吸収が低下してしまうので，かならず食後に服用する必要がある．　　　（杉山 恵理花）

❶脂溶性の高い薬物は，おもに肝臓で代謝されて胆汁中に排泄される（25ﾍﾟｰｼﾞの本文を参照）．❷代謝障害（酸の過剰生成）や腎障害（酸の排泄障害），酸の過剰投与などにより血液pHが酸性に傾く病態．重くなると嗜眠や昏眠などの意識障害がおこる．

治療薬一覧

主要治療薬一覧
　　表1 催眠・鎮静薬　126ページ
　　表2 眼科用薬　127ページ
　　表3 耳鼻科用薬　129ページ
　　表4 血圧降下薬　130ページ
　　表5-① ステロイド剤（副腎皮質ホルモン製剤）―内用薬・坐薬・注射薬　133ページ
　　表5-② ステロイド剤（副腎皮質ホルモン製剤）―皮膚用薬　133ページ
　　表6 非ステロイド性抗炎症薬　135ページ
　　表7 抗菌薬（抗生物質・合成抗菌薬）　137ページ
抗がん薬一覧　139ページ
漢方薬一覧　145ページ

●一覧表の利用のしかた

1) 一覧表では医療用医薬品の商品名を五十音順に並べた．商品名は，日本名の基本名を示し，販売名そのものを示すものではない．
2) 商品名は，原則として，病院などの医療機関で直接投与される注射薬を割愛し（ステロイド剤と抗がん薬は注射薬も取り上げている），医師の処方せん（処方箋）にもとづいて出される内用薬および外用薬を中心に取り上げている．おもに先発医薬品（新薬）を取り上げているが，一部，後発医薬品（いわゆるジェネリック医薬品）も取り上げている．
3) 剤形は基本剤形を示し，ときに含量を示したものもある．
4) 製造販売会社は〈主たる製造販売会社〉を示した．

●医療用医薬品とジェネリック医薬品

医薬品（ないしは薬剤）は，病院などの医療機関で使用される〈医療用医薬品〉と，薬局・薬店で医師の発行する処方せんなしで購入できる〈一般用医薬品〉（市販薬，大衆薬，OTC薬などと呼ばれる）に分けられる．医療用医薬品は，2005年の薬事法改正により，〈要指示医薬品〉という分類が廃止され，〈処方せん医薬品〉という分類ができた．医療用医薬品の一部を除くほとんどすべてを処方せん医薬品とし，医師の発行する処方せんなしに販売することはできない．

ジェネリック医薬品は，先発医薬品と有効成分，含有量，用法・用量が同じ医薬品である．先発医薬品は，新しい効能・効果を有し，基礎および臨床試験などによる有効性・安全性を証明する資料を申請し承認された医薬品である．一方，ジェネリック医薬品は，先発医薬品の特許が切れたあとに，申請・承認が行われて市販される．ジェネリック医薬品が紛らわしい商品名で多数販売されたため，調剤過誤の観点から2005年9月に厚生労働省によりジェネリック医薬品の名称は〈一般名＋剤形＋含量＋会社名〉とする旨の通達が出され，将来的には一般名に統一されることになると思われる．先発医薬品は市販されるまでに10年から20年の年月と100億円以上の費用がかかるのに対して，ジェネリック医薬品は生物学的同等性などの申請だけで有効性・安全性のデータは不要で，そのため先発医薬品に比較し開発コストが非常に低くおさえられている．

●添付文書とはなにか

医療用医薬品の添付文書（医薬品情報の伝達）とは，医療関係者が読むために書かれた医薬品の説明書（薬局・薬店で購入できる市販薬に添付されている使用説明書の詳述書）である．販売名，一般名，禁忌（使用できない人），効能・効果，用法・用量，使用上の注意（薬物間相互作用，副作用など），薬物動態，臨床成績などが記載されている．

〈中島　克佳〉

表❶ 催眠・鎮静薬　本文解説は50ページを参照

商品名	剤形	一般名	主たる製造販売会社	備考
アモバン	錠剤	ゾピクロン	サノフィ・アベンティス	シクロピロロン系(超短時間作用型)
イソミタール	原末	アモバルビタール	日本新薬	バルビツレート類(中時間作用型)
エスクレ	坐剤，注腸用キット	抱水クロラール	久光製薬	催眠・抗けいれん薬(中時間作用型)
エバミール	錠剤	ロルメタゼパム	バイエル薬品	ベンゾジアゼピン類(短時間作用型)
エリミン	錠剤	ニメタゼパム	大日本住友製薬	ベンゾジアゼピン類(中時間作用型)
サイレース	錠剤，注射剤	フルニトラゼパム	エーザイ	ベンゾジアゼピン類(中時間作用型)
ソメリン	細粒，錠剤	ハロキサゾラム	第一三共	ベンゾジアゼピン類(長時間作用型)
ダルメート	カプセル	フルラゼパム塩酸塩	共和薬品工業	ベンゾジアゼピン類(長時間作用型)
ドラール	錠剤	クアゼパム	久光製薬	ベンゾジアゼピン類(長時間作用型)
トリクロリール	シロップ	トリクロホスナトリウム	アルフレッサファーマ	非ベンゾジアゼピン類(短時間作用型)
ネルボン	散剤，錠剤	ニトラゼパム	第一三共	ベンゾジアゼピン類(中時間作用型)
ハルシオン	錠剤	トリアゾラム	ファイザー	ベンゾジアゼピン類(超短時間作用型)
バルビタール	原末	バルビタール	メルク製薬	バルビツレート類(長時間作用型)
フェノバール	原末，散剤，錠剤，エリキシル，注射剤	フェノバルビタール	藤永製薬	バルビツレート類(長時間作用型)
ブロバリン	原末	ブロモバレリル尿素	日本新薬	催眠・抗けいれん薬(中時間作用型)
ブロモバレリル尿素	原末	ブロモバレリル尿素	各社	催眠・抗けいれん薬(中時間作用型)
ベノジール	カプセル	フルラゼパム塩酸塩	協和醱酵工業	ベンゾジアゼピン類(長時間作用型)
ベンザリン	細粒，錠剤	ニトラゼパム	塩野義製薬	ベンゾジアゼピン類(中時間作用型)
抱水クロラール	原末	抱水クロラール	メルク製薬	非ベンゾジアゼピン類(中時間作用型)
マイスリー	錠剤	ゾルピデム酒石酸塩	アステラス製薬	非ベンゾジアゼピン類(超短時間作用型)
ユーロジン	散剤，錠剤	エスタゾラム	武田薬品工業	ベンゾジアゼピン類(中時間作用型)
ラボナ	錠剤	ペントバルビタール塩	田辺製薬	バルビツレート類(短時間作用型)
リスミー	錠剤	リルマザホン塩酸塩水和物	塩野義製薬	ベンゾジアゼピン類(中時間作用型)
ルピアール	坐剤	フェノバルビタールナトリウム	久光製薬	バルビツレート類
レンドルミン	錠剤／D口腔内崩壊錠	ブロチゾラム	日本ベーリンガーインゲルハイム	ベンゾジアゼピン類(短時間作用型)
ロヒプノール	錠剤，注射剤(静注用)	フルニトラゼパム	中外製薬	ベンゾジアゼピン類(中時間作用型)
ロラメット	錠剤	ロルメタゼパム	ワイス	ベンゾジアゼピン類(短時間作用型)
ワコビタール	坐剤	フェノバルビタールナトリウム	和光堂	バルビツレート類

血中濃度半減期　超短時間作用型は約6時間以内，短時間作用型は約12時間以内，中時間作用型は約24時間以内，長時間作用型は約30時間以上

表❷ 眼科用薬　本文解説は64ページを参照

商品名	剤形	一般名	主たる製造販売会社	備考
アイオピジン	UD点眼液1%	アプラクロニジン塩酸塩	日本アルコン	レーザー術後眼圧上昇防止
IDU点眼液	点眼液0.1%	イドクスウリジン	科研製薬	抗ウイルス薬
I.D.U.点眼液			千寿製薬	
アイビナール	点眼液0.01%	イブジラスト	萬有製薬	抗アレルギー薬
アダプチノール	錠剤	ヘレニエン	バイエル薬品	暗順応改善カロチノイド
アレギサール	点眼液0.1%	ペミロラストカリウム	参天製薬	抗アレルギー薬
インタール	点眼液2%	クロモグリク酸ナトリウム	アステラス製薬	抗アレルギー薬
インタールUD	点眼液2%	クロモグリク酸ナトリウム	アステラス製薬	抗アレルギー薬
インドメロール	点眼液0.5%	インドメタシン	千寿製薬	白内障手術時に使用
ウブレチド	点眼液0.5・1%	ジスチグミン臭化物	鳥居薬品	白内障・緑内障治療薬
エイゾプト	懸濁性点眼液1%	ブリンゾラミド	日本アルコン	緑内障・高眼圧症治療薬
エコリシン	点眼液, 眼軟膏	エリスロマイシンラクトビオン酸塩・コリスチンメタンスルホン酸ナトリウム	参天製薬	抗菌薬(抗生物質・合成抗菌薬)
エリックス	点眼液0.25%	アンレキサノクス	千寿製薬	抗アレルギー薬
オゼックス	点眼液0.3%	トスフロキサシントシル酸塩水和物	富山化学工業	ニューキノロン系抗菌薬
オルガドロン	点眼・点耳・点鼻液0.1%	デキサメタゾンリン酸エステルナトリウム	日本オルガノン	ステロイド剤
カタリン	点眼液(錠), K点眼用顆粒	ピレノキシン	千寿製薬	白内障治療薬(初期老人性白内障)
ガチフロ	点眼液0.3%	ガチフロキサシン水和物	千寿製薬	抗真菌薬
キサラタン	点眼液0.005%	ラタノプロスト	ファイザー	緑内障・高眼圧症治療薬
クラビット	点眼液	レボフロキサシン水和物	参天製薬	ニューキノロン系抗菌薬
ケタス	点眼液0.01%, カプセル	イブジラスト	杏林製薬	抗アレルギー薬
ゲンタシン	点眼液0.3%	ゲンタマイシン硫酸塩	シェリング・プラウ	抗菌薬(アミノグリコシド系抗生物質)
コンドロン	点眼液1.3%	コンドロイチン硫酸エステルナトリウム	科研製薬	角膜表層の保護薬
コンドロンデキサ	眼・耳鼻科用液0.1%	デキサメタゾンメタスルホ安息香酸エステルナトリウム	科研製薬	ステロイド剤
コンドロンナファ	液1.3%	コンドロイチン硫酸エステルナトリウム・ナファゾリン塩酸塩	科研製薬	表在性充血治療薬
サイアジン	点眼液4%	スルフイソキサゾール	アステラス製薬	サルファ薬
サイプレジン	点眼液1%	シクロペントラート塩酸塩	参天製薬	調節麻痺・散瞳薬
ザジテン	点眼液, UD点眼液	ケトチフェンフマル酸塩	ノバルティスファーマ	抗アレルギー薬
サンコバ	点眼液0.02%	シアノコバラミン	参天製薬	眼精疲労時の微動調節の改善薬
サンテゾーン	点眼液0.02・0.1%	デキサメタゾンメタスルホ安息香酸エステルナトリウム	参天製薬	ステロイド剤
サンテマイシン	点眼液0.3%	ミクロノマイシン硫酸塩	参天製薬	抗菌薬(アミノグリコシド系抗生物質)
サンピロ	点眼液0.5・1・2・3・4%	ピロカルピン塩酸塩	参天製薬	緑内障治療薬
ジクロード	点眼液0.1%	ジクロフェナクナトリウム	わかもと製薬	消炎鎮痛薬
シセプチン	点眼液0.3%	シソマイシン硫酸塩	シェリング・プラウ	抗菌薬(アミノグリコシド系抗生物質)
臭化水素酸ホマトロピン	原末	ホマトロピン臭化水素酸塩	鳥居薬品	調節麻痺・散瞳薬
硝酸ナファゾリン	点眼液0.05%〈ミニムス〉	ナファゾリン硝酸塩	千寿製薬	表在性充血(原因療法と併用)治療薬
純生塩ピロ	原末	ピロカルピン塩酸塩	純生薬品工業	緑内障治療薬
純生硫アト	原末	アトロピン硫酸塩水和物	純生薬品工業	調節麻痺・散瞳薬
スコピゾル15	液剤	スコピゾル15(ヒドロキシエチルセルロース・塩化ナトリウム・塩化カリウム・乾燥炭酸ナトリウム・リン酸水素ナトリウム・ホウ酸の配合剤)	千寿製薬	特殊コンタクトレンズ角膜装着補助薬(薬価基準未収載)
ゼペリン	点眼液0.1%	アシタザノラスト水和物	わかもと製薬	アレルギー性結膜炎治療薬
ゾビラックス	眼軟膏3%	アシクロビル	グラクソ・スミスクライン	抗ウイルス薬

商品名	剤形	一般名	主たる製造販売会社	備考
タチオン	点眼用（錠剤，用時溶解）	グルタチオン	アステラス製薬	初期老人性白内障治療薬
タリビッド	点眼液0.3%，眼軟膏0.3%	オフロキサシン	参天製薬	ニューキノロン系抗菌薬
チモプトール	点眼液0.25・0.5% XE持続性点眼液0.25・0.5%	チモロールマレイン酸塩	萬有製薬	緑内障・高眼圧症治療薬
DMゾロン	点眼液0.05%	デキサメタゾンメタスルホ安息香酸エステルナトリウム	日本点眼薬研究所	ステロイド剤
デタントール	点眼液	ブナゾシン塩酸塩	参天製薬	緑内障・高眼圧症治療薬
トスフロ	点眼液0.3%	トスフロキサシントシル酸塩水和物	ニデック	ニューキノロン系抗菌薬
トラメラス	点眼液0.5%，PF点眼液0.5%	トラニラスト	日本点眼薬研究所	アレルギー性結膜炎治療薬
トルソプト	点眼液	ドルゾラミド塩酸塩	萬有製薬	緑内障・高眼圧症治療薬
日点・HCゾロン	点眼液0.5%	ヒドロコルチゾン酢酸エステル	日本点眼薬研究所	ステロイド剤
日点FA	点眼液0.05%	フラビンアデニンジヌクレオチドナトリウム	日本点眼薬研究所	ビタミンB_2欠乏などによる角膜炎・眼瞼炎治療薬
日点・PSゾロン	点眼液0.11%	プレドニゾロン酢酸エステル	日本点眼薬研究所	ステロイド剤
ニプラノール	点眼液0.25%	ニプラジロール	テイカ製薬	緑内障・高眼圧症治療薬
ニフラン	点眼液0.1%	プラノプロフェン	千寿製薬	抗アレルギー薬（抗炎症点眼薬）
ネオシネジン	点眼液5%	フェニレフリン塩酸塩	興和	調節麻痺・散瞳薬
ノイボルミチン	点眼液1%	グリチルリチン酸二カリウム	参天製薬	抗アレルギー薬
ノフロ	点眼液0.3%	ノルフロキサシン	萬有製薬	ニューキノロン系抗菌薬
ハイパジール	点眼液0.25%	ニプラジロール	興和	緑内障・高眼圧症治療薬
バクシダール	点眼液0.3%	ノルフロキサシン	杏林製薬	ニューキノロン系抗菌薬
パタノール	点眼液0.1%	オロパタジン塩酸塩	日本アルコン	抗アレルギー薬
パニマイシン	点眼液0.3%	ジベカシン硫酸塩	明治製菓	抗菌薬（アミノグリコシド系抗生物質）
パピロック	ミニ点眼液0.1%	シクロスポリン	参天製薬	春季カタル治療薬
ヒアレイン	点眼液0.1%，ミニ点眼液0.1%	ヒアルロン酸ナトリウム	参天製薬	眼科手術補助薬
ビーエスエスプラス	液剤	オキシグルタチオン	日本アルコン	眼科手術補助薬
ビスダイン	注射剤（静注用）	ベルテポルフィン	ノバルティスファーマ	脈絡膜新生血管をともなう加齢黄斑変性症治療薬
ピバレフリン	点眼用0.04・0.1%	ジピベフリン塩酸塩	参天製薬	開放隅角緑内障・高眼圧症治療薬
ピマリシン	点眼液5%，眼軟膏1%	ピマリシン	千寿製薬	抗真菌薬
フラビタン	点眼液0.05%，眼軟膏0.1%	フラビンアデニンジヌクレオチドナトリウム	トーアエイヨー	ビタミンB_2欠乏などによる角膜炎・眼瞼炎治療薬
プリビナ	点眼液0.05%	ナファゾリン硝酸塩	ノバルティスファーマ	表在性充血（原因療法と併用）治療薬
フルメトロン	点眼液0.02・0.1%	フルオロメトロン	参天製薬	ステロイド剤
プレドニン	眼軟膏0.25%	プレドニゾロン酢酸エステル	塩野義製薬	ステロイド剤
ブロナック	点眼液0.1%	ブロムフェナクナトリウム水和物	千寿製薬	非ステロイド性抗炎症点眼薬
ベガモックス	点眼剤0.5%	モキシフロキサシン塩酸塩	日本アルコン	ニューキノロン系抗菌薬
ベストロン	点眼用（用時溶解）25mg	セフメノキシム塩酸塩	千寿製薬	抗菌薬（セフェム系抗生物質）
ベトプティック	点眼液0.5%，エス懸濁性点眼液0.5%	ベタキソロール塩酸塩	日本アルコン	緑内障・高眼圧症治療薬
ベノキシール	点眼液0.4%	オキシブプロカイン塩酸塩	参天製薬	眼科領域における表面麻酔薬
ペミラストン	錠剤，ドライシロップ，点眼液0.1%	ペミロラストカリウム	ブリストル・マイヤーズ	抗アレルギー薬
ボンハッピー	点眼液1%	硝酸銀	扶桑薬品工業	新生児膿漏眼の予防薬
ミオピン	点眼液	ミオピン（ネオスチグミン・無機塩類の配合剤）	参天製薬	眼精疲労・ドライアイ治療薬
ミケラン	点眼液1.2%	カルテオロール塩酸塩	大塚製薬	緑内障・高眼圧症治療薬
ミドリンM	点眼液0.4%	トロピカミド	参天製薬	調節麻痺・散瞳薬
ミドリンP	点眼液	トロピカミド・フェニレフリン塩酸塩	参天製薬	調節麻痺・散瞳薬
ミロル	点眼液0.5%	レボブノロール塩酸塩	杏林製薬	緑内障・高眼圧症治療薬

商品名	剤形	一般名	主たる製造販売会社	備考
ラクリミン	点眼液 0.05%	オキシブプロカイン塩酸塩	参天製薬	分泌性流涙症治療薬
リザベン	点眼液 0.5%	トラニラスト	キッセイ薬品工業	アレルギー性結膜炎治療薬
リボスチン	点眼液 0.025%	レボカバスチン塩酸塩	ヤンセンファーマ	アレルギー性結膜炎治療薬
硫酸アトロピン	原末	アトロピン硫酸塩水和物	メルク製薬	調節麻痺・散瞳薬
リンデロン	点眼液 0.01%	ベタメタゾンリン酸エステルナトリウム	塩野義製薬	ステロイド剤
リンデロンA	点眼・点鼻用液, 眼・耳科用軟膏	フラジオマイシン硫酸塩・ベタメタゾンリン酸エステルナトリウム	塩野義製薬	ステロイド剤・抗生物質の配合剤
レスキュラ	点眼液 0.12%	イソプロピルウノプロストン	アールテック・ウエノ	緑内障・高眼圧症治療薬
ロメフロン	点眼液 0.3%, ミニムス眼科耳科用薬 0.3%	ロメフロキサシン塩酸塩	千寿製薬	ニューキノロン系抗菌薬

表❸ 耳鼻科用薬   本文解説は66ページを参照

商品名	剤形	一般名	主たる製造販売会社	備考
インタール	点鼻液 2%	クロモグリク酸ナトリウム	アステラス製薬	アレルギー性鼻炎治療薬
ABC	点鼻スプレー 0.1%	テトラヒドロゾリン	原沢製薬工業	局所血管収縮薬
オルガドロン	点眼・点耳・点鼻液 0.1%	デキサメタゾンリン酸塩ナトリウム	日本オルガノン	ステロイド剤
クロロマイセチン	耳科用液 0.5%	クロラムフェニコール	第一三共	合成抗菌薬
コールタイジン	スプレー	テトラヒドロゾリン塩酸塩・プレドニゾロン	陽進堂	局所血管収縮薬
コンドロンデキサ	眼・耳鼻科用液 0.1%	メタスルホ安息香酸デキサメタゾンナトリウム	科研製薬	ステロイド剤
ザジテン	点鼻液	ケトチフェンフマル酸塩	ノバルティスファーマ	アレルギー性鼻炎治療薬
ストミンA	錠剤	ニコチン酸アミド・パパベリン塩酸塩	ゾンネボード製薬	内耳および中枢障害における耳鳴治療薬
ソルファ	点鼻液 0.25%	アンレキサノクス	武田薬品工業	アレルギー性鼻炎治療薬
タリビッド	耳科用液 0.3%	オフロキサシン	第一三共	ニューキノロン系抗菌薬
トーク	点鼻液 0.118%	トラマゾリン塩酸塩	アルフレッサファーマ	局所血管収縮薬
ナシビン	液 0.05%	オキシメタゾリン塩酸塩	佐藤製薬	局所血管収縮薬
ナーベル	点鼻・点眼液 0.1%	テトラヒドロゾリン	日東メディック	局所血管収縮薬
ネオメドロールEE	軟膏	フラジオマイシン硫酸塩・メチルプレドニゾロン	ファイザー	ステロイド剤・抗生物質の配合剤
プリビナ	点鼻液 0.05%	ナファゾリン硝酸塩	ノバルティスファーマ	局所血管収縮薬
フルナーゼ	点鼻液, 小児用点鼻液	フルチカゾンプロピオン酸エステル	グラクソ・スミスクライン	アレルギー性鼻炎治療薬
ベストロン	耳鼻科用	セフメノキシム塩酸塩	千寿製薬	抗菌薬(セフェム系抗生物質)
ホスミシンS	耳科用	ホスホマイシンナトリウム	明治製菓	合成抗菌薬
リノコート	鼻腔内吸入カプセル, パウダースプレー鼻用	ベクロメタゾンプロピオン酸エステル	帝人ファーマ	ステロイド剤
リボスチン	点鼻液 0.025%	レボカバスチン塩酸塩	ヤンセンファーマ	アレルギー性鼻炎治療薬
リンデロン	眼・耳科用液 0.1%	ベタメタゾンリン酸エステルナトリウム	塩野義製薬	ステロイド剤
リンデロンA	点眼・点鼻用液, 眼・耳科用軟膏	フラジオマイシン硫酸塩・ベタメタゾンリン酸エステルナトリウム	塩野義製薬	ステロイド剤・抗生物質の配合剤
ロメフロン	耳科用液 0.3%, ミニムス眼科耳科用液 0.3%	ロメフロキサシン塩酸塩	千寿製薬	ニューキノロン系抗菌薬

表❹ 血圧降下薬　本文解説は72ページを参照

商品名	剤形	一般名	主たる製造販売会社	備考
アソザート	錠剤	ヒドララジン塩酸塩	三和化学研究所	血管拡張血圧降下薬
アーチスト	錠剤	カルベジロール	第一三共	α, β遮断薬
アデカット	錠剤	デラプリル塩酸塩	武田薬品工業	ACE阻害薬
アテレック	錠剤	シルニジピン	味の素	カルシウム拮抗薬
アプレゾリン	散剤, 錠剤	ヒドララジン塩酸塩	ノバルティスファーマ	血管拡張血圧降下薬
アポプロン	散剤, 錠剤	レセルピン	第一三共	交感神経抑制薬
アルドメット	錠剤	メチルドパ水和物	萬有製薬	交感神経抑制薬
アレステン	錠剤	メチクラン	日本新薬	利尿降圧薬(非チアジド系)
インデラル	錠剤	プロプラノロール塩酸塩	大日本住友製薬	β遮断薬(β_1選択性)
インデラルLA	徐放カプセル			
インヒベース	錠剤	シラザプリル水和物	中外製薬	ACE阻害薬
エースコール	錠剤	テモカプリル塩酸塩	第一三共	ACE阻害薬
エシドライ	錠剤	エシドライ(レセルピン・塩酸ヒドララジン・ヒドロクロロチアジドの配合剤)	ノバルティスファーマ	本態性高血圧症治療薬
エブランチル	カプセル	ウラピジル	科研製薬	α遮断薬
オイテンシン	徐放カプセル	フロセミド	サノフィ・アベンティス	利尿降圧薬(ループ利尿薬)
オドリック	錠剤	トランドラプリル	サノフィ・アベンティス	ACE阻害薬
オルメテック	錠剤	オルメサルタンメドキソミル	第一三共	アンギオテンシンⅡ受容体拮抗薬
カタプレス	錠剤	クロニジン塩酸塩	日本ベーリンガーインゲルハイム	交感神経抑制薬
カドラール	錠剤	カドララジン	ノバルティスファーマ	血管拡張血圧降下薬
カプトリル	細粒, 錠剤, R徐放カプセル	カプトプリル	第一三共	ACE阻害薬
カルスロット	錠剤	マニジピン塩酸塩	武田薬品工業	カルシウム拮抗薬
カルデナリン	錠剤	ドキサゾシンメシル酸塩	ファイザー	α遮断薬(α_1選択性)
カルバン	錠剤	ベバントロール塩酸塩	日本ケミファ	α, β遮断薬(α_1, β_1選択性)，カルシウム拮抗薬
カルブロック	錠剤	アゼルニジピン	第一三共	カルシウム拮抗薬
ケルロング	錠剤	ベタキソロール塩酸塩	三菱ウェルファーマ	β遮断薬(β_1選択性)
コナン	錠剤	キナプリル塩酸塩	三菱ウェルファーマ	ACE阻害薬
コバシル	錠剤	ペリンドプリルエルブミン	第一三共	ACE阻害薬
サプレスタ	顆粒, カプセル	アラニジピン	大鵬薬品工業	カルシウム拮抗薬
サンカイラー	錠剤	メチルドパ水和物	陽進堂	交感神経抑制薬(中枢性α_2刺激薬)
サンドノーム	錠剤	ボピンドロールマロン酸塩	ノバルティスファーマ	β遮断薬(プロドラッグ)
シナロング	錠剤	シルニジピン	ユーシービージャパン	カルシウム拮抗薬
スプレンジール	錠剤	フェロジピン	アストラゼネカ	カルシウム拮抗薬
ゼストリル	錠剤	リシノプリル水和物	アストラゼネカ	ACE阻害薬
セタプリル	錠剤	アラセプリル	大日本住友製薬	ACE阻害薬
セレカル	錠剤	チリソロール塩酸塩	富山化学工業	β遮断薬(血管拡張作用あり)
セレクトール	錠剤	セリプロロール塩酸塩	日本新薬	β遮断薬(β_1選択性)

商品名	剤形	一般名	主たる製造販売会社	備考
セロケン	錠剤	メトプロロール酒石酸塩	アストラゼネカ	β遮断薬（β_1選択性）
セロケンL	徐放錠			
ダイクロトライド	錠剤	ヒドロクロロチアジド	萬有製薬	利尿降圧薬（チアジド系利尿薬）
ダットリール	錠剤	メチルドパ水和物	ニプロジェネファ	交感神経抑制薬（中枢性α_2刺激薬）
タナトリル	錠剤	イミダプリル塩酸塩	田辺製薬	ACE阻害薬
チバセン	錠剤	ベナゼプリル塩酸塩	ノバルティスファーマ	ACE阻害薬
ディオバン	錠剤	バルサルタン	ノバルティスファーマ	アンギオテンシンII受容体拮抗薬
デタントール	細粒，錠剤	ブナゾシン塩酸塩	エーザイ	α遮断薬（α_1選択性）
	R徐放錠			
テナキシル	錠剤	インダパミド	アルフレッサファーマ	利尿降圧薬（非チアジド系）
ドパマイド	錠剤	メチルドパ水和物	東邦新薬	交感神経抑制薬（中枢性α_2刺激薬）
トランデート	錠剤	ラベタロール塩酸塩	グラクソ・スミスクライン	α,β遮断薬（α_1選択性）
ナディック	錠剤	ナドロール	大日本住友製薬	β遮断薬（β_1非選択性）
ナトリックス	錠剤	インダパミド	京都薬品工業	利尿降圧薬（非チアジド系）
ニコデール	散剤，錠剤	ニカルジピン塩酸塩	バイエル薬品	カルシウム拮抗薬
	LA徐放カプセル			
ニチドーパ	錠剤	メチルドパ水和物	日医工	交感神経抑制薬（中枢性α_2刺激薬）
ニバジール	錠剤	ニルバジピン	アステラス製薬	カルシウム拮抗薬
ニューロタン	錠剤	ロサルタンカリウム	萬有製薬	アンギオテンシンII受容体拮抗薬
ノルモナール	錠剤	トリパミド	エーザイ	利尿降圧薬
ハイトラシン	錠剤	テラゾシン塩酸塩水和物	アボットジャパン	α遮断薬（α_1選択性）
ハイパジール	錠剤	ニプラジロール	興和	β遮断薬（血管拡張作用あり）
バソメット	錠剤	テラゾシン塩酸塩水和物	三菱ウェルファーマ	α遮断薬（α_1選択性）
ヒドラプレス	散剤	ヒドララジン塩酸塩	イセイ	血管拡張血圧降下薬
ヒポカ	カプセル	バルニジピン塩酸塩	アステラス製薬	カルシウム拮抗薬
ブテラジン	細粒，錠剤	ブドララジン	第一三共	血管拡張血圧降下薬
プレスフォール	散剤	ヒドララジン塩酸塩	日新製薬	血管拡張血圧降下薬
プレスモード	錠剤	カドララジン	大日本住友製薬	血管拡張血圧降下薬
プレミネント	錠剤	ロサルタンカリウム・ヒドロクロロチアジド（配合剤）	萬有製薬	アンギオテンシンII受容体拮抗薬（持続性）
プレラン	錠剤	トランドラプリル	中外製薬	ACE阻害薬
ブロプレス	錠剤	カンデサルタンシレキセチル	武田薬品工業	アンギオテンシンII受容体拮抗薬（持続性）
ベータプレシン	錠剤	ペンブトロール硫酸塩	サノフィ・アベンティス	β遮断薬（β_1非選択性）
ベック	顆粒，カプセル	アラニジピン	マルコ製薬	カルシウム拮抗薬
ベハイドRA	錠剤	ベハイドRA錠（ベンチルヒドロクロロチアジド・レセルピン・カルバゾクロムの配合剤）	杏林製薬	利尿降圧薬
ペルジピン	散剤，錠剤	ニカルジピン塩酸塩	アステラス製薬	カルシウム拮抗薬
	LA徐放カプセル			
ミカルディス	錠剤	テルミサルタン	日本ベーリンガーインゲルハイム	アンギオテンシンII受容体拮抗薬

商品名	剤形	一般名	主たる製造販売会社	備考
ミケランLA	カプセル	カルテオロール塩酸塩	大塚製薬	β遮断薬(β_1非選択性)
ミニプレス	錠剤	プラゾシン塩酸塩	ファイザー	α遮断薬(α_1選択性)
ムノバール	錠剤	フェロジピン	サノフィ・アベンティス	カルシウム拮抗薬
メチルドパ	錠剤	メチルドパ水和物	各社	交感神経抑制薬(中枢性α_2刺激薬)
ユープレスドパ	錠剤	メチルドパ水和物	イセイ	交感神経抑制薬(中枢性α_2刺激薬)
ラシックス	細粒,錠剤	フロセミド	サノフィ・アベンティス	利尿降圧薬(ループ利尿薬)
ランデル	錠剤	エホニジピン塩酸塩	日産化学工業	カルシウム拮抗薬
レセルピン	散剤	レセルピン	エビス製薬	交感神経抑制薬
レニベース	錠剤	エナラプリルマレイン酸塩エタノール付加物	萬有製薬	ACE阻害薬
ローガン	錠剤	アモスラロール塩酸塩	アステラス製薬	α,β遮断薬(α_1選択性)
ロプレソール	錠剤	メトプロロール酒石酸塩	ノバルティスファーマ	β遮断薬(β_1選択性)
ロプレソールSR	徐放錠	メトプロロール酒石酸塩	ノバルティスファーマ	β遮断薬(β_1選択性)
ロンゲス	錠剤	リシノプリル水和物	塩野義製薬	ACE阻害薬
ワイテンス	錠剤	グアナベンズ酢酸塩	アルフレッサファーマ	中枢性α遮断薬(α_2選択性)

表5-①ステロイド剤（副腎皮質ホルモン製剤）―内用薬・坐薬・注射薬　本文解説は108ページを参照

商品名	剤形	一般名	主たる製造販売社
エピペン	注射液（自己注射用キット）	アドレナリン（エピネフリン）	メルク製薬
オルガドロン	注射液	デキサメタゾンリン酸エステルナトリウム	日本オルガノン
ケナコルト-A	関節腔内・皮内用，筋注用	トリアムシノロンアセトニド	ブリストル・マイヤーズ
サルコート	口腔内噴霧カプセル	ベクロメタゾンプロピオン酸エステル	帝人ファーマ
水溶性ハイドロコートン	注射液	ヒドロコルチゾンリン酸エステルナトリウム	萬有製薬
水溶性プレドニン	注射用	注射用プレドニゾロンコハク酸エステルナトリウム	塩野義製薬
セルフチゾン	注射液	デキサメタゾンメタスルホ安息香酸エステルナトリウム	昭和薬品化工
セレスタミン	錠剤，シロップ	ベタメタゾン・d-クロルフェニラミンマレイン酸塩（配合剤）	シェリング・プラウ
ソル・コーテフ	注射用	ヒドロコルチゾンコハク酸エステルナトリウム	ファイザー
ソル・メドロール	注射用	メチルプレドニゾロンコハク酸エステルナトリウム	ファイザー
デカドロン	注射液	デキサメタゾンリン酸エステルナトリウム	萬有製薬
デポ・メドロール	注射液	メチルプレドニゾロン酢酸エステル	ファイザー
プレドニゾロン	原末，散剤，錠剤	プレドニゾロン	各社
プレドニン	錠剤	プレドニゾロン	塩野義製薬
プレドハン	錠剤	プレドニゾロン	ニプロファーマ
プレロン	錠剤	プレドニゾロン	大洋薬品工業
ボスミン	液，注射液	アドレナリン（エピネフリン）	第一三共
マイリス	注	プラステロン硫酸エステルナトリウム水和物	日本オルガノン
マイリス	腟坐剤	プラステロン硫酸エステルナトリウム水和物	日本オルガノン
メドロール	錠剤	メチルプレドニゾロン	ファイザー
リメタゾン	静注（注射液）	デキサメタゾンパルミチン酸エステル	三菱ウェルファーマ
リンデロン	錠剤，シロップ，散剤，坐剤	ベタメタゾン	塩野義製薬
リンデロン	注射液	ベタメタゾンリン酸エステルナトリウム	塩野義製薬
リンデロン	懸濁注	ベタメタゾン酢酸エステル・ベタメタゾンリン酸エステルナトリウム（配合剤）	塩野義製薬
レダコート	錠剤	トリアムシノロン	アルフレッサファーマ

表5-②ステロイド剤（副腎皮質ホルモン製剤）―皮膚用薬

作用がもっとも強い（strongest）

商品名	剤形	一般名	主たる製造販売社
ジフラール	軟膏，クリーム	ジフロラゾン酢酸エステル	アステラス製薬
ダイアコート	軟膏，クリーム	ジフロラゾン酢酸エステル	ファイザー
デルモベート	軟膏，クリーム，スカルプローション	クロベタゾールプロピオン酸エステル	グラクソ・スミスクライン

作用がかなり強い（very strong）

商品名	剤形	一般名	主たる製造販売社
アドコルチン	軟膏，クリーム	ハルシノニド	第一三共
アンテベート	軟膏，クリーム，ローション	ベタメタゾン酪酸エステルプロピオン酸エステル	鳥居薬品
テクスメテン	軟膏，ユニバーサルクリーム	ジフルコルトロン吉草酸エステル	佐藤薬品工業
トプシム	軟膏，クリーム，Eクリーム，ローション，Lスプレー	フルオシノニド	田辺製薬
ネリゾナ	軟膏，クリーム，ユニバーサルクリーム，ソリューション	ジフルコルトロン吉草酸エステル	インテンディス
パンデル	軟膏，クリーム，ローション	酪酸プロピオン酸ヒドロコルチゾン	大正製薬
ビスダーム	軟膏，クリーム	アムシノニド	帝國製薬
フルメタ	軟膏，クリーム，ローション	モメタゾンフランカルボン酸エステル	塩野義製薬

作用がかなり強い（very strong）			
商品名	剤形	一般名	主たる製造販売会社
マイザー	軟膏，クリーム	ジフルプレドナート	三菱ウェルファーマ
メサデルム	軟膏，クリーム，ローション	デキサメタゾンプロピオン酸エステル	岡山大鵬薬品－大鵬薬品工業
リンデロン-DP	軟膏，クリーム，ゾル	ベタメタゾンジプロピオン酸エステル	塩野義製薬
作用が強い（strong）			
商品名	剤形	一般名	主たる製造販売会社
エクラー	軟膏，クリーム，ローション，プラスター	デプロドンプロピオン酸エステル	鳥居薬品
ザルックス	軟膏，クリーム	デキサメタゾン吉草酸エステル	アボットジャパン
トクダーム	テープ	ベタメタゾン吉草酸エステル	ニチバン－大鵬薬品工業
フルコート	軟膏，クリーム，ソリューション，Lスプレー	フルオシノロンアセトニド	田辺製薬
フルベアン	テープ		興和
プロパデルム	軟膏，クリーム	ベクロメタゾンプロピオン酸エステル	グラクソ・スミスクライン
ベトネベート	軟膏，クリーム	ベタメタゾン吉草酸エステル	グラクソ・スミスクライン
ボアラ	軟膏，クリーム	デキサメタゾン吉草酸エステル	マルホ
リドメックス	軟膏，クリーム，ローション	プレドニゾロン吉草酸エステル酢酸エステル	興和
リンデロン-V	軟膏，クリーム，ローション	ベタメタゾン吉草酸エステル	塩野義製薬
作用が中程度（medium）			
商品名	剤形	一般名	主たる製造販売会社
アルメタ	軟膏	アルクロメタゾンプロピオン酸エステル	塩野義製薬
キンダベート	軟膏	クロベタゾン酪酸エステル	グラクソ・スミスクライン
ケナコルト-A	軟膏，クリーム	トリアムシノロンアセトニド	第一三共
レダコート			アルフレッサファーマ
ロコイド	軟膏，クリーム	ヒドロコルチゾン酪酸エステル	鳥居薬品
作用が弱い（weak）			
商品名	剤形	一般名	主たる製造販売会社
オイラゾン	クリーム	デキサメタゾン	ノバルティスファーマ
オイラックスH	クリーム	ヒドロコルチゾン・クロタミトン（配合剤）	ノバルティスファーマ
グリメサゾン	軟膏	デキサメタゾン・脱脂大豆乾留タール（配合剤）	藤永製薬
コルテス	軟膏，クリーム	ヒドロコルチゾン酢酸エステル	大正製薬
デキサメサゾン	軟膏，クリーム，ローション	デキサメタゾン	岩城製薬
テラコー	スプレー	オキシテトラサイクリン塩酸塩・ヒドロコルチゾン（配合剤）	ファイザー
テラ・コートリル	軟膏		
ドレニゾン	テープ	フルドロキシコルチド	大日本住友製薬
ビスオA	クリーム	プレドニゾロン	帝國製薬
プレドニゾロン	軟膏	プレドニゾロン	辰巳化学

表❻ 非ステロイド性抗炎症薬　本文解説は110ページを参照

商品名	剤形	一般名	主たる製造販売会社	備考
アスピリン	原末，腸溶錠	アスピリン	各社	サリチル酸系解熱鎮痛薬・抗血小板薬
アスベイン	原末	アセトアミノフェン	丸石製薬	アニリン系解熱鎮痛薬
アセトアミノフェン			東洋製薬化成，吉田製薬	
アネオール	坐剤	ケトプロフェン	岩城製薬	プロピオン酸系消炎鎮痛薬
アルピニー	坐剤	アセトアミノフェン	久光製薬	アニリン系解熱鎮痛薬
アルボ	錠剤	オキサプロジン	大正製薬	プロピオン酸系消炎鎮痛薬
アンヒバ	小児用坐剤	アセトアミノフェン	アボットジャパン	アニリン系解熱鎮痛薬
E・A・C	錠剤	アスピリン・アスコルビン酸	富山化学工業	サリチル酸系解熱鎮痛薬
インテバン	坐剤	インドメタシン	大日本住友製薬	アリール酢酸系解熱消炎鎮痛薬
インフリー	カプセル，S軟カプセル	インドメタシンファルネシル	エーザイ	
インメシン	坐剤	インドメタシン	日新製薬，日医工，メルク製薬	
インメタン			サンド	
SG顆粒	顆粒	SG顆粒（イソプロピルアンチピリン・アセトアミノフェン・アリルイソプロピルアセチル尿素・無水カフェインの配合剤）	塩野義製薬	ピラゾロン系解熱鎮痛薬
エテンザミド	原末	エテンザミド	岩城製薬，吉田製薬	サリチル酸アミド系解熱鎮痛薬
エパテック	坐剤	ケトプロフェン	富士カプセル	プロピオン酸系消炎鎮痛薬
オークル	錠剤	アクタリット	日本新薬	その他（抗リウマチ薬）
オステラック	錠剤	エトドラク	ワイス	アリール酢酸系消炎鎮痛薬
オパイリン	錠剤	フルフェナム酸アルミニウム	大正製薬	アントラニル酸系解熱消炎鎮痛薬
オルヂス	SR徐放カプセル，坐剤	ケトプロフェン	アボットジャパン	プロピオン酸系消炎鎮痛薬
カフェルゴット	錠剤	エルゴタミン酒石酸塩・無水カフェイン（配合剤）	ノバルティスファーマ	その他（片頭痛治療薬）
カルフェニール	錠剤	ロベンザリット二ナトリウム	中外製薬	その他（関節リウマチ治療薬）
カロナール	坐剤	アセトアミノフェン	昭和薬品化工	アニリン系解熱鎮痛薬
キョーリンAP2	顆粒	シメトリド・無水カフェイン（配合剤）	杏林製薬	アニリン系鎮痛薬
クリアミンA，クリアミンS	錠剤	クリアミンA, -S（エルゴタミン酒石酸塩・無水カフェイン・イソプロピルアンチピリンの配合剤）	日医工	その他（片頭痛治療薬）
クリノリル	錠剤	スリンダク	萬有製薬	アリール酢酸系消炎鎮痛プロドラッグ
ジソペイン	錠剤	モフェゾラク	三菱ウェルファーマ	アリール酢酸系消炎鎮痛薬
スルガム	錠剤	チアプロフェン酸	サノフィ・アベンティス	プロピオン酸系消炎鎮痛薬
スルピリン	原末	スルピリン水和物	各社	ピラゾロン系解熱鎮痛薬
セレコックス	錠剤	セレコキシブ	アステラス製薬	シクロオキシゲナーゼ（COX）-2選択阻害薬
ソセゴン	錠剤	ペンタゾシン		その他（非麻薬性鎮痛薬）
ソランタール	細粒，錠剤	チアラミド塩酸塩	アステラス製薬	塩基性消炎鎮痛薬
ソレトン	錠剤	ザルトプロフェン	日本ケミファ	プロピオン酸系消炎鎮痛薬
チルコチル	錠剤	テノキシカム	中外製薬	オキシカム系消炎鎮痛薬
ナイキサン	カプセル，錠剤	ナプロキセン	田辺製薬	プロピオン酸系消炎鎮痛薬
ナパ	原末	アセトアミノフェン	メルク製薬	アニリン系解熱鎮痛薬
ナボールSR	徐放カプセル	ジクロフェナクナトリウム	久光製薬	アリール酢酸系消炎鎮痛薬
ニフラン	錠剤	プラノプロフェン	三菱ウェルファーマ	プロピオン酸系解熱消炎鎮痛薬
ノイロトロピン	錠剤	ワクシニアウイルス接種家兎炎症皮膚抽出液	日本臓器製薬	その他（腰痛症，頸肩腕症候群などの治療薬）
ハイペン	錠剤	エトドラク	日本新薬	アリール酢酸系消炎鎮痛薬
バキソ	カプセル，坐剤	ピロキシカム	富山化学工業	オキシカム系消炎鎮痛薬

商品名	剤形	一般名	主たる製造販売会社	備考
パラミヂン	カプセル	ブコローム	あすか製薬	ピリミジン系解熱消炎鎮痛薬
ピリナジン	原末	アセトアミノフェン	アステラス製薬	アニリン系解熱鎮痛薬
ピレチノール			岩城製薬	
フェルデン	サポジトリ(坐剤)	ピロキシカム	ファイザー	オキシカム系消炎鎮痛薬
フルカム	カプセル	アンピロキシカム		
ブルフェン	錠剤, 顆粒	イブプロフェン	科研製薬	プロピオン酸系消炎鎮痛薬
フロベン	錠剤, 顆粒	フルルビプロフェン		
ペオン	錠剤	ザルトプロフェン	ゼリア新薬工業	
ペルタゾン	錠剤	ペンタゾシン	あすか製薬	その他(非麻薬性鎮痛薬)
ペンタジン			第一三共	
ペントイル	錠剤	エモルファゾン	サンド	塩基性消炎鎮痛薬
ボルタレン	錠剤, サポ	ジクロフェナクナトリウム	ノバルティスファーマ	アリール酢酸系消炎鎮痛薬
ボルタレンSR	徐放カプセル		同仁医薬化工	
ポンタックス	カプセル	メフェナム酸	佐藤薬品工業	アントラニル酸系解熱消炎鎮痛薬
ポンタール	カプセル, シロップ, 細粒, 散剤, 錠剤	メフェナム酸	第一三共	
ミカメタン	坐剤	インドメタシン	三笠製薬	アリール酢酸系解熱消炎鎮痛薬
ミグリステン	錠剤	ジメトチアジンメシル酸塩	塩野義製薬	その他(片頭痛, 緊張性頭痛治療薬)
ミグレニン	原末	ミグレニン	各社	ピラゾロン系鎮痛薬
ミナルフェン	錠剤	アルミノプロフェン	ユーシービージャパン	プロピオン酸系消炎鎮痛薬
ミリダシン	錠剤	プログルメタシンマレイン酸塩	大鵬薬品工業	アリール酢酸系消炎鎮痛薬
メチロン	原末	スルピリン	第一三共	ピラゾロン系解熱鎮痛薬
メナミン	SR徐放カプセル, 坐剤	ケトプロフェン	サノフィ・アベンティス	プロピオン酸系消炎鎮痛薬
メブロン	錠剤, 顆粒	エピリゾール	第一三共	塩基性消炎鎮痛薬
モーバー	錠剤	アクタリット	三菱ウェルファーマ	その他(抗リウマチ薬)
モービック	錠剤	メロキシカム	日本ベーリンガーインゲルハイム	オキシカム系消炎鎮痛薬
ユニプロン	坐剤	イブプロフェン	昭和薬品化工	プロピオン酸系解熱消炎鎮痛薬
ヨシピリン	原末	イソプロピルアンチピリン	吉田製薬	ピラゾロン系解熱鎮痛薬
ランツジール	錠剤	アセメタシン	興和	アリール酢酸系解熱消炎鎮痛薬
レペタン	坐剤	ブプレノルフィン塩酸塩	大塚製薬	その他(中枢性鎮痛薬)
レリフェン	錠剤	ナブメトン	三和化学研究所	アリール酢酸系消炎鎮痛薬
ロキソニン	細粒, 錠剤	ロキソプロフェンナトリウム水和物	第一三共	プロピオン酸系消炎鎮痛薬
ロルカム	錠剤	ロルノキシカム	大正製薬	オキシカム系消炎鎮痛薬

表7 抗菌薬（抗生物質・合成抗菌薬）　本文解説は114ページを参照

商品名	剤形	一般名	主たる製造販売会社	備考
アクロマイシン	原末，Vカプセル，トローチ	テトラサイクリン塩酸塩	ポーラファルマ	テトラサイクリン系抗生物質
アザルフィジンEN	腸溶錠	サラゾスルファピリジン	ファイザー	サルファ薬
アセチルスピラマイシン	錠剤	スピラマイシン酢酸エステル	協和醗酵工業	マクロライド系抗生物質
アプシード	原末，シロップ	スルファジメトキシン	第一三共，埼玉第一製薬	サルファ薬(持続性)
アベロックス	錠剤	モキシフロキサシン塩酸塩	バイエル薬品	ニューキノロン系抗菌薬
ウイントマイロン	シロップ，錠剤	ナリジクス酸	第一三共，埼玉第一製薬	キノロン系抗菌薬
エポセリン	坐剤	セフチゾキシムナトリウム	長生堂製薬	セフェム系抗生物質
エリスロシン	W顆粒，ドライシロップ，Wドライシロップ	エリスロマイシンエチルコハク酸エステル	アボットジャパン	マクロライド系抗生物質
L-ケフラール	複合顆粒	セファクロル	塩野義製薬	セフェム系抗生物質
L-ケフレックス	小児用持続性顆粒，持続性顆粒	セファレキシン		
塩酸バンコマイシン	散剤	バンコマイシン塩酸塩	日本イーライリリー	グリコペプチド系抗生物質
オーグメンチン	小児用顆粒，錠剤	アモキシシリン水和物・クラブラン酸カリウム(配合剤)	グラクソ・スミスクライン	ペニシリン系抗生物質
オゼックス	錠剤	トスフロキサシントシル酸塩水和物	富山化学工業	ニューキノロン系抗菌薬
オラスポア	ドライシロップ	セフロキサジン水和物	アルフレッサファーマ	セフェム系抗生物質
オラセフ	錠剤	セフロキシムアキセチル	グラクソ・スミスクライン	
ガチフロ	錠剤	ガチフロキサシン水和物	杏林製薬	ニューキノロン系抗菌薬
カナマイシン	カプセル，シロップ，ドライシロップ	カナマイシン硫酸塩	明治製菓	アミノグリコシド系抗生物質
クラバモックス	小児用ドライシロップ	アモキシシリン水和物・クラブラン酸カリウム(配合剤)	グラクソ・スミスクライン	ペニシリン系抗生物質
クラビット	細粒，錠剤	レボフロキサシン水和物	第一三共	ニューキノロン系抗菌薬
クラリシッド	小児用錠，錠剤，小児用ドライシロップ	クラリスロマイシン	アボットジャパン	マクロライド系抗生物質
クラリス	小児用錠，錠剤，小児用ドライシロップ		大正製薬	
クロマイ	腟錠	クロラムフェニコール	第一三共	クロラムフェニコール系抗生物質
クロロマイセチン	原末，錠剤			
クロロマイセチンパルミテート	小児用液(シロップ)	クロラムフェニコールパルミチン酸エステル		
ケテック	錠剤	テリスロマイシン	サノフィ・アベンティス	ケトライド系抗生物質
ケフラール	カプセル，小児用細粒	セファクロル	塩野義製薬	セフェム系抗生物質
ケフレックス	カプセル，シロップ用細粒	セファレキシン		
コリマイシンS	散剤	コリスチンメタンスルホン酸ナトリウム	ポーラファルマ	ポリペプチド系抗生物質
ザイボックス	錠剤	リネゾリド	ファイザー	合成抗菌薬
サマセフ	カプセル，シロップ用散剤	セファドロキシル	ブリストル・マイヤーズ	セフェム系抗生物質
サラゾピリン	坐剤，錠剤	サラゾスルファピリジン	ファイザー	サルファ薬
サワシリン	カプセル，細粒，錠剤	アモキシシリン水和物	アステラス製薬	ペニシリン系抗生物質
ジスロマック	小児用カプセル，小児用細粒	アジスロマイシン水和物	ファイザー	マクロライド系抗生物質
シプロキサン	錠剤	シプロフロキサシン	バイエル薬品	ニューキノロン系抗菌薬
ジョサマイ	シロップ，ドライシロップ	ジョサマイシンプロピオン酸エステル	アステラス製薬	マクロライド系抗生物質
スオード	錠剤	プルリフロキサシン	明治製菓	ニューキノロン系抗菌薬
スパラ	錠剤	スパルフロキサシン	大日本住友製薬	
セフスパン	カプセル，細粒	セフィキシム	アステラス製薬	セフェム系抗生物質
セフゾン	カプセル，小児用細粒	セフジニル		
セフテム	カプセル	セフチブテン水和物	塩野義製薬	

商品名	剤形	一般名	主たる製造販売会社	備考
ダイメトン	シロップ	スルファモノメトキシン水和物	埼玉第一製薬	サルファ薬
ダラシン	カプセル	クリンダマイシン	ファイザー	リンコマイシン系抗生物質
タリビッド	錠剤	オフロキサシン	第一三共	ニューキノロン系抗菌薬
トスキサシン	錠剤	トスフロキサシントシル酸塩水和物	アボットジャパン	ニューキノロン系抗菌薬
トミロン	小児用細粒，錠剤	セフテラムピボキシル	富山化学工業	セフェム系抗生物質
ドルコール	錠剤	ピペミド酸水和物	大日本住友製薬	合成抗菌薬
ネオ・ロイコマイシンH	トローチ	キタサマイシン酢酸エステル	旭化成ファーマ	マクロライド系抗生物質
バイシリンG	顆粒	ベンジルペニシリンベンザチン水和物	萬有製薬	ペニシリン系抗生物質
バクシダール	小児用錠，錠剤	ノルフロキサシン	杏林製薬	ニューキノロン系抗菌薬
パストシリン	カプセル，細粒	シクラシリン	武田薬品工業	ペニシリン系抗生物質
パセトシン	カプセル，細粒，錠剤	アモキシシリン水和物	協和醱酵工業	ペニシリン系抗生物質
パナシッド	錠剤	ピロミド酸	大日本住友製薬	合成抗菌薬
バナン	ドライシロップ，錠剤	セフポドキシムプロキセチル	第一三共	セフェム系抗生物質
バラシリン	錠剤	レナンピシリン塩酸塩	日本オルガノン	ペニシリン系抗生物質
バレオン	カプセル，錠剤	ロメフロキサシン塩酸塩	アボットジャパン	ニューキノロン系抗菌薬
パンスポリンT	錠剤	セフォチアムヘキセチル塩酸塩	武田薬品工業	セフェム系抗生物質
ビクシリン	カプセル，ドライシロップ	アンピシリン	明治製菓	ペニシリン系抗生物質
ビブラマイシン	錠剤	ドキシサイクリン塩酸塩水和物	ファイザー	テトラサイクリン系抗生物質
ファロム	小児用ドライシロップ，錠剤	ファロペネムナトリウム水和物	アスビオファーマ	ペネム系抗生物質
フルマーク	錠剤	エノキサシン水和物	大日本住友製薬	ニューキノロン系抗菌薬
フロモックス	小児用細粒，錠剤	セフカペンピボキシル塩酸塩水和物	塩野義製薬	セフェム系抗生物質
ペングッド	錠剤，顆粒	バカンピシリン塩酸塩	日医工	ペニシリン系抗生物質
ホスミシン	ドライシロップ，錠剤	ホスホマイシン	明治製菓	ホスホマイシン系抗生物質
ミオカマイシン	ドライシロップ，錠剤	ミデカマイシン酢酸エステル	明治製菓	マクロライド系抗生物質
ミノマイシン	カプセル，錠剤，顆粒	ミノサイクリン塩酸塩	ワイス	テトラサイクリン系抗生物質
メイアクトMS	小児用細粒，錠剤	セフジトレンピボキシル	明治製菓	セフェム系抗生物質
メタコリマイシン	カプセル，顆粒	コリスチンメタンスルホン酸ナトリウム	ポーラファルマ	ポリペプチド系抗生物質
メデマイシン	カプセル	ミデカマイシン	明治製菓	マクロライド系抗生物質
メリシン	錠剤	ピブメシリナム塩酸塩	武田薬品工業	ペニシリン系抗生物質
ユナシン	小児用細粒，錠剤	スルタミシリントシル酸塩水和物	ファイザー	ペニシリン系抗生物質
リカマイシン	ドライシロップ，錠剤	ロキタマイシン	旭化成ファーマ	マクロライド系抗生物質
硫酸ポリミキシンB	散剤，錠剤	ポリミキシンB硫酸塩	ファイザー	グリコペプチド系抗生物質
リンコシン	カプセル	リンコマイシン塩酸塩水和物	ファイザー	リンコマイシン系抗生物質
ルリッド	錠剤	ロキシスロマイシン	サノフィ・アベンティス	マクロライド系抗生物質
レダマイシン	カプセル	デメチルクロルテトラサイクリン塩酸塩	ポーラファルマ	テトラサイクリン系抗生物質
ロメバクト	カプセル	ロメフロキサシン塩酸塩	塩野義製薬	ニューキノロン系抗菌薬

抗がん薬一覧

●利用のしかた

1) 医療用医薬品の商品名（注射薬もふくむ）を五十音順に並べた．商品名は，日本名の基本名を示し販売名そのものを示すものではない．
2) 適応欄では，一部割愛したものがある．また，ほかの抗がん薬（抗腫瘍剤）と併用することが必要である適応（悪性腫瘍）についても割愛している．
3) 製造販売会社は〈主たる製造販売会社〉を示した．

●抗がん薬の分類

抗がん薬は，一般に，アルキル化剤（❶），抗腫瘍性植物成分（アルカロイド）製剤（❷），代謝拮抗剤（❸），抗腫瘍性抗生物質製剤（❹），その他の腫瘍薬（❺）に分類される．

❶は放射線照射効果と同じ働き（作用）を示す．作用の主体であるアルキル化反応による生物学的効果は，DNA合成を抑制して細胞分裂を防ぐ細胞毒性効果（抗腫瘍効果）にある．

❷は植物アルカロイド（塩基性含窒素化合物）で，ビンクリスチンやビンブラスチンは細胞のDNA合成期に働き，細胞分裂を停止させるなどにより抗腫瘍効果を発揮する．

❸はがん細胞の物質代謝を阻害して増殖を阻止することを目的とするものである．とくにDNAの本体である核酸の合成に必須である葉酸の生成を抑制し，がん細胞の増殖に必要な核酸の生合成を阻害して抗腫瘍効果を発揮する．

❹抗菌薬の中で細菌の増殖に選択的に働く抗生物質は，がん細胞のDNAと結合して，その合成を阻害することなどにより抗腫瘍効果を発揮する．

❺のその他は，ホルモン製剤や非特異的抗悪性腫瘍薬などで，抗ホルモン作用によるがん細胞増殖の抑制や，免疫力低下の状態の改善などにより抗腫瘍効果を発揮する．

商品名	剤形	一般名	主たる製造販売会社	適応
アイエーコール	注射剤（動注用）	シスプラチン❺	日本化薬	肝細胞がん
アクプラ	注射剤（静注用）	ネダプラチン❺	塩野義製薬	頭頸部がん，肺小細胞がん，肺非小細胞がん，食道がん，膀胱がん，精巣（睾丸）腫瘍，卵巣がん，子宮頸がん
アクラシノン	注射剤	アクラルビシン塩酸塩❹	メルシャン	胃がん，肺がん，乳がん，卵巣がん，悪性リンパ腫，急性白血病の自覚的および他覚的症状の寛解ならびに改善
アドリアシン	注射剤	ドキソルビシン塩酸塩❹	協和醱酵工業	〔通常療法〕悪性リンパ腫，肺がん，消化器がん，乳がん，膀胱腫瘍，骨肉腫の自覚的および他覚的症状の寛解，など〔M-VAC療法*1〕尿路上皮がん
アバスチン	注射剤（点滴静注）	ベバシズマブ（遺伝子組み換え）	中外製薬	治癒切除不能な進行・再発の結腸・直腸がん
アフェマ	錠剤	ファドロゾール塩酸塩水和物❺	ノバルティスファーマ	閉経後乳がん
アムノレイク	錠剤	タミバロテン❺	東光薬品工業	再発または難治性の急性前骨髄球性白血病
アリミデックス	錠剤	アナストロゾール❺	アストラゼネカ	閉経後乳がん
アリムタ	注射剤	ペメトレキセドナトリウム水和物❸	日本イーライリリー	悪性胸膜中皮腫
アルケラン	錠剤，注射剤（静注用）	メルファラン❶	グラクソ・スミスクライン	〔錠剤〕多発性骨髄腫の自覚的および他覚的症状の寛解〔注射〕白血病，悪性リンパ腫，多発性骨髄腫，小児固形腫瘍における造血幹細胞移植時の前処置
アロマシン	錠剤	エキセメスタン❺	ファイザー	閉経後乳がん
イダマイシン	注射剤	イダルビシン塩酸塩❹	ファイザー	急性骨髄性白血病（慢性骨髄性白血病の急性転化をふくむ）
イホマイド	注射剤	イホスファミド❶	塩野義製薬	肺小細胞がん，前立腺がん，子宮頸がん，骨肉腫，再発または難治性の胚細胞腫瘍の自覚的および他覚的症状の寛解，など

治療薬一覧——139

商品名	剤形	一般名	主たる製造販売会社	適応
イレッサ	錠剤	ゲフィチニブ❺	アストラゼネカ	手術不能または再発非小細胞肺がん
エクザール	注射剤	ビンブラスチン硫酸塩❷	日本化薬	〔通常療法〕悪性リンパ腫，絨毛性疾患，再発または難治性の胚細胞腫瘍（精巣腫瘍，卵巣腫瘍など）の自覚的および他覚的症状の寛解〔M-VAC療法*1〕尿路上皮がん
エストラサイト	カプセル	エストラムスチンリン酸エステルナトリウム水和物❶	日本新薬	前立腺がん
エルプラット	注射剤	オキサリプラチン❸	ヤクルト本社	治癒切除不能な進行・再発の結腸・直腸がん
塩酸プロカルバジン	カプセル	プロカルバジン塩酸塩❺	中外製薬	悪性リンパ腫（ホジキン病，細網肉腫，リンパ肉腫），悪性星細胞腫・乏突起膠腫成分を有する神経膠腫に対するほかの抗がん薬との併用療法
エンドキサン	注射剤	シクロホスファミド水和物❶	塩野義製薬	多発性骨髄腫，悪性リンパ腫，肺がん，乳がん，急性白血病，子宮頸がん，子宮体がん，卵巣がんなどの自覚的および他覚的症状の寛解，など
	P錠			多発性骨髄腫，悪性リンパ腫，乳がん，急性白血病，肺がん，骨腫瘍などの自覚的および他覚的症状の寛解，など
オダイン	錠剤	フルタミド❺	日本化薬	前立腺がん
オンコビン	注射剤	ビンクリスチン硫酸塩❷	日本化薬	白血病（急性白血病，慢性白血病の急性転化をふくむ），悪性リンパ腫（細網肉腫，リンパ肉腫，ホジキン病），小児腫瘍（神経芽腫，ウイルムス腫瘍，横紋筋肉腫，睾丸胎児性がん，血管肉腫など），など
カソデックス	錠剤	ビカルタミド❺	アストラゼネカ	前立腺がん
カルセド	注射剤	アムルビシン塩酸塩❶	大日本住友製薬	非小細胞肺がん，小細胞肺がん
カンプト	注射剤	イリノテカン塩酸塩水和物❷	ヤクルト本社	小細胞肺がん，非小細胞肺がん，子宮頸がん，卵巣がん，胃がん（手術不能または再発），結腸・直腸がん，乳がん（手術不能または再発），有棘細胞がん，悪性リンパ腫
キロサイド	注射剤（通常量療法用）	シタラビン❸	日本新薬	〔通常量療法用〕急性白血病，消化器がん，肺がん，乳がん，女性性器がん，膀胱腫瘍
キロサイドN	注射剤（大量療法用）			〔大量療法用〕再発または難治性の急性白血病，悪性リンパ腫
グリベック	錠剤	イマチニブメシル酸塩❺	ノバルティスファーマ	慢性骨髄性白血病，KIT (CD117)*2陽性消化管間質腫瘍，フィラデルフィア染色体陽性急性リンパ性白血病
グルカロン	錠剤	アセグラトン❺	中外製薬	膀胱がんの術後再発の抑制
クレスチン	原末	クレスチン（かわらたけ多糖体）❻	クレハ	胃がん（手術例）患者および結腸・直腸がん（治癒切除例）患者における化学療法との併用による生存期間の延長，小細胞肺がんに対する化学療法との併用による奏効期間の延長
5-FU	軟膏，ドライシロップ，錠剤，注射剤，坐剤	フルオロウラシル❸	協和醱酵工業	〔軟膏〕皮膚悪性腫瘍〔ドライシロップ・錠剤〕胃がん，結腸・直腸がん，乳がんの自覚的および他覚的症状の寛解〔注射〕胃がん，肝がん，結腸・直腸がん，乳がん，膵がん，子宮頸がんなどの自覚的および他覚的症状の寛解〔坐剤〕S状結腸・直腸がんの自覚的および他覚的症状の寛解
コスメゲン	注射剤	アクチノマイシンD❹	萬有製薬	ウイルムス腫瘍，絨毛上皮腫破壊性胞状奇胎，など

商品名	剤形	一般名	主たる製造販売会社	適応
コホリン	注射剤	ペントスタチン❺	化学及血清療法研究所	成人T細胞白血病リンパ腫，ヘアリーセル白血病の自覚的および他覚的症状の寛解
サイメリン	注射剤	ラニムスチン❶	三菱ウェルファーマ	膠芽腫，骨髄腫，悪性リンパ腫，慢性骨髄性白血病，真性多血症，本態性血小板増多症
サンラビン	注射剤	エノシタビン❸	旭化成ファーマ	急性白血病（慢性白血病の急性転化をふくむ）
ジェムザール	注射剤	ゲムシタビン塩酸塩❸	日本イーライリリー	非小細胞肺がん，膵がん，胆道がん
スタラシド	カプセル	シタラビンオクホスファート水和物❸	日本化薬	成人急性非リンパ性白血病
スマンクス	注射剤（肝動脈注射用，肝動脈注射用懸濁液，プリック試験用）	ジノスタチンスチマラマー❹	アステラス製薬	肝細胞がん
ゼローダ	錠剤	カペシタビン❸	中外製薬	手術不能または再発乳がん
ソニフィラン	注射剤	シゾフィラン❸	科研製薬	子宮頸がんにおける放射線療法の直接効果の増強
ダウノマイシン	注射剤（静注用）	ダウノルビシン塩酸塩❹	明治製菓	急性白血病（慢性骨髄性白血病の急性転化をふくむ）
ダカルバジン	注射剤	ダカルバジン❶	協和醗酵工業	悪性黒色腫，ホジキン病（ホジキンリンパ腫）
タキソール	注射剤	パクリタキセル❷	ブリストル・マイヤーズ	卵巣がん，非小細胞肺がん，乳がん，胃がん，子宮体がん
ティーエスワン（TS-1）	カプセル	テガフール・ギメラシル・オテラシルカリウム❸	大鵬薬品工業	胃がん，結腸・直腸がん，頭頸部がん，非小細胞肺がん，手術不能または再発乳がん，膵がん
テスパミン	注射剤	チオテパ❶	大日本住友製薬	慢性リンパ性白血病，慢性骨髄性白血病，乳がん，卵巣がん，膀胱腫瘍，および他の抗がん薬との併用で悪性リンパ腫，胃がん，肺がん，子宮頸がん，子宮体がんの自覚的・他覚的症状の寛解，など
テモダール	カプセル	テモゾロミド❶	シェリング・プラウ	悪性神経膠腫
テラルビシン	注射剤	塩酸ピラルビシン❹	明治製菓	頭頸部がん，乳がん，胃がん，尿路上皮がん（膀胱がん，腎盂・尿管腫瘍），卵巣がん，子宮がん，急性白血病，悪性リンパ腫の自覚的および他覚的症状の寛解ならびに改善
ドキシル	リポソーム注射剤	ドキソルビシン塩酸塩❹	ヤンセンファーマ	エイズ関連カポジ肉腫
トポテシン	注射剤	イリノテカン塩酸塩水和物❷	第一三共	小細胞がん，非小細胞肺がん，子宮頸がん，卵巣がん，胃がん（手術不能または再発），結腸・直腸がん，乳がん（手術不能または再発），有棘細胞がん，悪性リンパ腫
トリセノックス	注射剤	三酸化ヒ素❺	日本新薬	再発または難治性の急性前骨髄球性白血病
ナベルビン	注射剤	ビノレルビン酒石酸塩❷	協和醗酵工業	非小細胞肺がん，手術不能または再発乳がん
ニドラン	注射剤	ニムスチン塩酸塩❶	第一三共	脳腫瘍，胃がん，肝がん，結腸・直腸がん，肺がん，悪性リンパ腫，慢性白血病の自覚的および他覚的症状の寛解
ノバントロン	注射剤	ミトキサントロン塩酸塩❺	ワイス	急性白血病（慢性骨髄性白血病の急性転化をふくむ），悪性リンパ腫，乳がん，肝細胞がん
ノルバデックス	錠剤	タモキシフェンクエン酸塩❺	アストラゼネカ	乳がん
ハイカムチン	注射剤	ノギテカン塩酸塩❷	日本化薬	小細胞肺がん
ハイドレア	カプセル	ヒドロキシカルバミド❸	ブリストル・マイヤーズ	慢性骨髄性白血病
ハーセプチン	注射剤	トラスツズマブ（遺伝子組み換え）❺	中外製薬	HER2[*3]過剰発現が確認された転移性乳がん
パラプラチン	注射剤	カルボプラチン❺	ブリストル・マイヤーズ	頭頸部がん，肺小細胞がん，睾丸腫瘍，卵巣がん，子宮頸がん，悪性リンパ腫，非小細胞肺がん，など

商品名	剤形	一般名	主たる製造販売会社	適応
ピシバニール	注射剤	ピシバニール(ストレプトコックス・ピオゲネス[A群3型] Su株ペニシリン処理凍結乾燥粉末)[6]	中外製薬	胃がん(手術例)患者および原発性肺がん患者における化学療法との併用による生存期間の延長,消化器がん患者および肺がん患者におけるがん性胸水・腹水の減少,他剤無効の頭頸部がんおよび甲状腺がん,リンパ管腫
ヒスロンH	錠剤(200mg)	メドロキシプロゲステロン酢酸エステル[5]	ファイザー	乳がん,子宮体がん(内膜がん)
ピノルビン	注射剤	塩酸ピラルビシン[4]	メルシャン	頭頸部がん,乳がん,胃がん,尿路上皮がん(膀胱がん,腎盂・尿管腫瘍),卵巣がん,子宮がん,急性白血病,悪性リンパ腫の自覚的および他覚的症状の寛解ならびに改善
ファルモルビシン	RTU注射液,注射用	エピルビシン塩酸塩[4]	ファイザー	急性白血病,悪性リンパ腫,乳がん,卵巣がん,胃がん,肝がん,尿路上皮がん(膀胱がん,腎盂・尿管腫瘍)の自覚的および他覚的症状の寛解,など
フィルデシン	注射剤	ビンデシン硫酸塩[2]	塩野義製薬	急性白血病(慢性骨髄性白血病の急性転化をふくむ),悪性リンパ腫,肺がん,食道がんの自覚的および他覚的症状の寛解
フェアストン	錠剤	トレミフェンクエン酸塩[5]	日本化薬	閉経後乳がん
フェマーラ	錠剤	レトロゾール[5]	ノバルティスファーマ	閉経後乳がん
フォトフリン	注射剤	ポルフィマーナトリウム[5]	ワイス	手術などのほかの根治的治療が不可能な場合,あるいは肺または子宮頸部の機能温存が必要な患者にほかの治療法が使用できない場合で,かつ,内視鏡的に病巣全容が観察でき,レーザー光照射が可能なつぎの疾患:早期肺がん,表在型食道がん,表在型早期胃がん,子宮頸部初期がんおよび異形成
ブスルフェクス	注射剤(点滴静注)	ブスルファン[1]	キリンファーマ	同種造血幹肝細胞移植の前治療,およびユーイング肉腫ファミリー腫瘍・神経芽細胞腫における自家造血幹細胞移植の前治療
フトラフール	腸溶顆粒,腸溶錠,カプセル,腸溶カプセル,注射剤,坐剤	テガフール[3]	大鵬薬品工業	〔内用〕胃がん,結腸・直腸がん,乳がんの自覚的および他覚的症状の寛解 〔注射〕頭頸部がん,胃がん,結腸・直腸がんの自覚的および他覚的症状の寛解 〔坐剤〕頭頸部がん,胃がん,結腸・直腸がん,乳がん,膀胱がんの自覚的および他覚的症状の寛解
ブリプラチン	注射剤	シスプラチン[5]	ブリストル・マイヤーズ	〔通常療法〕睾丸腫瘍,膀胱がん,腎盂・尿管腫瘍,前立腺がん,卵巣がん,頭頸部がん,非小細胞肺がん,食道がん,子宮頸がん,神経芽細胞腫,胃がん,小細胞肺がん,骨肉腫,胚細胞腫瘍,悪性胸膜中皮腫,など [M-VAC療法*1]尿路上皮がん
フルダラ	錠剤,注射剤(静注用)	フルダラビンリン酸エステル[3]	バイエル薬品	〔錠剤〕再発または難治性の低悪性度B細胞性非ホジキンリンパ腫,マントル細胞リンパ腫 〔注射〕貧血または血小板減少症をともなう慢性リンパ性白血病
フルツロン	カプセル	ドキシフルリジン[3]	中外製薬	胃がん,結腸・直腸がん,乳がん,子宮頸がん,膀胱がん
ブレオ	注射剤	ブレオマイシン塩酸塩[4]	日本化薬	皮膚がん,頭頸部がん,肺がん,食道がん,悪性リンパ腫,子宮頸がん,神経膠腫,甲状腺がん,胚細胞腫瘍(精巣腫瘍,卵巣腫瘍,性腺外腫瘍)
ブレオS	軟膏	ブレオマイシン硫酸塩[4]	日本化薬	皮膚悪性腫瘍
ベサノイド	カプセル	トレチノイン[5]	中外製薬	急性前骨髄球性白血病

商品名	剤形	一般名	主たる製造販売会社	適応
ベスタチン	カプセル	ウベニメクス❺	日本化薬	成人急性非リンパ性白血病に対する完全寛解導入後の維持強化化学療法薬との併用による生存期間の延長
ベプシド	Sカプセル，注射剤	エトポシド❷	ブリストル・マイヤーズ	〔カプセル〕肺小細胞がん，悪性リンパ腫，子宮頸がん 〔注射〕肺小細胞がん，悪性リンパ腫，急性白血病，睾丸腫瘍，膀胱がん，絨毛性疾患，胚細胞腫瘍(精巣腫瘍,卵巣腫瘍,性腺外腫瘍)，など
ペプレオ	注射剤	ペプロマイシン硫酸塩❹	日本化薬	皮膚がん，頭頸部悪性腫瘍(上顎がん，舌がん・その他の口腔がん，咽頭がん，喉頭がん)，肺がん(扁平上皮がん)，前立腺がん，悪性リンパ腫
ペラゾリン	細粒	ソブゾキサン❺	全薬工業	悪性リンパ腫，成人T細胞白血病リンパ腫の自覚的および他覚的症状の寛解
ベルケイド	注射剤	ボルテゾミブ❺	ヤンセンファーマ	再発または難治性の多発性骨髄腫
マイトマイシン	注射剤	マイトマイシンC❹	協和醱酵工業	慢性リンパ性白血病，慢性骨髄性白血病，胃がん，結腸・直腸がん，肺がん，膵がん，肝がん，子宮頸がん，子宮体がん，乳がん，膀胱腫瘍などの自覚的および他覚的症状の寛解
マイロターグ	注射剤	ゲムツズマブオゾガマイシン(遺伝子組み換え)❹	ワイス	再発または難治性のCD33陽性の急性骨髄性白血病
マブリン	散剤	ブスルファン❶	大原薬品工業	慢性骨髄性白血病，真性多血症の自覚的および他覚的症状の寛解
ミフロール	錠剤，細粒	カルモフール❸	バイエル薬品	胃がん，結腸・直腸がん，乳がんの自覚的および他覚的症状の寛解
無水エタノール	注射剤	無水エタノール❺	扶桑薬品工業，メルク製薬	肝細胞がんにおける経皮的エタノール注入療法
メソトレキセート	錠剤(2.5mg)，注射剤	メトトレキサート❸	ワイス	〔錠剤・注射(通常療法)〕急性白血病，慢性リンパ性白血病，慢性骨髄性白血病，絨毛性疾患(絨毛がん，破壊胞状奇胎，胞状奇胎)の自覚的および他覚的症状の寛解 〔注射〕CMF療法*4；乳がん，M-VAC療法*1；尿路上皮がん
ユーエフティ(UFT)	E腸溶顆粒，カプセル	テガフール・ウラシル❸	大鵬薬品工業	〔通常療法〕胃がん，結腸・直腸がん，肝がん，胆嚢・胆管がん，膵がん，肺がん，乳がん，膀胱がん，前立腺がん，子宮頸がんなどの自覚的および他覚的症状の寛解
ラステット	Sカプセル，注射剤	エトポシド❷	日本化薬	〔カプセル〕肺小細胞がん，悪性リンパ腫，子宮頸がん 〔注射〕肺小細胞がん，悪性リンパ腫，急性白血病，睾丸腫瘍，膀胱がん，絨毛性疾患，胚細胞腫瘍(精巣腫瘍,卵巣腫瘍,性腺外腫瘍)，など
ランダ	注射剤	シスプラチン❺	日本化薬	〔通常療法〕睾丸腫瘍，膀胱がん，腎盂・尿管腫瘍，前立腺がん，卵巣がん，頭頸部がん，非小細胞肺がん，食道がん，子宮頸がん，神経芽細胞腫，胃がん，小細胞肺がん，骨肉腫，胚細胞腫瘍，悪性胸膜中皮腫，など 〔M-VAC療法*1〕尿路上皮がん
リツキサン	注射剤	リツキシマブ(遺伝子組み換え)❺	全薬工業	CD20陽性のB細胞性非ホジキンリンパ腫

商品名	剤形	一般名	主たる製造販売会社	適応
レザフィリン	注射剤	タラポルフィンナトリウム❺	明治製菓	外科的切除などのほかの根治的療法が不可能な場合，あるいは肺機能温存が必要な患者にほかの治療法が使用できない場合で，かつ内視鏡的に病巣全容が観察でき，レーザー照射が可能な早期肺がん（病期0期またはⅠ期肺がん）
レンチナン	注射剤（静注用）	レンチナン❺	味の素	手術不能または再発胃がん患者におけるテガフール経口投与との併用による生存期間の延長
ロイケリン	散剤	メルカプトプリン水和物❺	大原薬品工業	急性白血病，慢性骨髄性白血病の自覚的および他覚的症状の寛解
ロイスタチン	注射剤	クラドリビン❺	ヤンセンファーマ	ヘアリセール白血病，再発・再燃または治療抵抗性のつぎの疾患；低悪性度または濾胞性B細胞性非ホジキンリンパ腫・マントル細胞リンパ腫
ロイナーゼ	注射剤	L-アスパラギナーゼ❺	協和醱酵工業	急性白血病（慢性白血病の急性転化をふくむ），悪性リンパ腫

*1 M-VAC療法：メトトレキサート（メソトレキセート®），ビンブラスチン硫酸塩（エクザール®），ドキソルビシン塩酸塩（アドリアシン®），およびシスプラチン（ブリプラチン®，ランダ®）を組み合わせた多剤併用療法
*2 KIT（CD117）：KIT（キット）はc-kit遺伝子によってつくられるチロキシナーゼ活性を有する細胞膜貫通タンパク質．CDはcluster of differentiation（白血球分化抗原）．これが陽性であれば消化管間質腫瘍を示唆する．
*3 HER2：HER2受容体（human epidermal growth factor receptor type 2；ヒト上皮増殖因子受容体2型）
*4 CMF療法：メトトレキサート（メソトレキセート®），シクロホスファミド水和物（エンドキサン®）およびフルオロウラシル（5-FU®）を組み合わせた多剤併用療法

漢方薬一覧

●利用のしかた

1) 《薬価基準》(健康保険で使える医薬品)に収載されている医療用漢方製剤の薬名を原則として五十音順に並べた.
2) 組成(含有成分),製造販売会社は割愛した.
3) 適応は同一薬でも会社の製品によって異なることが多い.「おもな適応」欄では各製品にほぼ共通の適応を挙げているので,一部,会社の製品と異なるものがある.
4) 添付文書情報の適応や副作用の表記を,一部,以下のように言い換えている.
   悪心→吐き気　咳嗽→せき　口渇→口のかわき　耳鳴→耳鳴り
   瘙痒→かゆみ　疼痛→痛み　盗汗→ねあせ　鼻閉→鼻づまり
   浮腫→むくみ,など
5) 「禁忌,おもな副作用,その他の注意」欄の禁忌は使用できない人.〈副作用〉はつねに現れるわけではない.〈人によって現れることがある〉ことに留意されたい.

●は重大な副作用を示す.偽アルデステロン症は低カリウム血症,血圧の上昇,ナトリウム・体液の貯留,むくみ,体重増加などの病態を示す疾患である.ミオパシー(筋障害)の場合,低カリウム血症の結果としてミオパシーが現れることがり,脱力感,手足(四肢)のけいれん・麻痺などの異常が認められる.発熱,せき(乾燥性咳嗽),呼吸困難,肺音の異常(捻髪音)などが現れた場合は間質性肺炎が疑われる.また,肝機能障害(薬剤性肝障害),黄疸が現れることがある.これらの症状や異常が認められた場合は服用を中止する.

▲△はその他の副作用を示す.薬剤過敏症(▲)による発疹,発赤,かゆみなどの症状が現れた場合は服用を中止する.

●▲△のいずれの症状が現れた場合でも,すみやかに医師や薬剤師に相談することがたいせつである.

薬名	おもな適応	禁忌,おもな副作用,その他の注意
安中散(あんちゅうさん)	やせ型で腹部筋肉が弛緩する傾向にあり,胃痛または腹痛があって,ときに胸やけ,げっぷ,食欲不振,吐き気などをともなうつぎの諸症:神経性胃炎,慢性胃炎,胃アトニー	●偽アルドステロン症,ミオパシー　▲薬剤過敏症:発疹,発赤,かゆみなど
胃苓湯(いれいとう)	水瀉性の下痢,嘔吐があり,口のかわき,尿量減少をともなうつぎの諸症:食あたり,暑気あたり,冷え腹,急性胃腸炎,腹痛	●偽アルドステロン症,ミオパシー　▲薬剤過敏症:発疹,発赤,かゆみなど
茵蔯蒿湯(いんちんこうとう)	尿量減少,やや便秘がちで比較的体力のあるもののつぎの諸症:黄疸,肝硬変症,ネフローゼ,蕁麻疹,口内炎	●肝機能障害,黄疸　△消化器:食欲不振,胃部不快感,腹痛,下痢など
茵蔯五苓散(いんちんごれいさん)	のど(咽喉)がかわいて,尿が少ないもののつぎの諸症:嘔吐,蕁麻疹,二日酔いのむかつき,むくみ	▲薬剤過敏症:発疹,発赤,かゆみなど
温経湯(うんけいとう)	冷え性で手足がほてり,口唇がかわくもののつぎの諸症:月経不順,月経困難,月経過多,月経痛,頭痛,こしけ(帯下),更年期障害,湿疹,指掌角皮症,しもやけ	●偽アルドステロン症,ミオパシー　▲薬剤過敏症:発疹,発赤,かゆみ,蕁麻疹など　△消化器:食欲不振,胃部不快感,吐き気,下痢など
温清飲(うんせいいん)	皮膚の色つやがわるく,のぼせるものに用いる:月経不順,月経困難,血の道症*1,更年期障害,神経症	●肝機能障害,黄疸　▲薬剤過敏症:発疹,発赤など　△消化器:食欲不振,胃部不快感,吐き気・嘔吐,下痢など
越婢加朮湯(えっぴかじゅつとう)	むくみと汗が出て小便不利のあるもののつぎの諸症:脚気,関節リウマチ,夜尿症,湿疹	●偽アルドステロン症,ミオパシー　△自律神経系:不眠,発汗過多,頻脈,動悸,全身脱力感,精神興奮など　消化器:食欲不振,胃部不快感,吐き気・嘔吐,軟便,下痢など　泌尿器:排尿障害など
黄耆建中湯(おうぎけんちゅうとう)	身体虚弱で,疲労しやすいもののつぎの諸症:虚弱体質,病後の衰弱,ねあせ	●偽アルドステロン症,ミオパシー　▲薬剤過敏症:発疹,発赤,かゆみなど
黄芩湯(おうごんとう)	腸カタル,消化不良,嘔吐,下痢	アルドステロン症の患者,ミオパシーのある患者,低カリウム血症のある患者は使用禁止　●偽アルドステロン症,ミオパシー
黄連湯(おうれんとう)	急性胃炎,慢性胃炎,胃潰瘍,消化不良,胃酸過多症,急性腸炎,慢性腸炎,二日酔い,口内炎	アルドステロン症の患者,ミオパシーのある患者,低カリウム血症のある患者は使用禁止　●偽アルドステロン症,ミオパシー　▲薬剤過敏症:発疹,発赤,かゆみ,蕁麻疹など
黄連解毒湯(おうれんげどくとう)	鼻出血,不眠症,ノイローゼ,胃炎,二日酔い,血の道症*1,めまい,動悸,高血圧症,神経症,自律神経失調症	●間質性肺炎,肝機能障害,黄疸　▲薬剤過敏症:発疹,蕁麻疹など　△消化器:食欲不振,胃部不快感,吐き気・嘔吐,腹痛,下痢など

薬名	おもな適応	禁忌，おもな副作用，その他の注意
乙字湯	症状がそれほどはげしくなく，体力が中位で衰弱していないもののつぎの諸症：切れ痔（裂肛），いぼ痔（痔核），その他便秘	カンゾウ（甘草）2.5g以上含有のものは，アルドステロン症の患者，ミオパシーのある患者，低カリウム血症のある患者は使用禁止 ●間質性肺炎，偽アルドステロン症，ミオパシー，肝機能障害，黄疸 ▲薬剤過敏症：発疹，発赤，かゆみなど △消化器：食欲不振，胃部不快感，吐き気，腹痛，下痢など
葛根湯	自然発汗がなく頭痛，発熱，悪寒，肩こりなどをともなう比較的体力のあるもののつぎの諸症：感冒，鼻かぜ，熱性疾患の初期，炎症性疾患（結膜炎，角膜炎，中耳炎，扁桃炎，乳腺炎，リンパ腺炎），肩こり，上半身の神経痛，蕁麻疹	●偽アルドステロン症，ミオパシー，肝機能障害，黄疸 ▲薬剤過敏症：発疹，発赤，かゆみなど △自律神経系：不眠，発汗過多，頻脈，動悸，全身脱力感，精神興奮など 消化器：食欲不振，胃部不快感，吐き気，嘔吐など 泌尿器：排尿障害など
葛根加朮附湯	悪寒・発熱して，頭痛があり，項部・肩背部に緊張感あるもののつぎの諸症：肩こり，肩甲部の神経痛，上半身の関節リウマチ	●偽アルドステロン症，ミオパシー ▲薬剤過敏症：発疹，発赤，かゆみなど △自律神経系：不眠，発汗過多，頻脈，動悸，全身脱力感，精神興奮など 消化器：食欲不振，胃部不快感，吐き気・嘔吐など 泌尿器：排尿障害など その他：のぼせ，舌のしびれなど
葛根湯加川芎辛夷	鼻づまり，蓄膿症，慢性鼻炎	●偽アルドステロン症，ミオパシー ▲薬剤過敏症：発疹，発赤，かゆみなど △自律神経系：不眠，発汗過多，頻脈，動悸，全身脱力感，精神興奮など 消化器：食欲不振，胃部不快感，吐き気・嘔吐，下痢など 泌尿器：排尿障害など
加味帰脾湯	虚弱体質で血色のわるい人のつぎの諸症：貧血，不眠症，精神不安，神経症	●偽アルドステロン症，ミオパシー ▲薬剤過敏症：発疹，蕁麻疹など △消化器：食欲不振，胃部不快感，吐き気，腹痛，下痢など
加味逍遙散	体質虚弱な女性で，肩がこり，疲れやすく，精神不安などの精神神経症状，ときに便秘傾向のあるもののつぎの諸症：冷え症，虚弱体質，月経不順，月経困難，更年期障害，血の道症*1	●偽アルドステロン症，ミオパシー，肝機能障害，黄疸 ▲薬剤過敏症：発疹，発赤，かゆみなど △消化器：食欲不振，胃部不快感，吐き気・嘔吐，腹痛，下痢など
甘草湯	はげしいせき，のどの痛み（咽喉痛）の寛解	アルドステロン症の患者，ミオパシーのある患者，低カリウム血症のある患者は使用禁止 ●偽アルドステロン症，ミオパシー
甘麦大棗	夜泣き，ひきつけ，小児および女性の神経症，不眠症	アルドステロン症の患者，ミオパシーのある患者，低カリウム血症のある患者は使用禁止 ●偽アルドステロン症，ミオパシー
桔梗湯	のど（咽喉）が腫れて痛むつぎの諸症：扁桃炎，扁桃周囲炎	アルドステロン症の患者，ミオパシーのある患者，低カリウム血症のある患者は使用禁止 ●偽アルドステロン症，ミオパシー
桔梗石膏	せきあるいは化膿するもの	△消化器：食欲不振，胃部不快感，軟便，下痢など
帰脾湯	虚弱体質で血色のわるい人のつぎの諸症：貧血，不眠症	●偽アルドステロン症，ミオパシー ▲薬剤過敏症：発疹，蕁麻疹など △消化器：食欲不振，胃部不快感，吐き気，腹痛，下痢など
芎帰膠艾湯	痔出血，産後出血，子宮出血，腎・膀胱出血，腸出血	アルドステロン症の患者，ミオパシーのある患者，低カリウム血症のある患者は使用禁止 ●偽アルドステロン症，ミオパシー △消化器：食欲不振，胃部不快感，吐き気・嘔吐，下痢など
芎帰調血飲	産後の神経症，体力低下，月経不順	●偽アルドステロン症，ミオパシー △消化器：食欲不振，胃部不快感，吐き気・嘔吐，下痢など
九味檳榔湯	心悸亢進，肩こり，倦怠感があって便秘の傾向があるもの：脚気，高血圧，動脈硬化，およびこれらにともなう頭痛	●偽アルドステロン症，ミオパシー ▲薬剤過敏症：発疹，発赤，かゆみなど △消化器：食欲不振，腹痛，下痢など
荊芥連翹湯	蓄膿症，慢性鼻炎，慢性扁桃炎，にきび	●偽アルドステロン症，ミオパシー，肝機能障害，黄疸 ▲薬剤過敏症：発疹，かゆみなど △消化器：食欲不振，胃部不快感，吐き気・嘔吐，下痢など
桂枝湯	体力がおとろえたときのかぜの初期，自然発汗があって，微熱，悪寒するもの：感冒，頭痛，神経痛，関節・筋肉リウマチ，神経衰弱	●偽アルドステロン症，ミオパシー ▲薬剤過敏症：発疹，発赤，かゆみなど
桂枝加黄耆湯	体力がおとろえているもののねあせ，あせも	●偽アルドステロン症，ミオパシー ▲薬剤過敏症：発疹，発赤，かゆみなど
桂枝加葛根湯	身体虚弱なもののかぜの初期で，肩こり，頭痛のあるもの	●偽アルドステロン症，ミオパシー ▲薬剤過敏症：発疹，発赤，かゆみなど
桂枝加厚朴杏仁湯	身体虚弱なもののせき	●偽アルドステロン症，ミオパシー ▲薬剤過敏症：発疹，発赤，かゆみなど
桂枝加芍薬湯	しぶり腹，腸炎，慢性虫垂炎，移動性盲腸，慢性腹膜炎，腹痛	●偽アルドステロン症，ミオパシー ▲薬剤過敏症：発疹，発赤，かゆみなど

薬名	おもな適応	禁忌，おもな副作用，その他の注意
桂枝加芍薬大黄湯	比較的体力のない人で，腹部膨満し，腸内の停滞感あるいは腹痛などをともなうもののつぎの諸症：急性腸炎・大腸カタル，常習便秘・宿便・しぶり腹	●偽アルドステロン症，ミオパシー　▲薬剤過敏症：発疹，発赤，かゆみなど　△消化器：食欲不振，腹痛，下痢など
桂枝加朮附湯	神経痛，関節炎，関節痛，関節リウマチ，筋肉痛	●偽アルドステロン症，ミオパシー　▲薬剤過敏症：発疹，発赤，かゆみなど　その他：心悸亢進，のぼせ，舌のしびれ，吐き気など
桂枝加竜骨牡蛎湯	小児夜尿症，神経衰弱，性的神経衰弱，遺精，陰萎(性交不能症)，不眠症，小児夜泣き，眼精疲労	●偽アルドステロン症，ミオパシー　▲薬剤過敏症：発疹，発赤，かゆみなど
桂枝加苓朮附湯	関節痛，神経痛	●偽アルドステロン症，ミオパシー　▲薬剤過敏症：発疹，発赤，かゆみなど　その他：心悸亢進，のぼせ，舌のしびれ，吐き気など
桂枝人参湯	胃腸の弱い人のつぎの諸症：頭痛，動悸，慢性胃腸炎，胃アトニー	アルドステロン症の患者，ミオパシーのある患者，低カリウム血症のある患者は使用禁止　●偽アルドステロン症，ミオパシー　▲薬剤過敏症：発疹，発赤，かゆみ，蕁麻疹など
桂枝茯苓丸	子宮内膜炎，月経不順，月経痛，月経困難，卵巣炎，こしけ(帯下)，更年期障害(頭痛，めまい，のぼせ，肩こりなど)，血の道症[*1]，冷え症，腹膜炎，打撲症，痔疾患，睾丸炎，しもやけ，しみ，湿疹，にきび	●肝機能障害，黄疸　▲薬剤過敏症：発疹，発赤，かゆみなど　△消化器：食欲不振，胃部不快感，吐き気，下痢など
桂枝茯苓丸料加薏苡仁	比較的体力があり，ときに下腹部痛，肩こり，頭重，めまい，のぼせて足冷えなどを訴えるもののつぎの諸症：月経不順，血の道症[*1]，にきび，しみ，手足(四肢)のあれ	▲薬剤過敏症：発疹，発赤，かゆみなど　△消化器：胃部不快感，下痢など
桂芍知母湯	関節の痛み，身体やせ，脚部の腫れ(腫脹)，めまい，吐き気のあるもののつぎの諸症：神経痛，関節リウマチ	●偽アルドステロン症，ミオパシー　▲薬剤過敏症：発疹，発赤，かゆみなど　△自律神経系：不眠，発汗過多，頻脈，動悸，全身脱力感，精神興奮など　消化器：食欲不振，胃部不快感，吐き気・嘔吐など　泌尿器：排尿障害など　その他：のぼせ，舌のしびれなど
啓脾湯	やせて顔色がわるく，食欲がなく，下痢の傾向があるもののつぎの諸症：胃腸虚弱，慢性胃腸炎，消化不良，下痢	●偽アルドステロン症，ミオパシー　▲薬剤過敏症：発疹，蕁麻疹など
桂麻各半湯	感冒，せき，かゆみ	●偽アルドステロン症，ミオパシー　▲薬剤過敏症：発疹，発赤，かゆみなど　△自律神経系：不眠，発汗過多，頻脈，動悸，全身脱力感，精神興奮など　消化器：食欲不振，胃部不快感，吐き気・嘔吐など　泌尿器：排尿障害など
香蘇散	神経質で，頭痛がして，気分がすぐれず，食欲不振を訴えるもの，あるいは頭重，めまい，耳鳴りをともなうもののつぎの諸症：感冒，頭痛，蕁麻疹，神経衰弱，婦人更年期神経症，神経性月経困難症	●偽アルドステロン症，ミオパシー
五虎湯	せき，気管支喘息	●偽アルドステロン症，ミオパシー　△自律神経系：不眠，発汗過多，頻脈，動悸，全身脱力感，精神興奮など　消化器：食欲不振，胃部不快感，吐き気・嘔吐，軟便，下痢など　泌尿器：排尿障害など
五積散	冷え症で，疲れやすく，胃腸の弱い体質の主としてつぎの諸症：胃炎，胃アトニー，胃下垂，腰痛，坐骨神経痛，リウマチ，婦人科機能障害	●偽アルドステロン症，ミオパシー　▲薬剤過敏症：発疹，発赤，かゆみなど　△自律神経系：不眠，発汗過多，頻脈，動悸，全身脱力感，精神興奮など　消化器：食欲不振，胃部不快感，吐き気・嘔吐，下痢など　泌尿器：排尿障害など
牛車腎気丸	疲れやすくて，手足(四肢)が冷えやすく尿量減少または多尿で，ときに口のかわきがあるつぎの諸症：下肢痛，腰痛，しびれ，老人のかすみ目，かゆみ，排尿困難，頻尿，むくみ	●間質性肺炎，肝機能障害，黄疸　▲薬剤過敏症：発疹，発赤，かゆみなど　△消化器：食欲不振，胃部不快感，吐き気・嘔吐，腹部膨満感，腹痛，下痢，便秘など　その他：心悸亢進，のぼせ，舌のしびれなど
呉茱萸湯	手足(四肢)の冷えやすい中等度以下の体力のもののつぎの諸症：習慣性片頭痛，習慣性頭痛，嘔吐，脚気，衝心	▲薬剤過敏症：発疹，蕁麻疹など
五淋散	頻尿，排尿痛，残尿感	アルドステロン症の患者，ミオパシーのある患者，低カリウム血症のある患者は使用禁止　●偽アルドステロン症，ミオパシー　△消化器：食欲不振，胃部不快感，吐き気・嘔吐，下痢など
五苓散	むくみ，ネフローゼ，二日酔い，急性胃腸カタル，下痢，吐き気・嘔吐，めまい，胃内停水，頭痛，尿毒症，暑気あたり，糖尿病，水瀉性下痢，急性胃腸炎(しぶり腹には使用しない)，急性膀胱炎，腎炎，口のかわき，黄疸	▲薬剤過敏症：発疹，発赤，かゆみなど
柴陥湯	気管支炎，気管支喘息，せき，胸膜炎・せきによる胸痛	●偽アルドステロン症，ミオパシー　▲薬剤過敏症：発疹，蕁麻疹など

薬名	おもな適応	禁忌，おもな副作用，その他の注意
柴胡加竜骨牡蛎湯	高血圧症，動脈硬化症，慢性腎臓病，神経衰弱症，神経性心悸亢進症，てんかん，ヒステリー，神経症，更年期神経症，小児夜なき，陰萎(性交不能症)	●間質性肺炎，肝機能障害，黄疸　▲薬剤過敏症：発疹，発赤，かゆみ，蕁麻疹など　△消化器：食欲不振，胃部不快感，腹痛，下痢など
柴胡桂枝湯	感冒，流感，肺炎，肺結核などの熱性疾患，胃潰瘍・十二指腸潰瘍，胆嚢炎・胆石・肝機能障害，膵炎などの心下部緊張疼痛，胸膜炎	●間質性肺炎，偽アルドステロン症，ミオパシー，肝機能障害，黄疸　▲薬剤過敏症：発赤，蕁麻疹，発疹，かゆみ　△消化器：下痢，消化不良，便秘　泌尿器：膀胱炎，膀胱炎様症状(頻尿，排尿痛，血尿，残尿感など)など
柴胡桂枝乾姜湯	体力が弱く，冷え症，貧血気味で，動悸，息切れがあり，神経過敏のもののつぎの諸症：更年期障害，血の道症*1，不眠症，神経症	●間質性肺炎，偽アルドステロン症，ミオパシー，肝機能障害，黄疸　▲薬剤過敏症：発赤，発疹，かゆみなど
柴胡清肝湯	扁桃肥大，慢性扁桃炎，頸部リンパ節炎，湿疹，貧血，慢性胃腸病	●偽アルドステロン症，ミオパシー　△消化器：食欲不振，胃部不快感，吐き気・嘔吐，下痢など
柴朴湯	気分がふさいで，のど(咽喉)，食道部に異物感があり，ときに動悸，めまい，吐き気などをともなうつぎの諸症：小児喘息，気管支喘息，気管支炎	●間質性肺炎，偽アルドステロン症，ミオパシー，肝機能障害，黄疸　▲薬剤過敏症：発赤，蕁麻疹など　△消化器：口のかわき，食欲不振，胃部不快感，腹痛，下痢，便秘など　泌尿器：頻尿，排尿痛，血尿，残尿感，膀胱炎など
柴苓湯	吐き気，食欲不振，のど(咽喉)のかわき，排尿が少ないなどのつぎの諸症：水瀉性下痢，急性胃腸炎，暑気あたり，むくみ	●間質性肺炎，偽アルドステロン症，ミオパシー，肝機能障害，黄疸　▲薬剤過敏症：発赤，発疹，かゆみ，蕁麻疹など　△消化器：口のかわき，食欲不振，胃部不快感，吐き気，嘔吐，腹部膨満感，腹痛，下痢，便秘など　泌尿器：頻尿，排尿痛，血尿，残尿感，膀胱炎など　その他：全身倦怠感
三黄瀉心湯	高血圧，動脈硬化，不眠症，鼻出血，痔出血，下血，吐血，脳溢血，更年期障害，血の道症*1，便秘	△消化器：食欲不振，腹痛，下痢など
酸棗仁湯	心身が疲れ弱って眠れないもの	●偽アルドステロン症，ミオパシー　△消化器：食欲不振，胃部不快感，吐き気，腹痛，下痢など
三物黄芩湯	手足(四肢)のほてり	●間質性肺炎，肝機能障害，黄疸　△消化器：食欲不振，胃部不快感，吐き気・嘔吐，下痢など
滋陰降火湯	のど(咽喉)にうるおいがなく，たんが出なくてせきこむもの	●偽アルドステロン症，ミオパシー　△消化器：食欲不振，胃部不快感，吐き気・嘔吐，下痢など
滋陰至宝湯	虚弱なものの慢性のせき・たん	●偽アルドステロン症，ミオパシー　△消化器：食欲不振，胃部不快感，吐き気，下痢など
紫雲膏	火傷，いぼ痔(痔核)による痛み，切れ痔(裂肛)	本剤の成分に対し過敏症の既往のある患者，重度(重症)の熱傷・外傷のある患者，化膿性の創傷で高熱のある患者，患部の湿潤やただれのひどい患者は使用禁止　▲薬剤過敏症：発疹，かゆみなど
四逆散	比較的体力のあるもので，大柴胡湯証と小柴胡湯証との中間証*2を表すもののつぎの諸症：胆嚢炎，胆石症，胃炎，胃酸過多，胃潰瘍，鼻カタル，気管支炎，神経質，ヒステリー	●偽アルドステロン症，ミオパシー
四君子湯	慢性胃炎，胃アトニー，胃下垂，胃潰瘍・十二指腸潰瘍，慢性腸炎	●偽アルドステロン症，ミオパシー　▲薬剤過敏症：発疹，蕁麻疹など
梔子柏皮湯	肝臓部に圧迫感があるもの：黄疸，皮膚掻痒症，二日酔い	●偽アルドステロン症，ミオパシー　△消化器：食欲不振，胃部不快感，下痢など
七物降下湯	身体虚弱の傾向のあるもののつぎの諸症：高血圧にともなう症状(のぼせ，肩こり，耳鳴り，頭重)	△消化器：食欲不振，胃部不快感，吐き気・嘔吐，下痢など
四物湯	冷え症，更年期障害，産前産後の諸種の障害，月経不順，自律神経失調症	△消化器：食欲不振，胃部不快感，吐き気・嘔吐，下痢など
炙甘草湯	心臓神経症，心臓弁膜症，バセドウ病，期外収縮	アルドステロン症の患者，ミオパシーのある患者，低カリウム血症のある患者は使用禁止　●偽アルドステロン症，ミオパシー　▲薬剤過敏症：発疹，発赤，かゆみ，蕁麻疹など　△消化器：食欲不振，胃部不快感，吐き気・嘔吐，下痢など
芍薬甘草湯	胆石症・腎臓結石・膀胱結石によるけいれん痛，胃けいれん，各種腹痛，関節痛	アルドステロン症の患者，ミオパシーのある患者，低カリウム血症のある患者は使用禁止　●偽アルドステロン症，うっ血性心不全，心室細動，心室頻拍，ミオパシー，肝機能障害，黄疸　▲薬剤過敏症：発疹，発赤，かゆみなど　△消化器：吐き気・嘔吐，下痢など

薬名	おもな適応	禁忌，おもな副作用，その他の注意
芍薬甘草附子湯	冷え症で関節や筋肉が痛み，麻痺感があって手足(四肢)の屈伸が困難なもののつぎの諸症：慢性神経痛，慢性関節炎，関節リウマチ，筋肉リウマチ，五十肩，肩こり	アルドステロン症の患者，ミオパシーのある患者，低カリウム血症のある患者は使用禁止 ●偽アルドステロン症，ミオパシー　その他：心悸亢進，のぼせ，舌のしびれ，吐き気など
十全大補湯	病後の体力低下，疲労倦怠，食欲不振，ねあせ，手足(四肢)の冷え，貧血	●偽アルドステロン症，ミオパシー，肝機能障害，黄疸 ▲薬剤過敏症：発疹，発赤，かゆみ，蕁麻疹など　△消化器：食欲不振，胃部不快感，吐き気・嘔吐，下痢など
十味敗毒湯	化膿性皮膚疾患，急性皮膚疾患の初期，蕁麻疹，急性湿疹，みずむし	●偽アルドステロン症，ミオパシー　△消化器：食欲不振，胃部不快感，吐き気，下痢など
潤腸湯	便秘	●間質性肺炎，偽アルドステロン症，ミオパシー，肝機能障害，黄疸 △消化器：食欲不振，胃部不快感，吐き気・嘔吐，腹痛，下痢など
小建中湯	小児夜啼症(夜泣き)，小児夜尿症，幼児の臍部および鼠径部のヘルニア，虚弱児の体質改善，慢性胃腸炎，疲労倦怠	●偽アルドステロン症，ミオパシー　▲薬剤過敏症：発疹，発赤，かゆみなど
小柴胡湯	諸種の急性熱性病，肺炎，気管支炎，感冒，胸膜炎・肺結核などの結核性諸疾患の補助療法，リンパ節炎，慢性胃腸障害，産後回復不全，慢性肝炎における肝機能障害の改善，吐き気，食欲不振，胃炎，胃腸虚弱，疲労感およびかぜの後期の症状	インターフェロン製剤を投与中の患者，肝硬変・肝がんの患者，慢性肝炎における肝機能障害で血小板が10万／mm³以下の患者は使用禁止 ●間質性肺炎，偽アルドステロン症，ミオパシー，肝機能障害，黄疸 ▲薬剤過敏症：発疹，かゆみ，蕁麻疹　△消化器：便秘，食欲不振，胃部不快感，嘔吐，下痢，吐き気，腹痛　泌尿器：血尿，残尿感，膀胱炎，頻尿，排尿痛など
小柴胡湯加桔梗石膏	のど(咽喉)が腫れて痛むつぎの諸症：扁桃炎，扁桃周囲炎	●偽アルドステロン症，ミオパシー，肝機能障害，黄疸 ▲薬剤過敏症：発疹，蕁麻疹など　△消化器：食欲不振，胃部不快感，軟便，下痢など
小青竜湯	気管支喘息，気管支炎，鼻炎，アレルギー性鼻炎，アレルギー性結膜炎，感冒	アルドステロン症の患者，ミオパシーのある患者，低カリウム血症のある患者は使用禁止 ●間質性肺炎，偽アルドステロン症，ミオパシー，肝機能障害，黄疸 ▲薬剤過敏症：発疹，発赤，かゆみなど　△自律神経系：不眠，発汗過多，頻脈，動悸，全身脱力感，精神興奮など　消化器：食欲不振，胃部不快感，吐き気・嘔吐，腹痛など　泌尿器：排尿障害など
小半夏加茯苓湯	体力中等度のつぎの諸症：つわり(妊娠嘔吐)，そのほかの諸病の嘔吐(急性胃腸炎，湿性胸膜炎，水腫性脚気，蓄膿症)，吐き気	
消風散	分泌物が多く，かゆみの強い慢性の皮膚病(湿疹，蕁麻疹，みずむし，あせも，皮膚瘙痒症)	●偽アルドステロン症，ミオパシー　△消化器：食欲不振，胃部不快感，吐き気・嘔吐，軟便，下痢など
升麻葛根湯	感冒の初期，皮膚炎	●偽アルドステロン症，ミオパシー
四苓湯	のど(咽喉)がかわいて水を飲んでも尿量が少なく，吐き気・嘔吐，腹痛，むくみなどのいずれかをともなうつぎの諸症：暑気あたり，急性胃腸炎，むくみ	
辛夷清肺湯	蓄膿症，慢性鼻炎，鼻づまり	●間質性肺炎，肝機能障害，黄疸　▲薬剤過敏症：発疹，発赤，かゆみ，蕁麻疹など　△消化器：食欲不振，胃部不快感，軟便，下痢など
参蘇飲	感冒，せき	●偽アルドステロン症，ミオパシー　▲薬剤過敏症：発疹，蕁麻疹など
神秘湯	小児喘息，気管支喘息，気管支炎	●偽アルドステロン症，ミオパシー　△自律神経系：不眠，発汗過多，頻脈，動悸，全身脱力感，精神興奮など　消化器：食欲不振，胃部不快感，吐き気・嘔吐など　泌尿器：排尿障害など
真武湯	新陳代謝の沈衰しているもののつぎの諸症：胃腸疾患，胃腸虚弱症，慢性腸炎，消化不良，胃アトニー，胃下垂，ネフローゼ，腹膜炎，脳溢血，脊髄疾患による運動ならびに知覚麻痺，神経衰弱，高血圧症，心臓弁膜症，心不全で心悸亢進，半身不随，リウマチ，老人性瘙痒症	▲薬剤過敏症：発疹，発赤，かゆみ，蕁麻疹など　その他：心悸亢進，のぼせ，舌のしびれ，吐き気など
清上防風湯	にきび	●偽アルドステロン症，ミオパシー，肝機能障害，黄疸 ▲薬剤過敏症：発疹，発赤，かゆみ，蕁麻疹など △消化器：食欲不振，胃部不快感，吐き気，腹痛，下痢など
清暑益気湯	暑気あたり，暑さによる食欲不振・下痢・全身倦怠，夏やせ	●偽アルドステロン症，ミオパシー　▲薬剤過敏症：発疹，蕁麻疹など　△消化器：食欲不振，胃部不快感，吐き気，下痢など
清心蓮子飲	膀胱炎，尿道炎，前立腺炎，前立腺肥大症，残尿感，排尿痛	●間質性肺炎，偽アルドステロン症，ミオパシー，肝機能障害，黄疸 ▲薬剤過敏症：発疹，蕁麻疹など
清肺湯	たんの多く出るせき	●間質性肺炎，偽アルドステロン症，ミオパシー，肝機能障害，黄疸 △消化器：食欲不振，胃部不快感，吐き気，下痢など

薬名	おもな適応	禁忌，おもな副作用，その他の注意
川芎茶調散	かぜ，血の道症*1，頭痛	●偽アルドステロン症，ミオパシー　△消化器：食欲不振，胃部不快感，吐き気，下痢など
疎経活血湯	関節痛，神経痛，腰痛，筋肉痛	●偽アルドステロン症，ミオパシー　△消化器：食欲不振，胃部不快感，吐き気・嘔吐，下痢など
大黄甘草湯	便秘	●偽アルドステロン症，ミオパシー　△消化器：食欲不振，腹痛，下痢など
大黄牡丹皮湯	比較的体力があり，下腹部痛があって，便秘しがちなもののつぎの諸症：月経不順，月経困難，便秘，痔疾	△消化器：食欲不振，腹痛，下痢など
大建中湯	弛緩性下痢，弛緩性便秘，慢性腹膜炎，腹痛，腸管狭窄，腎臓結石，胆石症	●肝機能障害，黄疸　▲薬剤過敏症：発疹，蕁麻疹など　△消化器：腹痛，下痢など
大柴胡湯	比較的体力のある人で，便秘がちで，上腹部が張って苦しく，耳鳴り，肩こりなどをともなうもののつぎの諸症：胆石症，胆嚢炎，黄疸，肝機能障害，高血圧症，脳溢血，蕁麻疹，胃酸過多症，急性胃腸カタル，吐き気・嘔吐，食欲不振，痔疾，糖尿病，ノイローゼ，不眠症	●間質性肺炎，肝機能障害，黄疸　△消化器：食欲不振，腹痛，下痢など
大柴胡湯去大黄	高血圧，動脈硬化，胃腸病，気管支喘息，黄疸，胆石症，胆嚢炎，不眠症，神経衰弱，陰萎(性交不能症)，胸膜炎，痔疾，半身不随	
大承気湯	腹部がかたくつかえて便秘するもの，あるいは肥満体質で便秘するもの：常習便秘，急性便秘，高血圧，神経症，食あたり	△消化器：食欲不振，腹痛，下痢など
大防風湯	関節が腫れて(腫脹し)痛み，麻痺，強直して屈伸しがたいもののつぎの諸症：下肢の関節リウマチ，慢性関節炎，痛風	●偽アルドステロン症，ミオパシー　▲薬剤過敏症：発疹，蕁麻疹など　△消化器：食欲不振，胃部不快感，吐き気・嘔吐，下痢など　その他：心悸亢進，のぼせ，舌のしびれなど
竹茹温胆湯	インフルエンザ，かぜ，肺炎などの回復期に熱が長引いたり，また平熱になっても，気分がさっぱりせず，せきやたんが多くて安眠ができないもの	●偽アルドステロン症，ミオパシー　▲薬剤過敏症：発疹，蕁麻疹など
治打撲一方	打撲による腫れ(腫脹)，および痛み	●偽アルドステロン症，ミオパシー　▲薬剤過敏症：発疹，発赤，かゆみなど　△消化器：食欲不振，胃部不快感，吐き気，腹痛，下痢など
治頭瘡一方	湿疹，くさ(瘡，皮膚病の総称)，乳幼児の湿疹	●偽アルドステロン症，ミオパシー　△消化器：食欲不振，胃部不快感，吐き気，腹痛，下痢など
調胃承気湯	便秘	●偽アルドステロン症，ミオパシー　△消化器：食欲不振，腹痛，下痢など
釣藤散	慢性につづく頭痛で中年以降，または高血圧の傾向のあるもの	●偽アルドステロン症，ミオパシー　▲薬剤過敏症：発疹，蕁麻疹など　△消化器：食欲不振，胃部不快感，軟便，下痢，便秘など
腸癰湯	盲腸部に急性または慢性の痛みがあるもの，あるいは月経痛のあるもの	△消化器：胃部不快感，下痢など
猪苓湯	尿量減少，小便難，口のかわきを訴えるもののつぎの諸症：尿道炎，腎臓炎，腎石症，淋炎，排尿痛，血尿，腰以下のむくみ，残尿感，下痢	▲薬剤過敏症：発疹，発赤，かゆみなど　△消化器：胃部不快感など
猪苓湯合四物湯	皮膚が枯燥し，色つやのわるい体質で胃腸障害のない人のつぎの諸症：排尿困難，排尿痛，残尿感，頻尿	△消化器：食欲不振，胃部不快感，吐き気・嘔吐，下痢など
通導散	比較的体力があり下腹部に圧痛があって便秘しがちなもののつぎの諸症：月経不順，月経痛，更年期障害，(太虎堂の通導散を除く)腰痛，便秘，打撲，高血圧の随伴症状(頭痛，めまい，肩こり)	●偽アルドステロン症，ミオパシー　△消化器：食欲不振，胃部不快感，吐き気，腹痛，下痢など
桃核承気湯	常習便秘，高血圧，腰痛，痔核，月経不順，月経困難，更年期障害，湿疹，にきび，しみ，痔出血，膀胱出血	●偽アルドステロン症，ミオパシー，▲薬剤過敏症：発疹，発赤，かゆみなど　△消化器：食欲不振，胃部不快感，腹痛，下痢など
当帰湯	背中に寒冷を覚え，腹部膨満感や腹痛のあるもの	●偽アルドステロン症，ミオパシー　▲薬剤過敏症：発疹，発赤，蕁麻疹など　△消化器：食欲不振，胃部不快感，吐き気，下痢など
当帰飲子	冷え症のもののつぎの諸症：慢性湿疹(分泌物の少ないもの)，かゆみ	●偽アルドステロン症，ミオパシー　▲薬剤過敏症：発疹，発赤，かゆみ，蕁麻疹など　△消化器：食欲不振，胃部不快感，吐き気・嘔吐，下痢など
当帰建中湯	疲労しやすく血色のすぐれないもののつぎの諸症：月経痛，下腹部痛，痔，脱肛の痛み	●偽アルドステロン症，ミオパシー　▲薬剤過敏症：発疹，発赤，かゆみなど　△消化器：食欲不振，胃部不快感，吐き気，下痢など
当帰四逆加呉茱萸生姜湯	手足(四肢)の冷えを感じ，下肢が冷えると下腹または下腹部が痛くなりやすいもののつぎの諸症：しもやけ，頭痛，下腹部痛，腰痛	●偽アルドステロン症，ミオパシー　▲薬剤過敏症：発疹，発赤，かゆみなど　△消化器：食欲不振，胃部不快感，吐き気，下痢など

薬名	おもな適応	禁忌，おもな副作用，その他の注意
当帰芍薬散	貧血，倦怠感，更年期障害(頭重，頭痛，めまい，肩こりなど)，月経不順，月経困難，月経痛，不妊症，動悸，慢性腎炎，妊娠中の諸病(むくみ，習慣性流産，痔，腹痛)，脚気，半身不随，心臓弁膜症，腰痛，足腰の冷え症，しもやけ，しみ	▲薬剤過敏症：発疹，かゆみなど　△肝臓(肝機能障害)：AST (GOT)，ALT (GPT)*3の上昇など　消化器：食欲不振，胃部不快感，吐き気・嘔吐，腹痛，下痢など
当帰芍薬加附子湯	血色わるく貧血性で足腰が冷えやすく，頭痛，頭重で小便頻数を訴え，ときにめまい，肩こり，耳鳴り，動悸あるもののつぎの諸症：女性の冷え症，月経痛，神経痛，慢性腎炎，更年期障害，妊娠中の障害(むくみ，習慣性流産の予防，痔疾，腹痛)，産後の肥立不良	△消化器：食欲不振，胃部不快感，吐き気・嘔吐，腹痛，下痢痛，下痢など　その他：心悸亢進，のぼせ，舌のしびれなど
二朮湯	五十肩	●偽アルドステロン症，ミオパシー，肝機能障害，黄疸
二陳湯	吐き気・嘔吐	●偽アルドステロン症，ミオパシー
女神散	のぼせとめまいのあるもののつぎの諸症：産前産後の神経症，月経不順，血の道症*1	●偽アルドステロン症，ミオパシー，肝機能障害，黄疸　▲薬剤過敏症：発疹，発赤，かゆみ，蕁麻疹など　△消化器：食欲不振，胃部不快感，吐き気，下痢など
人参湯	急性・慢性胃腸カタル，胃アトニー，胃腸虚弱，胃痛，胃拡張，つわり(妊娠悪阻)，下痢，嘔吐，萎縮腎	アルドステロン症の患者，ミオパシーのある患者，低カリウム血症のある患者は使用禁止　●偽アルドステロン症，ミオパシー　▲薬剤過敏症：発疹，蕁麻疹など
人参養栄湯	やせて血色わるく，微熱，悪寒，せきがとれずに倦怠感が著しく，食欲不振で精神不安，不眠，ねあせなどもあり，便秘気味のもの．病後または産後の体力増強，虚弱体質，手足(四肢)の冷え，貧血	●偽アルドステロン症，ミオパシー，肝機能障害，黄疸　▲薬剤過敏症：発疹，発赤，かゆみ，蕁麻疹など　△消化器：食欲不振，胃部不快感，吐き気・嘔吐，腹痛，下痢など
排膿散及湯	患部が発赤，腫れ(腫脹し)て痛みをともなった化膿症，傷，癰，面疔(顔面の癤)，癤腫症	アルドステロン症の患者，ミオパシーのある患者，低カリウム血症のある患者は使用禁止　●偽アルドステロン症，ミオパシー
麦門冬湯	たんの切れにくいせき，気管支炎，気管支喘息	●間質性肺炎，偽アルドステロン症，ミオパシー，肝機能障害，黄疸　▲薬剤過敏症：発疹，蕁麻疹など
八味地黄丸	糖尿病，動脈硬化，慢性腎炎，ネフローゼ，むくみ，更年期障害，陰萎(性交不能症)，前立腺肥大，坐骨神経痛，老人性の湿疹，老人性の眼のかすみ	▲薬剤過敏症：発疹，発赤，かゆみなど　△肝臓(肝機能障害)：AST (GOT)，ALT (GPT)*3，T-Bil*4の上昇など　消化器：食欲不振，胃部不快感，吐き気・嘔吐，腹痛，下痢，便秘など　その他：心悸亢進，のぼせ，舌のしびれなど
半夏厚朴湯	気分がふさいで，のど(咽喉)，食道部に異物感があり，ときに動悸，めまい，嘔気などをともなうつぎの諸症：不安神経症，神経性胃炎，つわり(妊娠悪阻)，せき，しわがれ声，神経性食道狭窄症，不眠症	
半夏瀉心湯	みぞおちがつかえ，ときに吐き気・嘔吐があり，食欲不振で腹が鳴って軟便または下痢の傾向のあるもののつぎの諸症：急・慢性胃腸カタル，げっぷ，胸やけ，口内炎，神経症	アルドステロン症の患者，ミオパシーのある患者，低カリウム血症のある患者は使用禁止　●間質性肺炎，偽アルドステロン症，ミオパシー，肝機能障害，黄疸　▲薬剤過敏症：発疹，蕁麻疹など
半夏白朮天麻湯	胃腸虚弱で下肢が冷え，めまい，頭痛などがあるもの	▲薬剤過敏症：発疹，蕁麻疹など
白虎加人参湯	のど(咽喉)のかわきとほてりのあるもの	●偽アルドステロン症，ミオパシー　▲薬剤過敏症：発疹，かゆみ，蕁麻疹など　△消化器：口中不快感，食欲不振，胃部不快感，軟便，下痢など
茯苓飲	急性胃炎，慢性胃炎，胃下垂，胃アトニー，胃神経症，胃拡張	▲薬剤過敏症：発疹，蕁麻疹など
茯苓飲合半夏厚朴湯	気分がふさいで，のど(咽喉)，食道部に異物感があり，ときに動悸，めまい，嘔気，胸やけなどがあり，尿量の減少するもののつぎの諸症：不安神経症，神経性胃炎，つわり(妊娠悪阻)，胸やけ(溜飲)，胃炎	▲薬剤過敏症：発疹，蕁麻疹など
附子人参湯	胃腸虚弱で血色わるく，顔に生気なく，尿量多く手足(四肢)に冷感あり，下痢の傾向あり，しばしば吐き気，めまい，頭重，胃痛を訴えるもののつぎの諸症：慢性の胃腸カタル，胃アトニー	アルドステロン症の患者，ミオパシーのある患者，低カリウム血症のある患者は使用禁止　●偽アルドステロン症，ミオパシー　▲薬剤過敏症：発疹，蕁麻疹など　その他：心悸亢進，のぼせ，舌のしびれ，吐き気など
平胃散	急性胃炎，慢性胃炎，胃アトニー，胃下垂，急性胃炎後の食欲不振，胃拡張	●偽アルドステロン症，ミオパシー
防已黄耆湯	色白で，筋肉が柔らかく，水ぶとりの体質で疲れやすく，汗をかきやすい傾向のあるつぎの諸症：関節炎，関節リウマチ，関節痛，肥満症，多汗症，腎炎，ネフローゼ，むくみ，皮膚病，月経不順，癤，癰	●間質性肺炎，偽アルドステロン症，ミオパシー，肝機能障害，黄疸　▲薬剤過敏症：発疹，発赤，かゆみなど

薬名	おもな適応	禁忌，おもな副作用，その他の注意
防風通聖散	常習便秘，高血圧にともなう動悸，のぼせ，肩こり，脳溢血，慢性胃炎，糖尿病	●間質性肺炎，偽アルドステロン症，ミオパシー，肝機能障害，黄疸　▲薬剤過敏症：発疹，かゆみなど　△自律神経系：不眠，発汗過多，頻脈，動悸，全身脱力感，精神興奮など　消化器：食欲不振，胃部不快感，吐き気・嘔吐，腹痛，軟便，下痢など　泌尿器：排尿障害など
補中益気湯	胃腸機能が減退し，疲労倦怠感があるもの，あるいは頭痛，悪寒，ねあせ，弛緩性出血などをともなうもの：結核性疾患および病後の体力増強，胃弱，貧血症，夏やせ，虚弱体質，低血圧，腺病質，痔疾，脱肛	●間質性肺炎，偽アルドステロン症，ミオパシー，肝機能障害，黄疸　▲薬剤過敏症：発疹，蕁麻疹など　△消化器：食欲不振，胃部不快感，吐き気，下痢など
麻黄湯	悪寒，発熱，頭痛，腰痛，自然に汗の出ないもののつぎの諸症：感冒，インフルエンザ(初期のもの)，関節リウマチ，喘息，乳児の鼻閉塞，その他かぜのひきはじめで，寒けがして，発熱，頭痛があり，からだのふしぶしが痛い場合のつぎの諸症：感冒，鼻かぜ	●偽アルドステロン症，ミオパシー　▲薬剤過敏症：発疹，発赤，かゆみなど　△自律神経系：不眠，発汗過多，頻脈，動悸，全身脱力感，精神興奮など　消化器：食欲不振，胃部不快感，吐き気・嘔吐など　泌尿器：排尿障害など
麻黄附子細辛湯	虚弱者や老人などの感冒，気管支炎，肺炎	●肝機能障害，黄疸　▲薬剤過敏症：発疹，発赤など　△自律神経系：不眠，発汗過多，頻脈，動悸，全身脱力感，精神興奮など　消化器：口のかわき，食欲不振，胃部不快感，吐き気・嘔吐など　泌尿器：排尿障害など　その他：のぼせ，舌のしびれなど
麻杏甘石湯	気管支炎，気管支喘息，感冒，肺炎，呼吸器感染症	●偽アルドステロン症，ミオパシー　△自律神経系：不眠，発汗過多，頻脈，動悸，全身脱力感，精神興奮など　消化器：食欲不振，胃部不快感，吐き気・嘔吐，軟便，下痢など　泌尿器：排尿障害など
麻杏薏甘湯	関節・筋肉リウマチ，関節痛，筋肉痛，神経痛，いぼ，手掌角化症	●偽アルドステロン症，ミオパシー　△自律神経系：不眠，発汗過多，頻脈，動悸，全身脱力感，精神興奮など　消化器：食欲不振，胃部不快感，吐き気・嘔吐，下痢など　泌尿器：排尿障害など
麻子仁丸	常習便秘，急性便秘	△消化器：食欲不振，腹痛，下痢など
木防已湯	顔色がさえず，せきをともなう呼吸困難があり，心臓下部に緊張圧重感があるものの心臓，あるいは腎臓にもとづく疾患，むくみ，心臓性喘息	▲薬剤過敏症：発疹，発赤，かゆみ，蕁麻疹など　△消化器：食欲不振，胃部不快感，軟便，下痢など
薏苡仁湯	関節痛，筋肉痛	●偽アルドステロン症，ミオパシー　▲薬剤過敏症：発疹，発赤，かゆみなど　△自律神経系：不眠，発汗過多，頻脈，動悸，全身脱力感，精神興奮など　消化器：食欲不振，胃部不快感，吐き気・嘔吐，腹痛，下痢など　泌尿器：排尿障害など
抑肝散	虚弱な体質で神経が高ぶるもののつぎの諸症：神経症，不眠症，小児夜泣き，小児疳症	●偽アルドステロン症，ミオパシー　△消化器：食欲不振，胃部不快感，吐き気，下痢など
抑肝散加陳皮半夏	神経症，小児疳症，不眠症，小児夜泣き，更年期神経症	●偽アルドステロン症，ミオパシー　△消化器：食欲不振，胃部不快感，吐き気，下痢など
六君子湯	胃腸の弱いもので，食欲がなく，みぞおちがつかえ，疲れやすく，貧血性で手足(四肢)が冷えやすいもののつぎの諸症：胃炎，胃アトニー，胃下垂，消化不良，食欲不振，胃痛，嘔吐	●偽アルドステロン症，ミオパシー，肝機能障害，黄疸　▲薬剤過敏症：発疹，蕁麻疹など　△消化器：吐き気，腹部膨満感，下痢など
立効散	抜歯後の痛み，歯痛	●偽アルドステロン症，ミオパシー
竜胆瀉肝湯	尿道炎，膀胱炎，前立腺炎，腟炎，子宮内膜炎，バルトリン腺炎，こしけ(帯下)，陰部掻痛，陰部湿疹	●偽アルドステロン症，ミオパシー　△消化器：食欲不振，吐き気・嘔吐，下痢など
苓甘姜味辛夏仁湯	貧血，冷え症で喘鳴をともなう喀痰の多いせきがあるもの：気管支炎，気管支喘息，心臓衰弱，腎臓病	●偽アルドステロン症，ミオパシー
苓姜朮甘湯	腰冷え，腰痛，坐骨神経痛，夜尿症，膀胱神経症，頻尿	●偽アルドステロン症，ミオパシー
苓桂朮甘湯	めまい，ふらつきがあり，または動悸があり尿量が減少するもののつぎの諸症：神経質，ノイローゼ，めまい，動悸，息切れ，頭痛	●偽アルドステロン症，ミオパシー　▲薬剤過敏症：発疹，発赤，かゆみなど
六味丸	疲れやすくて尿量減少または多尿で，ときに口のかわきがあるもののつぎの諸症：排尿困難，頻尿，むくみ，かゆみ	△消化器：食欲不振，胃部不快感，吐き気・嘔吐，下痢など

*1 血の道症：女性の一生にわたって出現する不定愁訴症候群．自律神経失調症(とくに更年期における内分泌系の変調や分娩後の自律神経機能の失調)や，心因性不定愁訴症候群により発症するといわれる．

*2 漢方薬による治療は，一人一人の患者を対象にして〈証〉(あかし)によって，治療の方針が決められる．あかしとは〈経験的な治療法の側から，これに適応する条件を認識した病像〉であるといえる．たとえば，ある一人の患者に大柴胡湯の証があるとすると，この患者には大柴胡湯を投与したら治る証拠(あかし)がある，ということである．このように，漢方薬による治療は〈証にしたがって治療する〉ことである．

*3 AST は asparate amino-transferase (アスパラギン酸アミノトランスフェラーゼ)，GOT は glutamic oxaloacetic transaminase (グルタミン酸オキサロ酢酸トランスアミナーゼ)，ALT は alanine aminotransferase (アラニンアミノトランスフェラーゼ)，GPT は glutamic pyruvic transaminase (グルタミン酸ピルビン酸トランスアミナーゼ)．いずれも生体のあらゆる組織に存在する酵素で，これらの血清トランスアミナーゼが高値を示すと肝炎などの肝機能障害，閉塞性黄疸，心筋梗塞などを示唆する．

*4 T-Bil：総ビリルビン．血清総ビリルビンが一定量(通常，約 2mg/dℓ)を超えると黄疸となり，高値では肝・胆道疾患や溶血性疾患などを示唆する．

薬剤(医薬品)名さくいん

薬剤(医薬品)名さくいんは，本文，脚注，図および図説明文中に出てくる薬効分類名と，一般名および商品名(「治療薬一覧」中の商品名をふくむ)を五十音順に並べた．一般名と区別するために商品名には一律に右肩に ® を付した．

太数字は，その薬剤(医薬品)が集中的に解説されているページであることを示す．

あ

アイエーコール®——139
IFN——90図3-1, 91
アイオピジン®——127
IDU——127
I.D.U.®——127
アイトロール®——68図2-1
アイピーディ®——112図2
アイビナール®——127
アイロミール®——82図1-3
亜鉛華軟膏®——112図2
アカルボース——31図7, 101図2-④
アキネトン®——60図2-2
アクトス®——101図2-⑤
アクトネル®——31図5
アクプラ®——139
アクラシノン®——139
アクリノール水和物——118, 119図2
アクロマイシン®——28図1, 137
アザルフィジンEN®——105図4, 137
アシクロビル——116図2
アシノン®——87図2-1
アジマリン(アジマリン®)——71図4
アジャストA®——89図3
アスコルビン酸(アスコルビン酸®)——122図1
アストミン®——81図2-1
アスピリン——12, 21図4, 41図4, 77図4, 78, 93図4, 101図3, 110図2
アスピリン®——41図4, 110図2, 135
アスペイン®——135
アスペノン®——71図4
アスベリン®——81図2-1
アセタゾラミド——75図3
アセチルサリチル酸——21図4
アセチルシステイン——81図2-2
アセチルスピラマイシン®——137
アセトアミノフェン——13, 13図3-2, 39図2-2, 78, 79図2, 93図4, 110, 110図2
アセトアミノフェン®——135
アセトヘキサミド——101図2-①
アゼプチン®——112図2
アゼラスチン塩酸塩——112図2
アソザート®——130
アゾセミド——75図3
アタザナビル硫酸塩——117図3
アダプチノール®——127
アタラックス®——9図2
アダラート®——8図1-①, 35, 45図2
アーチスト®——130
アデカット®——130
アテノロール——33, 33図2, 40図2-②, 68図2-1, 71図4
アデラビン®9号——90図2
アテレック®——130
アデロキザール®——122図1
アデロキシン®——122図1
アーテン®——60図2-2

アドコルチン®——133
アトック®——82図1-3
アドナ®——76図2, 101図3
アドリアシン®——139
アトルバスタチンカルシウム水和物——99図3
アドレナリンα受容体遮断薬——94
アドレナリンβ₂受容体刺激薬——82, 82図1-3
アトロピン硫酸塩水和物——28脚注①
アトロベント®——82図1-3
アナストロゾール——121図3-1
アナフラニール®——33図3, 53図4
アネオール®——135
アネステジン®——112図2
アバカビル硫酸塩——117図3
アバスチン®——139
アビショット®——95図2-2
アフェマ®——121図3-1, 139
アプシード®——137
アプリンジン塩酸塩——71図4
アプレゾリン®——130
アフロクァロン——62図1
アベマイド®——35図2-3
アベロックス®——137
アポプロン®——57図4, 130
アマンタジン(=アマンタジン塩酸塩)——60図2-2, 61, 61図4, 79図3
アミオダロン塩酸塩——71図4
アミサリン®——71図4
アミトリプチリン(=アミトリプチリン塩酸塩)——20図3, 33図3
アミノ安息香酸エチル(アミノ安息香酸エチル®)——112図2
アミノエチルスルホン酸——90図2
アミノグリコシド系(抗生物質)——115, 115図2・図4
アミノ酸製剤——94, 95図2-2
アミノフィリン(=アミノフィリン水和物)——74脚注②, 82図1-3, 93図4
アムノレイク®——139
アムビゾーム®——117図5
アムホテリシンB——117図5
アモキサピン——55図3
アモキサン®——55図3
アモキシシリン水和物——87脚注③
アモバン®——126
アラセナ-A®——116図2
アラバ®——105図4
アリナミンF®——122図1
アリミデックス®——121図3-1, 139
アリミタ®——139
アリメジン®——112図2
アリメマジン酒石酸塩——112図2
アリルエストレノール——95図2-2
アルガトロバン——77図3-1, 77図4
アルケラン®——139
アルサルミン®——8図1-②
アルダクトンA®——75図3
アルタット®——87図2-1
アルテプラーゼ——77図4
アルドース還元酵素阻害薬——101図3
アルドメット®——130
アルブナ®——74脚注②, 82図1-3, 93図4
アルビニー®——39図2-2, 79図2, 93図4, 135
アルファカルシドール——122図1
α-グルコシダーゼ阻害薬——31図7,

101図2-④
α遮断薬——72図3, 94, 95図2-2, 95図3-2
アルファロール®——122図1
アルプラゾラム——33図3
アルボ®——110図2, 135
アルメタ®——134
アレギサール®——112図2, 127
アレグラ®——112図2
アレジオン®——112図2, 113
アレステン®——130
アレビアチン®——35, 39図2-2, 59図2
アレリックス®——75図3
アレルギー性鼻炎治療薬——11図3-⑥, 67図5
アレルギー治療薬——8図1-①・②, **110〜111**
アレルギン®——46図4, 112図2
アレルナシン®——113
アローゼン®——89図3
アロフト®——62図1
アロプリノール——103, 103図3-1
アロマシン®——139
アンカロン®——71図4
アンギオテンシンⅡ受容体拮抗薬——68, 72図3, 101図3
アンギオテンシン変換酵素阻害薬 → ACE阻害薬
アンギナール®——77図4
アンコチル®——117図5
アンチピリン——39図2-2, 40図2-①-①
安中散——145
アンテベート®——133
アントラキノン誘導体——89図3
アンヒバ®——39図2-2, 79図2, 93図4, 135
アンピロキシカム——110図2
アンブラーグ®——77図4
アンブロキソール塩酸塩——81図2-2
アンペック®——47脚注②, 93図4
アンモニア水——112図2
アンレキサノクス——67図5, 112図2

い

E・A・C(錠)®——79図2, 135
イコサペント酸エチル——77図4
イーシー・ドパール®——61図4
胃・十二指腸潰瘍治療薬——28脚注②
イソクスプリン塩酸塩——97図2-1
イソジン®——10図3-①, 119図2
イソソルビド硝酸エステル——68図2-1
イソフェンインスリン水性懸濁注射液——101図2-⑥
イソプロパノール(イソプロパノール®)——118, 119図2
イソミタール®——126
イダマイシン®——139
一硝酸イソソルビド——68図2-1
胃腸機能調整薬——13, **84〜85**
イトブリド塩酸塩——84図1
イドメシン®——93図4
イトラコナゾール——117図5
イトリゾール®——117図5
胃粘膜微小循環改善薬——87図2-2
イノレットR®——101図2-⑥
EPA製剤——101図3
イブプロフェン——20図3, 78, 79図2,

93図4, 110図2
イプラトロピウム臭化物水和物——82図1-3
イホマイド®——139
イミダプリル塩酸塩——101図3
イミドール®——33図3, 41図4, 53図4, 55図3
イミプラミン(=イミプラミン塩酸塩)——20図3, 33図3, 41図4, 53図3・図4, 55図3
胃苓湯——145
イレッサ®——140
陰イオン交換樹脂——99, 99図3, 101図3
インジナビル硫酸塩エタノール付加物——117図3
インスリンアスパルト——101図2-⑥
インスリングラルギン——101図2-⑥
インスリン製剤——100, 101図2-⑥
インスリン抵抗性改善薬——101図2-⑤
インスリンリスプロ——101図2-⑥
インダシン®——39図2-2, 41図4, 103図3-4, 110図2, 135
インターフェロン——90図3-1, 91, 116
インターフェロンアルファ——90図2
インターフェロンアルファコン-1——90図2
インターフェロンアルファ-2a——90図2
インターフェロンアルファ-2b——90図2, 91
インターフェロンガンマ-1a——90図2
インターフェロンガンマ-n1——90図2
インターフェロン製剤——90図2
インターフェロンベータ——90図2
インターフェロンベータ-1b——90図2
インタール®——67図5, 112図2, 127, 129
インタールUD®——127
茵蔯蒿湯——145
茵蔯五苓散——145
インテバン®——39図2-2, 41図4, 93図4, 103図3-4, 110図2, 135
インデラル®——33図2, 68図2-1, 71図4, 130
インデラルLA®——130
インドメタシン——39図2-2, 41図4, 93図4, 103図3-4, 110図2
インドメタシン®——39図2-2
インドメタシンファルネシル——31図3, 105図4, 110図2
インドメロール®——127
インヒベース®——130
インビラーゼ®——117図3
インフリー®——31図3, 105図4, 110図2, 135
インフリキシマブ——104, 105図4
インプロメン®——57図4
インメシン®——135
インメタン®——135

う

ヴァイデックス®——117図3
ウイルソン®——112図2
ウインタミン®——53図4, 57図4
ウイントマイロン®——137
ウブレチド®——127
ウテメリン®——97図2-1
ウラリット®——103脚注①
ウルソ®——90図2, 91図4-2

ウルソデオキシコール酸——90 図 2, 91, 91 図 4-2
ウレパール®——10 図 3-③
ウロキナーゼ——77 図 4
温経湯——145
温清飲——145

え

エイコサペンタエン酸製剤——101 図 3
エイゾプト®——127
HIV プロテアーゼ阻害薬——20 図 3
HMG-CoA 還元酵素阻害薬——98, 99, 99 図 3・図 4, 101 図 3
H_1 受容体拮抗薬——113 脚注③
H_2 受容体拮抗薬——86, 87, 87 図 2-1・図 2-2, 113 脚注③
H_2 ブロッカー——113 脚注③
ACE 阻害薬——68, 72 図 3, 73, 73 図 4-2, 101 図 3
液状フェノール®——119 図 2
エクザール®——140
エクセグラン®——59 図 2
エクラー®——134
エコリシン®——127
ACE 阻害薬 →ACE 阻害薬
エシドライ®——130
SH 基剤——105 図 4
SSRI——54
エスクレ®——93 図 4, 126
エースコール®——130
SG 顆粒®——79 図 2, 110 図 2, 135
ST 合剤——115 図 4
エストラサイト®——140
エストラジオール——121 図 3-1
エストラジオール安息香酸エステル——121 図 3-1
エストラダーム®——121 図 3-1
エストラーナ®——121 図 3-1
エストリオール——121 図 3-1
エストリール®——121 図 3-1
エストロゲン剤——121 図 3-1
SP トローチ明治®——10 図 3-①
エスベリベン®——93 図 3
エタネルセプト——105 図 4
エタノール——119 図 2
エチニルエストラジオール——121 図 3-1
越婢加朮湯——145
エーデシン・C®——91 図 4-2
エテンザミド——135
エトスクシミド——59 図 2・図 3
エトドラク——105 図 4, 110 図 2
エナルモン®——121 図 3-2
エナルモン®デポー——121 図 3-2
NSAIDs——104 図 2-1, 105 図 4, 110, 110 図 2, 111 図 4
エバスチン——112 図 2, 113
エバステル®——112 図 2, 113
エパテック®——135
エパデール®——77 図 4
エパミール®——126
エバルレスタット——101 図 3
ABC®——129
エピナスチン（＝エピナスチン塩酸塩）——112 図 2, 113
エビビル®——90 図 2
エビプロスタット®——95 図 2-2
エビベン®——133
エビリゾール——110 図 2

エピレオプチマル®——59 図 2
エファビレンツ——117 図 3
エフェドリン塩酸塩——81 図 2-1, 82 図 1-3
エフェドリン「ナガヰ」——81 図 2-1, 82 図 1-3
エフピー®——60 図 2-2
エプラジノン塩酸塩——81 図 2-1
エブランチル®——130
エペリゾン塩酸塩——62 図 1
エポセリン®——93 図 4, 137
エマベリン®——45 図 2
エミレース®——57 図 4
MAO-B 阻害薬——60 図 2-2
MS コンチン®——47 脚注②
MS 冷シップ「タイホウ」®——10 図 3-③
MMI——107 図 3-1
エムトリシタビン——117 図 3
エムトリバ®——117 図 3
MPD——52, 52 図 2-2, 53, 53 図 3
M.V.I.-3®——123 図 3
M.V.I.-12 キット®——123 図 3
エメダスチンフマル酸塩——112 図 2
エリスロシン®——137
エリックス®——127
エリミン®——126
L-エチルシステイン塩酸塩——81 図 2-2
LL シロップ®——79 図 2
L-カルボシステイン——81 図 2-2, 81 図 3-2
L-ケフラール®——137
L-ケフレックス®——137
エルゴメトリンマレイン酸塩——97 図 2-1
エルプラット®——140
L-ドパ——61
L-メチルシステイン塩酸塩——81 図 2-2
塩酸アゼラスチン →アゼラスチン塩酸塩
塩酸アプリンジン →アプリンジン塩酸塩
塩酸アマンタジン →アマンタジン（＝アマンタジン塩酸塩）
塩酸アミオダロン →アミオダロン塩酸塩
塩酸アミトリプチリン →アミトリプチリン（＝アミトリプチリン塩酸塩）
塩酸アンブロキソール →アンブロキソール塩酸塩
塩酸イソクスプリン →イソクスプリン塩酸塩
塩酸イトプリド →イトプリド塩酸塩
塩酸イミダプリル →イミダプリル塩酸塩
塩酸イミプラミン →イミプラミン（＝イミプラミン塩酸塩）
塩酸エチルシステイン →L-エチルシステイン塩酸塩
塩酸エピナスチン →エピナスチン（＝エピナスチン塩酸塩）
塩酸エフェドリン →エフェドリン塩酸塩
塩酸エプラジノン →エプラジノン塩酸塩
塩酸エペリゾン →エペリゾン塩酸塩
塩酸エメダスチン →エメダスチンフマル酸塩
塩酸 L-エチルシステイン →L-エチルシステイン塩酸塩

塩酸オキシメタゾリン →オキシメタゾリン塩酸塩
塩酸カルテオロール →カルテオロール塩酸塩
塩酸クロカプラミン →クロカプラミン塩酸塩水和物
塩酸クロフェダノール →クロフェダノール塩酸塩
塩酸クロミフェン →クロミフェンクエン酸塩
塩酸クロミプラミン →クロミプラミン塩酸塩
塩酸サルポグレラート →サルポグレラート塩酸塩
塩酸ジフェンヒドラミン →ジフェンヒドラミン（＝ジフェンヒドラミン塩酸塩）
塩酸シプロヘプタジン →シプロヘプタジン塩酸塩水和物
塩酸ジルチアゼム →ジルチアゼム塩酸塩
塩酸スルトプリド →スルトプリド塩酸塩
塩酸セチチアミン →セチチアミン塩酸塩
塩酸セフメノキシム →セフメノキシム塩酸塩
塩酸セレギリン →セレギリン塩酸塩
塩酸ソタロール →ソタロール塩酸塩
塩酸タムスロシン →タムスロシン（＝タムスロシン塩酸塩）
塩酸タリペネム →タリペネム（＝タリペネム塩酸塩）
塩酸チアラミド →チアラミド塩酸塩
塩酸チクロピジン →チクロピジン塩酸塩
塩酸チザニジン →チザニジン塩酸塩
塩酸dl-メチルエフェドリン →dl-メチルエフェドリン塩酸塩
塩酸テルビナフィン →テルビナフィン塩酸塩
塩酸トラゾドン →トラゾドン塩酸塩
塩酸トラマゾリン →トラマゾリン塩酸塩
塩酸トリプロリジン →トリプロリジン塩酸塩水和物
塩酸トリヘキシフェニジル →トリヘキシフェニジル塩酸塩
塩酸トルペリゾン →トルペリゾン塩酸塩
塩酸ノルトリプチリン →ノルトリプチリン塩酸塩
塩酸パパベリン →パパベリン塩酸塩
塩酸バラシクロビル →バラシクロビル塩酸塩
塩酸バルガンシクロビル →バルガンシクロビル塩酸塩
塩酸パロキセチン →パロキセチン塩酸塩水和物
塩酸バンコマイシン →バンコマイシン塩酸塩
塩酸バンコマイシン®——137
塩酸ピオグリタゾン →ピオグリタゾン塩酸塩
塩酸ビペンペロン →ビペンペロン塩酸塩
塩酸ピペリドレート →ピペリドレート塩酸塩

塩酸ピリドキシン →ピリドキシン塩酸塩
塩酸ピルジカイニド →ピルジカイニド塩酸塩水和物
塩酸ピルメノール →ピルメノール塩酸塩水和物
塩酸ピレンゼピン →ピレンゼピン塩酸塩水和物
塩酸ファドロゾール →ファドロゾール塩酸塩水和物
塩酸フェキソフェナジン →フェキソフェナジン塩酸塩
塩酸フェニレフリン →フェニレフリン塩酸塩
塩酸ブプレノルフィン →ブプレノルフィン塩酸塩
塩酸ブホルミン →ブホルミン塩酸塩
塩酸プラゾシン →プラゾシン塩酸塩
塩酸プロカインアミド →プロカインアミド塩酸塩
塩酸プロカテロール →プロカテロール塩酸塩水和物
塩酸プロカルバジン®——140
塩酸プロパフェノン →プロパフェノン塩酸塩
塩酸プロプラノロール →プロプラノロール塩酸塩
塩酸ブロムヘキシン →ブロムヘキシン（＝ブロムヘキシン塩酸塩）
塩酸ベプリジル →ベプリジル塩酸塩水和物
塩酸ベラパミル →ベラパミル（＝ベラパミル塩酸塩）
塩酸ペロスピロン →ペロスピロン塩酸塩水和物
塩酸ホモクロルシクリジン →ホモクロルシクリジン塩酸塩
塩酸ミノサイクリン →ミノサイクリン（＝ミノサイクリン塩酸塩）
塩酸ミルナシプラン →ミルナシプラン塩酸塩
塩酸メキシレチン →メキシレチン塩酸塩
塩酸メタンフェタミン →メタンフェタミン（＝メタンフェタミン塩酸塩）
塩酸メチルエフェドリン——81 図 2-1
塩酸メチルシステイン［L］ →L-メチルシステイン塩酸塩
塩酸メチルフェニデート →メチルフェニデート（＝メチルフェニデート塩酸塩）
塩酸メトホルミン →メトホルミン塩酸塩
塩酸モサプラミン →モサプラミン塩酸塩
塩酸モペロン →モペロン塩酸塩
塩酸モルヒネ →モルヒネ塩酸塩水和物
塩酸モルヒネ®——47 脚注②
塩酸ラニチジン →ラニチジン塩酸塩
塩酸リゾチーム →リゾチーム塩酸塩
塩酸リトドリン →リトドリン（＝リトドリン塩酸塩）
塩酸ロキサチジンアセタート →ロキサチジン酢酸エステル塩酸塩
エンゼトニン®——119 図 2
エンドキサン®——140
エントモール®——8 図 1-②
エンピナース®——110 図 2

エンブレル®──105 図4
エンペシド®──93 図4
塩類下剤──89, 89 図3

お

オイグルコン®──33, 35, 101 図2-①
オイテンシン®──75 図3, 130
オイラゾン®──134
オイラックス®──112 図2
オイラックスH®──134
黄耆建中湯──145
黄芩湯──145
黄体ホルモン剤──121 図3-1
桜皮エキス──81 図2-1
黄連解毒湯──145
黄連湯──145
オキサトミド──112 図2
オキサプロジン──110 図2
オキシコナゾール硝酸塩──93 図4
オキシドール(オキシドール®)──118, 119 図2
オキシトロピウム臭化物──82 図1-3
オキシフル®──119 図2
オキシペルチン──57 図4
オキシメタゾリン塩酸塩──67 図5
オキシメテバノール──81 図2-1
オキセンドロン──95 図2-2, 121 図3-2
オキナゾール®──93 図4
オクトコグアルファ──76 図2
オクトチアミン──122 図1
オーグメンチン®──137
オークル®──135
オザグレルナトリウム──77 図4
オステラック®──105 図4, 110 図2, 135
オスバン®──119 図2
オスポロット®──59 図2
オゼックス®──127, 137
オセルタミビルリン酸塩──79 図3
オダイン®──121 図3-2, 140
オーツカMV®──123 図3
乙字湯──146
オッディ括約筋弛緩薬──91
オドリック®──130
オパイリン®──135
オバホルモン®──121 図3-1
オバルモン®──77 図4, 101 図3
オプソ®──47 脚注②
オフロキサシン──66 図2
オメプラゾール──20 図3, 87 図2-1
オメプラゾン®──87 図2-1
オメプラール®──87 図2-1
オラスポア®──137
オラセフ®──137
オーラップ®──57 図4
オーラノフィン──105 図4
オランザピン──57 図4
オルガドロン®──66 図2, 127, 129, 133
オルヂス®──93 図4, 135
オルメテック®──130
オンコビン®──140

か

外用止血薬──76, 76 図2
カイロック®──28 脚注②, 87 図2-1
核酸代謝拮抗剤──105 図4
覚醒剤──53

角膜保護薬──64, 64 図2
加香ヒマシ油──89 図3
ガスター®──8 図1-①, 87 図2-1
ガスチーム®──110 図2
ガストロゼピン®──87 図2-1
ガスモチン®──84 図1, 85
カソデックス®──121 図3-2, 140
カタプレス®──130
カタリン®──64 図2, 127
カチーフN®──122 図1
ガチフロ®──127, 137
角化症治療薬──10 図3-③
葛根加朮附湯──146
葛根湯──146
葛根湯加川芎辛夷──146
活性型ビタミンD₃薬──123
カディアン®──47 脚注②
カテコールアミン系製剤──68 図1-2
カドラール®──130
ガナトン®──84 図1
カナマイシン──137
カフェルゴット──135
カプトリル®──130
カプロン酸ゲストノロン →ゲストノロンカプロン酸エステル
加味帰脾湯──146
加味逍遙散──146
カリウムチャネル開口薬──68, 68 図2-1
カリウム保持性利尿薬──72 図3, 73 図4-1, 74, 75 図2-1・3
カリクレイン®──101 図3
カリジノゲナーゼ──101 図3
カリーユニ®──64 図2
カルゲート®──68 図1-2
カルシウム拮抗薬──8 図1-①, 14 脚注②, 35, 41 図4, 45 図2, 68, 68 図2-1, 69, 69 脚注④, 70, 71 図4, 72 図3
カルシウム薬──123
カルシトリオール──122 図1
カルスロット®──130
カルセド®──140
カルテオロール塩酸塩──65 脚注③
カルデナリン®──130
カルバゾクロムスルホン酸ナトリウム水和物──76 図2, 101 図3
カルバペネム系(抗生物質)──115 図2・図4
カルバマゼピン──20 図3, 59 図2・図3
カルバン®──130
カルピプラミン──57 図4
カルフェニール®──135
カルブロック®──130
カルメロースナトリウム──89 図3
カレトラ®──117 図3
カロナール®──8 図1-③, 13 図3-2, 39 図2-2, 79 図2, 110 図2, 135
カロマイド®──122 図1
眼科用薬──64～65
肝機能検査薬──39 図2-1
ガンシクロビル──116 図2
感染症治療薬──116～117
肝臓加水分解物──90 図2
乾燥甲状腺──106, 107 図3-2
乾燥甲状腺末®──107 図3-2
肝臓疾患用薬──90～91
肝臓製剤──90 図2, 91
肝臓油出エキス──90 図2
甘草湯──146

乾燥濃縮人アンチトロンビンⅢ──77 図4
乾燥濃縮人血液凝固第Ⅷ因子──76 図2
含嗽薬──78
甘麦大棗──146
肝庇護薬──90 図2, 91
カンプト®──140
カンフル──112 図2
カンフル精──112 図2

き

機械的下剤──89
気管支拡張・喘息治療薬──39 図2-2, 82～83
気管支拡張薬──82～83
気管支喘息治療薬──28 脚注②, 33, 82～83
桔梗石膏──146
桔梗湯──146
キサラタン®──127
キサンチン誘導体──20 図3, 82, 82 図1-3
キニジン──29 図4-2
キニジン硫酸塩水和物──71 図4
キネダック®──101 図3
キノロン系抗菌薬──115 図2
帰脾湯──146
気分安定薬──37 脚注②
キモタブS®──110 図2
逆転写酵素阻害薬──117 図3
ギャバロン®──62 図1
芎帰膠艾湯──146
芎帰調血飲──146
吸入式喘息治療薬──82, 82 図1-3
キュバール®──82 図1-3
強心薬──8 図1-③, 29 図4-2, 37 脚注②, 38 図1-3, 41 図4, 68～69
強心利尿薬──74, 75 図2-1
強力ビスラーゼ®──30, 122 図1
強力ビフロキシン®──123 図3
強力ポステリザン®──93 図3
局所血管収縮薬──67 図5
去痰薬──80～81
希ヨードチンキ®──119 図2
キョーリンAP2®──135
キロサイド®──140
キロサイドN®──140
筋弛緩薬──62～63
金製剤──105 図4
キンダベート──134
金チオリンゴ酸ナトリウム──105 図4

く

クエストラン®──28 図1, 99 図3
クエチアピンフマル酸塩──57 図4
クエン酸カリウム・クエン酸ナトリウム水和物──103 脚注①
クエン酸タモキシフェン →タモキシフェンクエン酸塩
クエン酸トレミフェン →トレミフェンクエン酸塩
クエン酸ペントキシベリン →ペントキシベリンクエン酸塩
クエン酸モサプリド →モサプリドクエン酸塩水和物
九味檳榔湯──146
苦味薬──85
グラケー®──123
クラバモックス®──137

クラビット®──11 図3-④, 65 図4-1, 127, 137
クラリシッド®──137
クラリス®──137
クラリスロマイシン──87 脚注③
クリアナール®──81 図2-2
クリアミンA®, クリアミンS®──135
クリキシバン®──117 図3
グリクラジド──101 図2-①
グリコペプチド系(抗生物質)──115 図2・図4
グリコラン®──101 図2-③
グリセオフルビン──31 図3
グリセリン(グリセリン®)──89 図3, 93 図3
グリチルリチン製剤──90 図2
グリチロン錠®──90 図2
クリノフィブラート──99 図3
クリノリル®──105 図4, 110 図2, 135
グリブゾール®──101 図2-①
グリベック®──140
グリベンクラミド──33, 35, 101 図2-①
グリミクロン®──101 図2-①
グリメサゾン®──134
グルカロン®──140
グルコバイ®──31 図7, 101 図2-④
グルタチオン──64, 64 図2, 90 図2
グルタラール──118, 119 図2
グルデアーゼ®──101 図2-①
グルトハイド®──119 図2
グルファスト®──101 図2-②
クレスチン®──140
クレゾール──118
クレゾール石ケン液──119 図2
クレマスチンフマル酸塩──112 図2
クレミン®──57 図4
クロカプラミン塩酸塩水和物──57 図4
クロタミトン──112 図2
クロダミン®──46 図4, 112 図2
クロトリマゾール──93 図4
クロナゼパム──59 図2・図3
クロピドグレル →硫酸クロピドグレル
クロフィブラート──99 図3
クロフィブラート製剤──101 図3
クロフェクトン®──57 図4
クロフェダノール塩酸塩──81 図2-1
クロペラスチン──81 図2-1
クロマイ®──11 図3-⑦, 137
クロミッド®──121 図3-1
クロミフェンクエン酸塩──121 図3-1
クロミプラミン塩酸塩──33 図3, 53 図4
クロモグリク酸ナトリウム──67 図5, 112 図2
クロラゼプ酸ニカリウム──33 図3
クロラムフェニコール──66 図2
クロラムフェニコール系(抗生物質)──66 図2, 115 図2
クロルジアゼポキシド──33 図3
クロルタリドン──75 図3
クロルフェニラミン製剤──46 図4
クロルフェニラミンマレイン酸塩──46 図4, 112 図2
クロルフェネシンカルバミン酸エステル──62 図1
クロルプロパミド──35 図2-3
クロルプロマジン──53 図4, 57 図4
クロルヘキシジングルコン酸塩──118, 119 図2

クロルマジノン酢酸エステル――95 図2-2，121 図3-1・図3-2
クロロマイセチン®――66 図2，129，137
クロロマイセチンパルミテート®――137

け

荊芥連翹湯――146
経口血糖降下薬――20 図3，33
経口抗凝固薬――28 脚注②，35
経口糖尿病薬――100
桂枝加黄耆湯――146
桂枝加葛根湯――146
桂枝加厚朴杏仁湯――146
桂枝加芍薬大黄湯――147
桂枝加芍薬湯――146
桂枝加朮附湯――147
桂枝加竜骨牡蛎湯――147
桂枝加苓朮附湯――147
桂枝湯――146
桂枝人参湯――147
桂枝茯苓丸――147
桂枝茯苓丸料加薏苡仁――147
桂芍知母湯――147
ケイツー®――76 図2，122 図1
啓脾湯――147
桂麻各半湯――147
下剤――**88〜89**
ゲストノロンカプロン酸エステル――95 図2-2
ケタス®――127
血圧降下薬――41 図4，**72〜73**
血液凝固第Ⅷ因子――76 図2
血管強化薬――76，76 図2
血管収縮薬――11
血漿剤――76 図2
血栓溶解薬――76，77 図3-2・図4
ケテック®――137
ケトチフェンフマル酸塩――67 図5，112 図2
ケトプロフェン――93 図4，110 図2
ケトライド系(抗生物質)――115 図2
ケナコルト-A――133，134
解熱・鎮痛・抗炎症薬――8 図1-②・図1-③，39 図2-2，41 図4，116
解熱鎮痛薬――12，21 図4，**78〜79**，110，110 図2
ケノデオキシコール酸――91 図4-2
ケフラール®――30 図2，137
ケフレックス®――137
ゲメプロスト――97 図2-1
ケルロング®――130
ケーワン®――122 図1
健胃消化薬――**84〜85**
健胃薬――85
嫌酒薬――35
ゲンタシン®――41 図4，127
ゲンタマイシン硫酸塩――41 図4

こ

降圧薬→血圧降下薬
抗アレルギー薬――11，64 図2，67，82，**112〜113**
抗インフルエンザウイルス薬――**78〜79**
抗ウイルス薬――20 図3，64 図2，90 図2・図3-1，91，**116〜117**
抗うつ薬――20 図3，41 図4，53 図・図4，**54〜55**
抗エストロゲン剤――120，121 図3-1
抗炎症薬――64 図2，92，108，110，110 図2
抗潰瘍薬――20 図3，**86〜87**
抗ガストリン薬――87 図2-1・図2-2
交感神経刺激薬――64 図2
交感神経抑制薬――72 図3
抗凝固薬――41 図4，76，77 図3-1・図4，123
抗狭心症薬――8 図1-①，10，10 図3-③，**68〜69**
抗菌薬――8 図1-①，10，10 図3-④・図3-⑤，11，20 図3，30，30 脚注①，35，37 脚注②，39，41 図4，42 図1-2・図1-3，43 図2-3，64 図2，65 図4-1，66 図2，67，78，87，87 脚注③，92，110，**114〜115**，116
抗けいれん薬――39 図2-2
攻撃因子抑制薬――86，87 図2-2
高血圧・狭心症治療薬――31 図4
抗結核薬――30 脚注①，115 図2
抗血小板薬――76，77 図3-1・図3-2，77 図4，101 図3
抗血栓薬――8 図1-①，20 図3，**76〜77**
抗甲状腺薬――**106〜107**
抗コリン薬――60 図2-2，61，61 図3・図4，82，82 図1-3，83，87 図2-2，91
高脂血症用薬→脂質異常症用薬
甲状腺ホルモン剤――**106〜107**
抗真菌薬――10 図3-③，64 図2，**116〜117**
合成黄体ホルモン剤――120，121 図3-1
合成抗菌薬――64 図2，66 図2，115 図2
抗精神病薬――20 図3，53 図4，**56〜57**
合成男性ホルモン剤――121 図3-2
合成糖質コルチコイド製剤――108
抗生物質――64 図2，66 図2，115 図2
合成ホルモン剤――120
合成卵胞ホルモン剤――121 図3-1
香蘇散――147
抗男性ホルモン剤――94，95 図2-2・図3-3，120，121 図3-2
抗痛風薬――**102〜103**
抗TNFα製剤――104 図2-1，105 図4
抗てんかん薬――20 図3，23 脚注②，35，37 脚注②，39 図2-2，**58〜59**
抗ドパミン薬――87 図2-2
高尿酸血症治療薬――102，103
抗ヒスタミン薬――11，35，35 図1-2，46，78，82，87 脚注②，**112〜113**
抗不安・抗けいれん薬――39 図2-2
抗不安薬――20 図3，41 図4，53 図4，**70〜71**
抗不整脈薬――20 図3，29 図4-2，**70〜71**
抗プラスミン薬――76，76 図2
抗ペプシン薬――87 図2-2
抗ホルモン剤――120
抗リウマチ薬――104，104 図2-1，105 図4
5-FU®――140
五虎湯――147
五積散――147
牛車腎気丸――147
呉茱萸湯――147
コスパノン®――91 図4-2，91 脚注②
コスメゲン――140
骨粗鬆症治療薬――30
コデイン――80，81 図2-2
コデインリン酸塩水和物――81 図2-1
コナン®――130
コハク酸シベンゾリン→シベンゾリンコハク酸塩
コバシル――130
コバマイド®――122 図1
コバマミド――122 図1
コバメチン®――122 図1
コホリン®――141
五淋散――147
コリマイシンS®――137
コリンテオフィリン――82 図1-3
コールタイジン®――67 図5，129
コルテス――134
コルドリン®――81 図2-1
コルヒチン(コルヒチン®)――103，103 図3-3
五苓散――147
コレキサミン®――99 図3
コレスチミド――99 図3
コレスチラミン――28 図1，98，99 図3
コレバイン®――99 図3
コロネル®――89 図3
混合ビタミン剤――122，123 図3
コンスタン――33 図3
コントミン――53 図4，57 図4
コントール――33 図3
コンドロイチン硫酸エステルナトリウム――64 図2
コンドロン――64 図2，127
コンドロンデキサ®――66 図2，127，129
コンドロンナファ®――127
コンビビル®――117 図3

さ

ザイアジェン®――117 図3
サイアジン®――127
柴陥湯――147
柴胡加竜骨牡蛎湯――148
柴胡桂枝乾姜湯――148
柴胡桂枝湯――148
柴胡清肝湯――148
サイプレジン®――127
柴朴湯――148
ザイボックス®――137
催眠・鎮静薬――20 図3，35，35 図1-2，41，41 図3，**50〜51**，53，53 図4
サイメリン®――141
柴苓湯――148
サイレース®――126
ザイロリック®――103 図3-1
サーカネッテン――93 図3
サキナビル――117 図3
酢酸クロルマジノン→クロルマジノン酢酸エステル
酢酸トコフェロール→トコフェロール酢酸エステル
酢酸ナファレリン――97 図3
酢酸ヒドロキソコバラミン→ヒドロキソコバラミン酢酸塩
酢酸ブセレリン→ブセレリン酢酸塩
酢酸フレカイニド→フレカイニド酢酸塩
酢酸メテノロン→メテノロン酢酸エステル
酢酸メドロキシプロゲステロン→メドロキシプロゲステロン酢酸エステル
ザジテン®――8 図1-②，67 図5，112 図2，127，129

ザナミビル水和物――79 図3
サニルブジン――117 図3
サプレスタ®――130
サマセフ®――137
坐薬――**92〜93**
サラゾスルファピリジン――105 図4
サラゾピリン――137
サリチゾン®――93 図4
サルコート®――133
ザルシタビン――117 図3
サルタノール®――82 図1-3
ザルックス――134
サルファ薬――105 図4，115 図2・図4
サルブタモール(=サルブタモール硫酸塩)――82 図1-3，83
サルポグレラート塩酸塩――77 図4
ザロンチン――59 図2
サワシリン――137
三黄瀉心湯――148
酸化亜鉛――112 図2
サンカイラー®――130
酸化マグネシウム(酸化マグネシウム®)――89 図3
三環系抗うつ薬――54，54 図2，55 図3・図4-2
サンコバ®――64 図2，127
酸棗仁湯――148
ザンタック®――87 図2-1
酸中和薬――87 図2-2
サンディミュン®――13 図3-2
サンテゾーン®――127
サンテマイシン®――127
散瞳薬――64，64 図2
サンドノーム®――130
サンピロ®――127
酸分泌抑制薬――87 図2-1・図2-2
三物黄芩湯――148
サンラビン®――141
サンリズム®――71 図4

し

次亜塩素酸ナトリウム――118，119 図2
ジアスターゼ®――85 脚注②
ジアゼパム――20 図3，33 図3，39 図2-2，41 図4，53 図4，93 図4
シアノコバラミン――64 図2
滋陰降火湯――148
滋陰至宝湯――148
ジウテレン®――75 図3
紫雲膏――148
ジェムザール®――141
シオゾール®――105 図4
ジギタリス製剤――41 図4，68 図1-2
ジギトキシン(ジギトキシン®)――68 図1-2
四逆散――148
子宮弛緩薬――**96〜97**
子宮収縮薬――**96〜97**
子宮内膜症治療薬――37 図4，96
シグマート®――68 図2-1
シクロスポリン――13，13 図3-2，20 図3
ジクロード®――127
ジクロフェナク(=ジクロフェナクナトリウム)――20 図3，31 図6，93 図4，105 図4，110 図2
四君子湯――148
刺激性下剤――89

止血薬——76〜77
ジゴキシン——29図4-2, 37脚注②, 38図1-3, 41図4, 68図1-2
ジゴキシン®——41図4, 68図1-2
ジゴシン®——8図1-③, 29図4-2, 37脚注②, 38図1-3, 41図4, 68図1-2
ジゴハン®——41図4
脂質異常症用薬——28図1, **98〜99**
脂質代謝改善薬——20図3
痔疾用薬——11図3-⑦, **92〜93**
梔子柏皮湯——148
止瀉薬——114
ジスルフィラム——35
ジスロマック®——137
ジセタミン®——122図1
ジセチアミン塩酸塩水和物——122図1
シセプチン®——127
ジソピラミド——71図4
ジソペイン®——135
ジダノシン——117図3
七物降下湯——148
ジドブジン・ラミブジン——117図3
シナール®——123図3
シナロング®——130
ジノプロスト——97図2-1
ジノプロストン——97図2-1
ジノプロストンベータデクス——96
耳鼻科用薬——**66〜67**
ジヒドロコデインリン酸塩——81図2-1
ジピリダモール——77図4
ジフェニルピラリンテオクル酸塩——112図2
ジフェノール誘導体——89図3
ジフェンヒドラミン(=ジフェンヒドラミン塩酸塩)——112図2
ジフェンヒドラミンラウリル硫酸塩——112図2
ジフラール®——133
ジフルカン®——117図5
ジプレキサ®——57図4
シプロキサン®——137
シプロヘプタジン塩酸塩水和物——112図2
ジベトスB®——101図2-③
シベノール®——71図4
シベンゾリンコハク酸塩——71図4
シメチジン——28脚注②, 87図2-1
ジメトチアジンメシル酸塩——110図2
ジメモルファンリン酸塩——81図2-1
ジメリン®——101図2-①
四物湯——148
炙甘草湯——148
芍薬甘草湯——148
芍薬甘草附子湯——149
シャゼンソウ(車前草エキス)——81図2-1
臭化イプラトロピウム →イプラトロピウム臭化物水和物
臭化オキシトロピウム →オキシトロピウム臭化物
臭化水素酸ホマトロピン——127
臭化チオトロピウム水和物 →チオトロピウム臭化物水和物
臭化ブチルスコポラミン →ブチルスコポラミン臭化物
十全大補湯——149
十味敗毒湯——149
酒石酸アリメマジン →アリメマジン酒石酸塩

酒石酸メトプロロール →メトプロロール(=メトプロロール酒石酸塩)
純生塩ピロ®——127
純生硫アト®——127
潤腸湯——149
消炎酵素薬——110図2
消炎・鎮痛・鎮痒薬——10図3-③
消炎鎮痛薬——10図3-③
消化酵素薬——85
消化性潰瘍治療薬——8図1-①・図1-②, 12, 86
小建中湯——149
小柴胡湯——90図2, 149
小柴胡湯加桔梗石膏——149
硝酸イソソルビド(硝酸イソソルビド®)——68図2-1
硝酸オキシコナゾール →オキシコナゾール硝酸塩
硝酸テトラヒドロゾリン →テトラヒドロゾリン
硝酸ナファゾリン →ナファゾリン硝酸塩
硝酸ナファゾリン〈ミニムス〉®——127
硝酸薬——68, 68図2-1, 69, 69脚注④
脂溶性ビタミン薬——122
小青竜湯——149
小腸刺激性下剤——89, 89図3
消毒薬——10図3-①, **118〜119**
消毒用エタノール(消毒用エタノール®)——118, 119図2
小半夏加茯苓湯——149
消風散——149
升麻葛根湯——149
静脈血管叢エキス——93図3
止痒薬——113脚注①
生薬製剤——94, 95図2-2
ジョサマイ®——137
女性ホルモン剤——120, 121図3-1
自律神経作用薬——89
ジルチアゼム塩酸塩——41図4, 68図2-1, 71図4
四苓湯——149
シロスタゾール——77図4
辛夷清肺湯——149
神経障害治療薬——101図3
人工涙液——64, 64図2
人工涙液マイティア®——64図2
浸潤性下剤——89, 89図3
参蘇飲——149
浸透圧利尿薬——74, 75図2-1・図3
シンバスタチン——20図3, 99図3
神秘湯——149
真武湯——149
シンメトレル®——60図2-2, 79図3
シンレスタール®——99図3

水酸化マグネシウム——89図3
睡眠薬 →催眠・鎮静薬
水溶性ハイドロコートン®——9図2-③, 133
水溶性ビタミン薬——122
水溶性プレドニン®——9図2, 133
スオード®——137
スコピゾル15®——127
スターシス®——101図2-②
スタラシド®——141
ステリクロン®——119図2

ステリゾール®——119図2
ステロイド剤——9図2, 9図2-③, 10, 10図3-②, 11, 64図2, 66図2, 67, 82, 82図1-3, 83, 104, 104図2-1, 105図4, 106, **108〜109**, 110, 111図4, 112, 112図2
ステロイド剤・抗生物質配合剤——10図3-③
ステロイド性抗炎症薬——104, 104図2-1, 105図4, 108脚注②, 111図4
ステロネマ®——93図4
ストガー®——87図2-1
ストックリン®——117図3
ストミンA®——129
スパカール®——91図4-2
スパラ®——137
スピペロン——57図4
スピリーバ®——82図1-3
スピロノラクトン——75図3
スピロピタン®——57図4
ズファジラン®——97図2-1
スプラタストトシル酸塩——112図2
スプレンジール®——14脚注②, 130
スペリア®——81図2-2
スポンジ酸化セルロース——76図2
スポンゼル®——76図2
スマンクス®——141
スリンダク——105図4, 110図2
スルガム®——135
スルチアム——59図2
スルトプリド塩酸塩——57図4
スルピリド——57図4
スルピリン(=スルピリン水和物)——110図2, 135
スルファメトキサゾール・トリメトプリム——115図2
スルホニル尿素系血糖降下薬——101図2-①
スルホン酸ナトリウム水和物[カルバゾクロム] →カルバゾクロムスルホン酸ナトリウム水和物

せ

セアプロ-ゼS-AP®——110図2
生合成ヒト二相性イソフェンインスリン水性懸濁注射液——101図2-⑥
制酸薬——87図2-2
清上防風湯——149
清暑益気湯——149
精神刺激薬——**52〜53**
清心蓮子飲——149
整腸薬——8図1-②
清肺湯——149
生物学的製剤——91, 104, 104図2-1, 105図4
セイブル®——31図7, 101図2-④
性ホルモン剤——**120〜121**
ゼオエース®——110図2
セキタール®——112図2
ゼストリル®——130
ゼスラン®——112図2
セタプリル®——130
セトチアミン塩酸塩——122図1
セドリーナ®——60図2-2
セパミット®——35, 45図2
セファクロル——30, 30脚注①, 30図2
ゼフィックス®——90図2
セフェム系(抗生物質)——66図2,

115, 115図2・図4
セフスパン®——137
セフゾン®——137
セフタジジム——42図1-3, 43図2-3
セフチゾキシムナトリウム——93図4
セフテム®——137
セフピラミド——42図1-2
ゼペリン®——127
セミアルカリプロテイナーゼ——110図2
ゼラチン——76図2
セラペプターゼ——110図2
ゼリット®——117図3
セルシン——33図3, 39図2-2, 41図4, 53図4
セルテクト®——112図2
セルニチンポーレンエキス——95図2-2
セルニルトン®——95図2-2
ゼルフィルム®——76図2
ゼルフォーム®——76図2
セルフチゾン®——133
セルベックス®——8図1-①
セレカル®——130
セレギリン塩酸塩——60図2-2
セレクトール®——130
セレコックス®——135
セレスタミン®——133
セレニカR®——59図2
セレネース®——33図3, 57図4
セロクエル®——57図4
セロケン®——31図4, 131
セロケンL®——131
セロシオン®——90図2
ゼローダ®——141
セロトニン・ノルアドレナリン再取り込み阻害薬——54, 55図3
川芎茶調散——150
喘息治療薬——**82〜83**
選択的セロトニン再取り込み阻害薬——54, 55図3
選択的セロトニン受容体作動薬——84図1, 85
選択的ムスカリン受容体拮抗薬——87図2-1・図2-2
センナエキス——89図3
前立腺肥大治療薬——**94〜95**

そ

総合胃腸薬——85
総合感冒薬——**78〜79**
疎経活血湯——150
組織修復促進薬——87図2-2
組織プラスミノゲン活性化因子 →t-PA製剤
ソセゴン®——135
ソタコール®——71図4
ソタロール塩酸塩——71図4
速効型インスリン分泌促進薬——101図2-②
ゾテピン——57図4
ゾニサミド——59図2・図3
ソニフィラン®——141
ソービタ®——123図3
ゾビラックス®——116図2, 127
ソメリン®——126
ソラナックス®——33図3
ソランタール®——110図2, 135

さくいん——157

ソル・コーテフ®——133
ソルファ®——67図5, 112図2, 129
ソル・メドロール®——133
ソレトン®——135

た

ダイアコート®——133
ダイアップ®——33図3, 39図2-2, 93図4
ダイアート®——75図3
ダイアモックス®——75図3
大黄甘草湯——150
大黄牡丹皮湯——150
ダイクロトライド®——75図3, 131
大建中湯——150
大柴胡湯——150
大柴胡湯去大黄——150
大承気湯——150
大腸菌死菌——93図3
大腸菌死菌・ヒドロコルチゾン——93図3
大腸刺激性下剤——89, 89図3
大防風湯——150
ダイメトン®——138
ダウノマイシン®——141
タウリン®散——90図2
ダオニール®——33, 35, 101図2-①
タカベンス®——93図3
タガメット®——28脚注②, 87図2-1
ダカルバジン®——141
タキソール®——141
ダクチラン®——97図2-1
ダクチル®——97図2-1
タクロリムス(=タクロリムス水和物)——20図3, 105図4
タケプロン®——87図2-1
ダーゼン®——110図2
タチオン——64図2, 90図2, 128
ダットリール®——131
ダナゾール——37図4, 96, 97図3
タナドーパ®——68図1-2
タナトリル®——101図3, 131
タベジール®——112図2
タミフル®——79図3
タムスロシン(=タムスロシン塩酸塩)——95図2-2・3図-2
タモキシフェンクエン酸塩——121図3-1
ダラシン®——138
タリビッド®——11図3-⑤, 66図2, 128, 129, 138
タリペキソール(=タリペキソール塩酸塩)——60図2-2, 61
ダルメート®——126
ダレン®——112図2
炭酸脱水酵素阻害薬——64図2, 74, 75図2-1・図3
炭酸リチウム →リチウム炭酸塩
男性ホルモン拮抗剤——121図3-2
男性ホルモン剤——120, 121図3-2
ダントリウム®——62図1
ダントロレン(=ダントロレンナトリウム水和物)——62, 62図1, 63図3-1・図3-3
タンパク同化ステロイド剤——121図3-2
タンボコール®——71図4

ち

チアジド系利尿薬——41図4, 72図3, 73図4-1, 74, 75図2-1・図3
チアマゾール——107図3-1
チアラミド塩酸塩——110図2
チウラジール®——107図3-1
チオトロピウム臭化物水和物——82図1-3
竹筎温胆湯——150
チクロピジン塩酸塩——77図4
チザニジン塩酸塩——62図1
チスタニン®——81図2-2
治打撲一方——150
治頭瘡一方——150
チノ®——91図4-2
チバセン®——131
チペピジンヒベンズ酸塩——81図2-1
チミペロン——57図4
チモプトール®——65脚注②, 128
チモロール(=チモロールマレイン酸塩)——20図3, 65脚注③
中枢刺激薬——52
中枢神経抑制薬——35, 35図1-2, 58～59
中枢性α作動薬——72図3
中枢性筋弛緩薬——62, 62図1
中枢性鎮咳薬——80, 80図1, 81図2-1
中性インスリン注射液——101図2-⑥
注腸液——92
調胃承気湯——150
調剤用パンビタン®——123図3
調節機能賦活薬——64図2
釣藤散——150
腸癰湯——150
チョコラA®——122図1
猪苓湯——150
猪苓湯合四物湯——150
チラーヂン®——107図3-2
チラーヂンS®——107図3-2
チルコチル®——110図2, 135
チレオイド®——107図3-2
チロナミン®——107図3-2
鎮咳薬——80～81
鎮咳薬・去痰薬——78
鎮痒薬——112図2, 113脚注①

つ

通導散——150
ツロブテロール——82図1-3

て

ティーエスワン(TS-1)——141
DMARDs——104図2-1, 105図4
DMゾロン®——128
dl-メチルエフェドリン塩酸塩——81図2-1
ディオバン®——131
定型抗精神病薬——57図4
t-PA製剤——77図4
D-マンニトール——75図3
テオコリン®——82図1-3
テオドール®——28脚注②, 33図3, 39図2-2, 81図2-1, 82図1-3
テオフィリン——20図3, 28脚注②, 33, 33図3, 39図2-2, 81図2-1, 82, 82図1-3, 83図2
テオロング®——33図3, 81図2-1, 82図1-3
デカドロン®——105図4, 133
デキサメサゾン®——134
デキサメタゾン——105図4
デキサメタゾンメタスルホ安息香酸エステルナトリウム——66図2
デキサメタゾンリン酸エステルナトリウム——66図2
デキストロメトルファン臭化水素酸塩水和物——81図2-1
テクスメテン®——133
テグレトール®——59図2
デシプラミン——20図3
デジレル®——55図3
テストステロンエナント酸エステル——121図3-2
テスパミン®——141
デタントール®——128, 131
テトラサイクリン——28図1
テトラサイクリン系(抗生物質)——115, 115図2・図4
テトラヒドロゾリン——67図5
テナキシル®——131
テノキシカム——110図2
デノシン®——116図2
デノパミン——68図1-2
テノホビルジソプロキシルフマル酸塩——117図3
テノーミン®——33図2, 71図4
デパケン®——59図2
デフェクトン®——57図4
デプロメール®——55図3
デポスタット®——95図2-2
デポタミンN®——123図3
デポ・メドロール®——133
テモダール®——141
テラコー®——134
テラ・コートリル®——134
デラビルジンメシル酸塩——117図3
テラルビシン®——141
デルガニン®——97図2-1
テルシガン®——82図1-3
テルネリン®——62図1
テルビナフィン塩酸塩——117図5
デルモベート®——133
テレミンソフト®——89図3
点眼剤 →眼科用薬
点耳剤 →耳鼻科用薬
天然卵胞ホルモン剤——121図3-1
点鼻剤 →耳鼻科用薬

と

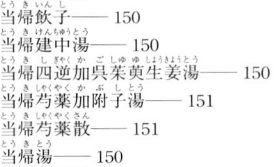

桃核承気湯——150
当帰飲子——150
当帰建中湯——150
当帰四逆加呉茱萸生姜湯——150
当帰芍薬加附子湯——151
当帰芍薬散——151
当帰湯——150
糖尿病用薬——35, 100～101
糖類下剤——89, 89図3
ドカルパミン——68図1-2
ドキシル®——141
トーク®——67図5, 129
トクダーム®——134
ドグマチール®——57図4
トクレス®——81図2-1
トコフェロール酢酸エステル——122図1
トコフェロールニコチン酸エステル——99図3, 122図1
トスキサシン®——138
トスフロ®——128
ドセラン®——122図1
ドパストン®——41図4, 60図2-2
ドパゾール®——41図4, 60図2-2
ドパ脱炭酸酵素阻害薬——61図4
ドパミド®——131
ドパミン作動薬——54, 60図2-2, 61, 61図3
ドパミン受容体遮断薬——57図4, 84図1, 85, 85図2
ドパミン前駆薬——60図2-2, 61, 61図3
ドパミン賦活性パーキンソン病治療薬——54
ドパミン遊離促進薬——60図2-2, 61, 61図3
ドパール®——41図4, 60図2-2
トプシム®——133
ドプス®——60図2-2
トフラニール®——33図3, 41図4, 53図4, 55図3
ドブラマイシン——39図3-2
トポテシン®——141
トミロン®——138
ドミン®——60図2-2
トライコア®——99図3
トラゾドン塩酸塩——55図3
トラニラスト——112図2
トラネキサム酸——76, 76図2
トラマゾリン塩酸塩——67図5
トラメラス®——128
ドラール®——126
トランサミン®——76図2
トランデート®——131
トリアゾラム——20図3, 34図2-2, 35, 41, 41図3
トリアムシノロン——105図4
トリアムテレン(トリアムテレン®)——75図3
トリクロリール®——126
トリクロルメチアジド——41図4, 75図3
トリセノックス®——141
トリデモン®——91図4-2
トリテレン®——75図3
トリドセラン®——123図3
トリプタノール®——33図3
トリフロペラジン——57図4
トリフロペラジンマレイン酸塩——57図4
トリプロリジン塩酸塩水和物——112図2
トリヘキシフェニジル塩酸塩——60図2-2
トリベノシド——93図3
トリラホン®——57図4
ドルコール®——138
トルソプト®——128
ドルナー®——77図4
トルブタミド——20図3, 101図2-①
トルペリゾン塩酸塩——62図1
トレドミン®——55図3
ドレニゾン®——134
トレピブトン——91図4-2
トレミフェンクエン酸塩——121図3-1
トレミン®——60図2-2
ドロキシドパ——60図2-2
トロペロン®——57図4
トロンビン(トロンビン®)——76, 76図2
ドンペリドン——84図1, 93図4

な

ナイキサン®──103 図3-4，135
ナイクリン®──122 図1
ナウゼリン®──84 図1，93 図4
ナサニール®──97 図3
ナシビン®──67 図5，129
ナディック®──131
ナテグリニド──101 図2-②
ナトリックス®──131
ナパ®──135
ナファゾリン硝酸塩──67 図5
ナファレリン［酢酸］　→酢酸ナファレリン
ナフトピジル──95 図2-2・図3-2
ナブメトン──110 図2
ナプロキセン──103 図3-4
ナーベル®──67 図5，129
ナベルビン®──141
ナボールSR®──110 図2，135

に

ニコチン酸──122 図1
ニコチン酸アミド（ニコチン酸アミド®）
　──122 図1
ニコチン酸（系）製剤──99 図3，101 図3
ニコデール®──131
ニコモール──99 図3
ニコランジル──68 図2-1
ニザチジン──87 図2-1
二朮湯──151
ニセリトロール──99 図3
ニチドーパ──131
二陳湯──151
日点・HCゾロン®──128
日点FA®──128
日点・PSゾロン®──128
ニトラゼパム──53 図4，59 図2
ニドラン──141
ニトログリセリン──68 図2-1
ニトログリセリン山川──68 図2-1
ニトロダーム®TTS®──10 図3-③，68 図2-1
ニトロバイド®──68 図2-1
ニトロペン®──8 図1-①
ニトロール®──68 図2-1
ニバジール®──131
ニフェジピン──35，45 図2
ニプラノール®──128
ニフラン®──103 図3-4，128，135
ニポラジン®──112 図2
ニューキノロン系抗菌薬──66 図2，115 図2
ニューレプチル®──57 図4
ニューロタン®──131
尿アルカリ化薬──103
尿酸生成阻害薬──102，103，103 図3-1
尿酸排泄促進薬──102，103，103 図3-2
女神散──151
人参湯──151
人参養栄湯──151

ね

ネオシネジン®──64 図2，128
ネオスチグミン®──89
ネオスチグミンメチル硫酸塩　→ネオスチグミン
ネオドパストン®──61 図4
ネオドパゾール®──61 図4

ネオフィリン®──74 脚注②，82 図1-3
ネオメドロールEE®──66 図2，129
ネオラミン・マルチV®──123 図3
ネオーラル®──13 図3-2
ネオレスタミン®──46 図4，112 図2
ネオ・ロイコマイシンH®──138
ネビラピン──117 図3
ネモナプリド──57 図4
ネリゾナ®──133
ネリプロクト®──93 図3
ネルフィナビルメシル酸塩──117 図3
ネルボン®──53 図4，59 図2，126
粘液合成・分泌促進薬──87 図2-2
粘膜抵抗強化薬──87 図2-2
粘膜保護薬──87 図2-2

の

ノアルテン®──121 図3-1
ノイチーム®──110 図2
ノイビタ®──122 図1
ノイボルミチン®──128
ノイロトロピン®──135
ノイロビタン®──123 図3
ノックビン®──35
ノバミン®──57 図4
ノバントロン®──141
ノービア®──117 図3
ノフロ®──128
ノボラピッド®──101 図2-⑥
ノボリンN®──101 図2-⑥
ノボリンR®──101 図2-⑥
ノボリン30R®──101 図2-⑥
ノリトレン®──33 図3
ノルエチステロン──121 図3-1
ノルエピネフリン前駆薬──60 図2-2，61
ノルトリプチリン塩酸塩──33 図3
ノルバデックス®──121 図3-1，141
ノルモナール®──131

は

バイアスピリン®──8 図1-①，77 図4，101 図3
ハイアミン®──119 図2
ハイカムチン®──141
バイカロン®──75 図3
ハイグロトン®──75 図3
ハイコバール®──122 図1
ハイシー®──122 図1
バイシリンG®──138
ハイトラシン®──131
ハイドレア®──141
排尿障害治療薬──**94～95**
排膿散及湯──151
ハイパジール®──128，131
ハイビッド®──117 図3
ハイペン®──105 図4，110 図2，135
ハイボン®──30，122 図1
バキシル®──55 図3
パキソ®──93 図4，110 図2，135
パーキンソン病治療薬──41 図4，57 図4，**60～61**
バクシダール®──128，138
白癬治療薬──31 図3
麦門冬湯──151
バクロフェン──62 図1
パシーフ®──47 脚注②
バストシリン®──138

バセトシン®──138
ハーセプチン®──141
パーセリン®──95 図2-2
バソメット®──131
バソレーター®──68 図2-1
パタノール®──128
八味地黄丸──151
パナシッド®──138
パナルジン®──77 図4
バナン®──138
パニマイシン®──128
パパベリン塩酸塩──62 脚注③
パピロック®──128
バファリン®──79 図2，110 図2
ハーフジゴキシン®──41 図4
パミテプラーゼ──77 図4
バラシクロビル塩酸塩──116 図2
バラシリン®──138
パラプラチン®──141
パラプロスト®──95 図2-2
パラミヂン®──136
バランス®──33 図3
パリエット®──87 図2-1
バリキサ®──116 図2
バルガンシクロビル塩酸塩──116 図2
バルキゾン®──41 図4
バルコーゼ®──89 図3
ハルシオン®──34 図2-2，35，41，126
バルタンM®──97 図2-1
バルトレックス®──116 図2
ハルナールD®──95 図2-2
バルネチール®──57 図4
バルビタール──126
バルビツレート誘導体──50
バルビツレート類──50，51 図4-3
バルプロ酸ナトリウム──59 図2・図3
パルミコート®──82 図1-3
パルミコート100 タービュヘイラー®
　──10 図3-②
バレオン®──138
パロキセチン塩酸塩水和物──55 図3
パーロデル®──41 図4，60 図2-2
ハロペリドール──20 図3，33 図3，57 図4
パンカル®──122 図1
パンクレアチン──85 脚注③
パンクロニウム──62，63 図3-1
パンクロニウム臭化物──62 図1
半夏厚朴湯──151
半夏瀉心湯──151
半夏白朮天麻湯──151
バンコマイシン塩酸塩──115 図2
バンコミン®──122 図1
パンスポリンT®──138
パンテチン──122 図1
バンデル──133
パントシン®──122 図1
パントテン酸カルシウム──122 図1

ひ

ヒアレイン®──128
ピーエイ錠──79 図2
ビーエスエスプラス®──128
PL顆粒®──8 図1-②，79 図2，110 図2
ピオグリタゾン塩酸塩──101 図2-⑤
ビオタミン®──122 図1
ビオチン（ビオチン®）──122 図1
ピーガード®──47 脚注②

ビカルタミド──121 図3-2
ビグアナイド系血糖降下薬──101 図2-③
ビクシリン®──138
ピコスルファートナトリウム水和物──89 図3
ビサコジル──89 図3
PG──96
ピシバニール®──142
ビスオA®──134
ビスコリン®──122 図1
ビスダイン®──128
ヒスタミンH₁受容体拮抗薬──46 図4
ビスダーム®──133
ヒスタール®──112 図2
非ステロイド性抗炎症薬──10，10 図3-③，20 図3，29 図3，31 図3・図6，39 図2-2，64 図2，67，78，79 図2，91，103，103 図3-4，104，104 図2-1，105 図4，108 脚注②，**110～111**，114
ビスベンチアミン──122 図1
ヒスロン®──121 図3-1
ヒスロンH®──121 図3-1，142
ピーゼットシー®──57 図4
ビソルボン®──81 図2-2
ビタジェクト®──123 図3
ビタノイリン®──123 図3
ピタバスタチンカルシウム──99 図3
ビタミンB₁₂製剤──101 図3
ビタミンK薬──123
ビタミンK₂製剤──76 図2
ビタミン薬──65 図4-2，**122～123**
ビタメジン®──123 図3
ビダラビン──116 図2
ヒダントール®──35，39 図2-2，59 図2
非定型抗精神病薬──57 図4
PTU──107 図3-1
ピドキサール®──122 図1
ヒドラプレス®──131
ヒドロキソコバラミン酢酸塩──122 図1
ヒドロクロロチアジド──75 図3
ビノグラック®──99 図3
ピノルビン®──142
ピバレフリン®──128
ビバンペロン塩酸塩──57 図4
ヒビテン®──119 図2
非ピリン系解熱鎮痛薬──13 図3-2，39 図2-2
皮膚用薬剤──112
ビブラマイシン®──138
ビペリデン（＝ビペリデン塩酸塩）──60 図2-2
ピペリドレート塩酸塩──97 図2-1
ヒベルナ®──112 図2
ヒポカ®──131
ヒマシ油（ヒマシ油）──89 図3
ビーマスS®──89 図3
非麻薬性鎮咳薬──81 図2-1・図2-2
ピマリシン®──128
ヒメクロモン──91 図4-2
ピメノール®──71 図4
ピモジド®──57 図4
白虎加人参湯──151
ヒューマカート3/7®──101 図2-⑥
ヒューマカートN®──101 図2-⑥
ヒューマカートR®──101 図2-⑥
ヒューマリンR®──101 図2-⑥
ヒューマログ®──101 図2-⑥

ヒューマログN®——101図2-⑥
ピラセプト®——117図3
ピラミスチン®——60図2-2
ピラミューン®——117図3
ビリアード®——117図3
ピリドキサールリン酸エステル水和物
　——122図1
ピリドキシン塩酸塩——122図1
ピリナジン®——13図3-2, 39図2-2, 79図2, 110図2, 136
ピルジカイニド塩酸塩水和物——71図4
ヒルナミン®——57図4
ピルメノール塩酸塩水和物——71図4
ピレタニド——75図3
ピレチア®——112図2
ピレチノール®——136
ピレノキシン——64, 64図2
ピレンゼピン塩酸塩水和物——87図2-1
ピロキシカム——93図4, 110図2
ヒロポン®——53図4

ふ

ファスティック®——101図2-②
ファドロゾール塩酸塩水和物——121図3-1
ファモチジン——87図2-1
ファルモルビシン®——142
ファロム®——138
ファンガード®——117図5
ファンギゾン®——117図5
フィトナジオン——122図1
フィブラート系製剤——99図3
フィルデシン®——142
フェアストン®——121図3-1, 142
フェキソフェナジン塩酸塩——112図2
フェナセチン——21図4
フェニトイン——35, 39図2-2, 59図2
フェニトイン(=フェニトイン,-ナトリウム)——20図3, 35, 39図2-2, 59図2・図3
フェニレフリン塩酸塩——64図2
フェノバール®——23脚注②, 44図1-2, 59図2, 126
フェノバルビタール®——59図2
フェノバルビタール(=フェノバルビタールナトリウム)——23脚注②, 44図1-2, 59図2・図3, 93図4
フェノフィブラート——99図3
フェノール——118, 119図2
フェノール水——119図2
フェマーラ®——142
フェミエスト®——121図3-1
フェルデン®——93図4, 110図2, 136
フェロジピン——14
フォトフリン®——142
フォートベイス®——117図3
フォリアミン®——122図1
副交感神経刺激薬——89
副交感神経遮断薬——82, 82図1-3, 87図2-2, 91
複合パンカル顆粒®——123図3
副腎皮質ホルモン製剤——66図2, **108～109**, 110
茯苓飲——151
茯苓飲合半夏厚朴湯——151
附子人参湯——151
ブシラミン——105図4

ブスコパン®——93図4
フスタギン®——81図2-1
フスタゾール®——81図2-1
ブスルフェクス®——142
ブセレリン——96
ブセレリン酢酸塩——97図3
ブタマイド®——101図2-①
ブチルスコポラミン臭化物——93図4
ブデソニド——10図3-②, 82図1-3
ブテラジン®——131
フドステイン——81図2-2・図3-2
フトラフール®——142
ブプレノルフィン塩酸塩——93図4
ブホルミン塩酸塩——101図2-③
フマル酸クエチアピン　→クエチアピンフマル酸塩
フマル酸クレマスチン　→クレマスチンフマル酸塩
フマル酸ケトチフェン　→ケトチフェンフマル酸塩
フマル酸テノホビルジソプロキシル　→テノホビルジソプロキシルフマル酸塩
フマル酸ホルモテロール　→ホルモテロールフマル酸塩水和物
プラスチベース®——11
プラゾシン——95図3-2
プラゾシン塩酸塩——95図2-2
プラノプロフェン——103図3-4
プラバスタチンナトリウム——99図3
フラビタン®——10図3-④, 65図4-2, 122図1, 128
プラビックス®——77図4
フラビンアデニンジヌクレオチド(=フラビンアデニンジヌクレオチドナトリウム)——65図4-2, 122図1
フラベリック®——81図2-1
フランドル®——68図2-1
フランドルテープ®——10図3-③
フリバス®——95図2-2
プリビナ®——67図5, 128, 129
プリプラチン®——142
プリモボラン®——121図3-2
プリモルトN®——121図3-1
プリンペラン®——13, 84図1
フルイトラン®——41図4, 75図3
フルカム®——110図2, 136
フルコート®——134
フルコナゾール——117図5
フルシトシン——117図5
フルスルチアミン——122図1
フルタイド®——82図1-3
フルタミド——121図3-2
フルダラ®——142
フルチカゾンプロピオン酸エステル——67図5, 82図1-3
フルツロン®——142
フルナーゼ®——11図3-⑥, 67図5, 129
フルバスタチンナトリウム——99図3
フルフェナジン——57図4
ブルフェン®——79図2, 110図2, 136
フルベアン®——134
フルボキサミンマレイン酸塩——55図3
フルマーク®——138
フルメジン®——57図4
フルメタ®——133
フルメトロン®——128
ブレオ®——142

ブレオS——142
フレカイニド酢酸塩——71図4
プレグランジン®——97図2-1
プレスフォール®——131
プレスモード®——131
プレタール®——77図4
プレディニン®——105図4
プレドニゾロン——105図4, 106
プレドニゾロン——133, 134
プレドニン®——105図4, 106, 128, 133
プレドハン®——133
プレミネント®——131
プレラン®——131
プレロン®——133
プロカイン——21図4
プロカインアミド塩酸塩——71図4
プロカテロール塩酸塩水和物——81図2-1, 82図1-3, 83図3
プロキシフィリン——82図1-3
プロクトセディル®——93図3
プログラフ®——105図4
プログルミド——87図2-1
プロクロルペラジン——57図4
プロゲステロン——121図3-1
プロゲステロン剤——121図3-1
プロゲホルモン——121図3-1
プロコン®——112図2
プロサイリン®——77図4
プロスタグランジン——96
プロスタグランジンE$_2$——97図2-1
プロスタグランジン関連物質薬——64図2
プロスタグランジン製剤——101図3
プロスタール®——95図2-2, 121図3-1・図3-2
プロスタルモン・E®——97図2-1
プロステチン®——95図2-2, 121図3-2
プロセキソール®——121図3-1
プロセミド——75図3
プロチン®——81図2-1
プロテアーゼインヒビター——117図3
プロテアーゼ阻害薬——117図3
プロテカジン®——87図2-1
プロトポルフィリンニナトリウム——90図2
プロトンポンプ阻害薬——86, 87, 87脚注③, 87図2-1・図2-2
プロナーゼ——110図2
プロノン®——71図4
プロパゲルマニウム——90図2
プロパジール®——107図3-1
プロパデルム®——134
プロパフェノン塩酸塩——71図4
プロパリン®——126
プロパンテリン(=プロパンテリン臭化物)——13, 13図3-1・図3-2, 13脚注③, 28脚注①
プロビタン®——57図4
プロピルチオウラシル——107図3-1・図4
プロブコール——98, 99図3
プロプラノロール——20図3, 33, 33図2, 40図2-1-②
プロプラノロール塩酸塩——33図2, 68図2-1, 71図4
プロブレス®——131
フロプロピオン——91脚注②, 91図4-2

プロベネシド——103図3-2
プロヘパール錠——90図2
プロベラ®——121図3-1
プロベリシアジン——57図4
フロベン®——136
ブロミド——87図2-1
ブロムスルファレイン——39図2-1
ブロムヘキシン(=ブロムヘキシン塩酸塩)——81図2-2・図3-2
ブロムペリドール——57図4
プロメタジン——112図2
ブロメライン——110図2
ブロモクリプチン——54, 61
ブロモクリプチンメシル酸塩——41図4, 60図2-2, 61図4
フロモックス®——8図1-①, 138
ブロモバレリル尿素®——126
フロリード®——117図5
フロリードD®——117図5
ブロルモン®——90図2
プロレナール®——77図4, 101図3

へ

平胃散——151
ベイスン®——31図7, 101図2-④
ベオン®——136
ベガモックス®——128
ヘキストラスチノン®——101図2-①
ペグインターフェロンアルファ-2a——90図2
ペグインターフェロンアルファ-2b——90図2
ペクタイト®——81図2-2
ベクロメタゾンプロピオン酸エステル——67図5, 82図1-3
ベゲタミンB®——53図4
ベゲタミン錠-A, -B——53図4
ベサコリン®——89
ベザトールSR®——99図3
ベサノイド®——142
ベザフィブラート——99図3
ベザリップ®——99図3
ベスタチン®——143
ベストロン®——66図2, 128, 129
ベストン®——122図1
β$_2$刺激薬——82, 82図1-3, 83図2・図3
β遮断薬——20図3, 31図4, 33, 33図2, 40図2-1-②・図2-2-②, 65, 68, 68図2-1, 69, 69脚注④, 70, 71図4, 72図3, 73, 106
β-ラクタム抗生物質——115図2・図4
ベタナミン®——53図4
ベタネコール——89
ベータプレシン®——131
ベタメタゾン——93図4, 105図4
ベタメタゾンリン酸エステルナトリウム——66図2, 93図4
ベック®——131
ベトネベート®——134
ベトプティック®——128
ベナ®——112図2
ベナパスタ®——112図2
ペニシラミン——105図4
ペニシリン系(抗生物質)——115, 115図2・図4
ベネシッド®——103図3-2
ベネット®——31図5

ベネトリン®──82図1-3
ベネム系(抗生物質)──115図2
ベネン®──112図2
ベノキシール®──128
ベノジール®──126
ベハイドRA®──131
ヘパリン製剤──41図4
ヘパリンナトリウム──77図3-1・図4
ペプシド®──143
ペプリコール®──71図4
ベプリジル塩酸塩水和物──71図4
ペプレオ®──143
ペミラストン®──112図2, 128
ペミロラストカリウム──112図2
ヘモクロン®──93図3
ヘモナーゼ®──93図3
ヘモリン──53, 53図4
ヘモリンガル®──93図3
ベラゾリン®──143
ベラパミル(＝ベラパミル塩酸塩)──35, 41図4, 68図2-1, 71図4
ベラプロストナトリウム──77図4
ベリアクチン®──112図2
ベリシット®──99図3
ベルケイド®──143
ペルゴリド(＝ペルゴリドメシル酸塩)──60図2-2, 61
ベルサンチン®──77図4
ベルサンチン®-L®──8図1-①
ベルジピン®──131
ベルタゾン®──136
ペルフェナジン──57図4
ヘルベッサー®──41図4, 68図2-1, 71図4
ベルマックス®──60図2-2
ヘルミチン®S──93図3
ベレックス顆粒®──79図2
ベレックス1/6顆粒®──79図2
ベロスピロン塩酸塩水和物──57図4
ベングッド®──138
ベンザリン®──53図4, 59図2, 126
ベンザルコニウム塩化物──118, 119図2
ベンジルペニシリン──30脚注①
ベンズブロマロン──103図3-2
ベンゼトニウム塩化物──118, 119図2
ベンゾジアゼピン系催眠・鎮静薬──59図2
ベンゾジアゼピン系薬物──50
ベンゾジアゼピン類──50, 51図4-2
ペンタジン®──136
ペントイル®──136
ペントキシベリンクエン酸塩──81図2-1
ペンフィルN®──101図2-⑥
ペンフィルR®──101図2-⑥
ペンフィル30R®──101図2-⑥
ベンフォチアミン──122図1
ベンプロペリンリン酸塩──81図2-1

ほ

ボアラ®──134
防已黄耆湯──151
防御因子強化薬──86, 87図2-2
抱水クロラール──93図4, 126
膨張性下剤──89, 89図3
防風通聖散──152
ホクナリン®──82図1-3

ボグリボース──31図7, 101図2-④
ホスアンプレナビルカルシウム水和物──117図3
ポステリザン®──93図3
ホスフェストロール──121図3-1
ホスフラン®──30, 122図1
ホスホマイシン系(抗生物質)──66図2, 115図2
ホスホマイシンナトリウム──66図2
ホスミシン®──138
ホスミシンS®──66図2, 129
ボスミン®──133
補中益気湯──152
ポビドンヨード──118, 119図2
ホモクロミン®──112図2
ホモクロルシクリジン塩酸塩──112図2
ボラギノール®──11図3-⑦
ボラザ®G──93図3
ボララミン®──8図1-①, 46図4, 112図2
ポリカルボフィルカルシウム──89図3
ホーリット®──57図4
ポリフル®──89図3
ポリミキシンB硫酸塩──115図2
ホーリン──121図3-1
ボルタレン®──10図3-③, 31図6, 93図4, 105図4, 110図2, 136
ボルタレンSR®──136
ホルマリン(ホルマリン®)──118, 119図2
ホルモテロールフマル酸塩水和物──82図1-3
ホルモン薬──**120〜121**
ホルモン療法薬──**96〜97**
ポロクサマヨード──119図2
ポンシルFP®──31図3
ボンゾール®──37図4, 97図3
ポンタックス──136
ポンタール®──79図2, 110図2, 136
ボンハッピー®──128
ホンバン®──121図3-1

ま

マイコスポール®──10図3-③
マイザー──134
マイスリー®──126
マイトマイシン®──143
マイリス®──133
マイロターグ®──143
麻黄湯──152
麻黄附子細辛湯──152
麻杏甘石湯──152
麻杏薏甘湯──152
マクロライド系(抗生物質)──20図3, 115, 115図2・図4
麻子仁丸──152
麻酔薬──21図4
末梢性鎮咳薬──80, 80図1, 81図2-1
マドパー®G──61図4
マブリン®──143
麻薬性鎮咳薬──80, 81図2-1・図2-2
マルタミン®──123図3
マルチV®──123図3
マレイン酸エルゴメトリン　→エルゴメトリンマレイン酸塩
マレイン酸クロルフェニラミン　→クロルフェニラミンマレイン酸塩
マレイン酸チモロール　→チモロールマレイン酸塩
マレイン酸トリフロペラジン　→トリフロペラジンマレイン酸塩
マレイン酸フルボキサミン　→フルボキサミンマレイン酸塩
マレイン酸メチルエルゴメトリン　→メチルエルゴメトリンマレイン酸塩
マンニトール[D]　→D-マンニトール

み

ミオカマイシン®──138
ミオコール®──10図3-③, 68図2-1
ミオナール®──62図1
ミオピン®──64図2, 128
ミオブロック®──62図1
ミカファンギンナトリウム──117図5
ミカメタン®──136
ミカルディス®──131
ミグリステン®──110図2, 136
ミグリトール──31図7, 101図2-④
ミグレニン®──39図2-2, 40図2-1-①, 136
ミケラン®──65脚注③, 128
ミケランLA®──132
ミコナゾール──117図5
ミゾリビン──104, 105図4
ミダゾラム──20図3
ミチグリニドカルシウム水和物──101図2-②
ミドリンM®──128
ミドリンP®──128
ミナルフェン®──136
ミニトロ®──68図2-1
ミニプレス®──95図2-2, 132
ミノサイクリン(＝ミノサイクリン塩酸塩)──35, 41図4
ミノマイシン®──35, 41図4, 138
ミフロール®──143
ミリステープ®──68図2-1
ミリダシン®──136
ミルナシプラン塩酸塩──55図3
ミルマグ®──89図3
ミロル®──128

む

ムコサール®──81図2-2
ムコソルバン®──81図2-2
ムコダイン®──81図2-2
ムコフィリン®──81図2-2
無水エタノール®──143
ムスカルム®──62図1
ムノバール®──14脚注②, 132

め

メイアクトMS®──138
メキシチール®──71図4, 101図3
メキシレチン塩酸塩──71図4, 101図3
メキタジン──112図2
メコバラミン──101図3, 122図1
メサデルム®──134
メサノロン®──121図3-2
メジコン®──81図2-1
メシル酸ジメトチアジン　→ジメトチアジンメシル酸塩
メシル酸デラビルジン　→デラビルジンメシル酸塩
メシル酸ネルフィナビル　→ネルフィナビルメシル酸塩

メシル酸ブロモクリプチン　→ブロモクリプチンメシル酸塩
メシル酸ペルゴリド　→ペルゴリド(＝ペルゴリドメシル酸塩)
メスタノロン──121図3-2
メソトレキセート──143
メタコリマイシン®──138
メタスルホ安息香酸デキサメタゾンナトリウム　→デキサメタゾンメタスルホ安息香酸エステルナトリウム
メタルカプターゼ®──105図4
メタンフェタミン(＝メタンフェタミン塩酸塩)──53, 53図4
メチエフ®──81図2-1
メチコバール®──101図3, 122図1
メチルエフェドリン塩酸塩　→dl-メチルエフェドリン塩酸塩
メチルエルゴメトリン(＝メチルエルゴメトリンマレイン酸塩)──96, 97図2-1
メチルテストステロン──121図3-2
メチルドパ──132
メチルフェニデート(＝メチルフェニデート塩酸塩)──52, 52図2-2, 53図3・図4
メチルホエドリン®──81図2-1
メチル硫酸ネオスチグミン　→ネオスチグミン
メチレジール®──97図2-1
メチロン®──110図2, 136
メディトランス®──68図2-1
メテナリン®──97図2-1
メテノロン酢酸エステル──121図3-2
メテバニール®──81図2-1
メデマイシン®──138
メテルギン®──97図2-1
メトカルバモール──62図1
メトクロプラミド──13, 13図3-1・図3-2, 84図1
メトトレキサート──104, 105図4
メトプロロール(＝メトプロロール酒石酸塩)──20図3, 31図4
メトホルミン塩酸塩──101図2-③
メドロキシプロゲステロン酢酸エステル──121図3-1
メドロール®──133
メナテトレノン──76図2, 122図1
メナテトレノン製剤──123
メナミン®──93図4, 110図2, 136
メネシット®──61図4
メバロチン®──99図3
メフェナム酸──78, 79図2, 110図2
メプチン®──81図2-1, 82図1-3, 83図3
メフルシド──75図3
メブロン®──110図2, 136
メリシン®──138
メリロートエキス──93図3
メルカゾール®──107図3-1
メルビン®──101図2-③
メロキシカム──110図2
免疫賦活薬──90図2
免疫抑制薬──13図3-2, 20図3, 104, 104図2-1, 105図4
メンドン®──33図3

も

木防已湯──152

さくいん──*161*

モサプラミン塩酸塩——57 図4
モサプリド——85
モサプリドクエン酸塩水和物——84 図1
モニラック®——89 図3
モノアミン再取り込み阻害薬——54
モノバクタム系(抗生物質)——115 図4
モノフィリン®——82 図1-3
モーバー®——136
モービック®——110 図2, 136
モベロン塩酸塩——57 図4
モルヒネ——80
モルヒネ塩酸塩水和物——47 脚注②, 93 図4
モルヒネ硫酸塩水和物——47 脚注②
モンテプラーゼ——77 図4

や
ヤクラックスD®——119 図2

ゆ
ユーエフティ®(UFT)——143
ユナシン®——138
ユニコン®——28 脚注②, 33 図3, 39 図2-2, 81 図2-1, 82 図1-3
ユニフィル®——28 脚注②, 33 図3, 39 図2-2, 81 図2-1, 82 図1-3
ユニプロン®——79 図2, 93 図4, 136
ユーブレスドパ®——132
ユベラ®——99 図3, 122 図1
ユベラ®N——122 図1
ユリノーム®——103 図3-2
ユーロジン®——126

よ
ヨウ化カリウム——119 図2
葉酸——122 図1
ヨウ素——119 図2
薏苡仁湯——152
抑肝散——152
抑肝散加陳皮半夏——152
ヨシピリン®——136
ヨードチンキ(ヨードチンキ®)——118, 119 図2

ら
ラウリル硫酸ジフェンヒドラミン →ジフェンヒドラミンラウリル硫酸塩
ラキソベロン®——89 図3
酪酸リボフラビン →リボフラビン酪酸エステル
ラクツロース(ラクツロース®)——89 図3
ラクリミン®——129
ラシックス®——75 図3, 132
ラステット®——143
ラニチジン塩酸塩——87 図2-1
ラフチジン——87 図2-1
ラベプラゾールナトリウム——87 図2-1
ラボナ®——126
ラミシール®——117 図5
ラミブジン——90 図2・図3-2, 91
ランサップ®——87 脚注③
ランソプラゾール——87 脚注③, 87 図2-1
ランダ®——143
ランタス®——101 図2-⑥
ランツジール®——136
ランデル®——132

ランドセン®——59 図2
卵胞ホルモン合成阻害剤——121 図3-1

り
リウマチ治療薬——**104～105**
リウマトレックス®——105 図4
リオチロニンナトリウム——106, 107 図3-2
リオレサール®——62 図1
リカマイシン®——138
リコチオン®——90 図2
リザベン®——112 図2, 129
リスパダール®——57 図4
リスペリドン——57 図4
リスミー®——126
リスモダン®——71 図4
リセドロン酸ナトリウム水和物——31 図5
リゾチーム塩酸塩——110 図2
リタリン®——53 図4
利胆薬——**90～91**
リチウム炭酸塩——37 脚注②, 106
ツキサン®——143
六君子湯——152
立効散——152
リドカイン——20 図3
リトドリン(=リトドリン塩酸塩)——96, 97 図2-1
リトナビル——117 図3
リドメックス®——134
リドメックスコーワ®——10 図3-③
リドーラ®——105 図4
利尿降圧薬——72 図3, 73, 73 図4-1
利尿薬——68, **74～75**
リノコート®——67 図5, 129
リバビリン——90 図2, 91, 91 図4-3
リバロ®——99 図3
リピディル®——99 図3
リピトール®——99 図3
リファジン®——30 脚注①
リファンピシン——30 脚注①
リフラップ®——110 図2
リポクリン®——99 図3
リボスチン®——129
リボトリール®——59 図2
リポバス®——99 図3
リボフラビン(=リボフラビン酪酸エステル)——30, 122 図1
リマクタン®——30 脚注①
リーマス®——37 脚注①, 106
リマチル®——105 図4
リマプロストアルファデクス——77 図4, 101 図3
リメタゾン®——133
硫酸アタザナビル →アタザナビル硫酸塩
硫酸アトロピン →アトロピン硫酸塩水和物
硫酸アトロピン®——28 脚注①
硫酸アバカビル →アバカビル硫酸塩
硫酸インジナビルエタノール付加物 →インジナビル硫酸塩エタノール付加物
硫酸キニジン →キニジン硫酸塩水和物
硫酸キニジン®——29 図4-2, 71 図4
硫酸クロピドグレル——77 図4
硫酸ゲンタマイシン →ゲンタマイシン硫酸塩
硫酸サルブタモール →サルブタモール硫酸塩

硫酸ポリミキシンB →ポリミキシンB硫酸塩
硫酸マグネシウム®——89 図3
硫酸マグネシウム水和物——89 図3
硫酸モルヒネ →モルヒネ硫酸塩
竜胆瀉肝湯——152
苓甘姜味辛夏仁湯——152
苓姜朮甘湯——152
苓桂朮甘湯——152
リレンザ®——79 図3
リンコシン®——138
リンコマイシン系(抗生物質)——115 図2
リン酸オセルタミビル →オセルタミビルリン酸塩
リン酸コデイン →コデインリン酸塩水和物
リン酸コデイン®——81 図2-1
リン酸ジヒドロコデイン →ジヒドロコデインリン酸塩
リン酸ジヒドロコデイン®——81 図2-1
リン酸ジメモルファン →ジメモルファンリン酸塩
リン酸デキサメタゾンナトリウム →デキサメタゾンリン酸エステルナトリウム
リン酸ピリドキサール →ピリドキサールリン酸エステル水和物
リン酸ベタメタゾン →ベタメタゾンリン酸エステルナトリウム
リン酸ベンプロペリン →ベンプロペリンリン酸塩
リンデロン®——10 図3-③, 66 図2, 93 図4, 105 図4, 129, 133
リンデロンA®——66 図2, 129
リンデロン-DP®——134
リンデロン-V®——134
リンラキサー®——62 図1

る
ルトラール®——95 図2-2
ルバトレン®——57 図4
ルピアール®——93 図4, 126
ループ利尿薬——72 図3, 73 図4-1, 74, 75 図2-1・図3
ルボックス®——55 図3
ルーラン®——57 図4
ルリッド®——138

れ
レイアタッツ®——117 図3
レクシヴァ®——117 図3
レクトス®——93 図4
レザフィリン®——144
レスキュラ®——129
レスクリプター®——117 図3
レスタミン®——112 図2
レスプレン®——81 図2-1
レスリン®——55 図3
レセルピン——57 図4, 132
レダコート®——105 図4, 133, 134
レダマイシン®——138
レチノールパルミチン酸エステル——122 図1
レニベース®——132
レバイデン®——90 図2
レフトーゼ®——110 図2
レフルノミド——105 図4
レペタン®——93 図4, 136
レベトール®——90 図2

レボチロキシンナトリウム(水和物)——106, 107 図3-2
レボドパ——41 図4, 61, 61 図4
レボドパ単剤——60 図2-2
レボトミン®——57 図4
レボフロキサシン——65 図4-1
レボメプロマジン——57 図4
レミカット®——112 図2
レミケード®——105 図4
レリフェン®——110 図2, 136
レンチナン®——144
レンドルミン®——126

ろ
ロイケリン®——144
ロイスタチン®——144
ロイナーゼ®——144
ロカルトロール®——122 図1
ローガン®——132
ロキサチジン酢酸エステル塩酸塩——87 図2-1
ロキソニン®——79 図2, 103 図3-4, 105 図4, 110 図2, 136
ロキソプロフェンナトリウム水和物——79 図2, 103 図3-4, 105 図4, 110 図2
六味丸——152
ロコイド®——134
ローコール®——99 図3
ロートエキス・タンニン®——93 図3
ロートエキス・タンニン酸——93 図3
ロドピン®——57 図4
ロバキシン®——62 図1
ロピナビル・リトナビル——117 図3
ロヒプノール®——126
ロプレソール®——31 図4, 132
ロプレソールSR®——132
ロメバクト®——138
ロメフロン®——129
ロラゼパム——33 図3
ロラメット®——126
ロルカム®——136
ロレルコ®——99 図3
ロンゲス®——132

わ
ワイテンス®——132
ワイパックス®——33 図3
ワゴスチグミン®——89
ワコビタール®——93 図4, 126
ワソラン®——8 図1-①, 35, 41 図4, 68 図2-1, 71 図4
ワッサーV顆粒®——123 図3
ワーファリン®——28 脚注②, 35, 41 図4, 77 図4
ワルファリン(=ワルファリンカリウム)——20 図3, 28 脚注②, 34 図2-1, 35, 41 図4, 76, 77 図3-1・図4, 123, 123 図2
ワルファリン®——123 図2
ワルファリンカリウム®——28 脚注②, 77 図4
ワンアルファ®——122 図1

用語さくいん

用語さくいんは，本文，脚注，図および図説明文中に出てくる語を五十音順に並べた．薬剤（医薬品）名や薬効分類名については「薬剤（医薬品）名さくいん」を利用されたい．

太数字はその語が集中的に解説されているページであることを示す．

あ

IFN——90 図3-1, 91
IFN-γ——111 図3-2
IL——112 図1
IL-1——111 図3-2, 112 図1
IgE 抗体——82, 112, 113 図3-2
アウエルバッハ神経叢——12 図1, 84 図1
あかし　→証——152*2
悪性眼球突出症——106, 106 図1-2
悪性症候群——56, 61
アクチンフィラメント——63 図3-1・図3-2・図3-3
アスコルビン酸——122 図1
アスパラギン酸アミノトランスフェラーゼ——90 図2
アスピリン喘息——78, 110
アスペルギルス——117 図4
アセチルコリン——51 図4-1, 56, 85 図2, 87
アセチルコリン受容体——51 図4-1
アセチルコリン受容体遮断作用——56
アセチル抱合——21 図4
アセトアルデヒド——34 図1-1, 35
アセトアルデヒド脱水素酵素——34 図1-1
アデニル酸——102, 103 図3-1
アデノウイルス——78, 116
アデノシン二リン酸——15 図5-2-②
アデノシン三リン酸——15 図5-2-②
アテローマ——69 図2-2, 98, 98 図2
アトピー性疾患——112
アトピー性皮膚炎——112, 112 図1・図2
アトピー体質——112
アドレナリン——33, 56, 56 図2, 108 図1
アドレナリンα₁受容体遮断作用——56
アドレナリン作動性神経——83 図2, 85 図2, 94, 95 図3-2, 97 図2-2
アドレナリン受容体——95 図3-2
アドレナリンβ受容体——83 図2
アドレナリンβ₂受容体——96, 97 図2-2
アニオン性——23, 23 図3-2, 29 図4-3
アポタンパク——98 図2
アミノ基——20
アラキドン酸——108, 111 図4
アラニンアミノトランスフェラーゼ——90 図2
RNA ゲノム——91
アルキル基——21 図4
アルコール（とくすり）——**34〜35**
　　（の代謝過程）——34 図1-1
アルコール脱水素酵素——34 図1-1, 35
アルドステロン——108 図1
α₁酸性糖タンパク——17 図3
アルブミン——16, 17 図3, 23, 23 図3-1, 25, 42
アレルギー性炎症——82, 113
アレルギー性鼻炎——67, 78, 112, 112 図2
アンギオテンシン——73 図4-2
アンギオテンシンⅠ——73 図4-2
アンギオテンシンⅡ——73 図4-2
アンギオテンシン変換酵素——73 図4-2
安静狭心症——69, 69 図2-2
アンタゴニスト——46 図4
アンドロゲン——94, 108 図1, 120

い

胃液——85, 86, 86 図1
胃液分泌細胞群——86, 86 図1
イオン型——13 図3-1, 14, 29 図4-3
イオン化率——19
イオンチャネル——17 図4, 47, 58 図1, 70, 71 図3
イオン透過性——58 図1
イオンポンプ——17 図4
胃潰瘍（のくすり）——**86〜87**
異型肺炎——78 図1
医原性浮腫——74 図1-2
胃酸——86, 86 図1, 87 図2-1
胃穿孔——86
Ⅰ型アレルギー——82, 109 図3-2, 112, 113 図3-2
1型糖尿病——100, 100 図1-3, 101 図2
一次血栓——76 図1-②
一次性能動輸送——14, 15 図5-2-②
胃腸障害——103, 113, 115
一般用医薬品——125
溢流性尿失禁——95 図2-1
胃底腺——86 図1
胃内容物排出時間——13, 13 図3-1, 30, 30 図1
いねむり病——52
胃平滑筋——84 図1, 85 図2
胃壁（の構造）——84 図1
いぼ痔——92
医薬品——8, 125
医療用医薬品——8, 125
飲酒（とくすり）——**34〜35**
インスリン——100, 100 図1-1・図1-2・図1-3
インスリン作用——100
インスリン療法——101 図2
陰性症状（統合失調症の）——56, 56 図1-2
インターフェロン——90 図3-1, 91, 111 図3-2
インターロイキン——111 図3-2, 112 図1
咽頭炎——78 図1
咽頭結膜熱——78 図1
咽頭痛——106
インフルエンザ——78, 78 図1
インフルエンザウイルス——78, 79 図3

う

ウイルス感染症（のくすり）——**116〜117**
ウイルス性肝炎——90 図1, 91
ウイルス粒子（の基本構造）——116 図1
うがいぐすり——10 図3-①
うっ血性心不全——68, 68 図1-1, 73, 74
うつ病（のくすり）——**54〜55**
うつ病相——55 図4-2
運動失調——58
運動麻痺——62, 62 図2

え

エアゾール——10, 10 図3-③
エアロゾル——11 脚注②
HIV——116, 117 図3
HIV 粒子（の基本構造）——117 図3
HMG-CoA 還元酵素——98, 99 図4-1
H₂受容体——87 図2-1
HDL——98 図1-1・図1-2
HDL コレステロール——98 図1-2
AST——90 図2, 152*3
ALT——90 図2, 152*3
A 型肝炎——91
SMBG——101 図2
S 状結腸——88 図1-1
エストラジオール——120, 120 図2
エストリオール——120
エストロゲン——96, 97 図3, 108 図1, 120, 120 図1・図2
エタノール——34 図1-1, 35
エチル基——21 図4
ADH——34 図1-1
ADHD——53
ATP——15 図5-2-②
ADP——15 図5-2-②
NSAIDs——**110〜111**
NADPH——20 図2, 21 図4
APD——70 図1, 71 図4
FSH——97 図3, 120 図1
M₁受容体——87 図2-1
M-VAC 療法——144*1
エリキシル剤——8, 9 図1-③
LH——97 図3, 120 図1
LDL——98 図1-1・図1-2
LDL コレステロール——98 図1-2
塩化物イオン——51 図4-2・図4-3
塩化物イオンチャネル——51 図4-1
塩酸——86, 86 図1, 87 図2-1
炎症（の原因）——110 図1
炎症性の病気（のくすり）——110〜111
炎症性浮腫——74 図1-2
炎症反応（のしくみ）——111 図3-1・図3-2
延髄——80, 80 図1
延髄網様体——51 図3-2
エンベロープ——116 図1

お

黄体化ホルモン——97 図3, 120 図1
黄体ホルモン——120, 120 図1
嘔吐——58, 61, 76, 78, 80
横紋筋融解症——99
OH 基——21 図4
オクトチアミン——122 図1
オッディ括約筋——91 図4-1
OTC 薬——78 脚注③, 125
下位運動ニューロン——62, 62 図1
外耳——66 図1
外痔核——92 図1
外痔静脈叢——92, 92 図1
外耳道——66 図1
咳嗽　→せき（のくすり）——**80〜81**
外皮用剤——10, 10 図3-③
潰瘍（胃・十二指腸潰瘍の）——86
外用液剤——10, 10 図3-③
外用薬（の剤形）——10, 10 図3
解離型——14
解離性——14
解離定数——25
カイロミクロン　→キロミクロン——98 図2
カカオ脂——11
化学的濃度勾配——14, 23, 28
下気道——78 図1
角結膜上皮障害——64
拡散——15 図5-2-①
核酸——116 図1
核酸合成阻害——115 図4
覚醒アミン——52, 53
覚醒系——50, 51 図3-2・図4-2・図4-3, 52
拡張期血圧——72 図1
角膜——64 図1-1, 65 図3-1
加水分解——20, 20 図2, 21 図4
ガストリン——84 図1, 85 図2, 86, 87 図2-1
かぜ（のくすり）——**78〜79**
かぜ症候群——78, 78 図1
カタプレキシー——52 図1
カチオン性——23, 23 図3-2, 29 図4-3
活性型ビタミン D₃——122 図1
活動電位——58 図1, 70 図1
活動電位持続時間——70 図1

か

滑膜炎——105 図3
カテコールアミン——68
過敏症　→薬剤過敏症——44, 62, 65, 67, 76, 80, 85, 103, 110, 115
カプセル型坐剤——92
カプセル剤——8, 8 図1-①
芽胞——119 図3
芽胞形成菌——119 図3
かゆみ——65, 67, 112
かゆみ止め（のくすり）——**112〜113**
カリウムイオン——70
カリニ肺炎——117 図3
顆粒——8, 9 図1-②
カルシウムイオン——63 図3-1・図3-2, 70, 70 図2
カルシウムイオンチャネル——59 図3
カルシフェロール——122 図1
加齢——40 図1, 41
肝移行性——25
肝炎ウイルス——91
感音難聴——67
感覚器障害——115
眼科疾患（のくすり）——**64〜65**
肝がん——90 図1, 91
肝機能——2-1
肝機能（こどもの）——38, 39
肝機能（高齢者の）——40 図2-1
（病態時の）——42, 42 図1-1・図1-2・図1-3
肝機能障害——94
眼球結膜——65 図3-1
眼球震盪——58
還元——20, 20 図2, 21 図4
還元型ニコチンアミドアデニンジヌクレオチドリン酸——20 図2, 21 図4
眼瞼結膜——65 図3-1
肝硬変——42, 42 図1-1, 90 図1, 91
肝細胞——24 図4-1
カンジダ（の構造）——117 図4
カンジダ症——116, 117 図4
カンジダ食道炎——117 図3
間質細胞刺激ホルモン——120 図1
間質性肺炎——47 図5, 145
肝障害——62, 110, 115
冠状動脈——68 図2-1, 69 図2-2
肝小葉（の構造）——24 図4-1
肝初回通過効果——16, 30
眼振——58
乾性せき——80
眼精疲労——64, 64 図2-⑤
肝性浮腫——74, 74 図1-2
関節（の基本構造）——104 図1-1
関節炎——102, 102 図1-1
関節リウマチ（のくすり）——**104〜105**
含嗽剤——10, 10 図3-①
乾燥性湿疹——112 図1
肝臓性浮腫——74 図1-2
肝臓病（とくすり）——**42〜43**

肝胆管腔側膜——24 図4-2
眼軟膏——11, 11 図3-④, 64
　(の使用法)——65 図4-2
感冒——78
γ-アミノ酪酸——50, 51 図4-1, 59 図3

き

偽アルデステロン症——145
記憶障害——61
期外収縮——70, 71 図4
機械的尿道閉塞——94
気管支——82 図1-2
気管支炎——78 図1
気管支拡張作用——83 図2
気管支けいれん——82
気管支腺——81 図3-1
気管支喘息——80, 112 図2, 113 図3-3
　(のくすり)——82〜83
気管支平滑筋——82 図1-2
基剤型坐剤——11, 11 図3-⑦, 92
起坐呼吸——68 図1-1
キサンチンオキシダーゼ——103 図3-1
器質性便秘——89
喫煙(のくすり)——32〜33
拮抗薬——46 図4
気道過敏性——82
気道狭窄——82
気道粘膜(の構造)——81 図3-1
気道粘膜潤滑作用——80
気道リモデリング——82 図1
機能性便秘——88 図2, 89
機能的尿道閉塞——94
偽バーター症候群——74
気分障害——54
偽薬——33 図2, 35 図2-3, 55 図4-2
逆行性健忘——35
キャノン・ベーム点——88 図1-1
GABA——50, 51 図3-1・図4-1, 59 図3
GABA作動性ニューロン——51 図4-1, 59 図3
GABA受容体——50, 51 図4-1・図4-2, 59 図3
吸収(くすりの)——12〜15
　(皮膚からの)——15 図7
急性アルコール中毒——35
急性潰瘍——86 図1
急性化膿性中耳炎——67, 67 図3
急性肝炎——91
急性間質性腎炎——47 図5
急性完全尿閉——95 図2-1
急性上顎洞炎——66 図4-2
急性上気道炎——67
急性中耳炎——67
急性鼻咽頭炎——67, 78
急性副鼻腔炎——66 図4-2
急速眼球運動——50 図1
吸入剤——10

凝固血栓——76 図1-③, 77 図3-1・図3-2
狭心症——98, 106
　(のくすり)——68〜69
狭心症発作——68
強心配糖体——68
胸痛——106
胸痛発作——69
強膜(眼の)——64 図1-1, 65 図3-1
橋網様体——51 図3-2
局所性浮腫——74 図1-2
虚血性心疾患——68, 98
去痰——81 図2-1
去痰作用——81 図2-2
起立性低血圧——54, 56, 61, 73, 94
起立性浮腫——74 図1-2
切れ痔——92
キレート——28, 28 図1
キロミクロン——98 図2
近位尿細管——23, 23 図2
筋強剛——60 図1-3, 61, 62
筋けいれん——62
筋細線維——63 図3-1, 70 図3
筋弛緩(のくすり)——62〜63
筋収縮(骨格筋の)——63 図3-2
筋小胞体——62, 63 図3-1・3-3, 70 図2, 71 図3
筋層間神経叢——12 図1, 84 図1
筋注——9 図2-③
筋肉(の硬直)——61, 62
筋肉痛——99
筋(内)注射——9 図2-③
筋フィラメント——63 図3-1

く

グアニル酸——102, 103 図3-1
グアニン——103 図3-1
空腹感——100
クリアランス——39
グリシン抱合——21 図4
クループ——78 図1
グルクロン酸——20
グルクロン酸抱合——21, 21 図4, 25
グルタミン酸——56 図2, 59 図3
クレアチニンクリアランス——39, 41, 43, 43 図2-2・図2-3
クレチン症——106 図1-2

け

頸肩腕症候群——62
痙縮——62
痙性麻痺——62, 62 図2
桂皮——85
経皮吸収——15 図7
経皮吸収貼付剤——10, 10 図3-③
経皮吸収テープ剤——10 図3-③, 11
傾眠傾向——52, 52 図1-1・図1-2, 53 図4
けいれん——54

けいれん性便秘——88 図2, 89
けいれんのくすり——58〜59
血圧——72 図1
血液凝固因子——76
血液凝固系——77 図3-1
血液凝固反応——123 図2
血液循環——16, 16 図1
　(胎児の)——36 図2
血液障害——87
血液脳関門——18, 18 図1, 19 図3
血液脳脊髄液関門——19, 19 図2・図3
血液濾過——23 図2
血管攣縮——69 図2-2
月経周期——97 図3, 120
血漿タンパク——16, 17 図3, 23, 23 図3-1, 25, 36, 42
血小板——76, 76 図1-①, 77 図3-1・図3-2
血小板血栓——76, 76 図1-②
血小板減少症——87
血漿分画——76 脚注①
血清尿酸値——102
結石——91
血栓——76
　(のくすり)——76〜77
血栓性静脈炎——92
血中HDL——98 図1
血中LDL——98 図1, 99
血糖自己測定——100, 101 図2
血糖値——100, 100 図1-1・図1-2・図1-3
結膜——65 図3-1
結膜嚢——64, 65 図3-1
血友病——76
血流障害——73
下痢——99, 103
原核細胞——117 図4
嫌酒薬——35
懸濁液——8
ゲンチアナ——85
原尿——23, 23 図2

こ

降圧(利尿降圧薬による)——73 図4-1
降圧作用——74
抗アレルギー作用——108, 108 図2-1, 113 図3-1
抗ウイルス作用——91
高LDLコレステロール血症——98 図1-2
抗炎症作用——108, 108 図2-1
抗壊血病性ビタミン——122 図1
口渇——54, 56
高カルシウム血症——123
睾丸——120 図1
交感神経——84 図1, 85 図2
　(の働き)——32 図1
交感神経節——85 図2
交感神経β受容体——70
抗狭心症作用——68 図2-1
抗菌スペクトル——115, 118, 119 図4
口腔(の構造)——8 図1

口腔内崩壊錠——8, 8 図1-①
口腔内粘膜付着剤——10
口腔用剤——10, 10 図3-①
抗痙縮作用——62
高血圧症——33
　(のくすり)——72〜73
高血糖——100
抗コリン作用——46 図4, 54
高コレステロール血症——98 図1-2
虹彩——64 図1-1
高脂血症　→脂質異常症(のくすり)——98〜99
鉱質コルチコイド——108, 108 図1
鉱質コルチコイド作用——108
高脂肪食——30, 31 図3
甲状腺——106, 106 図1-1
　(の病気のくすり)——106〜107
甲状腺炎——106 図1-2
甲状腺機能亢進症——106, 106 図1-2
甲状腺機能低下症——106, 106 図1-2
甲状腺細胞——107 図4
甲状腺刺激ホルモン——106 図1-2
甲状腺刺激ホルモン放出ホルモン——106 図1-2
甲状腺腫——106 図1-2
甲状腺ペルオキシダーゼ——107 図4
甲状腺ホルモン——54, 106, 106 図1-2・図2, 107 図4
光線過敏症——115
酵素誘導——28, 35
好中球減少症——87
高トリグリセリド血症——98 図1-2
高尿酸血症——102
高比重リポタンパク——98 図2
抗ヒスタミン作用——113 図3-1
後負荷——68 図2-1
興奮性神経伝達物質——51 図4-1, 59 図3
興奮性ニューロン——59 図3
興奮の伝達——58 図1
興奮の伝導(心筋の)——70 図1
高マグネシウム血症——89
肛門静脈叢——92
肛門内注入用軟膏——11, 92
肛門病——92
肛門用坐剤——11 図3-⑦
抗利尿ホルモン——33
高齢者(とくすり)——40〜41
コエンザイムA——98
呼気閉塞——80
呼吸困難——62, 82
呼吸細気管支——47 図5, 82 図1-2
黒質——60 図1-1・図1-2・図1-3・図2-2, 61
骨格筋(の構造)——63 図3-1
骨粗鬆症——109 図4, 122, 123
こども(とくすり)——38〜39
こなぐすり——8

ゴナドトロピン——96, 97 図3, 120 図1
ゴナドトロピン放出ホルモン——96, 97 図3, 120 図1
コバラミン——122 図1
鼓膜——66 図1
コリン作動性神経——83 図2, 85 図2
コリン作動性ニューロン——60 図1-3・図2-2, 61
コルチゾール——108, 108 図1
コルチゾン——108 図1
コレステロール——91, 98, 98 図2, 99 図4-1・図4-2

さ

催奇形性——37, 37 図4
細菌——114 図1, 118
細菌芽胞——118
細菌感染症(のくすり)——114〜115
サイクリックAMP——82, 83 図2
サイクリックGMP——83 図2, 83
剤形——8〜11
最小血圧——72 図1
臍静脈——36 図2, 37 図3-1
再生不良性貧血——106
臍帯——36 図1・図2, 37 図3-1
最大血圧——72 図1
細動——70
臍動脈——36 図2, 37 図3-1
サイトカイン——109 図3-3, 111 図3-2, 112 図1
サイトメガロウイルス感染症——117 図3
細胞外液——74
細胞外液コンパートメント——19 図3
細胞内コンパートメント——19 図3
細胞膜(の構造)——15 図5-1
細胞膜透過(のしくみ)——15 図5
催眠系——51 図3-2・図4-2・図4-3, 52
細粒——8, 9 図1-②
杯細胞——13 図2, 81 図3-1
坐剤——11, 11 図3-⑦
左心不全——68 図1-1
サブスタンスP——112 図1
坐薬——92〜93
　(の吸収経路)——92 図2
作用点(くすりの)——16, 17 図4
作用部位(くすりの)——12, 17 図4
酸化——20, 20 図2, 21 図4
酸化還元酵素——21
散剤——8, 9 図1-②
産褥——96, 96 図1-2

し

痔(のくすり)——92〜93
ジアスターゼ——85
Gn-RH——96, 97 図3, 120 図1

Gn-RH誘導体──96
ジェネリック医薬品──125
GABA　→GABA──50, 51 図3-1・図4-1, 59図3
CMF療法──144＊4
COX──110, 111図4
GOT──152＊3
痔核──92, 92図1
C型肝炎──91
C型肝炎ウイルス──91
C型慢性肝炎──91
耳管──66図1
弛緩出血──96
弛緩性便秘──88図2, 89
ジギタリス──68
子宮──96, 96図1-1・図1-2, 97図2-1
子宮筋腫──96, 97図3
子宮弛緩症──96
子宮収縮不全──96
子宮出血──96
糸球体──22図1
糸球体腎炎──74
糸球体毛細血管──22, 22図1
糸球体濾過──22, 23図3-1, 28
糸球体濾過速度──43図2-2
糸球体濾過値──39, 43図2-2
子宮内膜──97図3
子宮内膜症──97図3
子宮復古──96図1-1
子宮復古不全──96, 96図1-2
軸索──18図1
軸索-樹状突起間シナプス──18図1
シクロオキシゲナーゼ──110脚注②, 111図4
刺激伝導系──70, 70図1
刺激伝導速度──70
止血(のくすり)──76～77
止血血栓──76
Ccr──41, 43, 43図2-2
脂質──98
脂質異常症──33
　　　(のくすり)──98～99
脂質二重層(細胞の)──15図5-1
止瀉──92脚注②
視床──51図3-1, 60図1-2・図1-3
視床下部──51図3-1
シシリアン・ガンビット分類──71図4
視神経──64図1-1, 65図3-1
ジスキネジー──61
ジスルフィラム様症状──35, 35図2-3
湿疹──76, 112, 112図2
至適血圧──72図2
シナプス──18図1, 58, 58図1
シナプス後抑制──59図3
シナプス前抑制──59図3
市販薬──78, 125
GPT──152＊3

耳鳴──67
習慣性便秘──88図2, 89
周期性うつ病──55図4-2
充血(眼の)──65
収縮期血圧──72図1
収縮性タンパク質──70図2
重積発作──58
十二指腸潰瘍(のくすり)──86～87
終末細気管支──47図5, 82図1-2
絨毛毛細血管──37図3-1
収斂──92
宿主細胞──116, 117図3
粥状硬化巣──69図2-2, 98, 98図2
熟眠障害──50図1
主作用(くすりの)──44, 44図1-1
樹状突起──18図1
腫脹──110, 111図3-1
出芽(ウイルスの)──116, 117図3
出血──76
受動喫煙者──33図1
受動輸送──14, 15図5-2-①
腫瘍壊死因子──111図3-2, 112図1
受容体選択性(くすりの)──46図4
受容体特異性(くすりの)──46図4
主流煙──32図1-1, 33
シュレム管──64図1-2
循環(くすりの)──16～17
循環血漿量──73, 74
証──152＊2
上位運動ニューロン──62, 62図1
消化管出血──78
消化管内在神経叢──84図1
消化管ホルモン──84図1, 85
消化性潰瘍──86, 109図4
消化不良──85
上気道──78図1
錠剤──8, 8図1-①
常在菌──114
常在菌叢──118, 118図1-2
消失経路(くすりの)──16
上室性不整脈──71図4
消失半減期──39図2-2, 53
消失ルート(くすりの)──16, 22
脂溶性──16, 25, 30
脂溶性ビタミン──122, 122図1
静注──9図2-④
小腸──88図1-1
　　(の構造)──12図1
小腸粘膜──13図2
情動系──50, 51図3-1・図4-2
情動脱力発作──52, 52図1-1・図1-2
消毒(のくすり)──118～119
上皮細胞(小腸粘膜の)──14図4-1
情報伝達のしくみ──58図1

静脈性浮腫──74図1-2
静脈(内)注射──9図2-④
初回通過効果──16, 30, 45図2-3, 92
食後過血糖──31図7
食事(とくすり)──30～31
耳浴の方法──67図3
食欲不振──74, 85, 99
女性化乳房──94
女性ホルモン──96
　　(のくすり)──120～121
ショック──106
徐波睡眠──50
徐放錠──45図2-②
処方せん医薬品──125
自律神経の神経支配──84図1
自律神経の働き──32図1-2
自律神経障害──61
自律神経叢──84図1, 85
シロップ剤──8, 9図1-③
CYP450──21, 21図4
腎炎──74
真核細胞──117図4
真菌──106
心悸亢進──68
心機能──68
腎機能(こどもの)──38, 39図3
　　(高齢者の)──40図2-2
　　(病態時の)──42, 43図2-1・図2-3
心機能亢進作用──68図2-1, 83図1-2
真菌(の構造)──117図4
心筋活動電位──70, 71図3
心筋感染症(のくすり)──116～117
心筋梗塞──73, 98
真菌細胞──117図4
心筋細胞──71図3
　　(の構造)──70, 70図2
心筋収縮力抑制作用──70
真菌症──116
神経-筋接合部──62, 63図3-1
神経細胞──18図1
神経伝達物質──56, 56図2, 58図1
腎血流量──41
人工涙液──64, 64図2-⑥
心室(の活動電位)──71図3
心室細動──70, 71図4
心室性頻拍──71図4
心室性不整脈──70
心収縮力──68, 70
腎障害──62, 110
針状結晶──102
心性浮腫──74, 74図1-2
腎性浮腫──74図1-2
振戦──60図1-3, 61
腎臓(の構造)──22図1
心臓性浮腫──74図1-2
腎臓病──73
腎臓病(とくすり)──42～43
心停止──83

浸透圧利尿──75図2-1
腎毒性──115
心拍出量──68
心拍動──70
心不全(のくすり)──68～69
腎不全──43図2-1, 74
心房細動──70
蕁麻疹──112, 112図2

す
髄液──19, 19図2
水酸基──20, 21図4
錐体外路系──57図3・図4
錐体外路障害──56, 57図4
錐体外路症状──85
睡眠系──51図4-2・図4-3
睡眠周期──50, 50図1
睡眠パターン──50図1-1・図1-2
睡眠表──53, 53図3
睡眠発作──52, 53図4
睡眠麻痺──52, 52図1-1・図1-2
水溶性ビタミン──122, 122図1
水利尿──75図2-1
スキンケア──113
頭痛──74, 80
ステロイド潰瘍──109図4
ステロイド痤瘡──109図4
ステロイドホルモン──108, 109図3-1
ステロイド離脱症状──108
スワンネック変形──104図1-2

せ
生活習慣病──33
制限拡散──15図5-2-①
製剤特性──30, 31図6
性周期──120図2
正常血圧──72図2
正常高値血圧──72図2
精神症状──61, 74
精神分裂病　→統合失調症(のくすり)──56～57
性腺刺激ホルモン──97図3, 120図1
精巣──120図1
生体内利用率──13, 45図2
生体反応(くすりによる)──46
生物学的製剤──91
性ホルモン──96, 108, 108図1, 120, 120図1・図2
せき──78, 82
　　(のくすり)──80～81
せき中枢──80, 80図1
せき反射──80図1
舌下錠──8, 8図1-①, 69
舌下スプレー──69
節後線維──85図2-1
切迫早産──96
切迫流産──96
セロトニン──54, 54図2, 55図3, 56図2, 57図4, 109図3-2
セロトニン作動性ニューロン──55図3, 57図4
セロトニン受容体──55図3,

57図4
線維素──76, 77図3-1
全健忘──50
腺腫──94
線条体──60図1-2・図1-3・図2-2, 61
全身倦怠感──106
全身こむら返り病──62
全身性浮腫──74, 74図1-2
喘息──82
喘息発作──82図1-2
選択性の欠如(くすりの)──46, 46図4
蠕動運動──88図1-2
前負荷──72図2-1
全末梢血管抵抗──72図1, 73図4-1
せん妄──54
線毛上皮細胞──81図3-1
線溶系──76, 77図3-2
線溶酵素──77図3-2
前立腺──94, 94図1-1
前立腺がん──94, 120
前立腺肥大症──120
前立腺肥大症のくすり──94～95

そ
躁うつ病──54
臓器血流量──16図1
臓器特異性(くすりの)──46図4
双極型うつ病──55図4-2
相互作用(くすりの)──28～29
総コレステロール──98図1-2
早産──96
総胆管──91図4-1
総胆管結石──91図4-1
早朝覚醒──50図1
躁病相──55図4-2
総ビリルビン──152＊4
掻痒(感)──65, 112
即時型過敏反応──109図3-2
促進拡散──15図5-2-①
組織特異性(くすりの)──46図4
組織トロンボプラスチン──76脚注③

た
体外出血──76
胎児循環──36, 36図2
胎児毒性──37, 37図4
体脂肪──38図1-2
代謝(くすりの)──20～21
代謝性アシドーシス──123
代謝物──20, 20図1
大食細胞──109図3-3
体水分──38図1-2
耐性──50, 53
大蠕動──88図1-2, 89
大腸──88図1-1, 89
大動脈破裂──73
体内出血──76
大脳核──56, 57図3
大脳基底核──57図3
大脳辺縁系──50, 51図3-1, 57図3

胎盤――36 図1，37 図3-1
胎盤関門――36，37 図3-2
胎盤(関門)通過量――37 脚注③
胎盤透過性――36
胎盤膜――37 図3-2
体表面積――39
退薬――55 図4-1
退薬症状――44
多環芳香族炭化水素――32 図1-1
立ちくらみ――73，94
脱分極――58 図1，70 図1
脱力感――74，99
たばこ(のくすり)――**32～33**
たむし――116
タール――32 図1-1
たん――78
　(のくすり)――**80～81**
胆汁――24 図4-3，91
胆汁酸――24 図4-3，30，31 図3，91
胆汁中排泄(くすりの)――**24～25**
胆汁流量――41
単純拡散――15 図5-2-①
男性ホルモン(のくすり)――**120～121**
胆石――91
胆石(のくすり)――**90～91**
胆嚢――91 図4-1
胆嚢管――91 図4-1
胆嚢結石――91 図4-1

ち
遅延型過敏反応――109 図3-3
置換基――25
蓄膿症――67
腟錠――11 図3-⑦
腟用坐剤――11 図3-⑦
チトクロム P 450――21，34 図1-1，35
血の道症――152＊1
注意欠陥多動性障害――53
中耳――66 図1
中耳炎――67
中耳腔――66 図1
注射(の種類・方法)――8，9 図2
注射薬――8，9 図2
中枢神経――58 図1
中枢神経抑制作用――35，35 図1-2，50，58
中性脂肪――98，98 図1-2
中足指節関節――102 図1
注腸液――92
中脳網様体――51 図3-2
腸管腔――12 図1
腸管出血性大腸菌――114
腸肝循環(くすりの)――24 図4-3
腸絨毛――12，12 図1，13 図2
超低比重リポタンパク――98 図2
貼付剤――10，10 図3-③，69
貼付錠――10
腸溶錠――8，8 図1-①
直腸――88 図1-1
直腸性便秘――88 図2
チロキシン――106，107 図4

チロシン――60 図2-2
チロシン水酸化酵素――60 図2-2
鎮咳――81 図2-1

つ
通過菌叢――118，118 図1-2
痛(のくすり)――**102～103**
痛風結節――102 図1
痛風発作――102

て
TRH――106 図1-2
TH――60 図2-2
低 HDL コレステロール血症――98 図1-2
TSH――106 図1-2
TSH 受容体抗体――107 図4
DNA ジャイレース阻害――115 図4
TNF――111 図3-2，112 図1
低カリウム血症――47，69，74
低血圧――94
TDM――37，44 図1-2，69，85
低ナトリウム血症――74
低比重リポタンパク――98 図2，99
T-Bil――152＊4
定量噴霧式吸入器――83，83 図3
定量噴霧式吸入器の使用法――83 図3
T リンパ球――117 図3
笛声喘鳴――82
テストステロン――94，95 図3-3，120，120 図1・図2
てんかん(のくすり)――**58～59**
点眼液――11，11 図3-④，64
　(の使用法)――65 図4-1
点眼剤――11，11 図3-④，64
　(の使用法)――65 図4
てんかん発作――58，59 図2
点耳液――11 図3-⑤
　(の使用法)――67 図3
点耳剤――11，11 図3-⑤，**66～67**
点滴静注――9 図2-⑤
点滴注入――9 図2-⑤
点鼻液――11 図3-⑥
　(の使用法)――67 図5
点鼻剤――11，11 図3-⑥，**66～67**
添付文書――125

と
糖衣錠――8，8 図1-①
瞳孔――64，64 図1-1
統合失調症(のくすり)――**56～57**
糖質コルチコイド――108，108 図1
糖質コルチコイドの作用――108 図2-1
洞性頻脈――71 図4
糖尿病――33
　(のくすり)――**100～101**
洞房結節――70，70 図1
動脈硬化――98
動脈硬化性疾患――98
動脈内圧――73
動脈閉塞症――76
洞様毛細血管――24 図4-1
特発性浮腫――74 図1-2
トコフェロール――122 図1
ドパ脱炭酸酵素――60 図2-2
ドパミン――52，56，56 図2，57 図4，60 図2-1・図2-2，61，85 図2
ドパミン仮説――56，57 図4
ドパミン作動性ニューロン――52，56，57 図4，60 図1-3・図2-1・図2-2，61
ドパミン受容体遮断作用――56
ドパミン受容体密度――57 図3
ドライアイ――64，64 図2-⑥
ドライシロップ――8，9 図1-②
ドライパウダー――10，10 図3-②
トランスポーター――14
トリグリセリド――98，98 図1-2
トリヨードチロニン――106，107 図4
トローチ錠――10，10 図3-①
トロンビン――77 図3-1
トロンボプラスチン――77 図3-1

な
ナイアシン――122 図1
内耳――66 図1
内痔核――92 図1
内耳障害――67
内痔静脈叢――92，92 図1
内皮細胞(脳の毛細血管の)――18，18 図1
内分泌性浮腫――74 図1-2
内用液剤――8，9 図1-③
内用薬(の剤形)――8，8 図1
ナトリウムイオン(Na^+)チャネル――58 図1，59 図3，71 図3
ナルコレプシー(のくすり)――**52～53**
ナルコレプシー近縁傾眠疾患――52，52 図1-2
軟膏剤――10，10 図3-③
難聴――115

に
2型糖尿病――100，100 図1-2，101 図2
ニコチン――32 図1-1，33
ニコチン作用――32 図1-3，33
ニコチン酸――122 図1
ニコチン酸アミド――122 図1
ニコチン受容体――85 図2
二次血栓――76 図1-③
二次性能動輸送――14
日本薬局方――8
乳汁――25，25 図5-1
乳汁中排泄(くすりの)――25，25 図5-2

乳腺――25 図5-1
乳腺刺激ホルモン――25 図5-2，85
乳房(妊婦の)――25 図5-1
入眠時幻覚――52，52 図1-1・図1-2
入眠障害――50 図1
入眠時レム――52，52 図1
入眠潜時――53 図3
ニューロン――18 図1，58，58 図1
尿細管(腎臓の)――23，23 図2
尿細管再吸収――23，23 図3-2，28，29 図4-3
尿細管分泌――23，23 図3-2，28，29 図4-2
尿酸――102
尿酸塩結晶――102 図1
尿酸コントロール――102
尿酸プール――102 図2-1
尿中排泄(くすりの)――**22～23**
尿道――94 図1-2
尿の生成(のしくみ)――23 図2
妊娠(とくすり)――**36～37**

ね
ネブライザー――11 脚注①
ネフロン――22，22 図1-1，23 図2，42，43 図2-1，73 図4-1
ねむけ――54，56，58，61，80，113
粘液水腫――106，106 図1-2
粘液水腫昏睡――106
粘膜下神経叢――12 図1，84 図1

の
脳幹網様体――51 図3-2
脳血管障害――73，98
脳血栓症――76
脳梗塞――73，98
脳出血――73
脳症――114
脳髄液関門――19 図3
脳脊髄液――19，19 図2
脳脊髄液コンパートメント――19 図3
脳卒中――73
能動輸送――14，15 図5-2-②
脳内分布(くすりの)――**18～19**
脳貧血――73
ノルアドレナリン――54，54 図2，55 図3，56 図2，94，95 図3-2，97 図2-1，108 図1
ノルアドレナリン作動性ニューロン――55 図3，60 図2-2
ノルアドレナリン受容体――55 図3
ノルエピネフリン――60 図2-2
ノンレム睡眠――50，50 図1・図2

は
肺炎――78 図1
バイオアベイラビリティ――13，45 図2
肺サーファクタント――81 図2-2
排泄(くすりの)――**22～25**
肺塞栓症――76
背痛――62
排尿運動――95 図3-1
排尿障害――94
肺表面活性物質――81 図2-2
肺胞――47 図5
肺胞腔――47 図5
肺胞伸張受容器――80
吐き気――58，61，74，78，80
パーキンソン病(のくすり)――**60～61**
白癬――116，117 図4
白癬菌――117 図4
白内障――64，64 図2-③
バセドウ病――106，106 図1-2，107 図4
バソプレシン――33
ハッカ――85
発汗――61，100
白血球減少――110
発熱――76，78，103，106
パップ剤――10，10 図3-③
鼻かぜ――67，78
パンクレアチン――85
反跳性不眠――50
パントテン酸――122 図1
ハンドネブライザー――10，83，83 図3
パンヌス――105 図3

ひ
非イオン型――13 図3-1，14，29 図4-3
ビオチン――122 図1
非解離型――14
B 型肝炎――91
B 型肝炎ウイルス――91
B 型慢性肝炎――91
皮下注射――9 図2-②
鼻腔――66 図4-1，67
PG――96，110，111 図4
PGE-2――111 図3-1・図3-2
微絨毛(腸の)――13 図2，14 図4-2
ヒスタミン――86，109 図3-2，111 図3-1，112，112 図1，113 図3-1・図3-3
ヒスタミン作用――112
ヒスタミン受容体(H_2 受容体)――87 図2-1，87 脚注②
ビタミン(のくすり)――**122～123**
ビタミン A・B_1・B_2・B_5・B_6・B_{12}・C・D・E・K・H――122 図1
ビタミン欠乏症――122，122 図1
ビタミン K の還元反応――123 図2
ビタミン B 群――122 図1

ビタミンB複合体——122図1
PDE——83図2
P糖タンパク質——14, 15図6
ヒト免疫不全ウイルス——117
　図3
皮内注射——9図2-①
皮膚(の基本構造)——118図1
　-1
皮膚細菌叢——118, 118図1
皮膚糸状菌——117図4
皮膚瘙痒症——112
P物質——112図1
皮膚病——112, 112図1
皮膚付着菌群——118
肥満細胞——109図3-2, 112
　図1, 113図3-1・図3-2
標的細胞——17図4
標的臓器——17図4
日和見感染——115
日和見感染症——117図3
P450の分子種——20図3
ピリドキサミン——122図1
ピリドキサール——122図1
ピリドキシン——122図1
ビリルビン——91
ビリルビン尿——47図5
鼻涙管——65, 65図3-2
頻脈——61, 106
頻脈性不整脈——71図4

ふ

ファーター乳頭部——91図4
　-1
VLDL——98図2
フィトナジオン(K_1)——122図1
フィブリノゲン——77図3-1
フィブリン——76, 77図3-1・
　図3-2
フィブリン網——77図3-2
フィブリン溶解酵素——77図
　3-2
フィルムコーティング錠——
　8, 8図1-①
賦活作用——52
副交感神経——84図1, 85図2
　(の働き)——32図
　1-2
副交感神経遮断作用——46図4
副交感神経節——85図2
副作用(くすりの)——**44～47**
副腎髄質ホルモン——33, 108
　図1
副腎皮質ステロイド——108図1
副腎皮質ホルモン(のくすり)
　——**108～109**
副鼻腔——67, 67図4-2
副鼻腔炎——67
服用時期——31図8
副流煙——32図1-1, 33, 33
　図3
フコース/シアル酸比——81図
　3-1・図3-2
浮腫——74, 74図1-1・図1
　-2
不整脈——69, 74, 83
　(のくすり)——**70～71**
普通感冒——78図1
プテロイルグルタミン酸——
　122図1

ブドウ糖——100
不眠症(のくすり)——**50～51**
ブラジキニン——111図3-1
プラシーボ効果——44脚注②
プラスチベース®——11
プラスミノゲンアクチベータ
　——77図3-2
プラスミン——77図3-2
プラトー——71図3
プリン体——102
フルスルチアミン——122図1
プロゲステロン——97図3,
　120, 120図1・図2
プロスタグランジン——96,
　104, 108, 109図3-1, 110,
　111図3-1・図4
プロドラッグ——21
プロトロンビン——77図3-1,
　123図2
プロトンポンプ——86, 87図
　2-1
プロラクチン——25図5-2, 85
分布(くすりの)——**16～17**
分布(脳への)——**18～19**
分娩陣痛——96
分娩誘発——96
噴霧剤——10図3-③, 11

へ

壁細胞(胃腺の)——86, 86図1
β-グリコシダーゼ——24図4
　-3
β-グロブリン——17図3
β_1受容体作用——68図2-1
β_2受容体——96
ペトロレータム-ポリエチレン-
　オイントメント-ベース——
　11脚注④
ペプシノゲン——86図1
ペプシン——86, 86図1
ヘリコバクター・ピロリ菌——
　86, 87
ベンツピレン——32図1-1
便秘——56, 80
　(のくすり)——**88～89**
片麻痺——62図2

ほ

抱合——20図2
膀胱——94図1-2
芳香族アミノ酸脱炭酸酵素——
　60図2-2
抱合反応——20, 21図4
房室結節——70, 70図1
房水——64, 64図1-2・図2
飽和現象——14, 15図5-3
補酵素A——98
歩行速度障害——62, 62図2
ホスホジエステラーゼ——83,
　83図2
ホスホリパーゼA_2——111図4
歩調取り電位——70図1
発作性上室性頻拍——71図4
発作性頻拍——70, 71図4
発疹——99, 103
発赤——67, 110, 111図3-1
母乳——25
ホルモン(のくすり)——**120
　～121**

ホルモン作用(甲状腺ホルモン
　の)——106図2
ホルモン作用(ステロイド剤の)
　——109図3-1
ホルモン調節(女性ホルモンの)
　——97図3
ホルモン分泌器官——106
ホルモン補充療法——106
本態性高血圧症——73

ま

マイスネル神経叢——12図1,
　84図1
マグネシウム——89
膜輸送のしくみ——14, 15図
　5-2
マクロファージ——109図3-3
末梢神経——58図1
満月様顔貌——109図4
慢性アルコール中毒——35
慢性潰瘍——86図1
慢性肝炎——42
　(のくすり)——**90～
　91**
慢性関節炎——104
慢性関節リウマチ　→関節リウ
　マチ(のくすり)——**104～
　105**
慢性腎炎——42
慢性心不全——68
慢性腎不全——42

み

ミオシンフィラメント——63
　図3-1・図3-2・図3-3
ミオパシー——99
ミクロソーム——21
みずむし——116, 117図4
未変化体——25
耳(の構造)——66図1
耳鳴り——67, 115
脈拍——70脚注①
脈絡叢——19, 19図2
脈絡組織——19, 19図2
脈絡膜——64図1-1, 65図3
　-1

む

無顆粒球症——87, 106
むくみ——74, 74図1-1・図
　1-2
ムスカリン受容体——85図2,
　87図2-1
ムスカリン受容体遮断作用——
　56
ムチン——81図3-1・図3-2
無動症——61
無尿——47図5
胸やけ——78, 86
ムーンフェイス——109図4

め

眼(の構造)——64図1-1
目薬——64
メナテトレノン(K_2)——122図1
眼の病気(のくすり)——**64～
　65**
めまい——58, 61, 62, 73, 80,
　94, 113, 115

免疫グロブリンE——82
免疫グロブリンE抗体——112
免疫抑制作用——108, 108図
　2-1

も

毛細血管(糸球体の)——22図1
　(脳内の)——18, 18
　図1
　(有窓型の)——14図
　4-1
毛細胆管膜——24図4-2
妄想——61
網膜——64図1-1, 65図3-1
毛様体——64図1-2
網様体賦活系——51図3-2
モノアミン——54, 54図1
モノアミンオキシダーゼB
　——60図2-2-③
モノアミン受容体感受性亢進仮
　説——54, 54図2
門脈——24図4-1・図4-3,
　92図2

や

夜間覚醒——52, 52図1-1・図
　1-2, 53図3・図4
夜間熟眠困難——53図4
夜間頻尿——95図2-1
薬剤アレルギー——44, 62
薬剤過敏症——44, 62, 65, 67,
　76, 80, 85, 103, 110, 115
薬剤性肝障害——47図5
薬剤性呼吸器障害——47図5
薬剤性腎障害——47図5
薬剤性臓器障害——47, 47図5
薬物依存——44, 80
薬物感受性——38, 39, 44, 46
薬物間相互作用——21, **28～
　29**, 76
薬物血中濃度——44図1-2
薬物血中濃度の上昇の原因——
　45図2
薬物血中濃度下面積——40図
　2-2
薬物血中濃度モニタリング——
　37, 44図1-2, 69, 83
薬物性肝炎——47図5
薬物性肺炎——47図5
薬物代謝——**20～21**
薬物代謝酵素——20, 20図3,
　21図4, 28, 42
薬物代謝の反応——20, 20図2
薬物動態学的相互作用——28
薬用量(こどもの)——39
　(高齢者の)——41
　(病態時の)——43
薬力学的相互作用——28, 29
　図3, 32, 35
やせぐすり——74

ゆ

輸送担体——14, 15図5-2, 17
　図4

よ

溶解拡散——15図5-2-①
溶血性尿毒症症候群——114
葉酸——115図4, 122図1

陽性症状(統合失調症の)——
　56, 56図1-1
ヨウ素——107図4
腰痛——62
抑制性神経伝達物質——59図3
抑制性ニューロン——51図4
　-1, 59図3
ヨード——107図4
予防接種——116
Ⅳ型アレルギー——109図3-3

ら

ライ症候群——78
ライノウイルス——78
裸錠——8, 8図1-①
卵巣——97図2-1, 120図2
卵巣周期——120図2
卵巣ホルモン——96, 120図1
卵胞刺激ホルモン——97図3,
　120図1
卵胞ホルモン——120, 120図1

り

リウマトイド結節——104
離脱症状——58
律速酵素——99図4-1
律速段階——98, 99図4-1
利尿——73図4-1, 75図2-1
　(のくすり)——**74～75**
利尿作用——73図4-1, 75図
　2-2・図3
リバウンド現象——44
リポキシゲナーゼ——111図4
リポタンパク(の構造)——98
　図2
リボフラビン——122図1
流産——96
硫酸抱合——21図4
緑内障——64, 64図2-④, 65
輪状ひだ(腸壁の)——12図1

る

涙液量——65図3-1
類洞——24図4-1
涙道(の構造)——65図3-2
涙嚢——65図3-2

れ

レクタルカプセル——11
レチノール——122図1
裂肛——92
レニン——73図4-2
レム睡眠——50, 50図1・図2,
　51図3-2
レム睡眠関連症状——53図4

ろ

ロイコトリエン——108, 109
　図3-1・図3-2, 111図3-
　1・図3-2・図4
労作狭心症——69, 69図2-2
老人性白内障——64, 64図2
　-③
ローション剤——10, 10図3
　-③

わ

ワクチン——78, 116
ワセリン——10

さくいん——*167*

写真・図版提供

- P.13 ❷（微絨毛の拡大写真）／山元寅男
- P.14 ❹－②（微絨毛の先端部）／山元寅男
- P.19 ❷（脳室側からみた脈絡叢）／中村三郎
- P.21 ❹（CYP450camの結晶構造）／城　宜嗣
- P.47 ❺（正常尿とビリルビン尿）／伊藤克己
- P.52 ❷－①（脳の左内側面）／金光　晟
- P.56 ❶（ポジトロンカメラによる脳画像）／岸本英爾
- P.57 ❸（脳の前額断面）／金光　晟
- P.60 ❶－①（健常者の脳と患者の脳）／楢林博太郎
- P.60 ❶－②（脳の前額断面）／金光　晟
- P.66 ❹－②（急性副鼻腔炎による膿汁）／堤　昌己
- P.67 ❸（急性化膿性中耳炎）／飯沼壽孝
- P.69 ❷－②（冠状動脈における狭窄部分）／西村重敬
- P.76 ❶（血小板）／安永幸二郎
- P.79 ❸（インフルエンザウイルス－A型）／岩崎琢也
- P.90 ❶（慢性肝炎の肝臓の表面）／矢野右人
- P.90 ❸－②（HBV）／東京都臨床医学総合研究所感染生体防御研究部門
- P.91 ❸－③（HCV）／飯野四郎
- P.104 ❶－②（スワンネック変形）／川上　登
- P.109 ❹（ステロイド痤瘡）／島雄周平
- P.112 ❶（乾燥性湿疹）／溝口昌子
- P.114 ❶（黄色ブドウ球菌）／一ノ瀬昭豊　（腸炎ビブリオ）／川田十三夫
- P.116 ❶（単純ヘルペスウイルス）／新居志郎
- P.117 ❹（白癬菌）／高橋伸也
- P.118 ❶－②（ブドウ球菌の電子顕微鏡像）／天児和暢
- P.119 ❸（芽胞の電子顕微鏡像）／蜂須賀養悦，久野常治

出典

- P.16 ❶（臓器血流量）秦　葭哉：血管壁．医科学大事典 13，講談社，1982．P. Bard：Medical Physiology, 11th Ed., 1961, The C. V. Mosby Co., St. Louis
- P.21 ❹（CYP450camの結晶構造）城　宜嗣：P450の三次元構造．大村恒雄，石村　巽，藤井義明（編）：P450の分子生物学，講談社，2003．Poulos T. L., Finzel B. C. & Howard A. J. (1987) J. Mol. Biol., 195：687-700
- P.30 ❷ 神木照雄ほか：Chemotherapy 27 (S7)：158, 1979
- P.31 ❸ ①山田安彦ほか：月刊薬事，42 (4)：319-323, 2000．②小川　正ほか：臨牀と研究，66：3023, 1989
- P.31 ❹ Melander A., et al.：Clin. Pharmacol. Ther., 22：108-112, 1977
- P.31 ❺ Ogawa Y., et al.：J. Bone Miner. Metab., 22：120, 2004
- P.31 ❻ 角尾道夫ほか：Prog. Med 9 (supple. 2)：877-892, 1989
- P.31 ❼ 伊賀立二（監）：経口糖尿病用薬の特徴と処方上の注意点，メディカルレビュー社，2001
- P.32 ❶ 日本たばこ産業：1986年度広報ハンドブック
- P.33 ❷（グラフ）Cryer, P. E., et al.：N. Engl. J. Med., 295, 1976
- P.33 ❷（グラフ）Matsunaga, S. K., et al.：Clin. Pharmacol. Ther., 46, 1989
- P.34 ❷－① Kater, R. M. H., et al.：Am. J. Med. Sci., 258, 1969
- P.34 ❷－② Dorian, L., et al.：Clin. Pharmacol. Ther., 37, 1985
- P.35 ❷－③ Groop, L., et al.：Diabetorogia, 26, 1984
- P.36 ❶ 高田寛治：製剤開発設計から投与計画まで．改訂 薬物動態学－基礎と応用－，328-333，薬業時報社，1995
- P.37 ❹ 佐藤孝道：妊娠と薬剤．薬局，49：1640-1645, 1998．林　昌洋：薬剤の催奇形性の評価．薬局，49：1647-1654, 1998
- P.38 ❶－② Friis-Hansen, B：Pediatrics, 47, 264, 1971
- P.38 ❶－③ Clin. Pharmacokin., 1：2-24, 1976
- P.39 ❷－① Ztschr. Kinderheilk., 103：262-276, 1968
- P.39 ❷－② 加藤隆一：臨床薬物動態学－臨床薬理学・薬物療法の基礎として－（改訂第3版），p.228，南江堂，2005
- P.39 ❸－③ Clin. Pharmacokin., 14 (4)：189-216, 1988
- P.39 ❸－③ Clin. Pharmacokin., 14 (4)：189-216, 1988
- P.40 ❶ 折茂　肇（編）：図説 老人疾患の治療と管理，メジカルビュー社，1985
- P.40 ❷－①－① Applied Pharmacokinetics, 2nd ed., 268, 1986
- P.40 ❷－①－② Br. J. Clin.Pharmacol., 7：49, 1979
- P.40 ❷－②－① Lancet., 1：1133-1134, 1971
- P.40 ❷－②－② Br. J. Clin. Pharmacol., 20：327-331, 1985
- P.41 ❸（グラフ）N. Engl. J. Med., 324：1691-1698, 1991
- P.41 ❹ Geriat. Med., 31：193-202, 1993
- P.42 ❶－② Clin. Pharmacol. Therap., 49：263-269, 1991
- P.42 ❶－③ J. Antimicrobial. Chemotherap., 15：365-374, 1985．Eur. J. Clin. Pharmacol., 14：173-178, 1988
- P.43 ❷－③（左のグラフ）Chemotherap., 32：811-817, 1984．（右のグラフ）Chemotherap., 32：811-817, 1984
- P.50 ❶－①・② 村崎光邦：ポリソムノグラフによる睡眠経過．治療，72：1333-1342, 1990
- P.51 ❹－②・③（上の図）村崎光邦：バルビツレート系睡眠薬とベンゾジアゼピン系睡眠薬の作用機構．治療，72：1333-1342, 1990
- P.52 ❶－①・② 上田英雄，島薗安雄，竹内重五郎，豊倉康夫（編）：臨床症状シリーズ16 睡眠障害，南江堂，1982
- P.53 ❸（睡眠表）本多　裕：ナルコレプシーとその近縁傾眠疾患．上田英雄，島薗安雄，竹内重五郎，豊倉康夫（編）：臨床症状シリーズ16 睡眠障害，南江堂，1982．（グラフ）T. Aoyama, H. Kotaki, T. Sasaki, Y. Sawada, Y. Honda and T. Iga：Pharmacokinetics and Pharmacodynamics of (+)-threo-Methylphenidate Enantiomer in Patients with Hypersomnia. Clin. Pharmacol. Ther., 55(3), 270-276, 1994
- P.55 ❹－② Schou. M., Arch.Gen.Psychiatry, 36：849, 1979
- P.56 ❶（症状の特徴）遠山照彦：分裂病はどんな病気か，萌文社，1997
- P.56 ❷ 山内昭雄：アミン作動性ニューロン．医科学大事典1，講談社，1982
- P.57 ❸（受容体密度）花野　学（監），澤田康文：薬による脳の探究，南山堂，1989
- P.59 ❷（てんかん発作の型の脳波図）福山幸夫：てんかん．医科学大事典33，講談社，1983．亀山正邦（編）：分冊内科学8，福山

	幸夫：神経疾患，南江堂，1979．（抗てんかん薬の選択分類）M. J. Eadie, J. H. Tyrer, 清野昌一ほか訳：抗てんかん薬の血中濃度，第3版，東京医学社，1996
P.60	1-3 榔林博太郎：パーキンソン病．医科学大事典38，講談社，1983
P.60	2-2 小瀧 一ほか：薬局，48：1451-1461，1997
P.61	3 小川紀雄：薬局，48：1463-1471，1997
P.66	4-1 （鼻粘膜の拡大図）戸川 清：鼻腔．医科学大事典39，講談社，1983．D. Slome：Scott-Brown's Diseases of the Ear, Nose & Throat, 1971, Butterworth. London
P.70	1 （刺激伝導系の電気的興奮様式）岡田了三：刺激伝導系．医科学大事典19，講談社，1982
P.71	3 （心筋活動電位）佐野豊美：心筋活動電位．医科学大事典24，講談社，1982
P.72	1 秦 葭哉：血管壁．医科学大事典13，講談社，1982．C. P. Anthony et al.：Textbook of Anatomy and Physiology, 1975, The C. V. Mosby Co., St. Louis（嶋井和世監訳：解剖学・生理学〔Ⅱ〕，1979，広川書店）および J. R. Brobeck：Best & Taylor's Physiological Basis of Medical Practice, 8th Ed., 1966, The Willams & Wilkins Co., Baltimore
P.78	1 加地正郎：かぜ症候群．医科学大事典7，講談社，1982
P.82	1-1 杉山公美弥，福田 健：気道上皮障害と気道のリモデリング．治療学，32（1）：27，1998
P.83	2 石原享介（編）：喘息 QOL改善をめざした新しい治療の流れ，医学書院，1995．Barnes P. J. and Pauwels R. A.：Theophylline in the management of asthma：time for reappraisal? Eur. Respir. J. 7：579-591, 1994
P.83	3 （使用法）伊賀立二ほか：病院薬学，12（1）：239-247，1997．（グラフ）Newman S.：Thorax, 36：52, 1981
P.88	1-1 （食後の到達時間）真島英信：生理学 改訂第17版．文光堂，1980．中野昭一（編）：図解生理学，医学書院，1989
P.94	1-1 竹内弘幸：前立腺腫瘍．医科学大事典29，講談社，1983．J. E. McNeal：Am. J. Clin. Pathol., 49：347, 1968
P.95	3-1 池上奎一：排尿．医科学大事典38，講談社，1983
P.95	3-3 志田圭三：前立腺．医科学大事典29，講談社，1983．河邉香月，小柳知彦（監）：目で見る前立腺−前立腺肥大症の治療−．メディカルレビュー社，1993
P.96	1-2 中嶋 晃：子宮復古．医科学大事典19，講談社，1982
P.97	3 （ホルモン調節）倉智敬一：間脳−下垂体−卵巣系．医科学大事典9，講談社，1982
P.104	1 伊地知正光：関節．医科学大事典9，講談社，1982
P.104	2-1 Pharma Medica, vol.19, No.7, メディカルレビュー社，2001
P.104	2-2 宮坂信之：名医のわかりやすいリウマチ・膠原病，同文書院，1995
P.107	4 （作用機序①）長瀧重信：甲状腺ホルモン．医科学大事典15，講談社，1982
P.108	2-1・2 村木 篁：内分泌薬理．田中千賀子ほか（編），改訂第2版NEW薬理学，南江堂，1993．熊谷 朗：副腎皮質ホルモン．医科学大事典41，講談社，1983
P.109	3-1 大澤仲昭：作用機序からみたステロイド療法．勝 正孝ほか（監），副腎皮質ステロイド剤の作用と使い方，日本アッ

	プジョン，1991．熊谷 朗：副腎皮質ホルモン．医科学大事典41，講談社，1983．永井博弌：ステロイド（グルココルチコイド）．黒沢元博（編）：肥満細胞−生理と病理，メディカルレビュー社，1990
P.109	3-2・3 江田昭英ほか：免疫薬理，9（1），36，1991．伊藤幸治：免疫・アレルギーの病気．山口和克（監）：新版病気の地図帳，講談社，2006
P.109	4 村木 篁：内分泌薬理．田中千賀子ら（編），改訂第2版NEW薬理学，南江堂，1993
P.114	1 （細菌細胞の基本構造）川田十三夫：細菌（細菌の構造）．医科学大事典17，講談社，1982
P.116	1 植竹久雄：ウイルス．医科学大事典4，講談社，1982
P.117	4 （カンジダの構造）岩田和夫：カンジダ．医科学大事典9，講談社，1982
P.119	3 （芽胞形成菌の生活環）蜂須賀養悦：芽胞．医科学大事典7，講談社，1982
P.120	2 （性周期−卵巣の解剖）寺島芳輝，落合和徳：卵巣．医科学大事典48，講談社，1983

参考文献

- 財団法人日本医薬情報センター編集・発行：JAPIC『医療用医薬品集』2008年版，2007
- 高久史麿・矢崎義雄監修，関 顕・北原光夫・上野文昭・越前宏俊編集：『治療薬マニュアル2007』，医学書院，2007
- 財団法人医療保険業務研究協会『平成18年4月改正 薬価基準』平成18年版第5刷，2006

- 図版・イラストレーション
本書中の図版・イラストレーションには，本書のために新しく作成したもののほか，《医科学大事典》《健康の地図帳》《新版病気の地図帳》《感覚の地図帳》《こどもの病気の地図帳》《細胞と組織の地図帳》（以上，講談社刊）から引用・改変したものがあります．これらの作成にご尽力くださった諸先生方，ならびにイラストレーターの方々に感謝いたします．
〈本書の図版・イラストレーションの作成〉
今崎和広／千田和幸／二階堂聰明／本庄和範
- カバーイラストレーション
本庄和範
- 装幀・本文レイアウト
杉浦幸治
- データオペレーション
（有）銀河
- 編集協力
（有）耕人舎

監修者紹介

伊賀 立二（いが たつじ）

1942年名古屋市生まれ．東京大学薬学部卒．同大学院薬学系研究科博士課程修了（薬学博士）．東京大学薬学部助教授を経て同医学部教授・附属病院薬剤部長，日本病院薬剤師会会長を歴任．東京大学名誉教授．専門は薬物動態学，臨床薬物動態学．

小瀧 一（こたき はじめ）

1948年北海道生まれ．東北薬科大学薬学部卒．東京大学医学部助教授・同附属病院副薬剤部長，東京大学医科学研究所附属病院薬剤部長，国際医療福祉大学薬学部教授を歴任．医療教育研究所理事長．専門は医療薬学．

澤田 康文（さわだ やすふみ）

1950年高知県生まれ．東京大学薬学部卒．東京大学医学部助教授，九州大学薬学部教授，同大学院薬学研究院教授，東京大学大学院情報学環・薬学系研究科教授を経て2016年同大学院薬学系研究科客員教授．NPO法人医薬品ライフタイムマネジメントセンター センター長．専門は薬育学．

N.D.C. 499　169p　30cm

地図帳・ナース
The Atlas of Medication

くすりの地図帳

発行日──2007年11月27日　　第1刷発行
発行日──2025年8月18日　　第8刷発行

定価はカバーに表示してあります．

監修────伊賀立二・小瀧 一・澤田康文
発行者───篠木和久
発行所───株式会社　講談社
　　　　　〒112-8001　東京都文京区音羽2-12-21
　　　　　電話　編集　03-5395-3560
　　　　　　　　販売　03-5395-5817
　　　　　　　　業務　03-5395-3615
印刷所───TOPPANクロレ株式会社
製本所───大口製本印刷株式会社

KODANSHA

本書のコピー，スキャン，デジタル化等の無断複製は著作権法上での例外を除き禁じられています．本書を代行業者等の第三者に依頼してスキャンやデジタル化することはたとえ個人や家庭内の利用でも著作権法違反です．

落丁本・乱丁本は購入書店名を明記のうえ，小社業務宛にお送りください．送料小社負担にてお取り替えいたします．なお，この本についてのお問い合わせは，第一事業本部企画部からだとこころ編集宛にお願いいたします．

©KODANSHA 2007, Printed in Japan

ISBN978-4-06-206402-6

〈地図帳シリーズ〉好評既刊

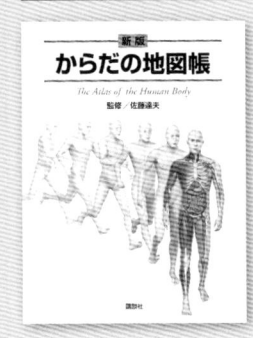

すべて電子書籍あり

新版 からだの地図帳

監修／佐藤達夫（東京医科歯科大学名誉教授，東京有明医療大学名誉教授・名誉学長）

造本・体裁／A4変型，ソフトカバー，214頁，オールカラー　定価：本体4000円（税別）

[本書の特色]
- ■ 正確さを追求した700点におよぶイラストで，からだの構造を図解．特に，主要な臓器については精緻で迫力のある実物大イラストを掲載．からだの〈つくり〉が実感をもってイメージできる．
- ■ からだの機能をわかりやすく解説．多数の図表・写真で，からだの複雑な〈はたらき〉がスムーズに理解できる．
- ■「おもな病気」や「組織学の基礎知識」も掲載した圧倒的な情報量．

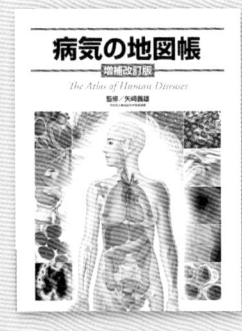

病気の地図帳 増補改訂版

監修／矢﨑義雄（東京医科大学理事長）

造本・体裁／B5判，ソフトカバー，190頁，オールカラー　定価：本体4500円（税別）

[本書の特色]
- ■ 病気の成り立ちをビジュアル化．〈原因〉〈発症のしくみ〉〈病態〉が一目でわかる．
- ■ 脳梗塞，認知症，心不全，気管支喘息，乳がん，胃炎，肝硬変，骨折，高血圧，糖尿病など，からだのすべての部位におこる病気をこの一冊に収録．
- ■ 病態がイメージできる迫力のカラーイラストと，発症のしくみの徹底図解に加え，内視鏡像など実物を感じられる画像も多数掲載．

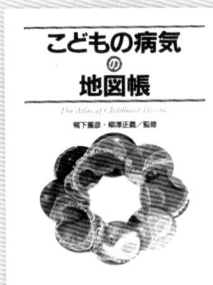

こどもの病気の地図帳

監修／鴨下重彦（元国立国際医療研究センター名誉総長）
柳澤正義（元国立成育医療研究センター名誉総長）

造本・体裁／A4変型，ソフトカバー，181頁，オールカラー　定価：本体4000円（税別）

[本書の特色]
- ■ 発熱，けいれん，発疹など，こどもに多い主要症状の見方・考え方．
- ■ 頭部外傷，中耳炎，扁桃肥大，気管支喘息，小児下痢症，夜尿症，アトピー性皮膚炎，起立性調節障害，脱水症，スポーツ障害など，日常よくみられる代表的な病気の全体像を徹底図解．
- ■ やけど，誤飲・誤嚥，頭のけがなど，こどもに多い事故とその対応．

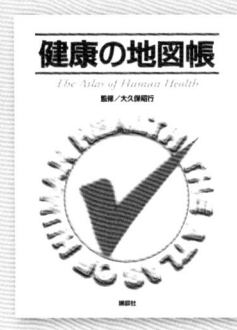

健康の地図帳

監修／大久保昭行（元東京大学教授）

造本・体裁／A4変型，ソフトカバー，182頁，オールカラー　定価：本体4200円（税別）

[本書の特色]
- ■ 体温，血圧，脈拍，呼吸など，からだの基本的なはたらきが一目でわかる．
- ■ 微熱がつづく，動悸・息切れがする，おなかが痛い，全身がだるい・疲れやすい，ふとりはじめた，からだがかゆい，物忘れがひどい，などの身近な症状をどのようにとらえればよいかを，病気との関連でわかりやすく解説．
- ■ 病院で受ける検査の種類，目的，内容，正常値（基準値）を詳しく紹介．

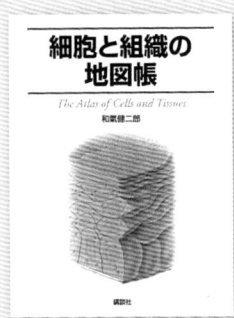

細胞と組織の地図帳

著者／和氣健二郎（元東京医科歯科大学名誉教授）

造本・体裁／A4変型，ソフトカバー，158頁，オールカラー　定価：本体4000円（税別）

[本書の特色]
- ■ ミクロの視点からみた人体器官のしくみと働き．
- ■ 71枚の精緻なイラストレーションで，虫めがねのレベルから電子顕微鏡のレベルまで，人体器官の複雑で美しい微細構造が一目でわかる．
- ■ Ｉ章 器官を構成する細胞と組織／細胞，上皮，結合組織，軟骨など．
Ⅱ章 器官の構造と機能／血管，扁桃，胸腺，リンパ管など．

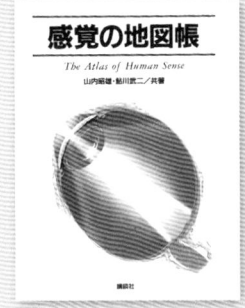

感覚の地図帳

著者／山内昭雄（元東京大学名誉教授）
鮎川武二（元日本歯科大学教授）

造本・体裁／A4変型，ソフトカバー，102頁，オールカラー　定価：本体3800円（税別）

[本書の特色]
- ■ 視覚，聴覚，平衡感覚，味覚，嗅覚，痛覚，触覚・圧覚，固有感覚，冷温覚，血液成分感覚をひきおこすしくみを，精密なカラーイラスト，図版，写真でビジュアルに図解．
- ■ どのような刺激がどのような感覚をひきおこすのか？ その物理的・化学的刺激の特徴を詳説．
- ■ 脳へ刺激が到達する道筋，感覚器の発生も解説．

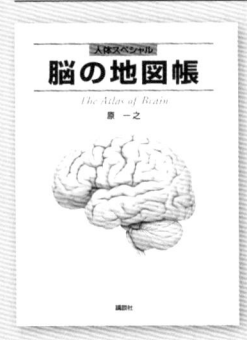

人体スペシャル 脳の地図帳

著者／原　一之（東京証券業健康保険組合診療所名誉所長）

造本・体裁／A4変型，ソフトカバー，134頁，オールカラー　定価：本体4000円（税別）

[本書の特色]
- ■ 進化にともない，原型である脊髄から脳が巨大化し，複雑化していく筋道を明快に解説．脳をどのように理解すればよいかがわかる．
- ■ 脳の各部の構築と機能の要点を，豊富なカラーイラスト，図版等で図解．
- ■ 脳幹，間脳，終脳の精緻な内部構造が一目でわかる図譜を多数収録．

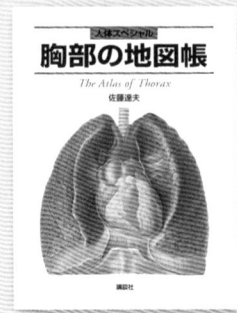

人体スペシャル 胸部の地図帳

著者／佐藤達夫（東京医科歯科大学名誉教授，東京有明医療大学名誉教授・名誉学長）

造本・体裁／A4変型，ソフトカバー，142頁，オールカラー　定価：本体4000円（税別）

[本書の特色]
- ■「心臓や肺はどこにあるのか？」から「心臓や肺はなぜ胸部にあるのか？」までが納得してわかる．
- ■ 心臓，肺，食道，横隔膜，乳腺，胸腺，胸壁の筋・骨のなりたちや構造をビジュアルに提示．
- ■ 医学専門書にも劣らない，臓器・血管・神経・リンパの精緻なカラーイラスト・写真・図版を多数掲載．

講談社

定価は変更することがあります．